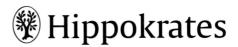

Deutscher Hebammenverband

Geburtsarbeit

Hebammenwissen zur Unterstützung
der physiologischen Geburt

176 Abbildungen
13 Tabellen

Hippokrates Verlag · Stuttgart

Bibliografische Information
der Deutschen Nationalbibliothek

Die Deutsche Nationalbibliothek verzeichnet diese Publikation in der Deutschen Nationalbibliografie; detaillierte bibliografische Daten sind im Internet über http://dnb.d-nb.de abrufbar.

Wichtiger Hinweis: Wie jede Wissenschaft ist die Medizin ständigen Entwicklungen unterworfen. Forschung und klinische Erfahrung erweitern unsere Erkenntnisse, insbesondere was Behandlung und medikamentöse Therapie anbelangt. Soweit in diesem Werk eine Dosierung oder eine Applikation erwähnt wird, darf der Leser zwar darauf vertrauen, dass Autoren, Herausgeber und Verlag große Sorgfalt darauf verwandt haben, dass diese Angabe **dem Wissensstand bei Fertigstellung des Werkes** entspricht.

Für Angaben über Dosierungsanweisungen und Applikationsformen kann vom Verlag jedoch keine Gewähr übernommen werden. **Jeder Benutzer ist angehalten,** durch sorgfältige Prüfung der Beipackzettel der verwendeten Präparate und gegebenenfalls nach Konsultation eines Spezialisten festzustellen, ob die dort gegebene Empfehlung für Dosierungen oder die Beachtung von Kontraindikationen gegenüber der Angabe in diesem Buch abweicht. Eine solche Prüfung ist besonders wichtig bei selten verwendeten Präparaten oder solchen, die neu auf den Markt gebracht worden sind. **Jede Dosierung oder Applikation erfolgt auf eigene Gefahr des Benutzers.** Autoren und Verlag appellieren an jeden Benutzer, ihm etwa auffallende Ungenauigkeiten dem Verlag mitzuteilen.

© 2010 Hippokrates Verlag in
MVS Medizinverlage Stuttgart GmbH & Co. KG
Oswald-Hesse-Straße 50, 70469 Stuttgart

Unsere Homepage: www.hippokrates.de

Printed in Germany

Lektorat: Dr. Renate Reutter
Zeichnungen: Christiane von Solodkoff, Neckargemünd
Umschlaggestaltung: Thieme Verlagsgruppe
Satz: medionet Publishing Services Ltd., Berlin
gesetzt in: Adobe InDesign CS3
Druck: Grafisches Centrum Cuno GmbH & Co. KG, Calbe

Geschützte Warennamen (Warenzeichen) werden **nicht** besonders kenntlich gemacht. Aus dem Fehlen eines solchen Hinweises kann also nicht geschlossen werden, dass es sich um einen freien Warennamen handelt.

Das Werk, einschließlich aller seiner Teile, ist urheberrechtlich geschützt. Jede Verwertung außerhalb der engen Grenzen des Urheberrechtsgesetzes ist ohne Zustimmung des Verlages unzulässig und strafbar. Das gilt insbesondere für Vervielfältigungen, Übersetzungen, Mikroverfilmungen und die Einspeicherung und Verarbeitung in elektronischen Systemen.

ISBN 978-3-8304-5399-4   1 2 3 4 5 6

Vorwort

Liebe Leserin und lieber Leser,

der Prozess des Planens, des Informationensammelns, des Schreibens und des Erscheinens dieses Buches ist mit dem Geburtsprozess vergleichbar:
Der Geburtsbeginn war zeitgerecht – längst war ein Buch, in dem Hebammenwissen über die Unterstützung der physiologischen Geburt systematisch gesammelt wird, fällig.

Eine Gruppe von engagierten Hebammen aus der klinischen und der außerklinischen Geburtshilfe sowie aus der Lehre und Forschung traf sich zu einem Workshop, in dem die wichtigsten Themenfelder für das Buch diskutiert und festgeschrieben wurden. – Ein Wagnis und eine Herausforderung, denn ein Zusammenspiel zwischen klinischer und freiberuflicher Hebammenkompetenz und Forschung ist leider noch selten anzutreffen, hier aber hervorragend geglückt.

Aber dann kam es – wie so oft – zu einer **zögerlichen „Eröffnung"**. Zwar wurden viele Informationen gesammelt, Interviews geführt, Schreibversuche gestartet, aber es kam noch nichts so richtig auf's Papier. Die Autorinnen brauchten ihre Zeit, um sich aufzuwärmen, mussten motiviert und positiv bestärkt werden. Unsere Buchhebamme Renate Reutter vom Hippokrates Verlag fühlte sich empathisch ein und ließ der Gruppe die Zeit, die sie brauchte. Diese **Latenzphase** dauerte dann fast 2 Jahre.

Aber wie das ja häufig so ist, ging es dann doch zügig weiter. Die Beiträge über die Definitionen, was eine normale Geburt überhaupt ist, Antworten auf Grundsatzfragen, z.B. Rechtliches, und vor allem, welche Aspekte für eine gute unterstützende Geburtsarbeit in allen Phasen für Hebammen essentiell sind, wurden verfasst. Die schreibenden Hebammen tauschten sich untereinander aus, diskutierten die eine oder andere Auffassung, ergänzten, modifizierten und perfektionierten die Texte. Wenn z.B. eine Autorin etwas über eine notwendige Kristellerhilfe schrieb, wurde dies prompt von der Kollegin kritisch hinterfragt und die Forscherin suchte nach Evidenzen. Darin lag die große Herausforderung dieses Buches.

In der **Endphase der Geburt** stand viel Detail- und wieder Motivationsarbeit an, um das Produkt – unser Buch – erfolgreich in die Welt zu setzen. Dazu gehörte nicht nur ein gut verständlicher Text, sondern auch anschauliches Bildmaterial und vieles mehr. Am Ende können wir sagen, der Geburts- (Buch-)prozess hat zwar gedauert, erforderte viel Geduld, Zeit und Einfühlung, war aber immer zeitgemäß und hat zu einem guten Ergebnis geführt.

Liebe Leserin und lieber Leser, so halten Sie das erste Buch, das **komplexes Hebammenwissen zur Unterstützung der physiologischen Geburt** zusammenführt, in der Hand. Hier findet sich „altes" Hebammenwissen, das durch Interviews von Kolleginnen mit Kolleginnen zusammengetragen wurde, aber auch „neues" Hebammenwissen aus der klinischen und der außerklinischen Geburtshilfe in Deutschland sowie aus komplementärmedizinischen Heilkundeansätzen im Kontext der Geburtshilfe. Sie finden aber ebenso evidenzbasiertes Wissen, zusammengetragen aus der Auswertung von zahlreichen Studien, z. B. zu bekannten häufig routinemäßig eingesetzten Interventionen.

Dieses gelungene **Zusammenspiel von Traditionellem, erfahrungs- und forschungsbasiertem Hebammenwissen** zeichnet dieses Buch aus.

Dass dieses Praxisbuch überfällig ist, zeigen die steigenden Interventionsraten bei primär physiologischen Schwangerschaft- und Geburtsverläufen. Heutzutage werden in Deutschland alle klinischen Geburten – seien sie physiologisch oder kompliziert – medizintechnisch kontrolliert. Etwa 70 % aller Geburten in Deutschland sollten nach den WHO-Kriterien (WHO 1996) als normal eingestuft sein und keiner routinemäßigen medizinischen Intervention bedürfen. Dennoch erhielten 90 % der Gebärenden ohne Risiko in Schwangerschaft und unter der Geburt wenigstens eine – wenn nicht mehrere – medizinische Interventionen (Schücking und Schwarz 2002). Die Kaiserschnittrate ist in Deutschland kontinuierlich gestiegen und weist im Jahr 2008 eine durchschnittliche Rate von ca. 30 % auf. Eine traurige Bilanz!

Aber es ist auch zu einfach, diesen Tatbestand einseitig der Geburtsmedizin zuzuschreiben. Aus unserer Sicht haben **alle** geburtshilflich betreuenden Professionen im Geburtsprozess eine bedeutende Rolle, egal in welchem Setting sie stattfindet. Insofern tragen auch wir Hebammen Verantwortung dafür, die Geburt so zu gestalten und zu begleiten, dass die Frauen auf diese Lebensphase physisch und psychisch gestärkt und zufrieden zurückschauen können. Eine Verständigung darüber, was zu dieser Gestaltung aus Hebammensicht unbedingt gehört und was nicht, steht bis heute aus.

Insofern ist dieses Buch ein wichtiger **Beitrag zu einer zeitgemäßen, interventionsarmen und frauenzentrierten Geburtshilfe** in Deutschland.

Den erfahrenen, den neu einsteigenden Hebammen, den Schülerinnen und Studentinnen und allen Ärztinnen und Ärzten, die ebenfalls Lust auf dieses Praxisbuch haben, wünschen wir viel Spaß beim Lesen.

Antje Kehrbach
Projektleiterin
1. Vorsitzende der Hebammen-
gemeinschaftshilfe e.V.

Andrea Bosch
2. Vorsitzende der Hebammen-
gemeinschaftshilfe e.V.

Danke!

Die Autorinnen und der Deutsche Hebammenverband e.V. danken allen Hebammen, die ihr Wissen, ihre Erfahrungen und ihre Praxistipps in Interviews und Gesprächen mit den Autorinnen weitergegeben und zu diesem Buch beigesteuert haben.

Insbesondere danken wir herzlich

den Hebammen der Asklepios Klinik Hamburg-Harburg
den Hebammen der Frauenklinik im Klinikum Stuttgart
den Hebammen der Filderklinik, Filderstadt

Birgit Apelgaard, Klinikhebamme, Darmstadt
Anja Böttel, Klinikhebamme, Trier
Brigitte Borrmann, ehem. Klinikhebamme, Dresden
Andrea Bosch, Klinikhebamme, Stuttgart
Kathrin Bosch-Gaub, Hausgeburtshebamme, Frechen
Judith Dauber, Familienhebamme, Winterberg
Hanna Fischer, freiberufliche Hebamme, Calw
Patricia Gruber, Klinikhebamme und unabhängige Sachverständige im Hebammenwesen, Wetter
Gesche Hansing, Geburtshaushebamme, Ammerbuch-Entringen
Ulrike Harder, Lehrerin für Hebammenwesen, Berlin
Susanne Hotz, Klinikhebamme, Karlsruhe
Dagmar Imhorst, ehem. Klinikhebamme, Bornheim-Merten
Ursula Itman, Klinikhebamme, Darmstadt
Sabine Juchheim-Pfeifer, Beleghebamme, Stuttgart
Edith Jung, Klinikhebamme, Darmstadt
Elly Kaiser, ehem. Klinikhebamme, Dresden
Dorothee Klemm, Klinikhebamme, Trier
Claudia Knie, Geburtshaushebamme, Wuppertal
Anja Lehnertz, Hausgeburtshebamme, Hentern
Elfriede Lochstampfer, Klinikhebamme, Stuttgart
Steffi Möller, Geburtshaushebamme, Dresden
Christine Nummer, Hausgeburtshebamme, Trittenheim
Carla Obermeier, Hausgeburtshebamme, Schondorf a. Ammersee
Therese Schlundt, ehem. Hausgeburtshebamme, Köln
Monika Schmid, Geburtshaushebamme, Stuttgart
Elke Magdalena Sommer, Klinikhebamme, Darmstadt
Kathrin Steiner, Klinikhebamme, Ansbach
Vicki Symon, Klinikhebamme, Guildford/Großbritannien
Kerstin Wegmann, Klinikhebamme, Heidelberg

Anschrift der Autorinnen

Esther Göbel
Hebammenpraxis Bühlau
Grundstr. 174
01324 Dresden

Kirstin A. Hähnlein
Berner Fachhochschule Gesundheit
Murtenstr. 10
CH-3008 Bern

Ursula Jahn-Zöhrens
Alte Dobler Str. 2
75323 Bad Wildbad

Astrid Krahl
Lindenstr. 9
48282 Emsdetten

Vera Luft
Isarstr. 1
76694 Forst

Renate Meyer
Stapelfelder Stieg 4 a
22143 Hamburg

Andrea Mora
Libanonstr. 54
70184 Stuttgart

Astrid Olshausen
Keplerstr. 5
22765 Hamburg

Rainhild Schäfers
Hägerstr. 77
48161 Münster

Gerlinde Schmidt
Glücksburgerstr. 55
28219 Bremen

Elisabeth Schmidt-Bäumler
Im Schammat 25
54294 Trier

Petra Schönberner
Markelstr. 17
12163 Berlin

Henriette Thomas
Eisenlohrstr. 18
76135 Karlsruhe

Sandra Tomaselli
Musikantenweg 44
60316 Frankfurt a. M.

Viola Weiss
Badstr. 27
71134 Aidlingen

Projektleitung:
Antje Kehrbach
Cellerstr. 60
28205 Bremen

Inhalt

Grundlagen ... 1

1 Was ist eine normale Geburt? ... 2
Astrid Krahl
1.1 Definition der normalen Geburt ... 2
1.2 Warum ist die Förderung der normalen Geburt wichtig? ... 3
1.3 Die Beurteilung des Geburtsfortschritts ... 4
1.4 Hebammen, die Expertinnen für die normale Geburt? ... 5

2 Rechtsfragen ... 7
Henriette Thomas, Petra Schönberner
2.1 Vorbehaltene Tätigkeiten ... 7
2.2 Homöopathie und Akupunktur ... 7
2.3 Sorgfaltspflicht ... 8
2.4 Aufklärungspflicht ... 10
2.5 Zusammenarbeit zwischen Hebamme und Arzt ... 11
2.6 Dokumentation ... 13
2.7 Das Selbstbestimmungsrecht der Frau ... 13

3 Die Begleitung der Geburt ... 20
Petra Schönberner, Rainhild Schäfers, Antje Kehrbach
3.1 Die Bedeutung der Beziehungsarbeit im Geburtsprozess ... 20
3.2 Beziehungsaufbau und Kommunikation während der Geburt ... 22
3.3 Entscheidungsfindung ... 26
3.4 Maßnahmen zur Vermeidung einer Traumatisierung während der Geburt ... 31

4 Schmerzmanagement ... 36
Rainhild Schäfers
4.1 Definition ... 36
4.2 Hintergrund ... 36
4.3 Ätiologie des Geburtsschmerzes ... 37
4.4 Funktion des Geburtsschmerzes ... 38
4.5 Vorgeburtliche Maßnahmen zum Umgang mit dem Schmerzerleben während der Geburt ... 39
4.6 Maßnahmen während der Geburt ... 41

5 Manualdiagnostik während der Geburt ... 57
Kirstin A. Hähnlein
5.1 Für die Hebammenarbeit ist Manualdiagnostik bedeutend ... 57
5.2 Manualdiagnostik trainieren ... 58
5.3 Harnblase ... 61
5.4 Bauchmuskulatur und Bindegewebe ... 62
5.5 Uterusmuskulatur und funktionelle Kontraktionen ... 65
5.6 I. Leopoldscher Handgriff ... 72
5.7 II. Leopoldscher Handgriff ... 77
5.8 III. Leopoldscher Handgriff ... 85
5.9 IV. Leopoldscher Handgriff ... 88
5.10 Zangemeister-Handgriff ... 93
5.11 Ballottement ... 96

6 Gebärhaltungen ... 100
Esther Göbel
6.1 Was sind Gebärhaltungen? ... 100
6.2 Grundlagenwissen ... 100
6.3 Gebärhaltungen für nichtaktive Geburtsphasen ... 120
6.4 Gebärhaltungen, die Intimität vermitteln oder zulassen ... 121
6.5 Gebärhaltungen, die den Kontakt zum Kind fördern ... 121
6.6 Gebärhaltungen, die die Reflexe des Kindes fördern ... 122
6.7 Bestimmung der Gebärhaltung im Zusammenspiel von Kopf und Körper des Kindes und Wehenkraft ... 124
6.8 Zusammenfassung: Günstige Gebärhaltungen in speziellen Situationen ... 127

7	**MH Kinaesthetics in der Geburtsarbeit**	138
	Andrea Mora	
7.1	Was ist MH Kinaesthetics?	138
7.2	Erstes Konzept: Interaktion	139
7.3	Zweites Konzept: Funktionale Anatomie	141
7.4	Drittes Konzept: menschliche Bewegung	145
7.5	Viertes Konzept: Anstrengung	147
7.6	Fünftes Konzept: Menschliche Funktion	150
7.7	Sechstes Konzept: Umgebung	153
7.8	Fazit	154

Praxis 155

8	**Geburtsbeginn/Frühe Eröffnungsphase/Latenzphase**	156
	Elisabeth Schmidt-Bäumler, Ursula Jahn-Zöhrens	
8.1	Definition	156
8.2	Was braucht die Gebärende?	158
8.3	Betreuungsschwerpunkte	159
8.4	Terminüberschreitung, Vorzeitiger Blasensprung ohne Wehen, Einleitung gewünscht	159
8.5	Wehenschwäche	163
8.6	Wehensturm	168
8.7	Sehr schmerzhafte Wehen	169
8.8	Stagnierender Geburtsfortschritt	170
8.9	Suspekte kindliche Herztöne	172
8.10	Ungünstige kindliche Einstellung	172
8.11	Grünes Fruchtwasser	173
8.12	Auftreten von Blutungen	173
8.13	Angst vor der Geburt, den Schmerzen, Komplikationen oder um das Kind ...	174
8.14	Ungeduld	177
9	**Aktive Eröffnungsphase**	180
	Viola Weiss, Vera Luft	
9.1	Definition	180
9.2	Was braucht die Gebärende?	180
9.3	Betreuungsschwerpunkte	183
9.4	Unerträgliche Schmerzen	184
9.5	Suspekte Herztöne	192
9.6	Wehenschwäche	194

9.7	Geburtsstillstand, geringer Geburtsfortschritt	198
9.8	Muttermunddystokie	200
9.9	Wehensturm, Polysystolie	203
9.10	Drohende Pathologie	204
9.11	Hintere Hinterhauptshaltung	205
9.12	Deflexionshaltungen	210
9.13	Hoher Geradstand	211
9.14	Scheitelbeineinstellung	212
9.15	Roederer-Kopfhaltung	212
9.16	Angst der Betreuer	213
9.17	Ungeduldiger Partner	215
9.18	Ungeduldiges Kreißsaalteam	217
10	**Übergangsphase**	219
	Esther Göbel, Gerlinde Schmidt	
10.1	Definition	219
10.2	Was braucht die Gebärende?	219
10.3	Betreuungsschwerpunkte in der Übergangsphase	220
10.4	Muttermund nicht vollständig und massives Druckgefühl	220
10.5	Schwer aushaltbare Wehen in der Phase kurz vor dem Loslassen, starke Schmerzen	223
10.6	Schnell aufeinander folgende Wehen, wenig Erholungsmöglichkeiten für Frau und Kind	225
10.7	Wehenschwäche	229
10.8	Nichttiefertreten des vorangehenden Teils	231
10.9	Psychische Probleme der Frau beim Übergang von Passivität zu Aktivität	233
10.10	Suspekte kindliche Herztöne ab der 1. Presswehe	236
10.11	Angst der Frau, weiterzugehen (starkes Halten)	237
10.12	Todesangst der Frau	243
11	**Geburt**	246
	Renate Meyer, Astrid Olshausen	
11.1	Definition	246
11.2	Was braucht die Gebärende?	246
11.3	Betreuungsschwerpunkte	247
11.4	Fehlendes Tiefertreten des Köpfchens	248
11.5	Stagnation, fehlende Kraft und Erschöpfung der Mutter	252
11.6	Wehenschwäche	253

11.7	Starke Schmerzen	255
11.8	Suspekte Herztöne	258
11.9	Schieben versus Pressen	259
11.10	Angst vor Dehnungsschmerz	260
11.11	Angst der Frau, die Scham loszulassen	262
11.12	Drohender Dammriss	263
11.13	Angst der Betreuer	264

12	**Nachgeburtsphase**	**266**
	Petra Schönberner	
12.1	Definition	266
12.2	Was braucht die Gebärende?	266
12.3	Betreuungsschwerpunkte	266
12.4	Unterstützung beim Erstkontakt mit dem Neugeborenen	267
12.5	Anpassungsstörung des Neugeborenen	268
12.6	Abnabelung	269
12.7	Probleme beim ersten Stillen	270
12.8	Begleitung der Plazentalösung	271
12.9	Verzögerte Plazentalösung	274
12.10	Postpartale Blutungen	276
12.11	Geburtsverletzungen	280
12.12	Geburt eines Kindes mit besonderen Bedürfnissen	283
12.13	Starke Nachwehen	284
12.14	Schmerzen im Genitalbereich	285
12.15	Harnverhalt post partum	286
12.16	Traumatische Situation	287
12.17	Verlegung der Mutter oder des Kindes in der außerklinischen Geburtshilfe	288

13	**Umstrittene Interventionen in der Geburtshilfe**	**291**
	Rainhild Schäfers, Sandra Tomaselli, Petra Schönberner	
13.1	CTG (Kardiotokographie)	291
13.2	Dammkompressen	295
13.3	Damm-Massage, intrapartal	296
13.4	Damm-Massage, präpartal	297
13.5	Dammschutz: hands off- versus hands on-Technik	298
13.6	Einlauf	298
13.7	Epi-no®	299
13.8	Episiotomie	300
13.9	Gebärhaltungen: Rückenlage und langes Hocken	301
13.10	Hyaluronidase-Injektion (HAase) in das Perineum	303
13.11	Kristellerhilfe	303
13.12	Lokalanästhesie im Dammbereich	304
13.13	Vaginale Untersuchungen während der Geburt	305
13.14	Wehenmittel	306

Anhang ... 313

Abbildungsnachweise ... 314

Die Autorinnen ... 315

Sachregister ... 322

Grundlagen

1 Was ist eine normale Geburt? 2

2 Rechtsfragen 7

3 Die Begleitung der Geburt 20

4 Schmerzmanagement 36

5 Manualdiagnostik während der Geburt 57

6 Gebärhaltungen 100

7 MH Kinaesthetics in der Geburtsarbeit 138

1 Was ist eine normale Geburt?

Astrid Krahl

Hebammen vertreten den Standpunkt, dass Schwangerschaft, Geburt und Familienentwicklung vitale, normale, gesunde und soziale Lebensprozesse sind. In der Förderung der normalen Geburt erkennen sie ein Potenzial, das kurz- und langfristig positive Auswirkungen auf die Gesundheit von Frauen und deren Familien hat (16).

In der Münchener Erklärung bezeichnet die Weltgesundheitsorganisation (WHO) zusammen mit der deutschen Politik, vertreten durch die damalige Gesundheitsministerin Andrea Fischer, Hebammen als die geeigneten Expertinnen für die Betreuung der normalen Geburt (22). In Deutschland besitzen Hebammen die rechtlichen Grundlagen für eine selbstständige und selbstverantwortete Betreuung und Begleitung von Frauen und ihren Kindern bei regelrecht verlaufender Schwangerschaft, Geburt, Neugeborenen- und Wochenbettzeit. Regelrecht meint den Normen entsprechend.

Doch was kennzeichnet die normale Geburt und wie kann sie gefördert werden? Vom beruflichen Standpunkt aus ist es für Hebammen unerlässlich, möglichst genau zu definieren, was ein normaler Schwangerschafts-, Geburts- und Wochenbettverlauf ist, um einen geeigneten Bewertungsmaßstab für ihre selbstständige Arbeit zu entwickeln und zu nutzen.

1.1 Definition der normalen Geburt

Eine allgemein anerkannte Definition einer normalen Geburt stammt von der **WHO** (1996):

> Eine normale Geburt zeichnet sich aus durch einen „spontanen Geburtsbeginn bei niedrigem Ausgangsrisiko und gleichbleibend wenig Auffälligkeiten während des Geburtsverlaufes. Das Neugeborene wird aus Schädellage spontan mit einem Gestationsalter von 37 bis 42 vollendeten Wochen geboren. Post partum befinden sich Mutter und Kind in gutem Allgemeinzustand."

In Großbritannien werden neben dem physiologischen Prozess auch die Nicht-Intervention, die Selbstbestimmung und Gestaltungsfreiheit von Frauen sowie eine unterstützende Geburtsumgebung als Merkmale einer normalen Geburt benannt (2).

Zum einen geht es also um eine gelungene natürliche oder physiologische Geburt, an deren Ende eine gesunde Mutter und ein gesundes Kind stehen. Zum anderen geht es aber auch um die soziale Unterstützung, die Mit- und Selbstbestimmung von Frauen und um die Förderung des Wohlbefindens von Mutter und Kind. Soo Downe (5) nennt dies eine **salutogenetische Geburt**, da physische, psychische, soziale und kulturelle Bedürfnisse der Frauen gleichermaßen Beachtung finden.

Diese Definitionen erfordern **zusätzliche Unterdefinitionen**, um im praktischen Arbeitsalltag für Hebammen handhabbar zu werden. Wann beginnt eine Geburt? Was kennzeichnet ein niedriges Ausgangsrisiko? Was genau bedeutet: „gleichbleibend wenig Auffälligkeiten während des Geburtsverlaufes"?

> In der konkreten Geburtsbegleitung brauchen Hebammen weitere Unterdefinitionen, die den Geburtsverlauf differenzierter betrachten, und die ihnen eine fortlaufende und vorausblickende Einschätzung des Vorgangs erlauben. Nur dann wird es möglich, sich auf notwendige Interventionen zu beschränken und die normale Geburt zu fördern.

In der Debatte um die Medizinalisierung und Medikalisierung weiblicher Lebensphasen werden medizinische Normierungen während der Geburt kritisch hinterfragt (10). Aus diesem Grund stellt sich die Frage, welche Unterscheidungen oder Normierungen sinnvoll sind, um Hebammen und Frauen den oben genannten Zielen näher zu bringen.

1.1.1 Was ist normal?

Was Einzelne als normal erachten, ist abhängig von gesellschaftlichen und sozialen Definitionen, vom Wissens- und Forschungsstand, von dem was üblich und damit bekannt ist. Der **Sinn von Normierungen** liegt darin, eine Vergleichsbasis zu schaffen, die eine Einschätzung und Orientierung und sinnvolle Handlung ermöglicht. Eine Norm ist daher eher zielangemessen und zweckdienlich und nicht primär „wahr" oder „richtig" (18).

Normierungen richten sich nach **verschiedenen Kriterien** aus. Die Idealnorm folgt traditionellen oder individuellen Werten wie Schönheit oder Richtigkeit. Sie hat beispielsweise Einfluss auf das individuelle Selbst-Ideal. Die statistische Norm folgt Berechnungen von Häufigkeiten, Wahrscheinlichkeiten, Durchschnittswerten und Idizes. Funktionelle Normen betrachten Gegenstandsbereiche wie Laufen, Sprechen und Liebenkönnen, aber auch z. B. ganz allgemein das Wohlbefinden.

Abweichungen von statistischen Normwerten brauchen zur Bewertung der Aussage immer einen Bezugspunkt. Dieser erfolgt über eine Funktionsnorm, die messbar sein kann, oder, wie im folgenden Beispiel, eine subjektive Einschätzung. Beispiel: Ein Blutdruck von 95/50 mm Hg wird als niedrig und behandlungsbedürftig eingeschätzt, wenn die betreffende Person auch über Schwindel und Müdigkeit klagt. Fühlt sie sich dagegen gut und im täglichen Leben nicht eingeschränkt, erscheint die Hypotonie „funktionsbereinigt" für diese Person als normal und nicht therapiebedürftig.

Eine Normierung muss sich immer an ihrer **Nützlichkeit und Zweckmäßigkeit** messen lassen. Alles davon Abweichende ist zunächst einmal wertungsfrei eine Varianz. Ab wann wird daraus eine Störung, Regelwidrigkeit, Abnormalität oder Pathologie? Das heißt, ab wann wird die Zielverwirklichung behindert?

1.2 Warum ist die Förderung der normalen Geburt wichtig?

Eine Geburt ist, wie jeder andere vitale Prozess auch, ein **komplexes physiologisches Zusammenspiel** von verschiedenen Prozessen, das bislang noch nicht gut verstanden wird. Die Dynamik der Prozesse und die Auswirkungen von vielfältigen physischen, psychischen, sozialen, kulturellen und ökonomischen Einflussfaktoren sind weitgehend unerforscht und rücken nur langsam in das wissenschaftliche Interesse.

Der **Rhythmus der Geburt** folgt einem sensiblen Zusammenspiel verschiedener Hormone. Einige Untersuchungen untermauern das Erfahrungswissen von Hebammen, dass dieser physiologische Prozess der Geburt hochsensibel auf die Geburtsumgebung, Interventionen und den zwischenmenschlichen Umgang reagiert (3, 15, 12). Das Hormon Oxytocin spielt hier eine zentrale Rolle. Es wirkt sich nicht nur körperlich direkt auf den Uterus und die Erzeugung von Wehen aus, sondern fördert als sogenanntes Liebeshormon auch die ganze Bandbreite mütterlicher Gefühle.

> Ob Ultraschall, medikamentöse Geburtseinleitung und Wehenförderung, vaginale Untersuchungen, Amniotomie, Episiotomie oder cardiotocographische Untersuchungen, **jede Intervention während der Geburt** greift in irgendeiner Form in die physiologische Dynamik der Körperprozesse ein. Was sie dort genau bewirkt, ist in vielen Fällen bis heute nicht systematisch untersucht (19, 17).

Doch konnten beispielsweise Studien zum routinemäßigen Einsatz von Einläufen, Rasuren und Episiotomien mögliche schädigende Auswirkungen belegen und inzwischen ein Umdenken in den Kliniken bewirken (s. auch ▶ Kap. 13).

Auch die medizinischen Definitionen von **normal, suspekt, abweichend oder pathologisch** sind häufig umstritten und nicht immer gut erforscht. Viele medizinische Interventionen sind nur in Bezug auf eine Behandlung pathologischer Zustände untersucht worden (17, 9).

Im Zuge der Entwicklung der **evidenzbasierten Geburtshilfe** in den letzten zwei Jahrzehnten entspannen sich zahlreiche Kontroversen um diese, häufig routinemäßig durchgeführten, Praktiken. Zeitgleich etablierten sich die ersten wissenschaftlich ausgebildeten Hebammen in diesem Forschungsbereich und untersuchen seither geburtshilfliche Betreuungspraktiken aus einem völlig neuen Blickwinkel. Diese Entwicklung setzt sich immer weiter fort, so dass hebammenspezifi-

1 Was ist eine normale Geburt?

sche und frauenorientierte Fragestellungen heute zumindest im anglo-amerikanischen und skandinavischen Raum einen festen Platz in der geburtshilflichen Forschungslandschaft erhalten haben. Auch wenn viele Bereiche bislang noch wenig beleuchtet sind, können Hebammen heute auf einen stattlichen Fundus von Forschungsergebnissen zurückgreifen, um Konzepte zur Förderung der normalen Geburt zu erarbeiten und zu untermauern.

1.3 Die Beurteilung des Geburtsfortschritts

Viele Interventionen ergeben sich aus der Beurteilung des Geburtsfortschritts. Zur kontinuierlichen Bewertung des Voranschreitens wird die Geburt in Phasen unterteilt, die spezifische physiologische Prozesse markieren. Diese **Geburtsphasen** sind international nicht einheitlich definiert und so verwundert es nicht, dass Diagnosen, wie protrahierte Eröffnungs- oder Austreibungsphase, Geburtsstillstand, sekundäre Wehenschwäche oder Zervixdystokie, sehr unterschiedlich getroffen werden.

Für alle heute im Berufsleben stehenden Hebammen ist es selbstverständlich, Geburten je nach ihrem Verlauf in **normale oder protrahierte Geburten** zu unterteilen und mit entsprechenden Interventionen zu reagieren. Die Feststellung der normalen oder protrahierten Geburt erfolgt über vaginale Untersuchungen. Diese sind heute selbstverständlich und nicht mehr wegzudenken.

Diskussionen ranken sich primär darum, welcher maximale Abstand notwendig ist, um eine protrahierte Geburt nicht zu verschleppen. In Deutschland übliche Partogramme gehen von einem zweistündlichen Untersuchungsrhythmus aus, der wenigstens eingehalten werden sollte. Spätestens dann sollte eine Zustandsbeurteilung erfolgen mit dem Ziel, einen protrahierten Verlauf zu erkennen und rasch zu reagieren.

Nach **heute gängiger Lehrbuchmeinung** eröffnet sich der Muttermund bei einer normalen Geburt um einen Zentimeter pro Stunde. Der Untersuchungsrhythmus ist auf alle zwei Stunden festgelegt. Nach Ablauf dieser Frist kann ein protrahierter Verlauf bereits diagnostiziert und eine regulierende Intervention eingeleitet werden.

1.3.1 Worauf beruhen diese Zahlen und Zeitachsen?

Friedman (1954) war der erste Geburtshelfer, der eine **„Normkurve" für den Geburtsverlauf** in Form einer S-förmig verlaufenden Kurve erstellt und zeitliche Durchschnitts-, Norm- und Grenzwerte festgelegt hat (7). Auch wenn seine Untersuchungen nicht mehr auf heutige geburtshilfliche Verhältnisse übertragbar sind – beispielsweise weil wir heute über Möglichkeiten verfügen, eine Gefährdung von Mutter und Kind frühzeitig zu erkennen-, haben sie grundlegend zum Verständnis des Geburtsverlaufes beigetragen.

Friedman und seine Mitarbeiter haben der S-Form der Muttermundseröffnung im zeitlichen Verlauf entlang **verschiedene Phasen mit unterschiedlichen Eröffnungsgeschwindigkeiten** beschrieben. Für die Eröffnungsphase sind das vom Beginn regelmäßiger Wehen an die Latenzphase und die aktive Eröffnungsphase, die wiederum unterteilt ist in die Akzelerationsphase, die Phase der maximalen Steigung und die Dezelerationsphase.

Friedmans Definitionen zum normalen und protrahierten Geburtsverlauf beeinflussen auch heutige geburtshilfliche Entscheidungen. Aus dieser Zeit resultiert die **Daumenregel** von einer normalen Eröffnung des Muttermundes bei einer Geschwindigkeit von 1 cm pro 1 Stunde, die streng genommen nach Friedman jedoch nur auf die Phase der maximalen Steigung, d. h. in der Zeit zwischen MM 4 cm und 8 cm anzuwenden wäre.

> **Neuere Untersuchungen** zeigen, dass es eine große Variationsbreite an Geburtslängen gibt, und dass auch bei einer Muttermunderweiterung von 0,5 cm pro Stunde das Risiko einer Gefährdung für Mutter und Kind nicht wächst (1, 4).

Diese Eröffnungsgeschwindigkeit bezieht sich ausschließlich auf die **aktive Eröffnungsperiode,** d. h. ab dem Zeitpunkt, an dem sich der Muttermund nach heutigem Verständnis 3–5 cm weit geöffnet hat (27).

Die **Unterteilung der Eröffnungsperiode** in eine Latenzphase und eine aktive Eröffnungsphase ist in Deutschland nicht ganz üblich. In Bezug auf eine individualisierte Geburtsbetreuung macht es jedoch Sinn diese Unterteilung vorzunehmen.

Die **Latenzphase** beginnt mit dem Geburtsbeginn, der von den Frauen subjektiv sehr unterschiedlich empfunden wird (8). Für Hebammen beginnt die Geburt mit Zervix-wirksamen Wehen, ein Zeitpunkt, der nur annähernd angegeben werden kann.

Nach Friedman (24) beginnt die Geburt mit regelmäßiger wenigstens 10-minütiger Wehentätigkeit. Die Latenzphase kann sehr lange andauern, insbesondere wenn sich die Zervix bei Geburtsbeginn in einem noch geburtsunreifen Zustand befand. Friedman (24) bezeichnet eine Latenzphase erst ab einer Länge von 20 Stunden als prolongiert.

Andere Studien ziehen die Grenze bei 8 oder 12 Stunden, nach deren Ablauf sich ein **Anstieg an negativen Auswirkungen** auf Mutter und Kind in den retrospektiv ausgewerteten Daten zeigte (23, 29). Bei einer kritischen Auswertung dieser Studien bleibt jedoch die Frage offen, ob die negativen Auswirkungen ursächlich auf die verlängerte Geburtsphase zurückzuführen sind oder auf die daraufhin eingeleiteten Interventionen (25).

Wenn die Voraussetzungen für eine erfolgreiche Muttermundseröffnung geschaffen wurden, tritt die Frau in die **aktive Eröffnungsphase** ein. Die Zervix ist verstrichen, zentriert und ca. 3–5 cm weit geöffnet. Auch wenn sich die Frau schon vorher im Geburtsprozess befindet, macht es erst ab diesem Zeitpunkt Sinn sie so zu betreuen als sei sie „unter der Geburt".

> Erst ab der aktiven EP ist es sinnvoll, das Voranschreiten des Geburtsprozesses auf einem Partogramm zu bewerten.

In Großbritannien konnte festgestellt werden, dass Frauen, die in der Latenzphase in den **Kreißsaal** aufgenommen wurden, wesentlich **häufiger Interventionen** erhielten als Frauen, die sich bei der Aufnahme bereits in der aktiven Eröffnungsphase befanden (13). Eine zuvor durchgeführte Ersteinschätzung mit anschließendem Aufklärungsgespräch über die Geburtsphasen und die Möglichkeiten, damit umzugehen, führten zu einer starken Senkung der Interventionsraten.

Da **das Zuhause der Frauen** als der beste Aufenthaltsort in der Latenzphase angesehen wird, gibt es in einigen Bezirken sogar Hebammen, die diese Geburtseinschätzungen auch dort vornehmen. Offensichtlich wird während der Kreißsaalbetreuung bei der Frau und der Hebamme die Erwartung geschürt, dass die Geburt nun auch zügig voranschreiten muss.

> Die Förderung der normalen Geburt verlangt von den Hebammen eine genaue Diagnose der Geburtsphase und einen entsprechend behutsamen Umgang mit der Bewertung des Geburtsfortschritts.

Diese Bewertung sollte immer innerhalb einer **umfassenden Beurteilung der Gesamtsituation**, des mütterlichen und kindlichen Wohlbefindens und unter der Berücksichtigung der Förderung der Selbstbestimmung der Frau erfolgen.

1.4 Hebammen, die Expertinnen für die normale Geburt?

Angesichts der hohen Interventionsraten (> 90 %) während der Geburt und einer immer weiter steigenden Kaiserschnittrate stellt sich die Frage, was heute Hebammen als normale Geburt betrachten. Ist es die „übliche" Geburt wie sie tagtäglich in deutschen Kliniken stattfindet, d.h. eine Geburt, bei der der Geburtsfortschritt durch engmaschige vaginale Untersuchungen überwacht wird, Wehen mit Oxytocin und/oder durch eine Amniotomie „unterstützt" werden, ein Schmerzmanagement mit einer PDA durchgeführt wird und das Kind sicherheitshalber per Dauer-CTG überwacht wird? Oder ist es für die meisten Hebammen ein unbekanntes Phänomen, worüber viel geschrieben wird, was aber nur selten selbst erlebt wird?

Um Expertise zu entwickeln ist es wichtig, den entsprechenden Gegenstandsbereich nicht nur theoretisch, sondern praktisch kennen zu lernen. Das ist weder in der Ausbildung von Hebammen noch in ihrem klinischen Alltag gewährleistet. Wie also sammeln Hebammen Erfahrung in der Begleitung und Betreuung der normalen Geburt, damit sie Expertinnen werden können?

Ein wichtiger Schritt dahin ist, dass Hebammen **Konzepte der Betreuung und** ihr **Erfahrungswissen zusammentragen**, so wie in diesem Buch. Dieses Wissen muss wissenschaftlich

1 Was ist eine normale Geburt?

systematisch in Untersuchungen weiterentwickelt, gelehrt und gelernt werden.

Ein weiterer wichtiger Schritt ist der Einsatz und die **Weiterentwicklung des Wissens in der Praxis**. Dafür ist es notwendig, dass Hebammen neue Konzepte wie beispielsweise das Modell Hebammenkreißsaal erarbeiten und sich für deren Umsetzung einsetzen.

Literatur

[1] **Albers L.:** (1999). The Evidence for Physiologic Management of the Active Phase of the First Stage of Labour. In: Journal of Midwifery & Women's Health, 52(3): 207-215.

[2] **Anderson G.:** (2003). A concept analysis of normal birth. In: Evidence Based Midwifery, 1(2): 48-54.

[3] **Buckley S.:** (2004). Undisturbed birth – nature´s hormonal blueprint for safety, ease ans ecstacy. In: Midirs, 14(2): 203-209.

[4] **Cesario S. K.:** (2004). Reevaluation of Friedman's Labor Curve: A Pilot Study. In: Journal of Obstetric, Gynecologic & Neonatal Nursing,33(6): 713-722.

[5] **Downe S.:** (2001). Defining normal birth. In: MIDIRS Midwifery Digest 11(2): S31-33.

[6] **Downe S.:** (1999). Concepts of normality in maternity services: Applications and consequences. In: Firth L. (1999) Ethics in Midwifery – Issues in conemporary Practice. First published 1996, Butterworth-Heinemann; Woburn, UK.

[7] **Friedman E. A.:** (1954). The Graphic Analysis of Labor. In: American Journal of Obstetrics & Gynecology, 68(6): 1568-1575.

[8] **Groß M., Haunschild T., Stoexen T., Methner V., Günther H.:** (2003). Women´s recognition of the sponaneous onset of labour. In: Birth, 30(4): 267-271.

[9] **Helms G., Perl F. M.:** (2004). Die normale Geburt. In : Beckermann M. J., Perl F. M. (Hrsg.) (2004). Frauen-Heilkunde und Geburts-Hilfe. Integration von Evidence-Based Medicine in eine frauenorientierte Gynäkologie. Band 2. Schwabe Verlag Basel.

[10] **Kolip P.:** (2000). Frauenleben in Ärztehand. Die Medikalisierung weiblicher Umbruchphasen. In: Kolip, P. (Hrsg.) Weiblichkeit ist keine Krankheit. Die Medikalisierung körperlicher Umbruchphasen im Leben von Frauen. 9-30. Weinheim und München: Juventa Verlag.

[11] **Lavender T., Alfirevic Z., Walkinshaw S.:** (2006). Effects of different partogram action lines on birth outcomes: a randomised controlled trial. In: Obstetrics & Gynaecology, 108(2): 295-302.

[12] **MacNabb M.:** (1997). Hormonal interactions in labour. In: Sweet B. R., Tiran D. (eds.) Mayes' midwifery: a textbook for midwives. 12th edition. London. Baillière Tindall, 234-261.

[13] **McNiven P. S., Williams J. I., Hodnett E., Kaufman K., Hannah M. E.:** (1998). An Early Labour Assessment Program: A Randomized, Controlled Trial. In: Birth 25(1):5:10.

[14] **Royal College of Obstetricians & Gynaecologists (RCOG):** (2007). Intrapartum care – care of healthy women and their babies during childbirth. Clinical Guideline. By: National Collaboration Centre for Women´s and Children´s Health, London.

[15] **Odent M.:** (2001). New reasons and new ways to study birth physiology. In: International Journal of Gynaecology & Obstetrics, 75: S39-45.

[16] **Sayn-Wittgenstein F. zu (Hrsg.):** (2007). Geburtshilfe neu denken. Bericht zur Situation und Zukunft des Hebammenwesens in Deutschland. Hans Huber Verlag, Bern.

[17] **Schücking B., Schwarz C.:** (2002). Technisierung der „normalen" Geburt Interventionen im Kreißsaal. In: Paravicini U, Riedel C, (Hg.): Dokumentation Forschungsprojekte 1. bis 3. Förderrunde 1997 –2001. Wissenschaftliche Reihe NFFG; Bd. 1, Hannover: 237-255.

[18] **Sponsel R.:** (DAS) (2006). Norm, Wert, Abweichung (Deviation), Krank (Krankheit), Diagnose. "Normal", "Anders", "Fehler", "Gestört", "Krank", "Verrückt". Internet Publikation für Allgemeine und Integrative Psychotherapie IP-GIPT. Erlangen: http://www.sgipt.org/wisms/norm0.htm (abgerufen am 09.03.2008)

[19] **Wagner M.:** (1994). Pursuing the Birth Machine. ACE Graphics, Camperdown.

[20] **Walsh D.:** (2007). Evidence-based Care for Normal Labour and Birth. A guide for midwives. Routledge, London, New York.

[21] **WHO:** (1996). Department of Reproductive Health and Research: Care in normal Birth. A Practical Guide, Genf.

[22] **WHO:** (2000) Zweite WHO-Ministerkonferenz Pflege- und Hebammenwesen in Europa. München, Deutschland; EUR/01/5010309. www.euro.who.int.

[23] **Chelmow D., Kilpatrick S. J., Laros R. K.:** (1993). Maternal and neonatal outcomes after prolonged latent phase. In: Obstetrics and Gynecology, 81:486-491.

[24] **Friedman E. A.:** (1981). The Labour Curve. In: Clinics of Perinatology, Band 8.

[25] **Greulich B., Tarrant, B.:** (2007). The latent phase of labor: Diagnosis and management. Journal of Midwifery and Women´s Health, 52:190-198.

[26] **Maghoma J., Buchmann , E. A.:** (2002). Maternal and fetal risks associated with prolonged latent phase of labour. Journal of Obstetrics and Gynaecology, 22:16-19.

[27] **Peisner D., Rosen M.:** (2986). Transition from latent to active phase labor. In: Obstetrics & Gynecology 68: 448-451.

2 Rechtsfragen

Henriette Thomas und Petra Schönberner

2.1
Vorbehaltene Tätigkeiten

Henriette Thomas

Die Kompetenzen einer Hebamme werden über das **Hebammengesetz** und umfassend über die **Berufsordnungen der Länder** geregelt. Als Grundlage dafür dient die Ausbildung, die nach § 5 des Hebammengesetzes als Ziel festlegt: „Die Ausbildung soll insbesondere dazu befähigen, Frauen während der Schwangerschaft, der Geburt und dem Wochenbett Rat zu erteilen und die notwendige Fürsorge zu gewähren, normale Geburten zu leiten, Komplikationen des Geburtsverlaufs frühzeitig zu erkennen, Neugeborene zu versorgen, den Wochenbettverlauf zu überwachen und eine Dokumentation anzufertigen."

Damit ist festgeschrieben, dass die Hebamme **insbesondere für die physiologischen Vorgänge** von Schwangerschaft, Geburt und Wochenbett zuständig ist und kompetent eigenverantwortlich begleiten kann. Nach § 4 des Hebammengesetzes gehören Geburt und Wochenbett zu den vorbehaltenen Tätigkeiten einer Hebamme.

§ 4 Abs. 1 Satz 2 Hebammengesetz besagt, dass der **Arzt verpflichtet** ist, dafür Sorge zu tragen, dass bei einer Geburt eine Hebamme zugezogen wird. Eine entsprechende Verpflichtung der Hebamme wiederum besteht nur für Notfälle. Kann nun einem Arzt nachgewiesen werden, dass er keine Sorge dafür getragen hat, eine Hebamme zur Geburt hinzugezogen zu haben, muss er gegenüber der geschädigten Mutter bzw. ihrem Kind nachweisen, dass der Schadensfall auch bei Hinzuziehung der Hebamme eingetreten wäre (8).

Die Ausübung des Hebammenberufes ist ausschließlich der Gesetzgebung der Länder vorbehalten und ausführlich in den **Berufsordnungen der Länder** geregelt. Diese stimmen in den meisten grundlegenden Vorschriften überein. Ihnen liegt die europäische Richtlinie des Rates 80/150 EWG vom 21.1.1980 zugrunde, die in Artikel 4 den Auftrag an die Mitgliedsstaaten gibt, dafür Sorge zu tragen, dass Hebammen die in jener Vorschrift enthaltenen Aufgaben in eigener Verantwortung erfüllen können.

2.2
Homöopathie und Akupunktur

Henriette Thomas

Hebammen dürfen Homöopathie und Akupunktur während Schwangerschaft, Geburt und Wochenbett anwenden. Dies ist das Ergebnis mehrerer Schriftwechsel und Gerichtsverfahren. Bereits im Jahr 1992 hatte das **Bundesgesundheitsministerium** dem Bund Deutscher Hebammen (BDH) e.V. diese Rechtsauffassung nach Abstimmung mit sämtlichen Bundesländern bestätigt. Der entscheidende Passus aus dem damaligen Schreiben des Bundesgesundheitsministerium vom 26.5.1992 lautete:

„Daraus folgt, dass ich im Rahmen der „Hilfe bei Schwangerschaftsbeschwerden" nach dem Verständnis der betreffenden Gebührenposition Akupunktur durch die Hebamme grundsätzlich für erlaubt ansehe. Eine gegenteilige Rechtsauffassung halte ich für nicht begründbar."

Nachdem dieses Recht im Jahr 2000 von einigen Bundesländern in Frage gestellt wurde, hat der Bund Deutscher Hebammen das Bundesgesundheitsministerium gebeten, die damalige Rechtsauffassung nochmals mit den Ländern abzustimmen und zu bestätigen. Mit Schreiben vom 18. September 2001 hat das Bundesministerium für Gesundheit diese Rechtsauffassung nochmals bestätigt. Der Text des Schreibens lautet:

„Sehr geehrter Herr Prof. Horschitz, vielen Dank für Ihr Schreiben vom 8. Juni 2001, in dem Sie die Frage der Ausübung der Akupunktur durch Hebammen ansprechen. Zu den in Ihrem Schreiben aufgeworfenen Fragen ist aus Sicht des Bundesministeriums für Gesundheit auf Folgendes hinzuweisen:

2 Rechtsfragen

1. Die in § 4 Hebammengesetz vorbehaltene Tätigkeiten können keinesfalls dazu führen, dass das Betätigungsfeld der Hebammen auf den dort genannten Rahmen beschränkt sein soll, wie dies offenbar von Prof. Schlund in dem zitierten Artikel bewertet wird. Dies würde bedeuten, dass sich eine zugunsten der Hebammen geschaffene Rechtslage (vorbehaltene Tätigkeit) außerhalb ihres Anwendungsbereichs in ihr Gegenteil verkehren würde. Hierfür gibt es keine Rechtfertigung.
2. Das Hebammengesetz ist auf der Grundlage von Artikel 74 Abs.1 Nr. 19 Grundgesetz erlassen worden, d.h. als Berufszulassungsregelung. Es beinhaltet keine Berufsausübungsregelungen. Diese sind den landesrechtlichen Berufsordnungen vorbehalten. Allerdings hat sich die Tätigkeit der Hebamme auch an den allgemeinen Rechtsgrundsätzen zu orientieren, wie sie insbesondere im Heilpraktikergesetz verankert sind. Nach § 1 Abs.2 liegt eine (dem Arzt bzw. Heilpraktiker vorbehaltene) Ausübung oder Heilkunde bei einer berufs- oder Linderung von Krankheiten, Leiden oder Körperschäden bei Menschen vor. Da es sich bei einer normalen Schwangerschaft nicht um einen pathologischen Vorgang handelt, ist demnach grundsätzlich eine Betätigung von Hebammen auch außerhalb der vorbehaltenen Tätigkeiten möglich. Dabei ist sie grundsätzlich in der Wahl ihrer Mittel frei."

Gleichwohl hatte der Landkreis Hameln-Pyrmont einer dort tätigen Hebamme zunächst die Ausübung von Akupunktur generell untersagt. Im Widerspruchsverfahren wurde die Akupunktur dann für den Bereich der Geburtshilfe und der Überwachung des Wochenbettverlaufs, also für die nach § 4 Hebammengesetz vorbehaltene Tätigkeiten, als erlaubt angesehen, jedoch der Einsatz während der Schwangerschaft weiterhin untersagt.

Hiergegen wurde beim Verwaltungsgericht Hannover geklagt. In dem Klageverfahren hob der Landkreis seine Untersagungsverfügung auf und begründet dies mit dem Schriftsatz an das Verwaltungsgericht Hannover vom 9.4.2002 wie folgt:

„Meinen Bescheid ... habe ich aufgehoben. Anlass hierfür war eine Verfügung der Bezirksregierung Hannover vom 28.2.2002, mit der diese einen Erlass des niedersächsischen Ministeriums für Familie, Arbeit und Soziales vom 30.1.2002 bekannt gab. Danach seien „nach inzwischen einhelliger Auffassung .... die Hebamme oder der Entbindungspfleger befugt, bei allen Vorgängen einer normal verlaufenden Schwangerschaft, Geburt und des Wochenbetts im Rahmen der Hebammentätigkeit Akupunktur durchzuführen."

> Hebammen sind befugt, Akupunktur in ihrem Kompetenzbereich anzuwenden. Es ist Hebammen jedoch nicht gestattet, pathologische Zustände mithilfe der Akupunktur zu behandeln.

In einem **Schadensfall** muss die Hebamme nachweisen, dass sie über eine hinreichende Ausbildung verfügt, um Akupunktur anzuwenden. Der Nachweis, einen der angebotenen Akupunkturkurse, der die Empfehlungen des BDH/Deutschen Hebammenverbandes erfüllt, mit einem Zertifikat abgeschlossen zu haben, dürfte dabei ausreichen.

2.3
Sorgfaltspflicht

Henriette Thomas

> Die Sorgfaltspflichten einer Hebamme richten sich nach dem medizinischen Standard und den neuesten wissenschaftlichen Erkenntnissen. Die Hebamme ist verpflichtet, ihren Kenntnisstand durch Fortbildungsmaßnahmen regelmäßig aufzufrischen.

Diese **Verpflichtung** ergibt sich einerseits aus den Hebammen-Berufsordnungen der Länder und durch die Verpflichtung zur Qualitätssicherung im fünften **Sozialgesetzbuch (SGB V) §135a**.

(1) Die Leistungserbringer sind zur Sicherung und Weiterentwicklung der Qualität der von ihnen erbrachten Leistungen verpflichtet. Die Leistungen müssen dem jeweiligen Stand der wissenschaftlichen Erkenntnisse entsprechen und in der fachlich gebotenen Qualität erbracht werden.

Vertrag über die Versorgung mit Hebammenhilfe nach SGB V §134a, § 6 Leistungserbringung:

(6) Die Hebamme erbringt im Rahmen ihrer gegenüber dem Gesundheitsamt gemeldeten Tä-

tigkeitsfelder sowie unter Berücksichtigung der vorhandenen Infrastruktur qualitativ hochwertige Leistungen im Rahmen des Leistungskataloges der GKV. Zu dessen Bestimmung und Ausfüllung dient das Leistungsverzeichnis der Hebammen-Vergütungsvereinbarung. Bei der Versorgung mit Hebammenhilfe orientiert sich die Hebamme am aktuellen Stand des Hebammenwissens. Sie stellt sicher, dass die für die Leistungserbringung nötigen organisatorischen, räumlichen und sachlichen Voraussetzungen erfüllt sind.

2.3.1 Fallbeispiele aus der Rechtssprechung

■ **Beobachtung einer Gebärenden im Entspannungsbad**
Eine Hebamme hat eine Gebärende, die sich im Entspannungsbad befindet, engmaschig zu überwachen. Für eine engmaschige Beobachtung ist es ausreichend, wenn die Hebamme im angrenzenden Zimmer, d. h. **in Hörweite bei geöffneter Türe anwesend ist** und nicht durch andere Geräusche, d. h. durch Patienten, Gebärende oder Radiomusik, abgelenkt wird. In diesem Falle kann es als ausreichend erachtet werden, wenn die Intervalle, in denen die Hebamme nach der Gebärenden schaut, „länger" sind (ca. 5 Minuten).

Sind diese Intervalle nicht einzuhalten und sind die räumlichen Distanzen für einen akustischen Kontakt zu groß, müssen andere Überwachungsmethoden zum Einsatz kommen. Bei der Entfernung der Hebamme aus dem Nahüberwachungsbereich, d. h. aus den Räumen des Kreißsaales, muss die Übernahme der Patientenüberwachung in anderer Weise (Ersatz) erfolgen (Urteil des Landesgerichts Heilbronn vom 22.5.1996).

■ **Herpes labialis des Vaters**
Eine Hebamme hat ihren Verdacht auf einen Herpes labialis bei dem bei der Geburt anwesenden Vater dem bei der Geburt ebenfalls anwesenden Arzt mitzuteilen. Der bloße Hinweis, das Kind dürfe mit dem vom Herpes befallenen Mund des Vaters nicht in Berührung kommen, reicht nicht aus, da die Virusübertragung auch durch Sprechen, Husten oder Niesen erfolgen kann. Die Belehrung durch die Hebamme muss immer dem konkreten Infektionsrisiko entsprechen (Urteil des Oberlandesgerichts Düsseldorf vom 10.7.1997).

Das Gericht hat mit diesem Urteil die Sorgfaltspflicht einer Hebamme auch auf die **Beobachtung des Vaters** ausgedehnt. Beobachtet die Hebamme die Gefahr einer ansteckenden und für das Kind gefährlichen Krankheit, dann ist sie verpflichtet, einen anwesenden Arzt über ihren Verdacht zu informieren. Verletzt sie diese Informationspflicht, stellt dies gleichzeitig eine fahrlässige Verletzung ihrer Sorgfaltspflicht dar.

Wäre nachweisbar gewesen, dass das Kind sich unmittelbar beim Vater angesteckt hat, dann wäre die Hebamme für die aus der Ansteckung resultierenden Schäden haftbar gemacht worden. Zu einer Verurteilung kam es im vorliegenden Fall nur deshalb nicht, weil nicht eindeutig feststand, dass die Ansteckung des Kindes mit an Sicherheit grenzender Wahrscheinlichkeit auf den Herpes labialis des Vaters zurückzuführen war. Da andere Ansteckungsquellen nicht ausgeschlossen werden konnten, war der Nachweis eines ursächlichen Zusammenhangs zwischen dem Sorgfaltspflichtverstoß und dem eingetretenen Schaden von dem klagenden Kind nicht zu führen.

■ **Abgrenzung einer schwierigen Schulterentwicklung von einer Schulterdystokie**
Eine allgemeine schwierige Entwicklung der Schulter, bei der erhebliche Zugkräfte erforderlich sind, gehört zur Kompetenz einer Hebamme. Kommt es dabei trotz sachgerechten Vorgehens infolge der Zugkräfte zu Schädigungen des Kindes, so sind diese schicksalhaft und unvermeidbar und begründen eine Schadenersatzpflicht der Hebamme nicht (Urteil des OLG Hamm vom 20.1.1999).

Im Ergebnis lag in diesem Fall lediglich eine schwere Schulterentwicklung vor, bei der nicht festgestellt werden konnte, dass die Maßnahmen der Hebamme Behandlungsfehler waren. Bei einer schweren Schulterentwicklung bedurfte es nicht der besonderen geburtshilflichen Maßnahmen, welche bei einer Schulterdystokie angezeigt gewesen waren.

Der Sachverständige hat mit der Maßgabe des Vorliegens einer schweren Schulterentwicklung das Vorgehen der Hebamme anlässlich der Geburt des Kindes als sachgerecht bezeichnet. Im Ergebnis zeigte sich, dass der Kopf des Kindes problemlos geboren wurde und dass die Beckenverhältnisse der Mutter ausreichend waren. In diesem Fall war eine Sectio weder geboten noch eine echte Alternative. Eine Aufklärung der Mutter über die Alternative und über die Geburt durch Kaiserschnitt war deshalb nicht erforderlich.

■ **Schulterdystokie**
Tritt eine Schulterdystokie auf, dann hat die Hebamme alle Hebel in Bewegung zu setzen, um den Arzt zu verständigen. Notfalls muss sie veranlassen, dass der Arzt durch eine Hilfsperson, etwa durch eine Krankenschwester, persönlich aus seiner nahe gelegenen Praxis geholt wird. Auch der Arzt hat Vorsorge zu treffen, dass er in einem solchen Risikofall neben seiner Telefonanlage durch andere elektronische Hilfsmittel (Piepser) erreichbar ist.

Kommt es in einem solchen Fall wegen der **Unerreichbarkeit des Arztes** zu einem Schadenfall, dann haften Arzt und Hebamme gemeinsam für den eingetretenen Schaden (Urteil des Landgerichts Nürnberg-Fürth vom 27.7.2000).

■ **Pathologisches CTG**
Die Hebamme muss bei einem hochpathologischen CTG den Arzt nicht nur benachrichtigen, sondern sein Kommen auch als „dringlichst" darstellen (Urteil des LG Darmstadt vom 21.4.1994).

2.4
Aufklärungspflicht

Henriette Thomas

Grundsätzlich muss die Frau so rechtzeitig vor einem medizinischen Eingriff aufgeklärt werden, dass ihr die Gelegenheit bleibt, sich überzeugt für eine Einwilligung zu entscheiden. Dabei müssen ihr die Diagnose, die anzuwendende Methode, die Folgen und die entsprechenden Risiken mit möglichen Folgen erklärt werden. Der Umfang und die Intensität der Aufklärung richten sich nach der konkreten Sachlage. Einschränkungen können sich aus einer unklaren Diagnose, seltenen Risiken, dem Bildungsstand und der Aufklärungsfähigkeit der Gebärenden ergeben.

> Eine eigenständige Aufklärungspflicht besteht für die Hebamme immer dann, wenn sie eigenverantwortlich tätig ist. Sie ist nicht zur Aufklärung von ärztlichen Eingriffen verpflichtet.

Die Hebamme muss immer besonders dann aufklären, **wenn sie vom medizinisch üblichen Standard abweicht**. Ein typisches Beispiel ist die Herztonüberwachung. In der Klinik ist es üblich, die Kontrolle der kindlichen Herztöne mittels CTG zu überwachen. In der Hausgeburtshilfe ist dies nicht die Regel und gehört nicht zum Standard. Hier wird ein HT-Rohr oder Dopton verwendet. In diesem Fall muss die Hebamme die Frau darüber aufklären, dass hier eine Abweichung vom Klinikstandard vorliegt.

2.4.1 Fallbeispiele aus der Rechtsprechung

■ **Beckenendlage**
Eine Hebamme, die im Fall einer Beckenendlage vertretbar auf eine Kaiserschnittoperation verzichtet, da sie eine vaginale Geburt bevorzugt, muss die Frau entsprechend aufklären und belehren und eine entsprechende Einwilligung einholen (Urteile des OLG Düsseldorf vom 1.12.1994 und 19.12.1996).

■ **Sectioindikation**
Gleiches gilt für einen geburtsleitenden Arzt für den Fall, dass ein Kaiserschnitt durchgeführt werden soll, wenn im Fall einer vaginalen Geburt **ernst zu nehmende Gefahren für das Kind** drohen. Dies gilt erst recht, wenn der Arzt trotz besonderer Gefahren für Mutter und Kind keinen Kaiserschnitt, sondern trotzdem eine vaginale Geburt vornehmen will (Urteil des BGH vom 12.11.1991).

Bestehen deutliche Anzeichen dafür, dass im weiteren Verlauf eines Geburtsvorgangs eine Situation eintreten kann, in der eine normale vaginale Geburt kaum noch in Betracht kommt, sondern **ein Kaiserschnitt notwendig** oder zumindest zu einer echten Alternative zu einer vaginalen Geburt wird, dann muss der geburtsleitende Arzt die Mutter bereits zu einem Zeitpunkt über die unterschiedlichen Risiken der Geburtsmethoden aufklären und ihre Entscheidung einholen, zu dem sie sich noch in einem Zustand befindet, in dem diese Problematik mit ihr besprochen werden kann (Urteil des BGH vom 16.2.1993).

- **Schulterdystokie**
Die **Möglichkeit** einer Schulterdystokie begründet für sich allein noch keine Indikation für einen Kaiserschnitt. Es muss daher nicht entsprechend aufgeklärt werden (Urteil des OLG Zweibrücken vom 16.1.1996).

- **Geburtsgewicht 4000 g**
Bei einem voraussichtlichen Geburtsgewicht von 4000 g besteht nicht die Verpflichtung, über die Alternative eines Kaischerschnitts aufzuklären (Urteile des OLG Hamm vom 20.10.1999 und des OLG Schleswig vom 12.1.2000).

2.5 Zusammenarbeit zwischen Hebamme und Arzt

Henriette Thomas

Im Klinikbereich ist die Hebamme in der Regel durch eine Dienstanweisung oder ein entsprechendes Organisationsstatut des Arbeitgebers verpflichtet, zu jeder Geburt einen Arzt hinzuzuziehen. Da der Arbeitgeber die Weisungsbefugnis in der Regel abteilungsweise auf den jeweiligen Chefarzt delegiert, kann der Chefarzt der geburtshilflich-gynäkologischen Abteilung die Hebamme anweisen, zu jeder physiologischen Geburt einen Arzt hinzuzuziehen. Im **Beleghebammensystem** wird die Hebamme häufig in ihrem Vertrag mit der Klinik verpflichtet, zu jeder Geburt einen Arzt hinzuzuziehen.

> Ärzte sind in diesen Fällen oft der Meinung, dass die Hebamme nur die Erfüllungsgehilfin des Arztes sei. Rein rechtlich gesehen ist sie dies jedoch **nur bei Pathologien**. Und selbst dann wird die Hebamme nicht automatisch die ausführende Assistentin, die keinerlei eigene Verantwortung hat, sondern behält einen Teil der Verantwortung. Dies gilt besonders für die Fälle, in denen die Hebamme erkennt, dass der Arzt nicht korrekt handelt.

Sehr deutlich macht das die Berufsordnung von Hamburg, § 10:
„Übernimmt eine Ärztin oder ein Arzt die Behandlung, so sind sie gegenüber der Hebamme weisungsbefugt. Verlangt die Ärztin oder der Arzt von Hebammen eine geburtshilfliche Handlung, die dieser Verordnung oder den anerkannten Regeln der Geburtshilfe widerspricht, haben diese die Ärztin oder den Arzt darauf hinzuweisen und dies zu dokumentieren. In diesem Fall können die Hebammen die Ausführungen verweigern."

> Wenn bei jeder Geburt ein Arzt zugegen ist, sind bei physiologisch verlaufenden Geburten Hebamme und Arzt einander nicht unter- bzw. übergeordnet, sondern stehen gleichberechtigt nebeneinander.

In einem **Hebammenkreißsaal** betreut die angestellte Hebamme eigenverantwortlich physiologisch verlaufende Geburten.

2.5.1 Fallbeispiele aus der Rechtssprechung

- **Telefonische Anordnungen**
Trifft ein Arzt telefonische Anordnungen, die **gegen die Regeln der ärztlichen Kunst** verstoßen, dann darf die Kreißsaalhebamme diese Anordnungen nicht befolgen. Sie ist vielmehr verpflichtet, dem Arzt einen entsprechenden Vorhalt zu machen. Führt sie die Weisungen ohne entsprechenden Vorhalt aus, so haftet sie für einen daraus entstehenden Schaden zusammen mit dem Arzt (Urteil des OLG Frankfurt vom 6.4.1990).

- **Unerfahrener Arzt**
Arbeiten eine unerfahrene Assistenzärztin und eine erfahrene Hebamme bei einer Geburt zusammen, dann behält die Hebamme **bis zum Erscheinen des Facharztes** die Geburtsleitung und die Verantwortung für die Geburt (Urteil des OLG Stuttgart vom 8.7.2003).
Bei dieser Geburt lag eine Schulterdystokie vor. Die Klägerin warf der Assistenzärztin und der Hebamme vor, das geburtshilfliche Procedere sei nicht im Sinne eines prospektiven Geburtsmanagements an die besondere Risikosituation angepasst

2 Rechtsfragen

worden. Für das Auftreten einer Schulterdystokie habe ein besonderes Risiko bestanden, weil bei der Geburt des ersten Kindes eine Vakuumextraktion erforderlich gewesen sei, weil die Mutter während der Schwangerschaft exzessiv zugenommen hatte, die fetale Herzfrequenz durchweg eingeschränkt gewesen sei und weil die Geburt wegen der Verabreichung eines Wehen unterstützenden Medikamentes und wegen der Kristellerhilfe überbeschleunigt worden sei. Über die damit vorliegende relative Indikation für einen Kaiserschnitt sei die Mutter nicht aufgeklärt worden.

Die Hebamme habe nach dem Auftreten der Schulterdystokie ihre Kompetenz überschritten, indem sie die Geburtsleitung weiter behalten habe. Die Ärztin habe trotz der aufgetretenen Schulterdystokie weiter kristellert. Außerdem hätte die Ärztin den zuständigen Facharzt früher hinzuziehen müssen, weshalb dem klagenden Mädchen die Grundsätze über eine Beweiserleichterung bei einer „Anfängeroperation" zugute kommen müssten. Dies gelte auch deshalb, weil die Ärztin den Geburtsverlauf nicht selbst dokumentiert habe. Das Landgericht wies die Klage ab, ebenso das Oberlandesgericht die Berufung.

Dieser Fall zeigt, dass es durchaus Situationen geben kann, in denen die Hebamme die **volle Verantwortung für einen Geburtsvorgang** trägt. Zwar endet beim Eintreten einer Schulterdystokie die Kompetenz der Hebamme und sie geht auf den anwesenden Facharzt über. Ist aber kein erfahrener Facharzt zur Stelle, sondern nur ein unerfahrener Arzt (Ärztin) in Weiterbildung, dann trägt die Hebamme weiterhin die Verantwortung.

Eine erfahrene Hebamme, die mit einer unerfahrenen Ärztin zusammenarbeitet, ist auch **für Fehlentscheidungen der Ärztin mitverantwortlich**, wenn sie diese nicht auf ihre Fehlentscheidungen aufmerksam macht (Urteil AG Demmin vom 23.7.1998).

■ Belegarzt

Nach Übernahme der Geburtsleitung durch den Belegarzt wird die angestellte Hebamme ausschließlich für ihn als **Erfüllungsgehilfin** tätig. Für das Fehlverhalten der Hebamme haftet einerseits die Hebamme selbst, andererseits zusätzlich nicht das Krankenhaus, sondern der Belegarzt, da die Hebamme seine Erfüllungsgehilfin war. Dies muss im Versicherungsschutz des Belegarztes eingeschlossen sein (Urteil des OLG Koblenz vom 26.07.2000).

Begibt sich eine Frau auf Veranlassung ihres Frauenarztes zur Geburt in ein Krankenhaus, in welchem dieser Belegarzt ist, und nimmt er die Eingangsuntersuchung vor, so ist er auch für Fehler verantwortlich, die einer freiberuflich tätigen Hebamme unterlaufen, während sie die Geburt bei zeitweiliger Abwesenheit des Arztes überwacht. Gleichzeitig ist die Hebamme für diese von ihr gemachten Fehler auch selbst verantwortlich (Urteil des BGH vom 14.2.1995).

■ Untätigkeit des Arztes

Eine Hebamme muss erkennen, wenn das Untätigbleiben eines Arztes über einen längeren Zeitraum angesichts einer Notsituation des Kindes gegen alle elementaren Regeln der Geburtshilfe verstößt. Sie hat in einem solchen Fall den Arzt vehement und **mit allem Nachdruck** aufzufordern, die Geburt des Kindes zu beschleunigen oder – falls der Arzt weiter untätig bleibt – selbst die Geburt mittels Kristellerhilfe voranzutreiben (Urteil des OLG Düsseldorf vom 26.4.2007).

Dieses Urteil zeigt deutlich, wie wichtig eine **intensive und gleichberechtigte Zusammenarbeit** zwischen Hebamme und Arzt während der Geburt ist und dass die Hebamme beim Auftreten von Pathologien die Leitung dem Arzt nicht unreflektiert alleine überlassen darf.

In diesem Fall hatte das Gericht die Frage und Feststellung unbeachtet gelassen, ob es sich bei dem Arzt um einen besonders erfahrenen Arzt oder einen Berufsanfänger handelte und ob die Hebamme berufserfahren war. Denn es stellte richtig fest, dass die **objektiv erforderliche Sorgfalt** Pflichtmaßstab sein muss. Zwar gibt es nach den Hebammen-Berufsordnungen der Länder eine klare Aufgabenverteilung: Der Arzt ist für die Pathologie zuständig, die Hebamme ist beim Auftreten von Pathologien die Erfüllungsgehilfin des Arztes. Jedoch hat die Hebamme im Falle einer Pathologie sämtliche Entscheidungen des Arztes kritisch mit durchzudenken.

> Verstoßen die Entscheidungen des Arztes gegen anerkannte Regeln der Geburtshilfe, dann muss die Hebamme den Arzt darauf hinweisen. Wenn der Hinweis nicht genügt, hat die Hebamme die Pflicht, selbst tätig zu werden.

2.6 Dokumentation

Henriette Thomas

Eine besondere Bedeutung kommt in allen Haftpflichtprozessen der sorgfältig erstellten Dokumentation zu. Die Dokumentationspflicht ergibt sich insbesondere aus den Hebammenberufsordnungen der Länder.

> Die Dokumentation dient in einem Prozess der Beweissicherung und ist die Grundlage der Beurteilung, ob ein Behandlungsfehler vorliegt.

Ist die Dokumentation lückenhaft, unleserlich oder wahrheitswidrig, so tragen die Hebamme bzw. der Arzt die **Beweislast**. Die Dokumentation muss so erstellt werden, dass der Geburtsverlauf für eine unabhängige dritte Person mit Sachkenntnissen schlüssig und im unmittelbaren Zusammenhang mit den einzelnen Maßnahmen nachvollziehbar ist. Werden Kürzel oder Symbole verwendet, sollte eine Legende als Standard vorliegen. Alle Dokumentationsmängel erleichtern Schadenersatzansprüche.

> Eine lückenlose und nachvollziehbare Dokumentation ist der beste Schutz vor Haftpflichtprozessen.
> Vor Gericht gilt: Was nicht dokumentiert ist, muss bewiesen werden.

2.6.1 Fallbeispiele aus der Rechtsprechung

■ **Nichtdokumentierte Maßnahmen**
Nach gefestigter Rechtsprechung kann ein Gericht aus der Nichtdokumentation einer aufzeichnungspflichtigen Maßnahme bis zum Beweis des Gegenteils durch die Behandlungsseite (Arzt/Hebamme) darauf schließen, dass die Maßnahme unterblieben ist. Haben Arzt und Hebamme keine Blutdruckwerte dokumentiert, so kann daraus geschlossen werden, dass sie eine Blutdruckmessung unterlassen haben.

Wegen der **Gefahr drohender eklamptischer Anfälle** sind bei der Eingangsuntersuchung und fortlaufend während der Geburt regelmäßig Blutdruckmessungen und Urinkontrollen auf Eiweiß erforderlich. Unterbleiben diese, so stellt dies ein schweres Versäumnis sowohl des Arztes als auch der Hebamme dar (Urteil des BGH vom 14.2.1995).

2.7 Das Selbstbestimmungsrecht der Frau

Petra Schönberner

> Jede Frau ist als mündige Bürgerin für sich und ihr Handeln verantwortlich. Sie ist ein entscheidungsfähiges Individuum und grundsätzlich zur Selbstbestimmung fähig – auch während der Geburt.

Hebammen treffen in ihrer täglichen Arbeit Entscheidungen, die das Selbstbestimmungsrecht der betreuten Frauen tangieren und immer wieder Fragen aufwerfen. Gibt es Situationen, in denen die Hebamme das Selbstbestimmungsrecht der Gebärenden verletzen darf oder muss? Wann kann die Entscheidung einer Gebärenden überhaupt als selbstbestimmt bezeichnet werden? Diese Fragen berühren juristische, ethische, psychologische und auch politische Dimensionen der geburtshilflichen Tätigkeit und sind daher auch nicht eindimensional zu beantworten (6,7,9).

Die Selbstbestimmung der Frau in der Gynäkologie und Geburtshilfe wurde explizit im Rahmen der Frauengesundheitsbewegung in den 1970er und 1980er Jahren eingefordert und betraf vorwiegend die Legalisierung des Schwangerschaftsabbruches und die Forderung nach einer „selbstbestimmten Geburt". Aus der ersten Forderung ging der § 218 hervor und aus der zweiten die Haus- und Geburtshausbewegung, mit dem Ziel einer selbstbestimmten und frauenfreundlichen Geburtshilfe. Engagierte Frauen und Hebammen forderten eine Abkehr von der programmierten, technisierten Geburtshilfe und eine Hinwendung zu einer individuellen, abwartenden Geburtshilfe, die im Wesentlichen den **Empfehlungen der WHO** (20) für die Betreuung einer Geburt entsprach und entspricht: Freie Wahl des Geburtsortes und der Gebärposition, Senkung der Dammschnitt- und Kaiserschnittrate, Förderung des Mutter-Kind-Kontaktes u. a.

Verschiedene Autoren (6, 10, 15, 16, 21, 22) zeigen auf, dass die **gegenwärtige Geburtshilfe** bzw. -medizin bis auf wenige Ausnahmen immer noch weit von diesen Forderungen entfernt ist. Die Interventionsrate in der Geburtshilfe liegt mittlerweile bei ca. 93 % (21, 13, 16). Der Begriff der „selbstbestimmten Geburt" wird momentan weniger mit einer nicht-invasiven abwartenden Geburtshilfe in Verbindung gebracht, als vielmehr mit der Entscheidung für bestimmte technische Angebote, z. B. den sogenannten „Wunsch-Kaiserschnitt" als Ausdruck einer selbstbestimmten Entscheidung der Frau (22).

Ingrid Schneider (11) differenziert zwischen der **Selbstbestimmung** als Abwehrrecht, als sozialem Anspruchsrecht und als Verfügungsrecht eines Individuums über seinen Körper. Diese Aufgliederung kann auch auf die Geburtshilfe übertragen werden (7).

2.7.1 Selbstbestimmung als Abwehrrecht

Das Recht auf eine selbstbestimmte Geburt entspricht der Selbstbestimmung als Abwehrrecht, d. h. als Abwehr von Fremdbestimmung durch Dritte oder Institutionen. Bedeutsam ist in diesem Zusammenhang, dass das **ungeborene Kind** immer auch in Beziehung zu der werdenden Mutter betrachtet werden muss und seine Existenz nicht losgelöst von ihr betrachtet werden darf, da dies die Frau zum „fötalen Umfeld" degradieren würde. In dem Moment, in dem während der Geburt die Interessen des Ungeborenen ohne freiwillige Zustimmung der Gebärenden über deren Selbstbestimmung gestellt werden, wird ihr Selbstbestimmungsrecht verletzt, da der „Zugriff" auf das Kind nur über den Körper der Schwangeren erfolgen kann.

Verletzt wird ihr Selbstbestimmungsrecht ebenfalls, wenn der Frau **Informationen vorenthalten** werden, die sie für ihre Entscheidungsfindung benötigt oder wenn ihr einseitige Informationen gegeben werden, die sie zu einer bestimmten Entscheidung nötigen.

> Selbstbestimmung als Abwehrrecht ist dann gegeben, wenn alle Eingriffe nur in freiwilligem Einvernehmen mit der Gebärenden durchgeführt werden.

Fallbeispiel 2-1: Episiotomie

Wenn die Hebamme während der Geburt des Köpfchens den Eindruck hat, dass eine Episiotomie nötig ist, informiert sie die Frau davon und holt ihr Einvernehmen ein, z. B. mit den Worten: „Frau M., ich denke, dass ich in einer der nächsten Wehen einen Dammschnitt machen muss, weil das Köpfchen trotz der vielen Positionen, die Sie ausprobiert haben, nicht um die Kurve kommt. Ist das o. k.?"

Wichtig ist es natürlich, nicht direkt vor dem Schnitt zu informieren, da die Frau sonst vielleicht aus Angst nicht weiter mitschiebt und weil sie keine ausreichende Möglichkeit hätte, den Eingriff abzulehnen. Wenn die Hebamme einen Dammschnitt ausführt, ohne Einvernehmen zeitnah vor dem Eingriff, verletzt sie das Selbstbestimmungsrecht der Frau.

2.7.2 Selbstbestimmung als soziales Anspruchsrecht

Eine weitere Dimension des Selbstbestimmungsbegriffes ist die Selbstbestimmung als soziales Anspruchsrecht, d. h. die sozialen Verhältnisse sollten so gestaltet sein, dass Frauen ohne gesellschaftlichen Druck über ihre Gebärfähigkeit verfügen können. Dies würde aus geburtshilflicher Sicht beinhalten, dass allen Frauen **ausreichend Informationen** frei zur Verfügung stehen, die es ihnen ermöglichen, die für sie geeignete Geburtshilfe zu wählen und dass ein Geburtshilfesystem existiert, das wissenschaftlich fundiert eine individuelle Geburtsbegleitung mit gut ausgebildetem Fachpersonal ohne ökonomisch oder ideologisch geleitete Interessen anbietet. Wer bestimmt, was eine normale Geburt ist, sollte nicht von den gesellschaftlichen Machtverhältnissen abhängig sein.

> Selbstbestimmung als soziales Anspruchsrecht ist dann gegeben, wenn die gesellschaftlichen Bedingungen, d.h. der Kontext, in dem die Gebärende Entscheidungen trifft, die Frau nicht direkt oder indirekt zu einer bestimmten Entscheidung drängen.

Fallbeispiele: Das soziale Anspruchsrecht ist z.B. nicht erfüllt, wenn eine Frau zu Beginn der Schwangerschaft keine sachlichen Informationen über die **möglichen Geburtsorte** (zu Hause, im Geburtshaus, in der Klinik) erhält. Es ist auch nicht erfüllt, wenn sie ihr Kind in **Beckenendlage** spontan gebären möchte, aber keine Klinik in näherem Umkreis bereit ist, eine vaginale Beckenendlagengeburt zu betreuen.

2.7.3 Selbstbestimmung als individuelles Verfügungsrecht

Selbstbestimmung als individuelles Verfügungsrecht über den eigenen Körper ist die konfliktreichste der drei Dimensionen. Hierzu zählen sowohl freiwillige Eingriffe in den Köper aus kosmetischen Gründen als auch Eingriffe zur Manipulation an genetischem Material. Nach Ingrid Schneider verwischen hier die Entscheidungsebenen, wenn das Selbstbestimmungsrecht als soziales Anspruchsrecht nicht verwirklicht ist. „Neue Entscheidungsmöglichkeiten werden (…) erst einmal positiv bewertet. Sie können jedoch neue **Zumutungen und Entscheidungszwänge** implizieren und damit die Freiheit nehmen, sich nicht entscheiden zu müssen" (11). In der Geburtshilfe betrifft dies u.a. die Inanspruchnahme einer Periduralanästhesie oder eines Kaiserschnittes ohne medizinische Indikation.

> Selbstbestimmung als individuelles Verfügungsrecht ist dann gegeben, wenn eine Frau/Gebärende ganz frei über ihren Körper verfügen kann.

Fallbeispiel Wunsch-Sectio: Wenn sich eine Frau in der Klinik zur Wunschsectio anmeldet, weil sie z.B. aufgrund eines im Ultraschall diagnostizierten vermeintlich großen kindlichen Kopfes oder aufgrund einer vorausgegangenen traumatischen Geburt Angst hat, verwischt hier das Verfügungsrecht mit dem sozialen Anspruchsrecht. Die Bedingungen, die zu dem Sectiowunsch führen, sind gesellschaftlich vermittelt, zum einen durch die gängige Schwangerenvorsorge und zum anderen durch die vielleicht nicht ausreichend empathische Begleitung der ersten Geburt. Der Wunsch der schwangeren Frau scheint nur auf den ersten Blick frei. Auf den zweiten Blick wird die Bedrängnis deutlich, in der die Frau sich befindet.

Die Unterscheidung zwischen Selbstbestimmung als Verfügungsrecht und sozialem Anspruchsrecht ist in der Praxis oft schwierig, weil die Beweggründe nicht immer so klar erfasst werden können und eine offene Reflexion der eigenen und der gesellschaftlichen Haltung zur weiblichen Gebärfähigkeit vonnöten ist.

Selbstbestimmung als Verfügungsrecht kann aber auch das Geburtshilfeteam in Konfliktsituation mit den eigenen ethischen Ansprüchen bringen, z.B. wenn eine gesunde Frau ohne von außen nachvollziehbaren Grund eine primäre Sectio möchte. Hier sollte die Hebamme bzw. in diesem Fall die Ärztin auch für sich prüfen, inwieweit sie die von ihr gewünschte Intervention, die eine Körperverletzung darstellt, durchführen möchte und kann.

Während der Geburt stellt die Achtung der Selbstbestimmung der Frau immer wieder eine Herausforderung für die Hebamme dar, die eine stete Eigenreflexion erfordert. In einem Zustand der „Hilfsbedürftigkeit" kann die Fähigkeit zur Selbstbestimmung in einem **offenen und empathischen Gespräch** zwischen der Hebamme und der Schwangeren gefördert werden. D.h. die Hebamme sollte der Gebärenden gegenüber fürsorglich sein, sie aber stets dabei unterstützen, sich immer wieder selbstbestimmt erleben zu können.

Selbstbestimmung kann die Gebärende jedoch nur ausüben, wenn sie **ohne Erwartungsdruck** und ohne den Einsatz von Ängsten schürenden Darstellungen informiert wird.

2.7.4 Rechtliche Aspekte (Bürgerliches Gesetzbuch)

Die Grundlage der Hebammen- und Arzt-Klientinnenbeziehung bilden eine Reihe von gesetzlichen Bestimmungen der Bundesrepublik Deutschland. Dies sind zum einen die im Grundgesetz (GG) verankerten Grundrechte, z.B. der Art. 1 (1) GG ‚Die Würde des Menschen ist unantastbar' und Art 2 (2) ‚Jeder hat das Recht auf Leben und körperliche Unversehrtheit. Die Freiheit der Person ist unverletzlich. In diese Rechte darf nur aufgrund eines Gesetzes eingegriffen werden'. Zum anderen das Bürgerliche Gesetzbuch (BGB). Nach §280 BGB sind die **„körperlichen Eingriffe** (...) nur dann nicht strafbar, wenn die Einwilligung des Verletzten bzw. der Patientin (als Rechtfertigungsgrund) vorliegt. Eine wirksame Einwilligung kann durch die Klientin jedoch nur dann erfolgen, wenn sie vorher, insbesondere im persönlichen Gespräch, aufgeklärt worden ist" (5).

> Je dringlicher der Eingriff, desto geringer kann der Umfang der Aufklärung sein. Sie muss allerdings verständlich sein und zur Einwilligung der Klientin führen (5).

D.h. auch eine **Notsituation** entbindet Hebammen und Ärzte nicht davon, sich nach einer angemessenen Aufklärung das Einverständnis der Klientin einzuholen.

Auf die Einverständniserklärung der Schwangeren zu verzichten, weil eine Maßnahme als **Standardeingriff** bewertet wird, ist ebenfalls nicht zulässig. Wenn z.B. Einlauf oder Rasur in einigen Kliniken noch zu den Routinemaßnahmen gehören, muss die Frau ihnen zustimmen. Dies kann sie allerdings nur, wenn ihr deutlich gemacht wird, welche Vor- und Nachteile diese Maßnahme hat und ob sie wissenschaftlich fundiert empfohlen werden kann (14).

Die **AG Medizinrecht** der Deutschen Gesellschaft für Gynäkologie und Geburtshilfe (DGGG) (1) bezieht aufgrund der gültigen Rechtslage und richtungweisender Urteile des Bundesgerichtshofs eindeutig Stellung für das Selbstbestimmungsrecht der Frau. Da der Geburtsablauf immer auch sie selbst und ihre körperliche Empfindlichkeit betrifft, erstreckt sich die **Entscheidungszuständigkeit** der Mutter **auch auf das ungeborene Kind**. Sie wird als natürliche Sachverwalterin des Kindes angesehen.

„Selbst wenn der Arzt die Entscheidung der Frau für ‚unvernünftig' hält, hat er ihr **Selbstbestimmungsrecht** zu achten und sollte wissen, dass – nach einer Formulierung des Bundesverfassungsgerichtes – kein Patient verpflichtet ist, ‚nach Maßstäben Dritter vernünftig zu sein'" (1).

Auch ein Eingriff zur Erhaltung von Leben und Gesundheit des Kindes darf nicht ohne das Einvernehmen der Gebärenden durchgeführt werden, da er ein Eingriff in die körperliche Integrität der Frau darstellt (1). Die Einwilligung muss freiwillig, nicht unter sachfremdem Einfluss, und in einwilligungsfähigem Zustand erteilt werden. Die Schwangere kann ihre Einwilligung jederzeit widerrufen.

Auch die allgemeinen Ausführungen zur ärztlichen Aufklärungspflicht der AG Medizinrecht der DGGG (2) übernehmen diese Haltung, weisen allerdings eindrücklich darauf hin, dass wenn eine Schwangere dem Rat eines Arztes nicht folgen will, „ist ihr das damit für sie selbst und ihr Kind eingegangene Risiko eindringlich deutlich zu machen".

2.7.5 Die psychologische Bedeutung der Selbstbestimmung während der Geburt

> Abhängig davon, wie handlungsfähig ein Mensch sich in einer fremden Situation erlebt und wie er diese für sich bewertet, wird sie für ihn eine **Herausforderung oder Belastung** darstellen.

Damit die Gebärende die Geburt als **gemeisterte Herausforderung** erleben kann, sind drei Komponenten von Bedeutung: die Verstehbarkeit, die Handhabbarkeit und die Sinnhaftigkeit des erlebten Geburtsgeschehens. Diese drei Komponenten

2.7 Das Selbstbestimmungsrecht der Frau

sind in dem **Modell der Salutogenese** von Antonovsky bedeutsam für die Herausbildung des Kohärenzgefühls (sence of coherence, SOC), d. h. dem Gefühl, in der Lage zu sein, in unterschiedlichen Lebenssituationen eine geeignete Strategie zu finden, mit der Situation umgehen zu können. Je höher das Kohärenzgefühl, desto eher bewegt sich ein Mensch auf dem Gesundheits-Krankheits-Kontinuum in Richtung Gesundheit (3).

Die Komponente der **Verstehbarkeit** stellt die kognitive Ebene dar. Die Gebärende erhält ausreichend Informationen und Aufklärung, die es ihr ermöglichen, die Situation zu verstehen und Zusammenhänge zu begreifen. Aufgrund der immer wieder eröffneten Zeitfenster durch die Hebamme sind die kommenden Ereignisse für die Gebärende in gewissem Grade vorhersagbar. Sie können – auch wenn sie überraschend auftreten - erklärt und eingeordnet werden. Die Gebärende erlebt sich als informiert und selbstbestimmt.

Die Komponente der **Handhabbarkeit** stellt die emotionale Ebene dar. Die Gebärende nutzt zur Bewältigung der Anforderungen eigene und fremde Ressourcen. Die Hebamme ermöglicht es der Gebärenden, auf ihre **eigenen Ressourcen** zurückzugreifen, die sich in ähnlichen Situationen bewährt haben, z. B. ein Bad zur Entspannung und Schmerzlinderung, Bewegung, Musik, Atemtechniken, Ruhe, Körperkontakt oder eine bestimmte Raumbeleuchtung. Hier kann die Frau im Glauben an sich selbst und in ihren eigenen Kompetenzen bestärkt werden.

Als **fremde Ressourcen** stehen der Gebärenden die begleitenden Personen (Partner, Hebamme, Arzt/Ärztin) und die evtl. angebotenen Interventionen zur Verfügung. Hier ist ausschlaggebend, dass die Frau die Hebamme so erlebt, dass sie ihr vertrauen, sich auf sie verlassen und die Interventionen als unterstützendes Hilfsangebot erleben kann und nicht als Fremdbestimmung und Bedrohung.

Die dritte Komponente der **Sinnhaftigkeit bzw. Bedeutsamkeit** stellt die motivationale Ebene dar und basiert auf einer Mitgestaltung des Handlungsergebnisses. Lohnt es sich für die Gebärende, Energie für die Bewältigung der Anforderungen aufzubringen, d. h. wird es als sinnvoll erachtet, sich anzustrengen? Werden ihre Bemühungen und Einschätzungen wahr- und ernstgenommen?

Die Förderung der Selbstbestimmung während der Geburt ermöglicht es der Frau, zu verstehen was passiert, sich als kompetent zu erleben und einen Sinn in ihren Mühen zu sehen. So kann sie die Geburtsarbeit – unabhängig davon, ob Hilfsmittel benötigt wurden oder nicht – als ihre gelungene Bewältigung erleben und gestärkt aus der Geburt hervorgehen.

Fallbeispiel 2-2: Atonische Nachblutung

Frau B. hat per Vakuumextraktion ihr Kind geboren. Sie liegt nun mit ihm im Bett, ihr Mann an ihrer Seite. Die Plazenta folgt unvollständig und Frau B. beginnt zügig und stark zu bluten, was sie auch selbst bemerkt. Die Hebamme informiert die Gebärende darüber, dass sie nun einen Venenweg und Kontraktionsmittel bekommt und die Anästhesie gerufen wird und dass alles schnell gehen muss.

Die Situation wird akuter und es ist nicht viel Zeit. Nun entscheidet die Hebamme, die Situation psychologisch für die Frau zu entzerren: „Frau B., wir können jetzt nicht viel erklären, sie bluten sehr stark. Sie haben schon über 1 Liter Blut verloren. Ich bitte Sie, vertrauen Sie uns. Wir wissen, was wir tun". Sie blickt Frau B. dabei an und Frau B. nickt.

Die Hebamme hat der betreuten Frau damit deutlich gemacht, dass ihr ihre Zustimmung wichtig ist und sie um ihr Vertrauen gebeten. Die Gebärende fühlt sich so wahrgenommen, nicht übergangen und sicher. Sie kann so die Situation leichter verstehen und die Interventionen als Hilfe erleben.

Folgen einer als Belastung erlebten Geburt

Die Folgen einer als Belastung erlebten Geburt können sehr unterschiedlich sein und sind größtenteils noch nicht eingehend untersucht. Verschiedene Untersuchungen gehen davon aus, dass 6–8 Wochen post partum jede 4. Frau mindestens ein relevantes Symptom einer **Posttraumatischen Belastungsstörung** (PTBS) aufweist. Auch Wochenbettdepressionen, Angst- oder Essstörungen etc. können sich aus einer als Belastung erlebten Geburt entwickeln (12, 18).

Ebenso kann sie zu einer **Störung der MutterKind-Interaktion** beitragen. Immerhin geben 40–50% der Eltern, die mit ihren Kindern aufgrund einer Regulationsstörung (z.B. exzessiven Schreiens) eine Eltern-Kind-Ambulanz aufsuchen, eine subjektiv als belastend erlebte Geburt an (23). Welche Auswirkungen es konkret auf die Partnerschaft und die Väter hat, ist bisher nicht ausreichend untersucht worden. Es kann davon ausgegangen werden, dass die Partnerschaft nicht nur durch die in diesem Zusammenhang gelegentlich genannten Sexualstörungen beeinträchtigt wird.

Ebenso sind die Auswirkungen auf die weitere Familienplanung und Geburtsplanung noch selten Forschungsgegenstand, obgleich auch hier mit weit reichenden Folgen gerechnet werden kann wie z.B. einer „Wunsch-Sectio" beim nächsten Kind oder einem vorzeitigen Abschluss der Familienplanung.

Die psychologischen Folgen einer als Belastung erlebten Geburt sind weit reichend und oftmals auch vermeidbar durch eine Geburtsbetreuung, die Frauen/Paare darin unterstützt sich als kompetent und gleichzeitig umsorgt zu erleben.

Literatur

[1] **AG Medizinrecht der Deutschen Gesellschaft für Gynäkologie und Geburtshilfe:** (2006a). Stellungnahme zu absoluten und relativen Indikationen zur Sectio caesarea und zur Frage der sogenannten Sectio auf Wunsch. Verfügbar unter: http://www.dggg.de/_download/unprotected/g_05_04_06_indikation_sectio_caesarea. (S.1-14). [30.10.2007].

[2] **AG Medizinrecht der Deutschen Gesellschaft für Gynäkologie und Geburtshilfe:** (2006b). Empfehlungen zu den ärztlichen Beratungs- und Aufklärungspflichten während der Schwangerenbetreuung und bei der Geburtshilfe. Verfügbar unter: http://www.dggg.de/_download/unprotected/g_05_04_01_beratung_aufklärung-schwangerenbetreuung_geburt.pdf (S. 1-8). [30.10.2007].

[3] **Antonovsky, A.:** (1997). Salutogenese – Zur Entmystifizierung der Gesundheit. Tübingen: dgvt.

[4] **Bundesministerium für Familie, Senioren, Frauen und Jugend:** (2001). Bericht zur gesundheitlichen Situation von Frauen in Deutschland. Eine Bestandsaufnahme unter Berücksichtigung der unterschiedlichen Entwicklung in West- und Ostdeutschland. (Schriftenreihe Band 209.) Berlin: Kohlhammer.

[5] **Diefenbacher, M., Schroth, U., Knobloch, R., Selow, M.:** (2004). Praxisratgeber Recht für Hebammen. Mit Dokumentationshilfen. Stuttgart: Hippokrates.

[6] **Duden, B.:** (2006). Symptome der Zeit. In: Deutsche Hebammen Zeitschrift, 6, 6-8.

[7] **Graumann, S.:** (2000). Autonomie, ein verletzliches Gut. In: Forum Kritische Psychologie 46, 52 – 62.

[8] **Horschitz/Kurtenbach (2003).** Hebammengesetz, 3. Aufl., Elwin Staude Verlag.

[9] **Illich, I.:** (1995). Die Nemesis der Medizin. Die Kritik der Medikalisierung des Lebens (4. Auflage). München: Beck.

[10] **Lindner, R. (Hrsg.).:** (1994). Haus- und Praxisgeburten. Frankfurt a.M.: Mabuse.

[11] **Schneider, I.:** (2003). Gesundheit und Selbstbestimmung aus frauenpolitischer Sicht. In: B.A. Schücking (Hrsg.). Selbstbestimmung der Frau in Gynäkologie und Geburtshilfe (S. 69-91). Göttingen: V&R unipress.

[12] **Schönberner, P.:** (2008). Traumatische Geburten – Erleben, subjektive Theorien und Bewältigungsstrategien betroffener Frauen. Unveröffentlichte Diplomarbeit. Freie Universität Berlin.

[13] **Schücking, B.A.:** (2003). Kinderkriegen und Selbstbestimmung. In: Selbstbestimmung der Frau in Gynäkologie und Geburtshilfe (S. 21-35). Göttingen: V&R unipress.

[14] **Strößner, H.:** (2007). Das Recht der Hebamme. Ein Leitfaden. Stuttgart: Kohlhammer.

[15] **Tew, M.:** (2007). Sichere Geburt. Eine kritische Auseinandersetzung mit der Geschichte der Geburtshilfe. Frankfurt a.M.: Mabuse.

[16] **Wagner, M.:** (2003). Fische können das Wasser nicht sehen – Die Notwendigkeit einer Humanisierung der Geburtshilfe. In: Selbstbestimmung der Frau in Gynäkologie und Geburtshilfe (S. 47-67). Göttingen: V&R unipress.

[17] **World Health Organisation – Department of Reproductive Health and Research:** (1996). Care in Normal Birth: a practical guide. Genf: WHO. (Deutsche Übersetzung herausgegeben vom Bund Deutscher Hebammen e.V., Österreichischer Hebammengremium, Schweizerischer Hebammenverband.)

[18] **Dorn, A.:** (2003). Posttraumatische Belastungsstörung (PTBS) nach Entbindung. Ein Modellentwurf zu subjektiven und objektiven Einflussfaktoren auf der Grundlage einer explorativen Studie. Aachen: Shaker.

[19] **Bund Deutscher Hebammen:** (2001). Empfehlungen zur Zusammenarbeit von Hebamme und Ärztin/Arzt in der Geburtshilfe (Broschüre).

[20] **WHO:** (1985). Appropriate Technology for Birth. WHO Regional Office for Europe, Kopenhagen.

[21] **Schwarz, C.:** (2004). Immer weniger normal verlaufende Geburten – Woran liegt das? In: Hebammenforum 7, 470-474.

[22] **Lutz, U., Kolip P.:** (2006). Die GEK – Kaiserschnittstudie. Schriftenreihe zur Gesundheitsanalyse, Bd. 42, 21 – Gmünder Ersatzkasse.

[23] **Thiel-Bonney, C., Cierpka, M.:** (2004). Die Geburt als Belastungserfahrung bei Eltern von Säuglingen mit Selbstregulationsstörungen. In: Zeitschrift Praxis der Kinderpsychologie und Kinderpsychiatrie, 53: 601-622

3 Die Begleitung der Geburt

Petra Schönberner, Rainhild Schäfers und Antje Kehrbach

3.1

Die Bedeutung der Beziehungsarbeit im Geburtsprozess

Antje Kehrbach

Wenn man Hebammen in Deutschland befragen würde, ob die Berücksichtigung der psychosozialen Bedürfnisse der Frau und deren Familie bei der Geburtsbetreuung eine Bedeutung hat, würde dies selbstverständlich bejaht werden. Sucht man aber in Lehrbüchern oder Ausbildungscurricula nach einem systematischen Konzept für diese selbstverständlich angenommene **professionelle Beziehungsarbeit** von Hebammen, dann sucht man vergebens. Es werden zwar im Rahmen des Psychologie- und Soziologieunterrichts die Grundlagen der Interaktionstheorien gelehrt, ein auf die spezifische Situation der Geburt und die Bedürfnisse der Gebärenden ausgelegtes Unterrichtskonzept fehlt jedoch meist.

Das heißt, Hebammen wissen intuitiv um die Bedeutung dieses Aspektes, besitzen aber neben ihrer persönlichen Begabung nur wenig gelehrte und gelernte Handlungskompetenz. Dies ist nicht verwunderlich, dominiert doch immer noch die **physische Ausrichtung der Geburtsmedizin** und damit die Marginalisierung der psychosozialen und kulturellen Aspekte der Betreuung von Frauen in Schwangerschaft, Geburt, Wochenbett und Stillzeit (22).

Dass Hebammen sich zunehmend von diesem medizinischen Verständnis abgrenzen, belegen seit den 1980er Jahren die dokumentierten **Leitideen**. Schwangerschaft, Geburt und Wochenbett werden hier als eine Lebensphase und als Wendepunkt im Leben von Frauen betrachtet, welche durch medizinisch und psychosozial orientierte Betreuungskonzepte unterstützt werden sollten (22-27).

3.1.1 Studienergebnisse

Zahlreiche, vor allem internationale Studien zu Hebammengeleiteten Betreuungsmodellen (klinisch wie außerklinisch) bestätigen den positiven Einfluss des zwischenmenschlichen Umgangs bzw. der Herstellung einer **vertrauten Begleitung während der Geburt**. Ein systematisch entwickeltes und begründetes Konzept zur professionellen Beziehungsarbeit von Hebammen lässt sich aber auch in der internationalen Literatur nicht finden.

Eine deutsche Studie aus dem Jahre 2005 (29) untersuchte das **Berufsverständnis von Hebammen** im herkömmlichen und im Hebammenkreißsaal. Es wird beschrieben, dass die Definition, **welche Rolle** die Hebammen gegenüber den Frauen einnehmen und welcher Leitungsstil aus ihrer Sicht angemessen erscheint, die Beziehung wesentlich bestimmen. Ergebnis war, dass das **Ideal eines partnerschaftlichen Leitungsstils** überwog. Als wesentliches Element dieser partnerschaftlichen Ausrichtung wurde eine wenig aktive, eher abwartende Begleitung der Frau skizziert, in der das Wahrnehmen der Individualität eine große Bedeutung hat.

In internationalen Studien, die sich mit der Frage beschäftigen, **welche Rollen** Hebammen gegenüber der zu betreuenden Frau einnehmen, identifiziert die britische Forscherin Lawson (30) verschiedene Rollenprofile für Hebammen in Betreuungsbeziehungen. In der von Lawson beschriebenen Rolle der Hebamme als **„Beziehungsherstellerin"** (**„Establisher of Partnership"**) wird postuliert, dass sich die Hebamme von der Fremden zur Freundin entwickelt. Eine vertrauensvolle Beziehung wird gebildet, in der ein respektvoller Umgang sowie ein positives Interesse an den individuellen, kulturellen und sozialen Bedingungen der Frau gezeigt wird.

Bei der Begleitung des physiologischen Geburtsprozesses betrachtet **die Ratgeberin** (**„Councellor"**) die psychosozialen Belange der Frau. Die Hebamme berät mit dem Ziel, irrationale Ängste abzubauen und Selbstzweifel durch den

Aufbau von Selbstvertrauen und Selbstrespekt abzumildern.

3.1.2 Vertrauensaufbau als Herzstück der Hebammenarbeit

> Dass das **Herstellen von Vertrauen** zwischen Hebamme und Frau **ein wesentlicher Aspekt der Beziehungsarbeit** ist, bestätigen viele internationale Studien (32-40).

Die Vertrauensbildung wird als Herzstück der Hebammenarbeit und als eigentliche **Basis für die gemeinsame Geburtsarbeit** betrachtet (39).

■ Die betreuende Hebamme zu kennen bzw. sich gegenseitig zu kennen ist ein anderes beschriebenes Merkmal, welches den Vertrauensaufbau zwischen Hebamme und Frau begünstigt. Die Hebamme kennt die Erwartungen der Schwangeren und kann deshalb den persönlichen Unterstützungsbedarf besser einschätzen (41).

■ Auf das Geburtserleben und die Geburtserfahrung hat die Möglichkeit eines kontinuierlichen Kontakts zur Hebamme einen positiven Einfluss (42-44).

■ Der Aspekt der Wahrnehmung der Individualität der Frau wird als ein weiteres Merkmal der Vertrauensbildung beschrieben (38, 33, 45).

■ Das Respektieren der Einzigartigkeit von Frau und Familie wird dabei herausgestellt (44, 45).

■ Ein weiteres wesentliches Element zur Vertrauensbildung ist die Anwesenheit (**presence**) der Hebamme. Der Begriff der presence bezieht sich einerseits auf die reale physische Anwesenheit der Hebamme und andererseits auf das Verhalten der Hebamme. Verhaltensmerkmale der „presence" sind Freundlichkeit, Offenheit, Behutsamkeit, Sicherheitsvermittlung sowie eine interpersonelle Kongruenz (persönliche Echtheit) als Persönlichkeitseigenschaft.

■ Die Bedeutung der Wahrung der Intimsphäre der Gebärenden bzw. des Paares als vertrauensbildendes Element der Beziehungsgestaltung betonen mehrere Studien. Dabei führt die Anwesenheit nicht erwünschter Personen zu einer höheren Unzufriedenheit, insbesondere bei Mehrgebärenden. Es wird als **eine wesentliche Aufgabe der Hebamme betrachtet**, die Anwesenheit der Professionellen im Geburtsraum zu beschränken und für eine ruhige und stille Atmosphäre zur sorgen („quiteness and calm") (46).

■ Dass zu dieser Gestaltung auch die Gewährung von Raum und Zeit gehört, d. h. der Gebärenden Zeit zu lassen, wird ebenfalls als ein wesentliches Element der Vertrauensbildung beschrieben (34).

■ Fehlendes Vertrauen der Frau in die Hebamme kann zu erheblichen Kommunikationsproblemen führen (33). Auch bei einem Schichtwechsel der Hebamme ist die Kommunikation erschwert. Insbesondere zu einem fortgeschrittenen Zeitpunkt der Geburt empfanden es die befragten Frauen als schwierig, mit einer neuen Hebamme zu kommunizieren (49).

Eine Studie aus dem ersten deutschen Hebammenkreißsaal (22) bestätigt die **Relevanz der Beziehungsarbeit** für die Qualität der Geburtsleitung:

„Die Mehrheit der befragten Hebammen gaben an, dass ein Ziel ihrer Beziehungsarbeit sei, Frauen zu motivieren, sich auf die physischen und psychischen Anforderungen der Geburt „einzulassen" und „mit den Geburtskräften zusammenzuarbeiten". Dabei wurde betont, dass über das Herstellen einer vertrauensvollen Beziehung den Frauen ermöglicht werden soll, sich gehen lassen zu können und sich ungeniert zu benehmen, um sie damit von Gefühlen der Beschämung und der Angst vor dem Kontrollverlust zu entlasten. Die Mehrheit prognostiziert der Frau Reife und Wachstum, wenn sie den Geburtsprozess wie beschrieben durchlebt" (29).

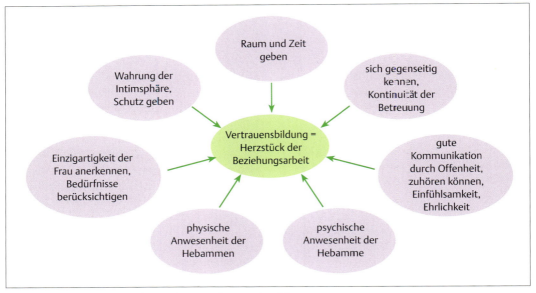

▶ **Abb. 3-1** Aspekte der Beziehungsarbeit im Hebammenhandeln.

3.2 Beziehungsaufbau und Kommunikation während der Geburt

Petra Schönberner

Bei jeder Geburt ist es von entscheidender Bedeutung, dass die betreuende Hebamme zügig eine **tragfähige Vertrauensbeziehung** zu der Gebärenden aufbauen kann – besonders dann, wenn sie keine Möglichkeit hatte, die Frau während der Schwangerschaft kennen zu lernen. Der Beziehungsaufbau erfolgt in der Regel über verbale und nonverbale Kommunikation. Zu Letzterem zählt auch die Gestaltung des Geburtsraumes/Kreißsaales.

3.2.1 Beziehungsaufbau während der Geburt

Die **Bedingungen**, die nach Carl Rogers (Begründer der klientenzentrierten Gesprächspsychotherapie) **für eine wirksame Beziehung** vorliegen müssen, lassen sich auch auf die geburtshilfliche Situation übertragen (13, 19, 49):

1. Beide Personen (Hebamme und Gebärende) stehen in einem **psychologischen Kontakt** zueinander, d. h. beide müssen eine Arbeitsbeziehung aufnehmen wollen. Da die Gebärende in der Regel auf die Unterstützung der Hebamme angewiesen ist, kann die Hebamme meist mit einem Vertrauensvorschuss von Seiten der Gebärenden rechnen.
2. Die **Gebärende** erlebt ihre **Inkongruenz**, d. h. ihre innere Angespanntheit und Angst. Sie erlebt sich in einer für sie fremden und verunsichernden Situation.
3. Die **Hebamme erlebt ihre Kongruenz/Echtheit**, d. h. sie ist in Übereinstimmung mit sich selbst. Sie ist sich aller Gefühle bewusst, die sie in ihrer Beziehung zur Gebärenden erlebt. Sie versucht, diese Gefühle zu verstehen und sich einzugestehen, dass sie z. B. erfreut, berührt, wütend oder ungeduldig wird. Sie ist mit ihren Einstellungen und Grenzen vertraut. Sie ist als Person „echt" und spielt keine Rolle.
4. Die Hebamme erlebt der Gebärenden gegenüber **bedingungslose Wertschätzung**. Sie schätzt sie als Person, unabhängig davon, wie sie deren Verhaltensweisen bewertet. Diese Wertschätzung ist nicht an die Bedingung ge-

knüpft, dass die Gebärende sich so verhält, wie es die Hebamme gern hätte.

5. Die Hebamme erlebt der Gebärenden gegenüber **Empathie/einfühlendes Verstehen**. Sie versucht, die Gebärende von deren Standpunkt aus zu verstehen, sich einzufühlen. Sie versucht auch das zu verstehen, was die Gebärende nicht explizit formuliert. Empathie kann verbal, durch Mimik, Gestik und Körperkontakt mitgeteilt werden. Je offener die Hebamme ihren eigenen Gefühlen gegenüber ist, desto besser kann sie die der Gebärenden deuten und entscheiden, was sie von dem Wahrgenommenen aussprechen kann oder nicht.
6. Die **Empathie und Wertschätzung** von Seiten der Hebamme wird von der Gebärenden auch als solche **wahrgenommen**.

> Kongruenz, Wertschätzung und Empathie sind die Kernbedingungen, die das Beziehungsangebot von Seiten der Hebamme bestimmen.

Diese Bedingungen sind nicht voneinander zu trennen. Es sind in der Regel keine andauernden Verhaltensweisen, sondern immer auf den Moment des Kontaktes bezogene. Die Hebamme schafft mit dieser Grundhaltung den **Rahmen für die Betreuung**. Für die Praxis heißt dies:
- Die Hebamme gibt der Frau in den Zeiten, in denen sie bei ihr ist, ungeteilte Aufmerksamkeit.
- Sie redet in einem angenehmen und festen Ton.
- Ihre Körperhaltung ist offen und zugewandt.
- Sie hört aktiv zu, d.h. sie hört der Gebärenden zu, versichert sich ggf. zurück, ob sie sie richtig verstanden hat und sucht erst dann nach einer Antwort.
- Sie nimmt Blickkontakt auf und geht auf gleiche Höhe mit der Gebärenden.
- Sie passt sich an den Sprachgebrauch der Gebärenden an.
- Sie befreit die geburtshilfliche Fachsprache von ängstigenden und missverständlichen Begriffen wie Blasensprengung, Geburtsgeschwulst u.a.
- Sie betreibt Selbstreflexion und Supervision, um sich selbst besser verstehen und dadurch gut für sich sorgen zu können.

3.2.2 Kommunikationsmodell nach Schulz von Thun

Ein weiterer Schlüssel zu einer guten Betreuung während der Geburt ist eine **effektive Kommunikation** (21). Dazu gibt es in der Psychologie verschiedene Theorien und Modelle. Ein leicht zu verstehendes Modell, das sich gut auf die Geburtsbegleitung übertragen lässt, ist das Kommunikationsmodell von Schulz von Thun (18).

Es geht davon aus, dass jede Nachricht 4 Aspekte enthält (▶ Tab. 3-1). Jede Empfängerin hört wiederum ebenfalls mit den **vier verschiedenen Ohren**, was ihr mitgeteilt wird. Alle Nachrichten werden zusätzlich durch Mimik, Gestik, Körperhaltung und Tonfall qualifiziert.

> **Fallbeispiel 3-1: PDA**
>
> Eine Gebärende mit dem Wunsch nach einer PDA sagt zur Hebamme „Ich möchte eine PDA" (Sachebene).
> - **Beziehungsebene:** „Ich weiß, dass Sie mich unterstützen werden" oder „Sie kümmern sich nicht um mich."
> - **Selbstoffenbarungsebene:** „Ich habe Angst, mit den Schmerzen nicht fertig zu werden."
> - **Appellebene:** „Hilf mir! Lass mich nicht allein."
>
> Die Hebamme könnte daraus hören:
> - **Beziehungsohr:** „Die Gebärende fühlt sich von mir nicht gut unterstützt, vertraut mir nicht."
> - **Selbstoffenbarungsohr:** „Sie kann nicht mehr."
> - **Appellohr:** „Ich soll etwas tun!"

Auf allen Ebenen (außer der Sachebene) könnten noch weitere Botschaften mitschwingen. Abhängig davon, mit welchem Ohr die Hebamme hört, kann dies schließlich zu unterschiedlichen Interventionen führen. Sozialisationsbedingt hören Frauen oft mit dem Beziehungsohr, d.h. sie hören schnell Kritik an ihrer Person, fühlen sich angegriffen und reagieren entsprechend.

Um zu verstehen, was das **eigentliche Bedürfnis der Gebärenden** nun ist, könnte die Hebamme z.B. fragen: „Warum möchten Sie eine PDA? Was versprechen Sie sich davon?" oder „Sie scheinen gerade sehr verzweifelt zu sein" oder „Kann es

▶ Tab. 3-1   Die 4 Aspekte jeder Nachricht (nach Schulz von Thun)

1. Sachaspekt	Worüber informiere ich? Sachinhalt
2. Beziehungsaspekt	Definiert das Verhältnis von Sender und Empfänger Wie sehe ich den Empfänger? (Du-Botschaft) Wie sehe ich die Beziehung zum Empfänger? (Wir-Botschaft)
3. Selbstoffenbarungsaspekt	Mitteilung über meine Person (Ich-Botschaft) Schließt Selbstdarstellung und Enthüllung ein
4. Appellaspekt	Der Empfänger soll zu etwas veranlasst werden Die Ebenen 1–3 werden oft instrumentalisiert, um die Wirksamkeit des Appells zu erhöhen

Fallbeispiel 3-2: Damm

Der Arzt sagt zur Hebamme während der Geburt: „Der Damm ist straff" (Sachebene).
- **Beziehungsebene:** „Du betreibst wieder Dammschutzkult" oder „Du schätzt den Befund nicht richtig ein."
- **Selbstoffenbarungsebene:** „Ich habe Angst vor einem DR III und der Frühbesprechung."
- **Appellebene:** „Pass gut auf!" oder „Schneide!"

Die Hebamme kann hören:
- **Beziehungsebene:** „Er traut mir nichts zu."
- **Selbstoffenbarungsebene:** „Er hat keine Erfahrung" oder „Er hat Angst."
- **Appellebene:** „Ich soll schneiden!"

sein, dass Sie gerade nicht mehr weiter wissen?" So kann sie mit der Frau gemeinsam herausfinden, was als nächster Schritt sinnvoll sein kann.

Von Bedeutung hierbei sind die sogenannten **Zeitfenster**, d.h. der nächste oder übernächste mögliche Schritt wird für die Gebärende gut nachvollziehbar besprochen und festgelegt.

In dem Fallbeispiel könnte die Hebamme der Gebärenden, die ihr auf Nachfrage mitgeteilt hat, dass sie Angst vor den zunehmenden Schmerzen hat, z. B. sagen:

„Frau K., die Möglichkeit einer PDA besteht natürlich grundsätzlich. Was halten Sie davon, wenn ich Ihnen jetzt ein Bad einlaufen lasse? Warmes Wasser lindert bei vielen Frauen den Geburtsschmerz und wenn Sie in einer ¾ Stunde immer noch Angst vor den Schmerzen haben, dann überlegen wir, wie es weitergeht. Es gibt noch einiges an Unterstützungsmöglichkeiten. Ich finde, Sie machen das super und es ist aus meiner Sicht als Hebamme erstmal alles in Ordnung. Ist das für Sie o.k.?"

Die Frau erlebt die Hebamme so als fachkompetent und zugewandt. Sie kann sich von Etappe zu Etappe bewegen und weiß, es steht noch einiges an Unterstützung für sie bereit. Sie fühlt sich sicher und wahrgenommen und hat ein positives Feedback erhalten, das sie bestärken kann.

Oft hören Hebammen hier mit dem Beziehungsohr und fühlen sich angegriffen. Eine Möglichkeit wäre es z. B., auf der Sachebene zu bleiben und zu sagen: „Stimmt" (der Damm ist nun einmal straff, wenn das Köpfchen kommt) oder zu fragen „Was willst Du mir damit jetzt sagen?" So können Missverständnisse vermieden werden und beide können (in diesem Fall meist im Nachhinein) ins Gespräch kommen.

3.2.3 Modell der Transaktionalen Analyse des Beziehungsgeschehens

Ein weiteres gut auf die Geburtsbegleitung übertragbares Modell kommt aus der Transaktionsanalyse. Hier werden verschiedene **Ich-Zustände** (▶ Tab. 3-2) unterschieden, die eine Beziehung prägen und die darüber entscheiden, ob z. B. eine partnerschaftliche oder eine hierarchische Beziehung vorliegt (18).

Fallbeispiel 3-3: Ich kann nicht mehr!

Frau G. sagt zur Hebamme in weinerlichem Ton: „Ich kann nicht mehr".
Die Hebamme kann darauf mit fürsorglichem Eltern-Ich reagieren und sanft aufmunternd sagen:
▼

3.2 Beziehungsaufbau und Kommunikation während der Geburt

▼
„Sie schaffen das, Sie machen das toll!" oder mit kritischem Eltern-Ich streng und bestimmend: „Da müssen Sie durch! Das ist so bei einer Geburt."

Je häufiger die Hebamme in den **Eltern-Ich-Zustand** geht oder bleibt, desto häufiger wird die Frau intuitiv in ihr Kindheits-Ich verfallen, d. h. sie wird versuchen, es der Hebamme recht zu machen und hinterher über ihr Verhalten beschämt sein.

Eine partnerschaftliche Kommunikation findet in der Regel in dem Erwachsenen-Ich-Zustand (ich analysiere und bin sachlich) mit Anteilen des fürsorglichen Eltern-Ichs (ich sorge mich liebevoll) und des natürlichen Kindheits-Ichs (ich bin spontan und offen) statt.

Wenn die betreuende Hebamme darauf achtet, dass diese Anteile enthalten sind und sie eine Frau, die evtl. phasenweise in ihr Kindheits-Ich rutscht, nicht in dieser Position belässt, dann ermöglicht sie der Gebärenden, sich immer wieder als erwachsene Frau erleben zu können.

Versuche, als Hebamme durchgehend die Mutter- und als Arzt die Vaterrolle einzunehmen (die wird schon wissen, was für „ihr Kind" gut ist), infantilisieren die Gebärende und berauben sie der Möglichkeit, sich als kompetent und selbstbestimmt zu erleben und gestärkt aus der Geburt herauszugehen. Diese Versuche würden lediglich die Machtposition von Hebamme und Arzt manifestieren und sollten daher reflektiert werden.

3.2.4 Verbale und non-verbale Kommunikation während der Geburt

Kirkham (15) analysierte Tonbandaufzeichnungen von 113 Geburten und interviewte zusätzlich die Frauen nach der Geburt. Für alle Frauen war die **Informationsgabe** ein wichtiger Aspekt der Geburtsbegleitung. Die „ideale Hebamme" sollte unaufgefordert so viel wie möglich an konkreten Informationen über den Stand der Geburt geben und was als Nächstes passiert. Auch negative Informa-

▶ Tab. 3-2 Ich-Zustände, die eine Beziehung prägen können

Eltern-Ich	Hier ist alles aufbewahrt, was mir meine Eltern als Kind vermittelt haben: Hilfe und Behütung, Lebensweisheiten, Ermahnungen, Ge- und Verbote u. v. m. Es kann fürsorglich („Ich kümmere mich drum") oder kritisch („Na, warte...") sein.
Erwachsenen-Ich	Es wertet Tatsachen der Realität aus und überprüft die Impulse des Eltern- und Kindheits-Ichs auf Angemessenheit. Es analysiert und ist sachlich, gleichberechtigt („Lassen Sie uns überlegen, was wir als Nächstes tun wollen").
Kindheits-Ich	Es beinhaltet alle Gefühle und Reaktionen aus der eigenen Kindheit. Es kann natürlich sein, aber auch angepasst („mache ich nie wieder") oder aufmüpfig („mir doch egal").

tionen wurden gewünscht, um sich orientieren zu können, während nichtssagende Kommentare unerwünscht waren. Sie beobachtete, dass die Frauen eine Strategie entwickelten, um der Hebamme zu „gefallen", um an Informationen zu gelangen.

Außerdem stellte die Autorin fest, dass die bereitwillige Informationsgabe durch das Geburtshilfeteam vom **sozialen Status der Frau** abhängig war. Frauen aus oberen sozialen Schichten erhielten spontan mehr Informationen als Frauen aus unteren sozialen Schichten, obwohl das Informationsbedürfnis in allen sozialen Schichten gleich hoch ausgeprägt war, was die nachträglich geführten Interviews ergaben. Hebammenschülerinnen waren am auskunftsfreudigsten, gefolgt von den Hebammen, am wenigsten auskunftsbereit zeigten sich die Ärzte.

Das Vorenthalten von Informationen stellt in diesem Kontext für die Frau eine Behinderung ihrer Selbstbestimmung dar.

3 Die Begleitung der Geburt

Fazit:
- Die „ideale Hebamme" gibt unaufgefordert so viele exakte Informationen wie möglich über den Stand der Geburt und was als Nächstes passiert.
- Sie unterstützt die Gebärende in dem Gefühl, die Kontrolle über die Situation zu haben, vertrauen und loslassen zu können.
- Sie vermittelt ein Gefühl von Sicherheit und Ruhe.

3.2.5 Die Bedeutung des Geburtsraumes

Wenn die Gebärende ein Geburtshaus oder eine Klinik betritt, erhält sie bereits durch die **Gestaltung der Räume** Informationen über den Umgang mit einer Geburt und darüber, was von ihr als Gebärender erwartet wird. Ein Kreißbett als Mittelpunkt des Raumes vermittelt z. B., dass von ihr erwartet wird, sich primär im Bett aufzuhalten. Ein breites und flaches Bett, das neben einer Matte mit Seil und einer Badewanne wahrgenommen wird, vermittelt mehr Gestaltungsmöglichkeiten.

Wenn die Vorstellungen einer Gebärenden nicht mit den angedeuteten Erwartungen übereinstimmen, führt dies zu einer Stresssituation, die die Schmerztoleranz verringert. Die fremde Umgebung kann auch dazu beitragen, dass die Frau nicht wie sonst in der Lage ist, ihre Bedürfnisse und Wünsche zu äußern (16, 17).

Was kann die Hebamme tun?
- Sie kann bei der Aufnahme in den Kreißsaal die Frau willkommen heißen
- sich vorstellen und mitteilen, welche anderen Personen noch bei der Geburt anwesend sein werden
- die Räumlichkeiten erklären (WC, Schränke etc.)
- Versorgungsmöglichkeiten abklären (Getränke, Essen, Arbeitsbelastung im Kreißsaal)
- das weitere Vorgehen erläutern
- nach Wünschen oder Vorstellungen fragen, die die Eltern haben
- dem Partner der Gebärenden Handlungsmöglichkeiten aufzeigen (z. B. wie er seine Frau unterstützen kann).

Fallbeispiel 3-4: Keine Zeit

Frau M. bekommt ihr erstes Kind und klingelt an der Kreißsaaltür. Die Hebamme ist sehr beschäftigt und öffnet kurz die Tür, begrüßt die Frau schnell, legt sie ans CTG und nimmt den Mutterpass. Danach ist sie wieder weg.

Frau M. und ihr Partner, die sich im Geburtsvorbereitungskurs auf die Geburt vorbereitet haben, sich sehr auf die Geburt und diese Klinik gefreut haben, können ihre Aufregung und Freude nicht teilen und fühlen sich nicht wahrgenommen. Sie sind verunsichert. Herr M. wird in seiner Ohnmacht nun wütend auf die Hebamme, die so kurz angebunden war.

Die Hebamme betreut zwei Frauen, von denen eine gerade geboren hat und nun auf die Plazenta wartet. Zu ihr muss sie zügig zurück.

Für beide Seiten ist dies eine unbefriedigende Situation. **Was kann die Hebamme nun tun, um die Situation zum Positiven zu wenden?**

Wenn die Hebamme bei ihrer Rückkehr die Unsicherheit und Unzufriedenheit der Eltern spürt, könnte sie z. B. prompt und empathisch reagieren: „Es tut mir leid, dass ich gerade so kurz angebunden war, aber eine Frau hat soeben ihr Kind geboren, da musste ich zügig zurück. Das war jetzt für Sie kein so schöner Empfang, aber das holen wir nach. Jetzt bin ich für Sie da!"

3.3 Entscheidungsfindung

Rainhild Schäfers

Ein wichtiger Aspekt und gleichzeitig ein Zeichen einer gelungenen Beziehungsarbeit ist die Ausgestaltung des Entscheidungsprozesses der Frau. Sich als betreuende Hebamme bewusst zu sein, **mit welchen Mitteln und unter welchen Umständen** eine Entscheidung der Frau zu einem bestimmten Vorgehen herbeigeführt wurde/wird und was darüber hinaus für die Gestaltung eines bedarfsgerechten Entscheidungsprozesses notwendig ist, ist für eine frauenzentrierte Betreuung von entscheidender Bedeutung. Ein sensibler Umgang mit dem Konzept Macht in der Ausgestaltung des Entscheidungsprozesses vermindert nicht zuletzt auch in diesem Zusammenhang das Risiko eines Geburtstraumas für die Frau.

3.3.1 Informed choice – informed consent – shared decision making

Im deutschen Gesundheitssystem verwendet man für die Handlungs- und Wahlfreiheit eines Individuums oft verschiedene, englischsprachige Begriffe, die jedoch unterschiedliche Ansätze verfolgen. In ihrer eigentlichen Bedeutung lassen sich die Begriffe unter den Aspekten Verteilung von Informations- und Entscheidungsmacht zwischen den Beteiligten sowie Ausmaß der Information unterscheiden.

Im Konzept der **informed choice** (informierte Entscheidung) stellt die Leistungserbringerin (Hebamme) möglichst alle vorhandenen, wissenschaftlich abgeleiteten Informationen ergebnisoffen zur Verfügung und die Leistungssuchende (Schwangere) entscheidet über die Form der Behandlung. Die Informationsmacht liegt demnach bei der Hebamme, die Entscheidungsmacht bei der Schwangeren. Als Beispiel für das Konzept des informed choice kann eine gelungene Aufklärung über pränataldiagnostische Maßnahmen genannt werden.

Im Modell des **informed consent** (informierte Zustimmung) liegt die Informationsmacht ebenfalls bei der Hebamme. Die Informationen über eine bestimmte Betreuungs-/Behandlungsoption beschränken sich dabei aber in der Regel auf die Darstellung von Risiken einer bestimmten Methode und dienen damit der forensischen Absicherung der Aufklärenden. Das Modell des informed consent lässt für die Schwangere nur die Entscheidung über einen Sachverhalt in Form von Zustimmung oder Ablehnung zu. Klassische Beispiele sind die Aufklärungsmaterialien und Einverständniserklärungen zu Operationen oder Narkosen.

Grundsätzlich besteht sowohl bei dem Modell der informed choice als auch bei dem Modell des informed consent das Problem, dass die Hebamme über die **Art und das Ausmaß der Information** entscheidet, die sie zur Verfügung stellt. Allein dadurch wird die angestrebte Handlungs- und Wahlfreiheit der Schwangeren bereits eingeschränkt.

Darüber hinaus nehmen beide Modelle keine Rücksicht auf Aspekte wie soziale Ungleichheit, Armut, Bildung oder Migration.

Im Modell des **shared decision making** (partizipative Entscheidungsfindung) sind Informations- und Entscheidungsmacht auf Hebamme und Schwangere gleichermaßen verteilt. Beide Parteien stellen sich gegenseitig Informationen zur Verfügung, nehmen zu gleichen Teilen am Entscheidungsprozess teil und erklären sich als Ergebnis dieses Prozesses mit einer Betreuungsentscheidung und deren Umsetzung einverstanden (3). Durch den Informationsfluss in beide Richtungen sowie den abschließend gemeinsam vereinbarten Behandlungsvertrag wird sichergestellt, dass Handlungs- und Wahlfreiheit der Schwangeren so wenig wie möglich durch Angebot und Kultur eingeschränkt sowie andere Einflussfaktoren im Entscheidungsprozess berücksichtigt werden (▶ **Abb. 3-3**).

Das Modell des shared decision making stellt in der medizinischen Betreuung einen Ansatz dar, der die **Patientenautonomie** fordert und fördert. Dies bedeutet aber einen Abschied vom bisher weitestgehend üblichen paternalistischen Modell, in dem Professionelle über die Art der Behandlung/Betreuung der Schwangeren bzw. der Information hierüber entscheiden.

Das Modell des Shared Decision Making entspricht in seiner Umsetzung dem, was heute unter dem Stichwort **evidenzbasierte Medizin** (s. Kasten, S. 28) verstanden wird.

> Betrachtet man die drei Modelle in einer **hierarchischen Reihenfolge**, so stellt der informed consent das Minimum und das shared decision making das Maximum der Handlungs- und Wahlfreiheit der Schwangeren dar, während die informed choice an mittlerer Position steht.

3.3.2 Information als Basis im Entscheidungsprozess

Allen beschriebenen Ansätzen ist zu entnehmen, dass Informationen eine entscheidende Rolle spielen. Sie sind die Basis für Entscheidungen. Werden fachliche Informationen zu Behandlungs-/Betreuungsoptionen von Hebammen be-

3 Die Begleitung der Geburt

reitgestellt, so muss erwartet werden, dass sie sowohl auf der Basis von **wissenschaftlichen Erkenntnissen** (externen klinischen Evidenzen) als auch auf der Basis des eigenen **Erfahrungswissens** erfolgen. Dies bedeutet, dass Hebammen in der Pflicht sind, sich durch Fortbildungen und Fachliteratur entsprechende Kenntnisse anzueignen. Die externen klinischen Evidenzen und das eigene Erfahrungswissen bilden aber jeweils nur ein Drittel der evidenzbasierten Hebammenarbeit ab (▶ **Abb. 3-2**).

Unter der Annahme, dass die **Handlungs- und Wahlfreiheit der Schwangeren** auf einem prozesshaften Geschehen basiert, müssen Informationen so weit wie möglich vor einer anstehenden Entscheidung erfolgen, ohne dabei aber das Recht der Frau auf Nicht-Wissen zu missachten.

Um zu gewährleisten, dass es sich dabei um eine **wertfreie Aufklärung** handelt, bieten **Informationsbroschüren**, die über die Methode mit allen wissenschaftlich untersuchten Vor- und Nachteilen aufklären, einen guten Einstieg. In Großbritannien ist die Aushändigung derartiger Informationsbroschüren (MIDIRS Informed Choice Leaflets) üblich. http://www.midirs.org/

Informationen, die Frauen in der Schwangerschaft erhalten, zielen auf eine Entscheidungskompetenz während der Geburt ab. Bezogen auf die freie Wahl im **Schmerzmanagement während der Geburt** unterstreichen Studien die Wichtigkeit eines wertfreien, wissenschaftlich abgeleiteten Informationsmaterials sowie den Wunsch von Frauen nach umfassenden, individuellen Informationsgesprächen in der Schwangerschaft (7, 8). Das vielerorts übliche vorgeburtliche Anästhesiegespräch erfüllt diese Kriterien ebenso wenig wie die Behandlung des Themas Schmerz innerhalb eines Geburtsvorbereitungskurses.

> **Evidenzbasierte Medizin (EBM)**
>
> Ursprünglich wurde der Begriff „Evidencebased Medicine" 1991 von Gordon Gyatt von der McMaster University in Hamilton, Ontario, geprägt und bezog sich auf die Informationen aus klinischen Studien, die einen Sachverhalt erhärten oder widerlegen.
>
> Im deutschsprachigen Raum wurde der Begriff mit Evidenzbasierte Medizin übersetzt. Englisch *Evidence* heißt wörtlich übersetzt *Beweis*. Im lateinischen Ursprung bedeutet das deutsche *Evidenz* übersetzt *Veranschaulichung*. Ist ein Sachverhalt in unserem Alltagssprachgebrauch evident, dann ist er offenkundig und klar ersichtlich (aber noch längst nicht bewiesen).
>
> Die **Evidenzbasierte Medizin** ist unterteilt in externe und interne Evidenzen und nur die gleichwertige Betrachtung beider Bereiche führt zu einer medizinethisch vertretbaren und verantwortungsvollen Betreuung von Frauen in der Lebensphase von Schwangerschaft, Geburt, Wochenbett und Stillzeit.
>
> „EBM ist keine Kochbuchmedizin. Weil es eines ‚Bottom-up'-Ansatzes bedarf, der die beste verfügbare externe Evidenz mit individueller klinischer Expertise und Patientenpräferenzen verbindet, ist das Konzept nicht mit dem sklavischen Befolgen eines ‚Kochrezeptes' zur Patientenbehandlung vereinbar. Externe klinische Evidenz kann individuelle klinische Erfahrung zwar ergänzen, aber niemals ersetzen." (9)

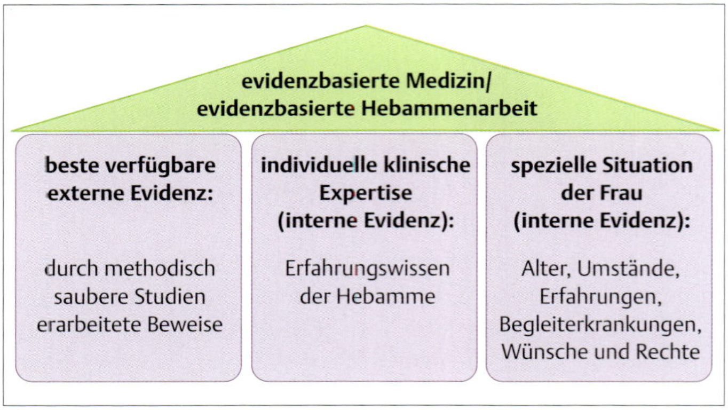

▶ **Abb. 3-2** Evidenzbasierte Hebammenarbeit.

evidenzbasierte Medizin / evidenzbasierte Hebammenarbeit

beste verfügbare externe Evidenz:	individuelle klinische Expertise (interne Evidenz):	spezielle Situation der Frau (interne Evidenz):
durch methodisch saubere Studien erarbeitete Beweise	Erfahrungswissen der Hebamme	Alter, Umstände, Erfahrungen, Begleiterkrankungen, Wünsche und Rechte

3.3 Entscheidungsfindung

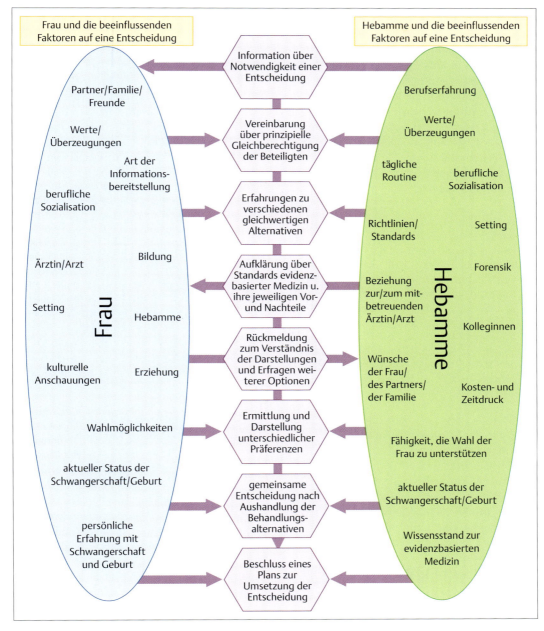

▶ **Abb. 3-3** Prozess des shared decision making in der Hebammenarbeit. Modifiziert nach Mändle, Opitz-Kreuter (Hrsg.) Das Hebammenbuch 2007 [6].

3.3.3 Voraussetzung für die Beteiligung an Entscheidungen

Wichtige Faktoren bei der Einbeziehung der Schwangeren in Entscheidungsprozesse sind der **Entscheidungszeitpunkt** (z. B. frühe Eröffnungsperiode oder unmittelbar vor der Geburt des Kindes), das **Setting** (Personen, die in den Entscheidungsprozess ebenfalls involviert sind sowie deren Anzahl, z. B. in einem perinatologischen Zentrum) und die **Identität** sowohl der Schwangeren als auch der Hebamme bzw. weiterer professioneller Betreuungspersonen.

> Die Handlungs- und Wahlfreiheit einer Gebärenden zu berücksichtigen, stellt für Hebammen eine Herausforderung dar. Sie haben die schwere Aufgabe, zunächst das Informationsbedürfnis der Gebärenden zu erkennen, Informationen situationsangepasst zur Verfügung zu stellen, den Wunsch nach Einbeziehung in Entscheidungen zu identifizieren und schließlich ggf. großes Vertrauen in die Entscheidungsfähigkeit der Frauen zu legen, ohne dabei den Schutz der Gesundheit von Mutter und Kind als oberstes Ziel aus den Augen zu verlieren.

Die Tatsache, dass Gesundheit in diesem Zusammenhang nur in Form von Blutwerten, Herztonaktivitäten und anderen messbaren Parametern überprüft und ausgedrückt wird, erschwert diesen Prozess. Ein Bewusstsein für die Bedeutung der Selbstbestimmung während der Geburt für das **psychische Wohlbefinden** der Frau existiert dadurch bisher nur in ungenügendem Maße.

3.3.4 Bedeutung des Einbezugs in Entscheidungen

Erst in jüngster Zeit beschäftigt man sich in Studien mit den Auswirkungen von Interventionen während der Geburt auf das **psychische Wohlbefinden** von Mutter und Kind. WissenschaftlerInnen überwiegend aus den angloamerikanischen und skandinavischen Ländern ist es zu verdanken, dass auch dieser Aspekt zu einer messbaren Größe wird und Hebammen dadurch wichtige Hinweise für eine erfolgreiche Betreuung erhalten.

Ein Beispiel ist die **Edinburgh Postnatal Depression Scale** (EPDS), ein Fragebogen, mit dem Frauen ihre psychische Verfassung in zehn unterschiedlichen Aussagen selbst bewerten. Ab einem Punktwert von 13 gibt dieses Erhebungsinstrument einen Hinweis auf die Notwendigkeit, der Frau weiterführende psychologische Hilfen anzubieten. In zahlreichen Studien wurde die Aussagekraft der EPDS überprüft und festgestellt, dass sie wichtige Anhaltspunkte für die psychische Gesundheit von Frauen nach der Geburt liefert. Das hat dazu geführt, dass in vielen Studien, die auf eine Verbesserung des mütterlichen Outcomes abzielen und im Studiendesign eine Befragung der Frauen vorschreiben, die EPDS zum Einsatz kommt.

In Bezug auf die informierte Entscheidung während der Geburt konnte so festgestellt werden, dass ein Zusammenhang zwischen einem **Kontrollverlust durch mangelhafte Information** sowie **fehlenden Einbezug** in Entscheidungen und einer postpartal erhöhten Punktzahl in der EPDS besteht unabhängig vom Geburtsmodus (10). Auch wenn hier zunächst nur ein statistischer Zusammenhang festgestellt wurde, liefern derartige Untersuchungen wichtige Hinweise auf die Notwendigkeit, die bisherigen Betreuungskonzepte zu überdenken und neue zu entwickeln.

Die **Angst vor einem Kontrollverlust** während der Geburt beschäftigt Frauen bereits in der Schwangerschaft. Geissbühler et al. (11) stellten in ihrer Studie zum Thema Geburtsangst mit insgesamt 13 362 Schwangeren fest, dass 24 % der Erstgebärenden Angst vor dem Ausgeliefert sein/ Nicht mitreden können hatten. 23,4 % der Erstgebärenden gaben darüber hinaus andere Ängste an, die überwiegend unter dem Stichwort Kontrollverlust zusammengefasst werden können (Angst vor der Ungewissheit, was auf mich zukommt, Angst keine Kraft zu haben, Angst alleine zu sein, Angst, die Kontrolle über mich selber zu verlieren, Angst zu versagen, Angst mich blöd anzustellen) (11).

Die Angst vor einem Kontrollverlust während der Geburt wird oft unter dem Begriff **Geburtsangst** subsumiert. Dadurch sind Missverständnisse vorprogrammiert, denn Professionelle neigen dazu, Geburtsangst als Angst vor Schmerzen zu interpretieren und reagieren in der Konsequenz möglicherweise mit einem inadäquaten Betreuungskonzept.

Auch wenn Hebammen die Schwangeren in Entscheidungen mit einbeziehen, nehmen diese dieses Angebot nicht immer wahr. Dies bedeutet aber nicht, dass die Frauen nach der Geburt dann unzufriedener sind.

> Für das psychische Wohlbefinden und die Zufriedenheit der Frauen nach der Geburt sind allein das Gefühl, informiert zu sein und die Möglichkeit zu haben, auf Entscheidungen Einfluss zu nehmen, wichtig.

Blix-Lindström et al. (12) haben in ihrer Studie zur Zufriedenheit mit dem Entscheidungsprozess am **Beispiel eines Wehentropfes** während der Geburt vier Entscheidungsmuster und ihre Bedeutung aufgezeigt:
1. Frauen wurden während der Geburt in Entscheidungen miteinbezogen und haben dieses Angebot auch wahrgenommen.
2. Frauen wurden während der Geburt in Entscheidungen miteinbezogen, haben es aber unterlassen, sich an Entscheidungen zu beteiligen.
3. Frauen wurden während der Geburt nicht in Entscheidungen miteinbezogen, obwohl sie sich an Entscheidungen beteiligen wollten.
4. Frauen wurden während der Geburt nicht in Entscheidungen miteinbezogen, wollten dies aber auch nicht.

Die Frauen der ersten beiden Gruppen gaben nach der Geburt die größte Zufriedenheit an. Das **Gefühl der Zufriedenheit** wurde darüber hinaus durch die Unterstützungsleistung der geburtsbegleitenden Hebamme im Entscheidungsprozess verstärkt. Die Frauen der dritten Gruppe waren nach der Geburt überwiegend unzufrieden. Den Frauen der vierten Gruppe schien sich die Frage nach der Zufriedenheit nicht zu stellen. Sie akzeptierten Entscheidungen ohne ein Gefühl von Zufrieden- oder Unzufriedenheit (12).

Die Studienergebnisse zeigen, dass Informationen einen noch größeren Stellenwert zu haben scheinen als die tatsächliche Beteiligung an Entscheidungen. In der Konsequenz bedeutet dies, dass, sollte aus Zeitgründen ein Einbezug der Frau in Entscheidungen während der Geburt nur eingeschränkt möglich sein, ihr stets ein **Mindestmaß an Informationen** bereitgestellt werden muss.

> Der informed consent sollte deshalb selbst bei Zeitdruck das Mindestziel im Entscheidungsfindungsprozess der Schwangeren sein.

3.4 Maßnahmen zur Vermeidung einer Traumatisierung während der Geburt

Petra Schönberner

Es gibt Schätzungen, nach denen **jede 3.–5. Frau** sexuelle Gewalt in ihrem Leben erfahren hat (14, 20, 48). Das heißt, jede Hebamme betreut wissentlich oder unwissentlich eine gewisse Anzahl betroffener Frauen.

> Eine sexuelle Traumatisierung kann man den betroffenen Frauen in der Regel nicht ansehen. Deshalb ist es empfehlenswert, jede Gebärende so zu behandeln, als wäre sie traumatisiert.

Für die Hebamme heißt dies, dass sie grundsätzlich bereit sein sollte, immer wieder ihre eigene Arbeitsroutine zu hinterfragen und ggf. davon abzuweichen. Das Gefühl des Ausgeliefertseins und des Kontrollverlustes, Schamgefühle und die Angst vor dem Unbekannten und den Schmerzen bringen die Frauen an jeweils individuelle Belastungsgrenzen, die einen achtsamen Umgang erforderlich machen (17).

3.4.1 Grundhaltung während der Geburt

- Die Hebamme ist überzeugt, dass Frauen – auch ohne Interventionen – gebären können.
- Sie schenkt jeder Frau ungeteilte Aufmerksamkeit.
- Sie gibt Erklärungen, Ermutigungen, Informationen.

3 Die Begleitung der Geburt

- Sie nimmt die Gebärende und ihren Partner ernst.
- Sie erfragt die Wünsche/Vorstellungen der Frau.
- Sie respektiert das Recht auf freie Entscheidung.
- Sie fördert die Gebärende in der Wahrnehmung ihrer Kompetenzen.
- Sie fördert den Mutter-(Eltern-)Kind-Kontakt.

3.4.2 Äußere Rahmenbedingungen

- Die Hebamme schafft einen geschützten Bereich und eine „sichere" vertrauensvolle Umgebung.
- Sie wahrt die Intimsphäre der Frau.
- Sie vermeidet es, die Frau in eine Ohnmachthaltung zu bringen.
- Sie vermeidet grelle Beleuchtung und störende Geräusche.
- Sie spricht in einem angenehmen und sicheren Tonfall.
- Sie sorgt für Ruhe und vermeidet Hektik.
- Sie sorgt dafür, dass alle Beteiligten auf gleiche Gesprächs-Höhe gehen.
- Sie baut Vertrauen auf durch Berührung und ihre Präsenz.

3.4.3 Geburtshilfliche Interventionen

Besonders wichtig ist ein achtsamer Umgang mit geburtshilflichen Interventionen, die traumatisierend oder ein Trigger für frühere Traumata sein können:

- Die **Rückenlage** oder **Steinschnittlage** wird als Ohnmachtposition grundsätzlich vermieden (Ausnahmen sind z. B. Wundversorgung, VE, Forceps, Manuelle Plazentalösung). Stattdessen werden die Seitenlage oder aufrechte Positionen angeboten (auch bei vaginalen Untersuchungen).
- **Individuelle Schamgrenzen** werden erfragt und beachtet.
- **Völlige Nacktheit** wird vermieden.
- Jedes **Eindringen in Körperöffnungen** wird reduziert (z. B. vaginale Untersuchungen) oder vermieden (z. B. Darmeinläufe).
- Bei einer **vaginalen Untersuchung** wird darauf geachtet, dass die Frau aufrecht ist und es ihr ermöglicht, das Tempo der Untersuchung zu bestimmen (sie ermuntern „STOPP" zu sagen oder die Hand zu führen).
- Alle Eingriffe werden erst dann durchgeführt, **wenn die Frau** ihnen **zugestimmt hat**, so dass sie sich nicht „überrollt" fühlt, z. B. Wehentropf.
- Grundsätzlich wird **nichts gegen den Widerstand der Frau** durchgeführt.
- Die Gebärende wird **nicht unter Zeitdruck** gesetzt.
- Die Gebärende wird grundsätzlich **nicht festgehalten**.
- **Kristellerhilfe** wird vermieden und nur im Ausnahmefall sachgerecht in Zusammenarbeit mit der Frau durchgeführt.
- Bei allen **Maßnahmen im Intimbereich** sind nur die Personen anwesend, die für diesen Moment dringend gebraucht werden (hierzu zählt in der Regel nicht der Pädiater oder Anästhesist).
- Der Intimbereich der Frau wird **vor Blicken geschützt**, d. h. keiner stellt sich zwischen die Beine der Frau (Ausnahme: Operateur/in) und der Intimbereich wird zügig abgedeckt (keine „unbedeckten Wartezeiten").
- Die **Operationslampe** wird direkt nur zur chirurgischen Versorgung verwendet (für alles andere ist sie nicht nötig).
- Bei der **Wundversorgung** wird eine Lokalanästhesie verwendet und dafür entsprechend auf den Eintritt der anästhesierenden Wirkung gewartet.
- Der **Kontakt zum Kind** wird nicht unterbunden.
- **Ultraschallgel** wird nur sparsam eingesetzt (kann mit Sperma assoziiert werden).
- Die **Sprache** ist eindeutig auf die geburtshilfliche Situation beziehbar, d. h. sie kann nicht umgedeutet werden und enthält keine sexuellen Anspielungen.
- **Berührungen an der Brust** und Hautkontakt zum Kind erfolgen nur im Einvernehmen mit der jungen Mutter.

Fallbeispiel 3-5: Naht

Wenn eine Naht durchgeführt wird, sollte auf eine ausreichende Betäubung geachtet werden. Wenn diese nachlässt, wird gelegentlich gesagt: „Ich bin gleich fertig. Einen Moment noch aushalten!" Dies ist eine umdeutbare Formulierung, die frühere Missbrauchserfahrung erinnern lassen kann.

Sinnvoller ist z. B. die Formulierung: „Ich bin mit dem Nähen der Wunde gleich fertig. Ich müsste am Damm noch 2 Nähte setzen. Geht es noch oder soll ich noch einmal nachbetäuben?"

Hier sind die Worte nicht so leicht auf eine frühere Missbrauchsituation umdeutbar.

Fallbeispiel 3-6: „Schlechte Herztöne"

Eine typische Situation: Die Herztöne des Kindes werden schlechter, die Stimmung wird unruhig bis panisch, die Stimmen lauter und hektischer. Die Gebärende schreit nur noch und schlägt um sich. Die anwesenden Personen versuchen, sie festzuhalten und zu bezwingen, um sie in die Steinschnittlage für ein VE bringen zu können.

Sinnvoller ist: Die Hebamme spricht die Frau mit fester Stimme an, fasst sie evtl. an den Schultern und nimmt Blickkontakt auf. Sie ermöglicht ihr, aufrecht zu sein, damit sie sich nicht so ohnmächtig fühlt. Die anderen Anwesenden verhalten sich leise. Die Hebamme könnte z. B. sagen: „Frau A., die Herztöne Ihres Kindes sind nun zu niedrig, d. h. es sollte jetzt langsam auf die Welt kommen. Dazu müssen Sie mitmachen und wir unterstützen Sie. Wir bauen alles für eine Saugglockengeburt auf und dann helfen wir Ihnen beim Rausschieben. Es passiert nichts, was Sie nicht möchten, o. k.?"

Hier erlebt die Frau, dass ihre Würde geachtet wird und die Hebamme in Beziehung bleibt mit ihr. In der Praxis hat sich erwiesen, dass die erste Version des Fallbeispiels in der Regel nicht zu einer schnelleren Geburtsbeendigung führt, da der „Kampf" mit der Frau Energie und Zeit kostet.

Dissoziative Schutzreaktion

Einige Frauen gehen in für sie nicht aushaltbaren Situationen in eine dissoziative Schutzreaktion, d. h. sie spalten sich von ihrem Körperempfinden ab. Beschrieben wird dies oft so: „Das war so, als ob das alles gar nicht mit mir passieren würde" oder „Ich fühlte mich plötzlich so fremd". Dies wird häufig in der geburtshilflichen Situation nicht wahrgenommen, da die Frauen dann eher ruhig sind und mechanischer mitarbeiten (also „pflegeleicht" sind). Wenn eine solche Schutzreaktion auftritt, ist es ratsam, einfühlsam und ruhig mit der Frau zu arbeiten, Routineabläufe aufzugeben und keine Interventionen mehr vorzunehmen.

Hebammen können in ihrer täglichen Arbeit durch eine frauenfreundliche Geburtshilfe dazu beitragen, eine Traumatisierung zu vermeiden. Nach einer vorausgegangenen sexuellen Traumatisierung kann eine vertrauensvoll erlebte Geburt ohne Übergriffe die Frau sogar in ihrer Heilung unterstützen.

Eine solche Geburtshilfe ist auch für die Hebamme selbst ein Schutz davor, durch das Miterleben von traumatischen Geburten selbst traumatisiert zu werden.

Literatur

[1] **Beller, F.:** (2000). Informed Consent: Patientenaufklärung oder Patientenberatung? Speculum – Zeitschrift für Gynäkologie und Geburtshilfe 18, (1): pp 6-11.

[2] **Vetter, K., Goeckenjan, M.:** (2005). Ärztliche Beratung zur Geburt. Der Gynäkologe 38, (7): pp 639-646.

[3] **Giersdorf, N., Loh, A., Bieber, C., Caspari, C., Deinzer, A., Doering, T., Eich, W., Hamnn, J., Hessen, C., Kasper, J., Leppert, K., Müller, K., Neummann, T., Neuner, B., Rohlfimg, H., Scheibler, F., van Orschot, B., Spies, C., Vodermaier, A., Weiss-Gerlach, E., Zysno, P., Härter, M.:** (2004). Entwicklung eines Fragebogens zur Partizipativen Entscheidungsfindung. Bundesgesundheitsblatt – Gesundheitsforschung – Gesundheitsschutz 47, (10): pp 969-976.

[4] **Leap, N., Edwards, N.:** (2006). The politics of involving women in decision making. In: L. Page, R. McCandlish (Eds.), The New Midwifery (pp. 97-123). Philadelphia: Churchill Livingstone Elsevier.

[5] **Bertelsmann Stiftung (ed); Themenfeld Gesundheit:** (2005). Shared Decision Making: Konzept, Voraussetzungen und politische Implikation. Gütersloh: Eigenverlag.

[6] **Schäfers, R.:** (2007). Schwangerenvorsorge. In: C. Mändle, S. Opitz-Kreuter (Eds.). Das Hebammenbuch (pp. 137-170). Stuttgart, New York: Schattauer.

[7] **Raynes-Greenow, C., Roberts, C., McCaffery, K., Clarke, J.:** (2007). Knowledge and decision-making for labour analgesia of Australian primiparous women. Midwifery, (23): pp 139-145.

[8] **Wright, M., McCrea, H., Stringer, M., Murphy-Black, T.:** (2000). Personal control in pain relief during labour. Journal of Advanced Nursing 32, (5): pp 1168-1177.

[9] **Sackett, D., Rosenberg, W., Gray, J., Haynes, R., Richardson, W.:** (1997). Was ist Evidenz-basierte Medizin und was nicht? Münchener Medizinische Wochenschrift 139, (44): pp 644-645.

[10] **Green, J. M., Baston, H. A.:** (2003). Feeling in control during labor: concepts, correlates, and consequences. Birth 30, (4): pp 235-247.

[11] **Geissbühler, V., Zimmermann, K., Eberhard, J.:** (2005). Geburtsängste in der Schwangerschaft. Geburtshilfe u. Frauenheilkunde 65: pp 873-880.

[12] **Blix-Lindström, S., Christensson, K., Johansson, E.:** (2004). Women's satisfaction with decision-making related to augmentation of labour. Midwifery, (20): pp 104-112.

[13] **Auckenthaler, A.:** (2008). Die therapeutische Beziehung in der Gesprächspsychotherapie. In: Hermer, M., Röhrle, B. (Hrsg.): Handbuch der therapeutischen Beziehung. Tübingen: dgvt.

[14] **Erfmann, A.:** (1998). Auswirkungen sexualisierter Gewalt auf Schwangerschaft und Geburt. Unveröffentlichte Diplomarbeit. Fachhochschule für Sozialwesen, Kiel.

[15] **Kirkham, M.:** (1989). Midwives and information-giving during labour. In: Robinson, S., Thomson, A. M. (Hrsg.): Midwives, Research and Childbirth. (Vol. 1), S. 117-138. London: Chapman & Hall.

[16] **Köster-Schlutz, M. L.:** (1991). Schwangerschaft und weibliche Identität. Individuelle und institutionelle Konflikte als Ausdruck kultureller Pathologie. Ein empirisch-hermeneutische Studie. Frankfurt a. M.: Peter Lang.

[17] **Schönberner, P.:** (2008). Traumatische Geburten – Erleben, subjektive Theorien und Bewältigungsstrategien betroffener Frauen. Unveröffentlichte Diplomarbeit. Freie Universität Berlin.

[18] **Schulz von Thun, F.:** (2003). Miteinander reden 1. Störungen und Klärungen. Hamburg: rororo.

[19] **Weinberger, S.:** (2004). Klientenzentrierte Gesprächsführung. Weinheim: Juventa.

[20] **Wildwasser Oldenburg e. V.:** (1999). Sexuelle Traumatisierung – Auswirkungen auf Schwangerschaft, Geburt und Wochenbett von betroffenen Frauen, sowie Begleitung durch die Hebamme. Zu beziehen über: Wildwasser direkt.

[21] **Yerby, M.:** (2003). Schmerz und Schmerzmanagement in der Geburtshilfe. Bern: Hans Huber.

[22] **Sayn-Wittgenstein, F. zu (Hrsg.):** (2007). Geburtshilfe neu denken. Bericht zur Situation und Zukunft des Hebammenwesens in der Bundesrepublik Deutschland. Bern: Hans Huber.

[23] **Department of Health:** (1993). Changing childbirth. Part I. Report of the Expert Maternity Group. HMSO, London.

[24] **Royal College of Nursing:** (1993). Standards of care for Midwifery. London: RCN Standards of Care Project.

[25] **International Confederation of Midwives (ICM):** (1993). International Code of Ethics for Midwives, London.

[26] **Luyben, A.:** (2001). Geburtshilfe im 21. Jahrhundert: Erwartungen und Perspektiven. Hebamme, 2 71-77.

[27] **Bund Deutscher Hebammen e. V. (Hrsg.):** (2004). Hebammenkunst. Erfahrung, Wissenschaft, Intuition. Kongressband des X. Hebammenkongress 17.-19. Mai 2004 in Karlsruhe. Karlsruhe: Selbstverlag.

[28] **Hunter, B.:** (2001). Emotion work in midwifery: a review of current knowledge. Journal of Advanced Nursing 34(4): 436-444.

[29] **Sayn-Wittgenstein, F. zu, Kehrbach, A., Kirchner, S.:** (2007). Abschlussbericht Teilprojekt 1 Konzeptentwicklung Hebammenkreißsaal. In: Sayn-Wittgenstein, F. zu (Hrsg.) (2007): Verbundprojekt Frauen- und familienorientierte geburtshilfliche Versorgungskonzepte: Gesundheitsförderung im Geburtsprozess Implementierung eines Modellprojektes Hebammenkreißsaal. Unveröffentlichter Abschlussbericht der Teilprojekte der Fachhochschule Osnabrück, Osnabrück.

[30] **Lawson, M.:** (1995). Building Partnerships with Women and their families! English National Board for Nursing, Midwifery and Health Visiting (ed.) Changing Childbirth – An Educational Resource Pack for Midwives, Section 2: Choice for the Midwife. London. 48-55.

[31] **Guilliland, K., Pairman, S.:** (1995). The midwifery partnership – a model for practice. Monograph Series, 95/1 Department of Nursing and Midwifery, Victoria University of Wellington, Wellington.

[32] **Anderson, T.:** (2000). Feeling Safe Enough To Let Go: The Relationship Between a Woman and her Midwife During The Second Stage of Labour. In: Kirkham, M. (Hrsg.): The Midwife-Mother Relationship. Chapter 1, Palgrave Macmillan, New York, 92-119.

[33] **Berg, M., Lundgren, I., Hermansson, E., Wahlberg, V.:** (1996). Women's experince of the encouner with the midwife during childbirth. Midwifery 12: 11-15.

[34] **Coyle, K., Hauck, Y., Percival, P., Kristjanson, L. (2001):** Ongoing relationships with a personal focus:

mothers' perceptions of birth centre versus hospital care. Midwifery 17: 171-181.

[35] **Davis, Elizabeth:** (1997). Autonomy at Work: Woman-Centered Birth and Midwifery. In: Midwifery Today; Summer: 23-25.

[36] **Kennedy, H. P.:** (2000). A model of exemplary midwifery practice: results of a Delphi study. Journal of Midwifery & Women's Health (45)1: 4-19.

[37] **Leap, N.:** (2000). The Less We Do, the More We Give. In: Kirkham, M. (Hrsg.): The Midwife-Mother Relationship. Chapter 1, Palgrave Macmillan, New York, 1-18.

[38] **Lundgren, I., Dahlberg, K.:** (2002). Midwives' experience of the encounter with women and their pain during childbirth. Midwifery 18: 155-164.

[39] **Thorstensen, K. A.:** (2000). Trusting Women: Essential to Midwifery. Journal of Midwifery and Womens Health (45)5: 405-407.

[40] **Hughes, D., Deery, R.:** (2002). Where's the midwifery in midwifery-led care? What makes midwife-led care different? How do you know if you are doing it? In: Practising Midwife 5:18-19 (MIDIRS 2002; 12: 450-1).

[41] **Coyle, K., Hauck, Y., Percival, P., Kristjanson, L.:** (2001). Ongoing relationships with a personal focus: mothers' perceptions of birth centre versus hospital care. Midwifery 17: 171-181.

[42] **Walker, J. M., Hall, S., Thomas, M.:** (1995). The experience of labour: a persepctive of those receiving care in a midwife-led delivery unit. Midwifery 11: 120-129.

[43] **Tinkler, A., Quinney, D.:** (1998). Team midwifery: the influence of the mid-wife-women-relation-ship on women's experince and perceptions of maternity care. Journal of Advanced Nursing 28(1): 30-35.

[44] **Kennedy, H. P.:** (2002). The Midwife as an „Instrument" of Care. American Journal of Public Health (92)11: 1759-1760.

[45] **Kennedy, H. P., Shannon, M. T., Chuahorm, U., Kravetz, M. K.:** (2004). The Landscape of Caring for Women: A narrative Study of Midwifery Practice. Journal of Midwifery and Women's Health (49)1: 14-23.

[46] **Anderson, T.:** (2000): Feeling Safe Enough To Let Go: The Relationship Between a Woman and her Midwife During The Second Stage of Labour. In: Kirkham, M. (Hrsg.): The Midwife-Mother Relationship. Chapter 1, Palgrave Macmillan, New York, 92-119.

[47] **Fraser, D. M.:** (1999). Women´s perceptions of midwifery care: a longitudinal study to shape curriculum development. Birth 26 (2): 99-107.

[48] **Hellbernd, H.:** (2006). Häusliche Gewalt gegen Frauen: gesundheitliche Folgen. Das S.I.G.N.A.L. – Interventionsprogramm, Curriculum, Eigenverlag.

[49] **Rogers, C.:** (2002). Therapeut und Klient. Grundlagen der Gesprächspsychotherapie, Fischer Verlag, Frankfurt a.M.

4 Schmerzmanagement

Rainhild Schäfers

4.1 Definition

Schmerz wird als unangenehmes Sinnes- und Gefühlserlebnis definiert, das mit einer aktuellen oder potenziellen Gewebsschädigung assoziiert ist („International Association for the Study of Pain"). **Management** bedeutet Handhabung, Leitung oder auch Führung. **Schmerzmanagement** bedeutet somit, ein unangenehmes Sinnes- und Gefühlserlebnis zu handhaben und dies ist sehr viel mehr als die Verabreichung eines für das Schmerzerleben vermeintlich passenden Schmerzmittels.

4.2 Hintergrund

Schmerzmanagement während der Geburt stellt eine besondere Herausforderung dar. Zum einen sind von allen Interventionen zur Schmerzerleichterung immer gleich mindestens zwei Menschen (Mutter und Fetus) betroffen, zum anderen handelt es sich bei dem Geburtschmerz um ein physiologisches Ereignis, was grundsätzlich die Frage nach der Notwendigkeit von schmerztherapeutischen, vor allem medikamentösen Maßnahmen aufwirft.

Die Linderung oder auch vollständige Beseitigung des Geburtsschmerzes wird oftmals von Professionellen mit einem positiven **Geburtserlebnis** assoziiert. Studien zeigen aber, dass beispielsweise die Periduralanästhesie (PDA) kein Garant für ein positives Geburtserlebnis ist und dass ein intensiv erlebter Geburtsschmerz ein positives Geburtserlebnis nicht verhindert (2-6). Dies zeigt die Bedeutung einer interdisziplinären und -professionellen Auseinandersetzung mit den Konstrukten positives Geburtserlebnis und gelungene Geburtsbegleitung im Zusammenhang mit dem Schmerzmanagement während der Geburt.

Geburtsschmerz, wie Schmerz generell, ist subjektiv und somit von außen nicht zu bewerten. Wie er von einer Frau individuell beurteilt und verarbeitet wird, unterliegt vielen unterschiedlichen Einflüssen.

Ein wesentlicher Einflussfaktor ist die **Gebärkultur**, innerhalb derer sich Frauen bewegen. Sie nehmen diese Kultur bereits vor dem Eintreten einer Schwangerschaft meist unbewusst wahr, setzen sich in der Schwangerschaft dann intensiv mit ihr auseinander und verhalten sich während der Geburt entsprechend konform. Wetering und Eskes (7) konnten dies in ihrer Studie anhand des Umgangs mit Schmerzmitteln zeigen. Sie befragten Amerikanerinnen und Niederländerinnen in ihrer Schwangerschaft bezüglich der Schmerzerwartung während der Geburt. 54 % der amerikanischen Frauen erwarteten, dass die Geburt sehr schmerzhaft sein würde, im Gegensatz zu 19 % der niederländischen Frauen. 62 % der Amerikanerinnen erwarteten, dass sie während der Geburt Schmerzmittel bekommen würden, verglichen mit 20 % der Niederländerinnen (die Frauen planten alle eine Geburt im Krankenhaus). Eine Befragung derselben Frauen nach der Geburt zeigte, dass tatsächlich 84 % der Amerikanerinnen ein Schmerzmittel erhalten hatten, im Gegensatz zu 38 % der Niederländerinnen. Die Forscherinnen machten für dieses Ergebnis unter anderem die kulturellen Einstellungen zum Thema Geburt verantwortlich. Während in Amerika die Geburt als ein medizinisches Ereignis angesehen wird, liegt der Fokus in den Niederlanden auf der Geburt als soziales Ereignis (7).

Hebammen sind maßgeblich an der Gestaltung der Gebärkultur beteiligt. Deshalb ist es für sie wichtig, sich immer wieder kritisch mit ihr auseinanderzusetzen. Die Reflexion über die Bedeutung des Geburtsschmerzes an sich und der bewusste Umgang mit schmerztherapeutischen Maßnahmen nehmen hier eine zentrale Rolle ein.

4.3 Ätiologie des Geburtsschmerzes

Ursachen des Geburtsschmerzes sind eine Dehnung bis hin zur Zerreißung von Gewebe sowie eine Minderdurchblutung der Beckenweichteile.

Geschieht dies, so wird über zum Rückenmark hinführende (afferente) Nervenbahnen ein Impuls geleitet, der schließlich in den Hirnstammregionen, im limbischen System, im Hypothalamus, in der Großhirnrinde sowie im zentralen Höhlengrau endet und dort zentral als Schmerzereignis verarbeitet wird.

Die Höhe der „Eintrittspforte" der afferenten Bahnen ins Rückenmark ist abhängig von ihrem **Ursprungsort**. Nervenbahnen des unteren Drittels der Vagina, der Vulva sowie des Dammgewebes ziehen in Höhe der Wirbelsegmente S_2–S_4 zum Rückenmark, die der Zervix und des inneren Muttermundes in Höhe der Wirbelsegmente Th_{10}–Th_{12} und die des Corpus uteri, des Fundus, der Ovarien sowie der Tuben gelangen schließlich über die Wirbelsegmente Th_{10}–L_1 zum Rückenmark (8), (▶ **Abb. 4-1**).

Vereinzelt gibt es Untersuchungen, die die Erfassung der **Intensität des Geburtsschmerzes** zum Inhalt haben. Das führte unter anderem zu der Aussage, dass der Geburtsschmerz in seiner Intensität die Neuralgie („helle" Nervenschmerzen)

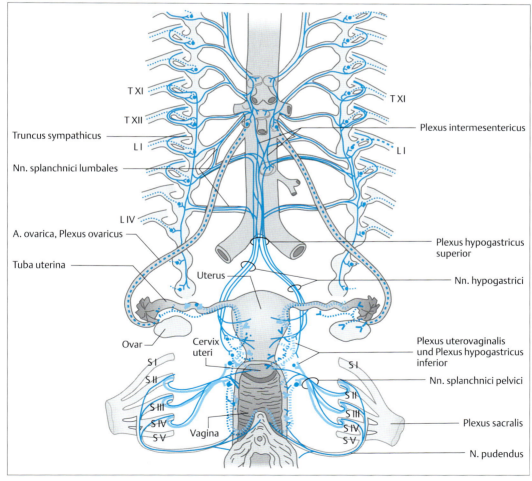

▶ **Abb. 4-1** Innervation der weiblichen Geschlechtsorgane (modifiziert nach Netter) (75).

4 Schmerzmanagement

und den Schmerz bei Knochenbrüchen übertrifft (9). Die isolierte Betrachtung der Schmerzintensität und der Vergleich mit krankhaften bzw. traumatischen Ereignissen aus anderen medizinischen Disziplinen verleitet zu der Annahme, dass es sich beim Geburtsschmerz immer um ein medikamentös zu therapierendes Phänomen handelt. Die geforderte ganzheitliche Betrachtungsweise des Geburtsschmerzes lässt derartige Untersuchungen überflüssig erscheinen.

4.4 Funktion des Geburtsschmerzes

Allgemein wird dem Schmerz eine **Signalfunktion** zugeschrieben. Durch sein Auftreten wird der Mensch auf mögliche Störungen im Organismus aufmerksam gemacht. Der **Geburtsschmerz** stellt eine Besonderheit dar. Auch wenn man ihm eine Signalfunktion zuschreiben kann, so ist er doch in den seltensten Fällen mit einer Störung im Organismus verbunden. Vielmehr führt er dazu, dass die Schwangere zunächst einen geschützten Raum aufsucht, in dem sie ihr Kind auf die Welt bringen kann. Im weiteren Verlauf der Geburt veranlasst er die Gebärende, eine Position einzunehmen, die für das Voranschreiten der Geburt am förderlichsten sowie für sie und das Kind am schonendsten ist.

Der eigene Rhythmus der Wehentätigkeit und die durch den Geburtsschmerz bedingte Ausschüttung großer Mengen von **β-Endorphinen** sorgen für die Einhaltung von individuellen Grenzen der psychischen Belastbarkeit.

> Nicht zuletzt sind eben jene β-Endorphine durch einen physiologischen Überschuss unmittelbar nach der Geburt zusammen mit dem ebenfalls unter Wehen ausgeschütteten Oxytocin die Ursache für das unsägliche Glücksgefühl, das nahezu alle Frauen nach einer interventionsfreien, normalen Geburt beschreiben.

Für das **Neugeborene** sind sie gewissermaßen ein Schutz, wenn seine Ankunft mit derartigen Glücksgefühlen in Verbindung gebracht wird. Aus biochemischer Sicht lässt sich sagen, dass die körpereigenen neuro-hormonellen Vorgänge während des Erlebens des Geburtsschmerzes einen hohen Anteil an dem störungsfreien Aufbau der Mutter-Kind-Bindung unmittelbar nach der Geburt haben.

Ein bis zum Ende der Geburt mehr oder weniger heftig durchlebter Geburtsschmerz, der durch körpereigene Hormonfreigaben induziert wurde, scheint aber nicht nur das Neugeborene zu schützen. Studien geben Hinweise darauf, dass Frauen erlebte Geburtsängste sowie das Schmerzerleben während der Geburt **langfristig besser verarbeiten** können, wenn ihnen der Geburtsschmerz während der Geburt nicht vollständig genommen wurde (10, 11).

> Geburtsschmerzen bereiten die Frau psychisch auf die Trennung vom Kind vor.

Die Frau befindet sich während der Geburt in der augenscheinlich **zwiespältigen Situation**, dass sie die in der Schwangerschaft aufgebaute Bindung bei der Geburt lösen muss, um unmittelbar nach der Geburt wieder eine wahrscheinlich andersartige, innigere Bindung zum Kind aufzunehmen. Der erlebte Geburtsschmerz scheint dafür zu sorgen, dass dieser Übergang einigermaßen reibungslos funktioniert. Die Mutter gerät durch ihn in die Situation, dass sie sich nichts sehnlicher wünscht, als vom Kind getrennt zu werden. Der Schmerz lässt somit keinen Fluchtweg offen, dass sich die Frau dem Trennungsprozess entzieht. Sie löst die pränatale Bindung und ist sozusagen frei und offen für eine neue Bindung zu ihrem Kind unmittelbar nach der Geburt. „Gleichzeitig ist der Schmerz selbst Ausdruck und Ventil für das emotionale Leiden, das die Trennung auslöst." (75). Diese psychologische Betrachtungsweise wurde bisher noch nicht ausreichend erforscht. Einzelne Studienergebnisse sowie Aussagen von Frauen zum Bindungsverhalten in Abhängigkeit zum Geburtsmodus unterstützen jedoch diese These (12).

All dies muss auch berücksichtigt werden, wenn präpartal der Tod des Kindes festgestellt wurde. Die gängige Praxis der frühen Anwendung einer Periduralanästhesie bei einer **Totgeburt** behindert möglicherweise postpartale Verarbeitungsprozesse. Die mittlerweile anerkannte Notwendigkeit, Eltern nach der Geburt eine ungestörte Zeit mit ihrem toten Kind im Kreißsaal zu ermöglichen, zeigt, dass ein Bindungsaufbau zwischen Eltern und Kind nach der Geburt für den Verabschiedungsprozess wichtig ist. Hebammen und Ärztinnen/Ärzte müssen deshalb im Einzelfall genau überlegen, ob nicht auch der (teilweise) erlebte Geburtsschmerz einen Anteil an diesem Bindungsaufbau haben kann.

Geburtsschmerz hat einen **appellativen Charakter**. Die unter Schmerzen eingesetzte Körpersprache – Weinen, Embryonalhaltung, Verlust der Körperspannung – fordert Trost, Schutz und Unterstützung ein. Diese Körpersprache ist überall auf der Welt gleich. Sie scheint sich also aus evolutionsbiologischer Sicht durchaus bewährt zu haben (13). Selbst Menschen, die von Geburt an blind sind, verwenden diese Körpersprache von Anbeginn ihres Lebens, ohne dass sie je die Gelegenheit hatten, sie sich irgendwo abzuschauen.

> Durch den appellativen Charakter des Geburtsschmerzes wird gewissermaßen sichergestellt, dass die Gebärende nicht alleine gelassen wird und so ein Mindestmaß an Schutz für die Mutter und das Kind gewährleistet ist.

4.5
Vorgeburtliche Maßnahmen zum Umgang mit dem Schmerzerleben während der Geburt

Im Hinblick auf das Schmerzerleben während der Geburt werden bereits in der Schwangerschaft zahlreiche Trainingsprogramme und Therapien angeboten. Diese zielen in den meisten Fällen auf das **Lösen bzw. Vermeiden von neuromuskulären Blockaden** ab. Dadurch soll der Durchtritt des Kindes durch die knöchernen und weichen Geburtswege erleichtert, als Folge eine Schmerzerleichterung während der Geburt erreicht und/oder die Geburtsdauer verkürzt werden. Diese Argumentationskette scheint zunächst logisch. Es muss jedoch angemerkt werden, dass die meisten vorgeburtlichen Maßnahmen den Beweis der Schmerzerleichterung während der Geburt, der unter anderem an einem verminderten Schmerzmittelverbrauch erkennbar wäre, bisher schuldig geblieben sind. Hier besteht dringender Forschungsbedarf.

Grundsätzlich ist zu überlegen, ob vor allem das Angebot vorgeburtlicher **Therapien ohne bestehende Indikation** nicht das eigentliche Ziel in der Hebammenarbeit, nämlich die Stärkung der Frau vor, während und nach der Geburt, verfehlt.

4.5.1 Akupunktur

Akupunktur ist eine Ordnungs- und Regulationstherapie. Gestörte Funktionen des Organismus werden durch eine entsprechende Reizsetzung wieder in Einklang gebracht bzw. einzelne Funktionen des Körpers gestärkt. Die Reizsetzung erfolgt mithilfe von Nadeln, die in unterschiedlicher Tiefe an genau definierten Punkten in die Haut gestochen werden. Die Akupunktur ist mit einem Anteil von 10–20% ein relativ kleines Teilgebiet der traditionellen chinesischen Medizin (14). In Studien konnte gezeigt werden, dass die Akupunktur als geburtsvorbereitende Maßnahme die **Geburtsdauer** signifikant verkürzt (15-17). Das subjektive Schmerzerleben der Frauen während der Geburt sowie das Schmerzmanagement an sich wurden in diesen Studien nicht näher analysiert.

Grundsätzlich muss die Frage gestellt werden, ob eine **geburtsvorbereitende Akupunkturtherapie**, vor allem ohne sorgfältig gestellte Indikation nicht den Frauen suggeriert, dass ihnen ein Ereignis bevorsteht, welches sie auf keinen Fall ohne professionelle Hilfe bewältigen können. Gleiches gilt für **vorgeburtliche Anästhesiegespräche** mit Frauen, deren Schwangerschaft komplikationslos verlaufen ist und die auf der Basis ihrer Vorgeschichte auch eine komplikationslose Geburt erwarten dürfen. Die Stärkung der Bewältigungskompetenz der Frauen (Empowerment) als erklärtes Ziel der Betreuung durch Hebammen während Schwangerschaft, Geburt und Wochenbett wird mit diesen Maßnahmen in Frage gestellt.

> Vielmehr gilt es, Frauen in der Schwangerschaft umfassend über **alle** Aspekte des Geburtsschmerzes und alle Optionen des Schmerzmanagements in Kenntnis zu setzen, um ihnen während der Geburt die Möglichkeit einer informierten Wahl geben zu können.

4 Schmerzmanagement

4.5.2 Haptonomie

Begründer der Haptonomie ist der niederländische Arzt und Geburtshelfer Frans Veltman. Vor mehr als 50 Jahren hat er den Grundsatz von der Kunst des Berührens und der **Kontaktaufnahme mit dem Kind im Mutterleib** geprägt. Veltman spricht bei der Haptonomie auch von der Wissenschaft der Affektivität. In Kursen ab der 20.–24. Schwangerschaftswoche lernen Eltern spezielle Übungen, die der Tiefenentspannung, aber auch der Kontaktaufnahme mit dem Ungeborenen dienen. In einzelnen Veröffentlichungen wird berichtet, dass eine haptonomische Begleitung während der Schwangerschaft und Geburt Auswirkungen auf die Schmerzintensität und damit einen geringeren Schmerzmittelverbrauch während der Geburt zur Folge hat. Die Studien, die hierzu angeführt werden, sind jedoch entweder nicht klar formuliert oder methodisch nicht vertretbar (18, 19). Hier besteht weiterer Forschungsbedarf.

Yoga und gezielte Atemübungen z. B. in Geburtsvorbereitungskursen werden als **Kontraindikation** für die Haptonomie angesehen, „ ... da durch die Konzentration der haptonomische Kontakt zu dem Kind auf die Atmung unterbrochen wäre." (18).

4.5.3 Kraniosakraltherapie

Die Kraniosakraltherapie ist eine Disziplin, die sich vor allem in den letzten 40 Jahren aus der amerikanischen Osteopathie entwickelt hat. Während die Osteopathie durch Manipulationen im Schädel- und Wirbelsäulenbereich auf die Selbstheilung primär auf der körperlichen Ebene abzielt, wird bei der Kraniosakraltherapie durch die Entspannung der Faszien, speziell der Dura mater (harte Hirn- bzw. Rückenmarkshaut die das zentrale Nervensystem umhüllt), die Selbstheilung des Menschen auf der körperlichen, geistigen und emotionalen Ebene verfolgt. Dieses soll durch gezielte äußerliche Handgriffe der/des Behandelnden im Bereich der Dura mater der Patientin/des Patienten erreicht werden. Bezogen auf das Geburtserleben dient die Kraniosakraltherapie vor allem der **individuellen Geburtsvorbereitung** speziell bei vorangegangenen Traumata und Ängsten (20).

Bislang existieren **keine wissenschaftlichen Evidenzen** zur Auswirkung auf das Schmerzerleben und das Schmerzmanagement während der Geburt.

> Sowohl für die Kraniosakraltherapie als auch für die Akupunktur und die Haptonomie gilt, dass sie nur von Hebammen angewendet werden dürfen, die in speziellen Schulungsprogrammen ein anerkanntes Ausbildungszertifikat erhalten haben.

4.5.4 Geburtsvorbereitungskurse

Der Einfluss von Geburtsvorbereitenden Kursen auf das Schmerzerleben während der Geburt konnte bisher nicht bewiesen werden. Dies liegt sicherlich in dem breiten Spektrum begründet, in dem Geburtsvorbereitende Kurse angeboten werden. Speziell für einzelne Elemente wie Meditation, Autosuggestion, Yoga, Tai-Chi, Feldenkrais- oder auch Zilgrei-Übungen besteht dringender Forschungsbedarf. Das Bedürfnis von Frauen/Paaren, sich in Geburtsvorbereitungskursen mit dem Geburtsschmerz und dem Umgang mit ihm beschäftigen, erfordert von der Hebamme besonderes Einfühlungsvermögen. Eine zu eindimensionale Betrachtung führt möglicherweise auch zu einem erhöhten Einsatz von Periduralanästhesien während der Geburt (21).

4.5.5 Fazit

Für alle vorgeburtlichen Maßnahmen besteht im Hinblick auf das Schmerzerleben und den Schmerzmittelverbrauch während der Geburt ein **großer Forschungsbedarf**. Den Erfahrungswerten der Hebamme und den individuellen Bedürfnissen der Frau ist bezüglich der Anwendung vorgeburtlicher Maßnahmen unbedingt Rechnung zu tragen. Um im Sinne der evidenzbasierten Medizin ein verantwortungsvolles Schmerzmanagement durchführen zu können, müssen aber auch Studien zu den genannten Maßnahmen und Therapien initiiert werden, die sowohl das mütterliche als auch das kindliche Outcome untersuchen. Erst dann ist das „Drei-Säulen-Prinzip" der evidenzbasierten Medizin (▶ **Kap. 3**) als medizinethische

Grundlage für das berufliche Handeln von Hebammen erfüllt.

4.6 Maßnahmen während der Geburt

Schmerztherapeutische Maßnahmen während der Geburt setzen an unterschiedlichen Wirkungsmechanismen an. Während Opiate und Epi-/Periduralanästhesien pharmakodynamisch auf die zentrale Schmerzbewertung und -reizleitung wirken, werden bei anderen Verfahren biochemische Prozesse in Gang gesetzt, die Einfluss auf die Schmerzreizleitung nehmen.

4.6.1 Gate-Control-Theory

Das Ingangsetzen körpereigener biochemischer Prozesse während der Geburt lässt sich mithilfe der Gate-Control-Theory erklären. Die Forscher Melzack und Wall entdeckten 1965, dass Schmerzimpulse sowohl von peripheren als auch von absteigenden Bahnen aus dem Gehirn gehemmt werden können. Die **Beanspruchung dieser Bahnen durch andere Reize** (Stiche, Kälte, Emotionen usw.) führt zu einer Abschwächung des Schmerzimpulses an das Gehirn und damit zu einer schwächeren „Bewertung" des Schmerzes durch die Hirnstammregionen, das limbische System, den Hypothalamus, die Großhirnrinde und das zentrale Höhlengrau. So ist zu erklären, dass Menschen beispielsweise bei plötzlicher sehr starker emotionaler Erregung den Schmerz zunächst nicht wahrnehmen. Schmerzerleben wird damit **individuell und situationsabhängig**.

Zu den schmerzlindernden Maßnahmen, die mit dieser Theorie zu erklären sind, gehören u. a. Hypnose, Akupunktur, Akupressur, Quaddeln und Autosuggestion.

4.6.2 Psychosomatische Aspekte

Bei allen genannten Maßnahmen zur Schmerzlinderung während der Geburt muss berücksichtigt werden, dass sie nur die zweite Wahl darstellen können.

> Erste Wahl für Hebammen und für alle der Geburt beiwohnenden Personen ist es, auf den appellativen Charakter des Geburtsschmerzes mit Trost und Motivation jederzeit adäquat zu reagieren.

Dies ist nur bei einer **kontinuierlichen Betreuung** ab einem möglichst frühen Zeitpunkt der Geburt in zufriedenstellendem Ausmaß möglich. Sind diese Voraussetzungen erfüllt, sinken für die Gebärende die Risiken, während der Geburt eine Periduralanästhesie zu erhalten sowie einer vaginal-operativen Beendigung der Geburt. Dies gilt vor allem dann, wenn die kontinuierliche Betreuung durch eine Person erfolgt, die nicht zum Team der geburtshilflichen Einrichtung gehört (22). In der Konsequenz bedeutet dies, dass auch in der Latenzphase einer Geburt auf die **Anwesenheit von Partner, anderen Familienangehörigen und/oder Freundinnen** Wert gelegt werden sollte, sofern dies den Bedürfnissen der Gebärenden entspricht.

Mittlerweile wird allgemein anerkannt, dass die **Räume**, in denen Kinder geboren werden – sollten diese sich nicht im häuslichen Umfeld der Gebärenden befinden – farblich ansprechend und angstreduzierend gestaltet werden sollten. Auch sollen sie technisch so ausgestattet sein, dass den Gebärenden beispielsweise alle Optionen bezüglich der Geburtsposition offen gehalten werden. Von den Verantwortlichen vieler geburtshilflicher Einrichtungen wurden diese Kriterien auch umgesetzt.

Kritisch angemerkt werden muss jedoch, dass oftmals das Verhalten der Professionellen während der Geburt nicht mit den Eindrücken, die beispielsweise bei vorherigen Kreißsaalbesichtigungen optisch vermittelt wurden, übereinstimmen. Wurden bei der Kreißsaalbesichtigung noch Hocker, Seil und Gebärwanne vorgeführt, finden doch immer noch über 80 % der Geburten in liegender Position im Kreißbett statt (23). Zum einen geschieht dies nach Aufforderung der professio-

4 Schmerzmanagement

nellen GeburtsbetreuerInnen, zum anderen hat sich die Gebärende die Position auch selbst ausgesucht. Aber auch wenn die Gebärende sich unaufgefordert in das bereitstehende Kreißbett legt, ist dies nicht zwingend gleichbedeutend mit einer **freien Wahl der Geburtsposition**. Unter Umständen interpretiert die Gebärende das in der Regel in der Kreißsaalmitte relativ prominent aufgestellte Kreißbett mit einer zurückgeschlagenen Bettdecke als indirekte Aufforderung, sich hinzulegen. Dieser optische Eindruck wiegt dann mehr als die Aufforderung der Hebamme sich zu bewegen.

Da gezeigt werden konnte, dass **Bewegung während der Geburt** sich nicht nur förderlich auf den Geburtsfortschritt auswirkt, sondern auch eine analgetische Wirkung hat (24), müssen Hebammen nicht nur durch ihre Haltung und ihre verbalen Äußerungen widerspiegeln, dass sie die Bewegung der Gebärenden befürworten. Sie müssen auch in der Gestaltung bzw. Vorbereitung der Geburtsräume alles daransetzen, dass die Gebärende die Bewegung während der Geburt als das in der jeweiligen geburtshilflichen Einrichtung **sozial erwünschte Verhalten** empfindet.

Komplementärmedizinische Verfahren

Komplementär kommt aus dem Lateinischen und heißt sich gegenseitig ergänzend. Mit dem Begriff Komplementärmedizinische Verfahren werden Maßnahmen bezeichnet, die in unzureichendem Ausmaß oder auch gar nicht zu den anerkannten Schulmedizinischen Verfahren gehören, sie jedoch ergänzen können. Oftmals werden sie als mangelhaft wissenschaftlich bewiesen angesehen.

Das Problem liegt hierbei aber nicht in der fraglichen Wirksamkeit der einzelnen Maßnahmen, sondern in der in der Medizin üblichen, wissenschaftlichen Beweisführung. Der Fokus in der schulmedizinischen Beweisführung liegt in der Triade Ursache–Dosis–Wirkung, ein Prinzip nach dem so komplexe Verfahren wie Akupunktur, Homöopathie und weitere kaum beurteilt werden können. Hier müssen **andere wissenschaftliche Prüfverfahren** entwickelt werden, die in der Regel ein höheres Ausmaß an zeitlichen, personellen und materiellen Ressourcen erfordern und damit finanziell aufwendiger sind. Dies ist möglicherweise auch der Grund für die unzureichende Studienlage zu den Komplementärmedizinischen Maßnahmen.

4.6.3 Akupunktur

Der Einsatz der Akupunktur während der Geburt als schmerzerleichternde Maßnahme kommt aufgrund des augenscheinlich aufwendigen und vermeintlich bewegungseinschränkenden Verfahrens hierzulande nur selten zum Einsatz. In drei skandinavischen randomisiert kontrollierten Studien konnte gezeigt werden, dass der peripartale Einsatz von Akupunktur den **Schmerzmittelverbrauch während der Geburt** erheblich senkt (25-27). Auch die retrospektive Datenanalyse von insgesamt 15 109 Geburten in Norwegen zeigte eine signifikant erniedrigte Rate von Periduralanästhesien bei gleichzeitiger Anwendung der Akupunktur unter der Geburt (28).

Skilnand et al. (26) führten 1998/1999 mithilfe von insgesamt 210 Gebärenden eine randomisiert kontrollierte, einfach verblindete Studie in Norwegen durch. Es wurde hierbei dem Zufall überlassen, welche Gebärende die richtige und welche eine falsche Akupunkturanwendung (die Nadeln wurden in diesem Fall nicht so tief und leicht versetzt neben die eigentlichen Akupunkturpunkte gesetzt) zur Schmerzerleichterung bekam. Die Teilnehmerinnen der Studie wussten darüber hinaus nicht, welche Form der Akupunkturbehandlung sie erhielten. In der jeweiligen Akupunkturbehandlung wurden zwischen 2 und 12, durchschnittlich 7 Nadeln verwendet. Zu den Akupunkturpunkten gehörten: He7, Pe7, Ma30, Ma29, Gb34, MP8, Ma36, MP6, Ni3, Le3, Gb41, LG20, Bl34, Bl32, Di4, Bl67 und Bl60. Um die Bewegungsfreiheit nicht einzuschränken, wurden Nadeln, die bis zur Geburt liegen blieben, getaped. Andere wurden bereits nach 20 Minuten wieder entfernt. Die Ergebnisse der Studie zeigten, dass sowohl der Verbrauch an Pethidin als auch die Anwendung der Periduralanästhesie **signifikant geringer** war, wenn die Frauen eine „richtige" Akupunkturanwendung während der Geburt erhielten (26). Das Forschungsdesign dieser Studie erfüllt höchste wissenschaftliche Evidenzkriterien, wodurch die Ergebnisse als besonders wertvoll anzusehen sind.

Trotz dieser Studienergebnisse wird in den Leitlinien des **National Institute for Health and Clinical Excellence** (NICE) den Professionellen aber empfohlen, eine Akupunkturbehandlung während der Geburt nicht anzubieten. Für den Fall, dass Frauen dies selbst unter der Geburt anwenden wollen, sollen sie davon aber auch nicht abgehalten werden (29). Diese Zurückhaltung ist dadurch zu erklären, dass sich die bisherigen Studienergebnisse lediglich auf den Schmerzmittelverbrauch beziehen und derzeit keine Forschungsergebnisse zu mütterlichen und kindlichen Komplikationen vorliegen (30).

4.6.4 Akupressur

Der Akupunktur verwandt ist die Akupressur. Hierbei werden die einzelnen Punkte der Meridiane nicht mit Hilfe von Nadeln, sondern durch konstanten Druck stimuliert. Chung et al. (31) konnten in ihrer Studie zeigen, dass die Stimulation der Akupunkturpunkte Bl67 und Di4 durch Druck in einem bestimmten Muster eine schmerzlindernde Wirkung in der **Eröffnungsperiode** hatte. Jeder einzelne Punkt wurde dabei jeweils für 10 Sekunden gedrückt. Nach zwei Sekunden Pause wurde erneut gedrückt. Dieser Zyklus wurde 5-mal in insgesamt 5 Minuten durchgeführt. Die Gesamtlänge der Akupressurbehandlung betrug 20 Minuten. Die Studie gibt keinen Aufschluss über den Schmerzmittelverbrauch während der Geburt (31).

Lee et al. (32) zeigten in ihrer Studie, dass der Druck des Akupunkturpunktes MP6 in jeder Wehe über einen Zeitraum von 30 Minuten eine **angstreduzierende Wirkung** auf die Gebärenden hatte. Sie beschrieben ebenfalls eine signifikant kürzere Geburtsdauer im Vergleich zu Gebärenden ohne Akupressurbehandlung. Allerdings konnten sie keinen geringeren Schmerzmittelverbrauch unter Akupressur nachweisen.

Eine besondere Form der Akupressur ist die **Akupressur mit Eis**. Hierbei wird mit einem kleinen Eisbeutel (z.B. gestoßene Eiswürfel, eingewickelt in ein kleines Baumwolltuch oder einen Waschlappen) während der Wehe der Akupunkturpunkt Di4 anhaltend bis zum Ende der Wehe gedrückt. In einer kleinen Studie von Waters et al. konnte eine schmerzerleichternde Wirkung vor allem bei der Anwendung an der linken Hand gezeigt werden (33).

4.6.5 Aromatherapie

Die Aromatherapie basiert auf der Verwendung von ätherischen Ölen, die Extrakte aus den verschiedenen Teilen wie Früchten, Fruchtschalen, Blüten oder Wurzeln botanisch eindeutig identifizierter Pflanzen oder auch Extrakte der ganzen Pflanze enthalten. Aromaöle sind hochkonzentriert und dürfen nur in verdünnter Form z.B. als Bäder, Kompressen, in Duftlampen oder verdünnt mit anderen Ölen als Massageöl angewendet werden. Als gut erforscht gilt mittlerweile die **antibakterielle**, **fungizide und antivirale Wirkung** von verschiedenen ätherischen Ölen (34).

In der **Geburtshilfe** stehen zur Anwendung von Aromaölen derzeit nur wenige Studienergebnisse zur Verfügung. Von 537 Frauen, die während der Geburt Lavendel und Weihrauch als **schmerzlindernde Maßnahme** in Form von Bade- oder Duftlampenzusatz erhielten, empfanden 54% der Frauen Lavendel und 64% der Frauen Weihrauch als hilfreich. Anzeichen einer schmerzerleichternden Wirkung konnten auch bei der Verwendung von Muskatellersalbei und Kamille identifiziert werden (35). Deutliche Hinweise gibt es auf die **angstreduzierende und entspannende Wirkung** von Rose und Lavendel (35-37).

Insgesamt geben die Studien jedoch keinen Hinweis auf einen reduzierten Schmerzmittelverbrauch durch die Anwendung von Aromaölen. Dies konnten auch Burns et al. (74) in ihrer Machbarkeitsstudie zur Aromatherapie feststellen. Vorrangiges Ziel dieser Studie war es, darzustellen, inwieweit randomisiert kontrollierte Studien durchgeführt werden können, um die Wirksamkeit der Aromatherapie zu überprüfen. Hierfür wurden die Essenzen römische Kamille, Muskatellersalbei, Weihrauch, Lavendel und/oder Mandarine in unterschiedlicher Applikationsweise nach dem Zufallsprinzip bei insgesamt 251 Frauen angewendet. Eine Kontrollgruppe von 262 Frauen erhielt hingegen keine aromatherapeutischen Maßnahmen. Erstgebärende berichteten in dieser

Studie von einer Schmerzerleichterung nach der Anwendung von Aromaölen, was Mehrgebärende jedoch nicht bestätigen konnten. Die Ergebnisse dieser Studie zeigten darüber hinaus, dass weder bei den Müttern noch bei den Kindern ernsthafte Nebenwirkungen der Aromatherapie beobachtet werden konnten. Jedoch thematisierten die AutorInnen, dass für Aussagen zur Wirksamkeit der Aromatherapie die Stichprobe zu klein gewählt und dies auch nicht das eigentliche Ziel der Studie war. Darüber hinaus gaben sie zu bedenken, dass bei Anwendung von Aromaölen die Anwenderin selbst ebenfalls den Düften ausgesetzt ist und Auswirkungen diesbezüglich nicht bekannt sind (74).

Es muss nach wie vor festgestellt werden, dass **Nebenwirkungen** von Aromaölen allgemein vor allem aber **beim Feten** bisher unzureichend bis gar nicht erforscht sind. Die Tatsache, dass beispielsweise nachgewiesenermaßen die Aufnahme von Knoblauch den Geruch des Fruchtwassers verändert, führt zu der Annahme, dass Essenzen aus Ölen plazentagängig sind (36). Einzelne Aromaöle sind für ihre stark phototoxische Wirkung bereits bekannt. Hierunter fällt z. B. das Zitronenöl. Untersuchungen zu Auswirkungen auf den Feten sind vor diesem Hintergrund dringend erforderlich.

4.6.6 Bach-Blütentherapie

Bei der Bach-Blütentherapie handelt es sich um ein Therapieverfahren, das nach seinem Entwickler, dem englischen Arzt Dr. Edward Bach, benannt wurde. 38 Blüten-Extrakte bilden dabei ein geschlossenes System ab, welches in Beziehung zu allen negativen Seelenzuständen des Menschen steht. Die durch wässrigen Auszug oder Abkochung gewonnenen Extrakte werden mit Brandy in einem Verhältnis von 1 : 240 verdünnt. Dieses Gemisch eines jeden einzelnen Pflanzenextrakts („Stock Bottle") ist die Basis für die Herstellung weiterer Verdünnungen und Einnahmemischungen.

Die Therapie mit Bach-Blüten beruht auf der Annahme, dass Krankheit der Ausdruck eines gestörten seelischen Gleichgewichts ist, welches durch ein individuell hergestelltes Gemisch aus verschiedenen verdünnten Blütenextrakten wiederhergestellt werden kann. Insofern darf die Bach-Blütentherapie ebenfalls als Ordnungs- und Regulationstherapie verstanden werden.

Unter den Bach-Blütenmischungen wurde lediglich eine von Eduard Bach vorgegeben, deren Zusammensetzung nicht verändert werden darf. Es handelt sich dabei um die sogenannten **Notfalltropfen** (Rescue Remedy). Die Zusammensetzung besteht aus dem doldigen Milchstern (Star of Bethlehem), dem gelben Sonnenröschen (Rock Rose), dem drüsentragenden Springkraut (Impatiens), der Kirschpflaume (Cherry Plum) und der weißen Waldrebe (Clematis). Die Notfalltropfen werden in Angst- und Stresssituationen eingesetzt (38).

Die **individuelle Rezeptierung** der Bach-Blüten erschwert den wissenschaftlichen Nachweis der Wirksamkeit einzelner Blütenextrakte. In einer sehr kleinen randomisiert kontrollierten Studie konnte gezeigt werden, dass Erstgebärende, die ab dem Entbindungstermin eine auf sie abgestimmte Mischung von Bach-Blüten täglich zu sich nahmen, einen signifikant geringeren Schmerzmittelverbrauch während der Geburt hatten als Erstgebärende einer Vergleichsgruppe ohne Bach-Blütentherapie. Der Geburtsbeginn wurde durch die Einnahme der Bach-Blüten bei den Studienteilnehmerinnen nicht beeinflusst.

Zur **Wirksamkeit der Notfalltropfen** (Rescue Remedy) wurden zwei randomisierte Studien durchgeführt, in denen der Angstlevel von Examenskandidaten nach der Einnahme der Bach-Blüten und nach der Einnahme eines Placebopräparates gemessen wurde. Hier konnte kein Unterschied zwischen den Gruppen festgestellt werden (39).

4.6.7 Bad (warmes)

> Studien haben gezeigt, dass ein warmes Bad (oder mehrere warme Bäder) in der Eröffnungsperiode eine analgesierende Wirkung hat.

Messbar wurde dies in der signifikant geringeren Anwendung einer Periduralanästhesie bei Frauen, denen ein Bad in der Eröffnungsperiode ermöglicht wurde (40). Diese Ergebnisse stimmen mit den Erfahrungswerten vieler Hebammen überein. Es ist zu überlegen, ob Hebammen mit der Kenntnis dieser Studienergebnisse einer Gebärenden erst dann ein Bad anbieten sollten, wenn sie über eine Schmerzintensität klagt, die eine schmerzlindernde Maßnahme erfordert. Ein warmes Bad könnte auch als wirksames Schmerzmittel angesehen und gezielt eingesetzt werden.

4.6.8 Homöopathie

Die Homöopathie gilt als **Erfahrungsmedizin**. Sie gehört ebenfalls zu den Ordnungs- und Regulationstherapien. Mit den einzelnen, in verschiedenen Verdünnungen angewendeten Arzneien werden Impulse gesetzt, die eine Regulation der Körperfunktionen bewirken.

Das **Prinzip der Verdünnung** erfolgt mittels einer Potenzierung (Schütteln) während eines einzelnen Verdünnungsvorganges, weshalb auch von Potenzen gesprochen wird. Die Potenzstufe wird mit einem Buchstaben und einer Ziffer angegeben, wobei der Buchstabe sozusagen für die Summe der Teile als Endergebnis eines einzigen Verdünnungsvorgangs steht und die Ziffer für die Anzahl der Verdünnungsvorgänge. Bei einer **D1-Potenz** steht das D für Dezimal, das Endergebnis einer einzelnen Verdünnung sind demnach zehn Teile. Das heißt, es wurde ein Teil des Urstoffes mit neun Teilen Milchzucker oder einem anderen Trägerstoff durch Schütteln verdünnt. Hat man diesen Vorgang einmal vorgenommen, spricht man von einer D1-Potenz. Wird von dieser Mixtur wieder ein Teil mit neun Teilen Milchzucker oder ähnlichem verdünnt, spricht man von einer D2. Bei einer **C-Potenz**, möchte man im Ergebnis nicht zehn Teile haben, sondern hundert (C = Centesimal). Es wird also ein Teil des Urstoffes mit 99 Teilen Milchzucker oder Ähnlichem verdünnt, um eine C1-Potenz zu erhalten. Bei einer C2-Potenz hat man dann wiederum ein Teil dieser Mixtur mit 99 Teilen Milchzucker oder Ähnlichem verdünnt.

Bereits bei einer D4-Potenz ist der Urstoff als Molekül kaum noch nachweisbar, weshalb viele Menschen die Wirksamkeit der Homöopathie anzweifeln.

Die Auswahl der Urstoffe (Pflanzen, Gifte, Metalle o.Ä.) erfolgt nach dem **Ähnlichkeitsprinzip**. Der von Samuel Hahnemann bereits vor über 200 Jahren geprägte Satz „Similia similibus curentur" („Ähnliches heilt Ähnliches") beschreibt unter anderem die Vorgehensweise, dass in der Behandlung einer Erkrankung jenes Mittel gewählt wird, welches bei der Einnahme in seiner, in der Natur vorkommenden Urkonsistenz genau die gleichen oder weitestgehend ähnlichen Symptome auslösen würde, mit denen sich das jeweilige Krankheitsbild darstellt. Weitere Hinweise bezogen auf das Ähnlichkeitsprinzip bietet das natürliche Vorkommen der Arznei. Klimaregionen und Jahreszeiten, in denen Pflanzen blühen, werden beispielsweise in Beziehung gesetzt zur Auswirkung von Kälte und Wärme auf das Krankheitsbild. Eine Pflanze, die in kalten Regionen oder kalten Jahreszeiten ihre volle Blüte trägt, wird ihren Einsatz nur bei Krankheiten finden, deren Symptome sich durch Kälte bessern. Wird ein Mittel bei dem „passenden Krankheitsbild" in verdünnter, potenzierter Form eingenommen, wird dadurch nach Lehre der Homöopathie eine Heilung erreicht.

In der homöopathischen Behandlung erfolgt die Auswahl der Mittel personen-(konstitutionell) oder indikations-, krankheitsbezogen. Bei homöopathischen Arzneien mit bis zu 3000 Leitsymptomen spielt die genaue Anamnese gerade bei der konstitutionellen Behandlung eine entscheidende Rolle, vor allem weil sich manche Arzneien nur sehr geringfügig in ihren Leitsymptomen unterscheiden, dieser Unterschied in der Behandlung aber eine wichtige Rolle spielen kann.

> Die für eine ausführliche homöopathische Anamnese notwendige Zeit schließt eine konstitutionelle Behandlung während der Geburt nahezu aus, vor allem wenn die Gebärende der Hebamme zuvor unbekannt war. Hier kann **nur indikationsbezogen** homöopathisch behandelt werden.

Die **Wahl der Arznei** zur Förderung des Geburtsfortschrittes, zur Koordinierung der Wehentätigkeit oder einfach zur Entspannung mit dem Ziel der Schmerzlinderung ist dann abhängig von den **Begleiterscheinungen**, die neben der Schmerzintensität zu beobachten sind. Zwar gibt es in geburtshilflichen Lehrbüchern immer wieder Angaben über Mittel, die während der Geburt zum Einsatz kommen können, in der Symptomdarstellung werden dann aber häufig nur wenige oder sogar nur ein Symptom genannt, was nicht dem Wesen der Homöopathie entspricht. Nur mehrere Symptome können den Hinweis auf die richtige Mittelwahl geben.

> Im Hinblick auf eine Arzneimittelwechselwirkung muss vor der Gabe eines homöopathischen Mittels immer gefragt werden, ob sich die Gebärende in homöopathischer Behandlung befindet oder aktuell homöopathische Mittel einnimmt.

Eine homöopathische Behandlung ist darüber hinaus nur sinnvoll, wenn sich die Hebamme über eine möglicherweise eintretende **homöopathische Erstverschlimmerung** (als Zeichen der richtigen Mittelwahl) bewusst ist und darauf im Sinne der Homöopathie entsprechend reagiert. Erstverschlimmerungen können sehr eindrucksvoll sein, weshalb dem Einsatz der Homöopathie während der Geburt mit genauso viel Zurückhaltung begegnet werden sollte wie dem Einsatz anderer Arzneimittel. Schließlich stellt jede Form der Arzneimittelgabe bzw. der Analgesie eine Intervention dar.

Den **wissenschaftlichen Beweis der Wirksamkeit** von Homöopathie als schmerzlindernde Maßnahme während der Geburt ist man bislang wahrscheinlich aus den bereits genannten Gründen schuldig geblieben. Vereinzelt gibt es Hinweise darauf, dass es unter einer homöopathischen Behandlung zur Abnahme einer pathologischen Wehentätigkeit sowie zur Besserung von postpartalen Blutungen kommt (41).

4.6.9 Hypnose

> Bereits 1969 konnte in einer Studie nachgewiesen werden, dass Hypnose ein **wirksames Mittel** zur Schmerzlinderung während der Geburt darstellt.

Dieser Studie folgten weitere und zuletzt wurde 2004 die Effektivität der Hypnose in Bezug auf das Schmerzerleben während der Geburt nachgewiesen (42).

Eine sehr eindrucksvolle Studie führten Jenkins et al. (1993) über einen Zeitraum von fünf Jahren durch. Die Studienteilnehmerinnen erhielten während ihrer Schwangerschaft 6-mal eine 30-minütige, nach den Richtlinien der British Medical and Dental Hypnosis Society durchgeführte, hypnotische Behandlung und erlernten dabei Techniken der **Selbsthypnose**. Die Frauen wurden angehalten, diese Selbsthypnose während der Geburt anzuwenden. Die Person, bei der die Hypnose erlernt wurde, war während der Geburt nicht anwesend. Im Vergleich mit einer mehr als doppelt so großen Kontrollgruppe (262 hypnotisierte Erst- und Zweitgebärende im Vergleich zu 600 nicht-hypnotisierten Erst- und Zweitgebärenden) kamen signifikant mehr Frauen aus der Hypnosegruppe **ohne Schmerzmittel** aus. Darüber hinaus war die **Geburtsdauer** in dieser Gruppe bei den Erstgebärenden um durchschnittlich drei Stunden, bei den Zweitgebärenden um durchschnittlich eine knappe Stunde verkürzt (43).

Eine Metaanalyse aus dem Jahr 2004 zeigte außerdem, dass signifikant weniger Frauen unter Anwendung von Hypnose **Wehenmittel** während der Geburt benötigten (44).

Vergleichbar mit der Akupunktur wird in den Leitlinien des **National Institute for Health and Clinical Excellence** (NICE) Professionellen empfohlen, von sich aus eine hypnotische Behandlung unter der Geburt nicht anzubieten. Für den Fall, dass Frauen die Selbsthypnose unter der Geburt anwenden wollen, sollen sie davon aber auch nicht abgehalten werden (29). Auch hier gilt, dass derzeit keine Forschungsergebnisse zu mütterlichen und kindlichen Komplikationen vorliegen (30).

4.6.10 Massagen

Chang et al. zeigten in ihrer kleinen einfach verblindeten, randomisierten Studie, dass Massagen während der Geburt eine **analgesierende Wirkung** haben. 87 % der Frauen, die eine bestimmte Form der auf die Bedürfnisse der Gebärenden ausgerichteten Massage (bestehend aus Streicheln, Kneten der Rücken- und Schulterpartie sowie Druck im Kreuzbeinbereich) über einen Zeitraum von 30 Minuten sowohl während der Latenzphase als auch der Eröffnungsperiode erhielten, gaben ein Nachlassen der Schmerzintensität an. Die Studie gibt jedoch keine Hinweise auf den Schmerzmittelverbrauch. Chang et al. konnten in dieser Studie auch zeigen, dass die Massage in der Latenzphase **angstreduzierend** wirkte (45).

Da Massagen oft mit bestimmten Atemtechniken verbunden und in bestimmte Betreuungskonzepte eingebunden sind, ist es schwierig, die isolierte Wirksamkeit der Massagen wissenschaftlich nachzuweisen. Es gibt Hinweise, dass während der Schwangerschaft erlernte, miteinander **kombinierte Massage-, Atem- und Visualisierungstechniken**, die unter der Geburt angewendet werden, zu einem reduzierten Schmerzmittelverbrauch führen (46).

4.6.11 Quaddeln

Das Setzen von Quaddeln ist in skandinavischen Ländern und in Großbritannien eine seit den 1980-er Jahren gängige Methode der Schmerztherapie in der Eröffnungsphase, vor allem dann, wenn die Gebärende über **Schmerzen im Bereich des unteren Rückens** klagt. Bei dieser Methode der Schmerzbekämpfung werden an 4 Stellen pro Punkt 0,1 ml steriles Wasser intra- oder subkutan injiziert. Die Verwendung von 0,9%iger isotonischer Kochsalzlösung ist ebenfalls möglich, aber in der Schmerzbekämpfung nur halb so wirksam (47). Obwohl die Injektion mit sterilem Wasser für 20–30 Sekunden ein starkes Brennen auslöst, findet diese Methode große Akzeptanz bei Frauen. Die schmerzlindernde Wirkung setzt in der Regel in den ersten 2–3 Minuten ein, die Wirkungsdauer beträgt zwischen 45 und 90 Minuten (48, 49), (▶ **Abb. 4-2**).

Die Haut im Bereich der Michaelis'schen Raute wird über die Rückenmarkssegmente T_{11} und T_{12} nervös versorgt, den gleichen Segmenten also, die auch für die Reizleitung aus Zervix und Uterus verantwortlich sind. Die Reizung des Bereiches durch die lokale Wasseransammlung führt nach der **Gate-Control-Theory** zu einer Abschwächung des Schmerzimpulses aus Zervix und Uterus.

Über die schmerzlindernde Wirkung bei wiederholter Anwendung ist derzeit nichts bekannt. Ebenso wenig weiß man über mütterliche und kindliche Komplikationen bei dieser Methode der Schmerzbekämpfung. Ein geringerer Schmerzmittelverbrauch konnte durch das Setzen von Quaddeln während der Geburt nicht nachgewiesen werden (49). Die fehlenden Evidenzen haben das **National Institute for Health and Clinical Excellence** (NICE) dazu bewogen, das Setzen von Quaddeln während der Geburt nicht in den Katalog der empfohlenen Maßnahmen zur Schmerzbekämpfung aufzunehmen (30).

Medizinische Verfahren

4.6.12 Spasmolytika

Butylscopolamin (Buscopan®) findet in der Geburtshilfe speziell zur Behandlung von Spasmen der Zervix breite Anwendung, wenngleich seine **pharmakodynamische Wirkung** in diesem Zusammenhang kaum zu erklären ist. Die Zervix besteht hauptsächlich aus Bindegewebe und nur zu einem sehr geringen Teil aus glatter Muskulatur. Butylscopolamin entfaltet seine spasmolytische Wirkung hingegen gerade an der glatten Muskulatur. Derzeit stehen keine Studien zur Verfügung, die einen Zusammenhang zwischen einer Butylscopolamingabe und einer Zervixdilatation darstellen.

Nebenwirkungen des Wirkstoffes sind: Wärmestau, Hautrötungen, Akkomodationsstörung (Anpassung des Auges an wechselnde Entfernungen), Glaukomauslösung, Tachykardie und Mundtrockenheit (50). Ein Überschreiten der Plazentaschranke ist möglich.

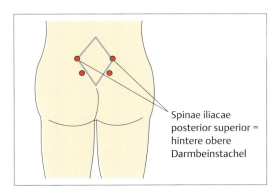

▶ **Abb. 4-2** Quaddelapplikation
(nach Simkin & Bolding, 2004) [49]

> Nicht selten ist deshalb gerade bei der intravenösen Anwendung eine fetale Tachykardie zu beobachten.

In der Literatur wird die Anwendung von Butylscopolamin (Buscopan®) bei schmerzhaften Vorwehen bzw. vorzeitigen Wehen empfohlen (51).

4.6.13 Stickoxydul (Lachgas)

Stickoydul (Lachgas) steht im Verdacht, dass es zum Abfall der mütterlichen Sauerstoffsättigung sowie des mütterlichen und möglicherweise auch kindlichen Methionins (essenzielle Aminosäure) führt. Deshalb kommt es in deutschen geburtshilflichen Einrichtungen nicht mehr zum Einsatz (8). In Ländern wie Schweden, Norwegen oder Großbritannien (dort sogar in den sogenannten Midwife-led-units = hebammengeleiteter Kreißsaal) gilt es aber durchaus als anerkanntes Verfahren der Schmerzerleichterung.

In der Regel inhaliert die Gebärende dabei während der Wehe ein Lachgas-Sauerstoffgemisch (50 % Lachgas (N_2O) / 50 % Sauerstoff).

> Die analgetische Wirkung dieses Gemisches wurde in zahlreichen Studien belegt.

Eine Wirkung auf das Neugeborene, die sich in der Veränderung des Apgar-Scores manifestieren würde, konnte nicht nachgewiesen werden. Leichte Übelkeit und Schwindel unmittelbar nach der Inhalation sind als **Nebenwirkungen** bekannt (52). Diskussionen in Deutschland über Neuropathien (nicht-entzündliche Nervenerkrankung) und Störungen der Blutbildung beim Neugeborenen als mögliche Folgen eines Methioninabfalls durch die Lachgasanwendung während der Geburt basieren auf Vermutungen. Berichte hierzu fehlen (8). Atemdepression oder mütterliches Fieber, wie sie bei anderen analgetischen Verfahren vorkommen können, sind unter der Anwendung von Lachgas nicht bekannt.

Das **National Institute for Health and Clinical Excellence** (NICE) fordert in seinen Richtlinien, dass Lachgas in allen geburtshilflichen Einrichtungen in Großbritannien zur Verfügung stehen muss (30). Einzelnen Veröffentlichungen aus den USA ist die Forderung zu entnehmen, dass die dortige Einführung von Lachgas als schmerzlindernde Maßnahme überdacht werden sollte (53, 54).

4.6.14 Opioide

Opioide sind halb- und vollsynthetische **Analgetika mit morphinähnlicher Wirkung**, während Opiate in der Natur vorkommende Morphine sind. Opioide binden an den Opiatrezeptoren der prä- und postsynaptischen Stellen des zentralen Nervensystems an und verändern so das schmerzleitende und schmerzverarbeitende System. Die Anbindung erfolgt mehr oder weniger selektiv, was bedeutet, dass die einzelnen Opioide eine unterschiedliche Bindungsneigung zu den verschiedenen Rezeptoren haben und dort in sehr unterschiedlichem Ausmaß wirksam werden (8). Dadurch ist zu erklären, warum es zu unterschiedlichen Wirkungen von verschiedenen Opioiden kommt, obwohl sie doch alle morphinähnliche Strukturen haben.

Das in der Geburtshilfe bekannteste Opioid ist das **Pethidin (Dolantin®)**. Es bindet vornehmlich an den µ1 + µ2–Rezeptoren im zentralen Nervensystem (µ–Agonist), die vorrangig in der Hirnstammregion vorkommen, an und ist dort in hohem Ausmaß wirksam. Das hat zur Folge, dass es neben einer analgetischen Wirkung auch eine Atemdepression und Bradykardie auslösen kann.

> Pethidin ist plazentagängig, was eine Atemdepression des Neugeborenen zur Konsequenz haben kann, sofern das Kind innerhalb von 2–4 Stunden nach der letzten Gabe Pethidin geboren wird (ebd.). Der Hersteller empfiehlt deshalb einen zeitlichen Abstand zwischen der letzten Gabe und der Geburt des Kindes von 5 Stunden.

Die Halbwertzeit wird für das Neugeborene mit 22,7 Stunden angegeben. Zu den bekanntesten **Nebenwirkungen** des Pethidin zählen: Sedierung, Hautjucken, Übelkeit, Erbrechen, Veränderungen der sensorischen und kognitiven Leistungsfähigkeit sowie Bronchospasmen. Aufgrund der Plazentagängigkeit können diese Nebenwirkungen **auch** beim Neugeborenen auftreten. Hinzu kommt für das Neugeborene ein Icterus neonatorum als verspätete Nebenwirkung des Pethidins. Die analgetische Potenz von Pethidin beträgt 0,1 und seine Wirkungsdauer wird mit 3–6 Stunden angegeben (50). Die **analgetische Potenz** gibt das Ausmaß der schmerzlindernden Wirkung an. Basis ist dabei die analgetische Wirkung von Morphin. 0,1 bedeutet, dass Pethidin nur ein Zehntel der analgetischen Wirkung von Morphin besitzt. Oder anders gesagt: Morphin ist zehnmal stärker als Pethidin.

Pethidin (Dolantin®) und **Nalbuphin (Nubain®)** sind für die Geburtshilfe in Deutschland die einzigen zugelassenen Opioide. Die analgetische Potenz von Nalbuphin beträgt 0,5–0,6. Es antagonisiert die K-Rezeptoren und agonisiert partiell die μ-Rezeptoren, wodurch ein ceiling-effect entstehen kann. Der Begriff **ceiling-effect** beschreibt den Mechanismus, dass bei einer Steigerung der Dosierung die analgetische Wirkung gleich bleibt, die Nebenwirkungen aber verstärkt auftreten. Die analgetische Potenz von Nalbuphin beträgt 0,5–0,6. Es ist derzeit nicht auf dem deutschen Arzneimittelmarkt zu finden. Die Gründe dafür sind unklar (50, 51).

Ein weiterer μ-Agonist unter den Opioiden ist das **Sufentanil (Sufenta®)**. Hierbei handelt es sich um ein Opioid mit einer analgetischen Potenz von über 1000. Es ist das derzeit einzige in Deutschland für die geburtshilfliche Periduralanästhesie zugelassene Opioid.

In vielen geburtshilflichen Einrichtungen erfreut sich das **Meptazinol (Meptid®)** immer größerer Beliebtheit. Es agonisiert hauptsächlich die μ1-Rezeptoren, wodurch die Gefahr der Atemdepression beim Neugeborenen gemindert wird. Da es sich nur um einen partiellen Agonisten handelt, ist bei seiner Anwendung ebenfalls mit einem ceiling-effect zu rechnen (55). Die Nebenwirkungen sind mit denen des Pethidins vergleichbar und können aufgrund der Plazentagängigkeit des Wirkstoffes ebenfalls beim Neugeborenen auftreten. Allerdings wird im Vergleich zu Pethidin eine höhergradige Übelkeit und eine verminderte Benommenheit angegeben (56).

Die Wirkungsdauer von Meptazinol beträgt 2–4 Stunden, seine analgetische Potenz liegt bei 0,1 und die Halbwertzeit beim Neugeborenen wird mit 3–4 Stunden angegeben. Meptazinol wurde für die Behandlung von leichten bis mittelgradigen Schmerzen, worunter auch der Geburtsschmerz zählt, zugelassen. Es fällt im Gegensatz zu den andern genannten Opioiden **nicht unter das Betäubungsmittelgesetz**.

Ebenfalls nicht unter das Betäubungsmittelgesetz fällt **Tramadol (Tramal®)**, jedoch wird dieses Mittel häufig zur Behandlung des postoperativen Schmerzes eingesetzt. Es handelt sich um einen μ1-Rezeptoren-Vollagonist, weshalb es nur bedingt atemdepressorisch wirkt. Seine Halbwertzeit liegt mit 6-9 Stunden höher als die des Meptamizols. Tramadol ist plazentagängig, über die Halbwertzeit beim Neugeborenen ist jedoch nichts bekannt.

Die Studienlage zu Tramadol ist sehr begrenzt und zum Teil uneinheitlich. Während eine Studie mit 40 Probandinnen Tramadol eine ähnlich zufriedenstellende Wirkung bezogen auf die Nebenwirkungen und die Schmerzbekämpfung während der Geburt wie Pethidin attestiert (77), kamen die Autoren drei anderer Studien zu dem Ergebnis, dass Tramadol eine geringere schmerzlindernde Wirkung mit verstärkten **Nebenwirkungen** wie Übelkeit und Erbrechen hat (78–80). Darüber hinaus werden als Nebenwirkungen Erschöpfung, unwillkürliche Muskelzuckungen, Koordinationsstörungen, Synkope (kurze Bewusstlosigkeit durch Sauerstoffmangel im Gehirn) und Ängstlichkeit beschrieben (50). Möglicherweise sind dies alles Gründe dafür, dass Tramadol seinen Platz eher in der postoperativen Schmerzbekämpfung gefunden hat.

In den letzten zwei Jahren hat sich gezeigt, dass der **lytische Cocktail** vereinzelt wieder Einzug in die deutschen Kreißsäle gehalten hat. Dabei handelt es sich um die Mischung verschiedener Medikamente zur Ruhigstellung eines Patienten. Erstmals wurde die Mischung von Opioiden und Barbituraten als cocktail lytique von Laborit und Huguenard im Indochinakrieg (1946–1954) bei Soldaten mit traumatischem Schock eingesetzt (81). In den 1970-er Jahren wurde der cocktail lytique auch in der Geburtshilfe, speziell in der aktiven Eröffnungsperiode angewandt. Hierfür wurden Pethidin (Dolantin®), Promethazin (Atosil®) und/oder Benzodiazipin (Valium®) als Mischspritze intramuskulär verabreicht. Bewusstseinsgetrübte Gebärende und atemdepressive Neugeborene sowie ein zunehmend sicherer Umgang mit der Periduralanästhesie führten wohl dazu, dass der cocktail lytique seit den 1980-er Jahren in Vergessenheit geriet.

Worauf seine „Wiederentdeckung" in den letzten zwei Jahren zurückzuführen ist, ist nicht bekannt. Er wird weder in den Lehrbüchern noch in aktuellen Studien als Maßnahme der Schmerzbekämpfung während der Geburt erwähnt. Berichten aus der Praxis zufolge wird er jedoch zunehmend bei Schwangeren, die unter einer unkoordinierten, schmerzhaften Wehentätigkeit in der Latenzphase leiden, angewendet. Eine Überwachung der Schwangeren nach der Applikation erfolgt in der Regel nicht.

Den Ausführungen einschlägiger Lexika ist zu entnehmen, dass es sich bei der Anwendung des cocktail lytique um Erfahrungsmedizin handelt, was bedeutet, dass die Zusammensetzung der Mittel **je nach Anwender unterschiedlich** sein kann.

Studien zum cocktail lytique kommen in der Regel aus dem Bereich der Intensivmedizin, hier vor allem im Zusammenhang mit der Prämedikation vor Operationen und der medikamentösen Behandlung von langzeitbeatmeten Patienten. Evidenzen, z. B. zur Rate nachfolgender Interventionen während der Geburt oder einer möglicherweise kumulierenden Halbwertzeit bei Mutter und/oder Kind mit allen weiteren daraus resultierenden Folgen, existieren nicht. So haben Wirkstoffe wie Promethazin mit 8–15 Stunden und Benzodiazipin mit 24–48 Stunden eine deutlich höhere Halbwertzeit als Pethidin mit „nur" 3,5–4 Stunden, wobei alle Wirkstoffe die Plazentaschranke passieren (50).

> Die Anwendung eines cocktail lytique in der Latenzphase entspricht aufgrund der fehlenden Kenntnis der pharmakodynamischen Prozesse nicht den medizinethischen Kriterien. Sein Einsatz in der Geburtshilfe ist deshalb fragwürdig.

Über **Langzeitfolgen**, die durch den Einsatz von Opioiden während der Geburt entstehen, ist so gut wie nichts bekannt. In einer Studie konnte festgestellt werden, dass die intramuskuläre Gabe von Opioiden mit einer verminderten Stillrate in Zusammenhang steht. Es konnte hier jedoch kein Kausalzusammenhang hergestellt werden, da nicht geklärt werden konnte, ob das Zusammentreffen von Opioidgaben während der Geburt und eine geringere Stillrate nicht auch generell Ausdruck einer bestimmten Einstellung zum Thema Geburt und Stillen sein können (57).

4.6.15 Periduralanästhesie (PDA)

Die Periduralanästhesie (auch Epiduralanästhesie genannt) gewinnt als Verfahren zur Schmerzbekämpfung während der Geburt zunehmend an Bedeutung. In den Jahren 2002–2007 ist die Rate der Epi-/Periduralanästhesien bei allen durch die Perinatalerhebung erfassten klinischen vaginalen Geburten in Deutschland sukzessive angestiegen und betrug zuletzt im Jahr 2007 24,1 % (23).

Das **Prinzip** der Periduralanästhesie ist die Blockade der schmerzleitenden Nervenfasern im Wirbelkanal durch die Applikation von Lokalanästhetika bzw. von Opioiden in den Periduralraum (▶ **Abb. 4-3**).

Die **Wirkungsdauer** einer PDA ist abhängig von der Wahl der applizierten Mittel und nicht immer bringt die PDA die gewünschte analgetische Wirkung. Auch wenn eine PDA als schmerzlindernde Maßnahme von vielen Frauen als ausgesprochen hilfreich empfunden wird, ist sie mit zahlreichen teilweise weniger bekannten bzw. in Aufklärungsgesprächen benannten Nebenwirkungen/Komplikationen verbunden.

Nebenwirkungen/Komplikationen unter der Geburt

Zu den bekanntesten und/oder häufigsten Komplikationen gehören der mütterlichen Blutdruckabfall, die sekundäre Wehenschwäche, die erhöhte Rate an vaginal operativen Geburten sowie das versehentliche Perforieren der Dura mater (harte Rückenmarkshaut) und die sich daraus ergebenden Konsequenzen (Kopfschmerz) (8, 58, 59, 60).

Eine sehr schwere, jedoch extrem seltene Komplikation sind die Folgen einer versehentlichen intravasalen Injektion des Lokalanästhetikums, dies allerdings in Abhängigkeit von der Mittelwahl. **Bupivacain** (Carbostesin®) hat eine hohe, auf das zentrale Nervensystem und das Herz bezogene To-

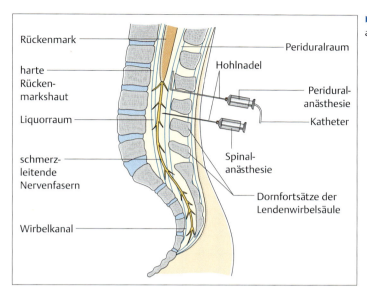

▶ Abb. 4-3 Peridural- und Spinalanästhesie.

xizität. Lähmungen der Atemwege, Herzstillstand und der nach frustranen Reanimationsversuchen eingetretene Tod können die Folge sein. Für **Ropivacain** (Naropin®) hingegen wird diese hohe Toxizität nicht beschrieben.

Bei Geburten mit PDA kommt es bis zu 5-mal häufiger zu einem **Anstieg der Körpertemperatur** von mehr als 38 °C, der teilweise auch erst Stunden nach der Geburt auftritt, als bei Geburten ohne PDA (61). Dieser Temperaturanstieg ist nicht mit einer entzündlichen Reaktion assoziiert und sollte deshalb auch nicht als Komplikation angesehen werden (62). Jedoch zieht die Feststellung der erhöhten Temperatur häufig weitere Interventionen wie Blutentnahmen bei der Mutter oder Sepsisuntersuchungen beim Neugeborenen nach sich (59).

Auch wenn dies in den Lehrbüchern bisher kaum Erwähnung findet, ist unter Hebammen und Anästhesistinnen/Anästhesisten ein teilweise länger andauernder **fetaler Herztonabfall** als Reaktion in den ersten 30 Minuten nach der Applikation des Anästhetikums/Opiats bekannt. Nicht eindeutig belegt ist, wodurch dieser hervorgerufen wird. Diskutiert werden eine arterielle Hypotonie der Mutter, die Wirkung des diaplazentar übertragenen Lokalanästhetikums/Opioids, welches innerhalb weniger Minuten im kindlichen Blut nachweisbar ist, sowie die Lagerungsproblematik. Als Therapie werden Lagerungswechsel, medikamentöse Behandlung und bei Anzeichen eines fetal distress die Notsectio empfohlen (63).

Bei der **gleichzeitigen Applikation von Opioiden** in den Periduralkatheter (walking PDA) kommt es bei den Frauen deutlich vermehrt zu Hautjucken (Pruritus) (64, 65). Da diese Opioide ebenfalls plazentagängig sind, besteht das theoretische Risiko einer Atemdepression beim Neugeborenen. In der Praxis wurde dies aber noch nicht ausreichend untersucht.

Nebenwirkungen/Komplikationen nach der Geburt

Frauen, die mit PDA geboren haben, leiden nach der Geburt bis zu 3-mal häufiger unter der **Unfähigkeit, Wasser zu lassen** (66, 65).

In jüngster Zeit wird die Auswirkung der PDA auf das **Verhalten der Kinder** in den ersten Tagen und Wochen nach der Geburt diskutiert. Das Spektrum der Indikationsstellungen zur PDA, die Wahl der Medikamente, die Interventionen, die auf eine PDA folgen können sowie andere, das Verhalten des Kindes beeinflussende Faktoren erschweren jedoch das Herleiten von Kausalzusammenhängen. Hier besteht Forschungsbedarf.

Der Zusammenhang zwischen einem in den ersten Wochen und Monaten nach der Geburt anhaltenden **Rückenschmerz** und der PDA konnte in Studien nicht bestätigt werden (67, 68).

Waldenström et al. (2006) konnten in ihrer Studie zeigen, dass der Einsatz der PDA in Zusammenhang mit dem **Vergessen des Geburtsschmerzes** und damit mit seiner Verarbeitung steht. Vor allem Erstgebärende, die mit PDA geboren hatten und zwei Monate nach der Geburt den gleichen Schmerzscore aufwiesen wie Erstgebärende, die ohne PDA geboren hatten, gaben zehn Monate später größere Schwierigkeiten an, den Schmerz während der Geburt zu vergessen (11).

Nicht zuletzt scheint eine Art „**persistierender Geburtsangst**" im Zusammenhang mit der PDA ein Anzeichen dafür zu sein, dass die geburtshilfliche PDA die Verarbeitungsprozesse nach der Geburt beeinflusst. Alehagen et al. (2006) zeigten in ihrer Studie, dass Frauen, die mit PDA geboren hatten, auch noch fünf Wochen nach der Geburt einen nahezu doppelt so hohen Angstscore bezogen auf das Thema Geburt hatten wie Frauen, die ohne PDA geboren hatten. Beide Gruppen haben sich in ihren Angst-Werten vor und während der Geburten noch nicht unterschieden (69).

Verschiedene Studien zeigen einen Zusammenhang zwischen der Anwendung einer PDA unter der Geburt und einer erniedrigten **Stillrate** (70, 71). Jedoch muss in diesem Zusammenhang wie auch bei den Opioiden ein weiterer Forschungsbedarf festgestellt werden, da die bisherigen Forschungsergebnisse die Herleitung eines Kausalzusammenhangs nicht zulassen.

> Neben den Nebenwirkungen und Komplikationen sollten bei der Entscheidung zur PDA auch Faktoren berücksichtigt werden, die den **Entscheidungsprozess der Frau** beeinflussen können.

Die Einstellungen des geburtshilflichen Teams, die Atmosphäre in den Geburtsräumen und auch das Verhalten des Partners können hier von entscheidender Bedeutung sein. In der Studie von Capogna et al. (2007) geben **Männer**, deren Partnerinnen mit PDA geboren hatten, im Vergleich zu Männern, die die Geburt ihres Kindes ohne PDA erlebten, an, während der Geburt weniger Angst gehabt zu haben. Sie fühlten sich mehr am Geburtsgeschehen beteiligt und waren nach der Geburt zufriedener als die Väter, die eine Geburt ohne PDA erlebten (72). Inwieweit die von den Männern beschriebene Hilflosigkeit bei einer Geburt ohne PDA die Entscheidungen von Frauen für oder gegen eine PDA beeinflusst, wurde bislang nicht erforscht.

Nicht zuletzt scheinen **Versichertenstatus und Schulbildung** einen Einfluss auf die Anwendung der geburtshilflichen PDA zu haben. Morr et al. (2007) wiesen in ihrer Studie nach, dass Frauen mit höherer Schulbildung und privatem Versichertenstatus häufiger eine PDA erhielten (58). Vor dem Hintergrund dieser Ergebnisse muss die Frage diskutiert werden, ob es Hebammen und Geburtshelfern immer gelingt, individuell angepasste sowie bedarfsgerechte Informations- und Aufklärungsgespräche zum Schmerzmanagement zu führen.

4.6.16 Spinalanästhesie

Im Jahr 2007 wurde bei 0,5 % aller erfassten klinischen, vaginalen Geburten die Spinalanästhesie als Anästhesieverfahren gewählt (23). Bei dieser Anästhesieform ist sowohl die einmalige Gabe eines Lokalanästhetikums in den Duralsack des Rückenmarks (▶ **Abb. 4-3**) als auch die kontinuierliche Gabe über einen Katheter möglich. Aufgrund der relativ hohen Kopfschmerzrate, dem Verletzungsrisiko der intraspinal verlaufenden Nervenfasern und der erforderlichen dauerhaften Präsenz einer Anästhesistin/eines Anästhesisten im Kreißsaal stellt diese Form der Anästhesie (vor allem die kontinuierliche Spinalanästhesie) **kein Routineverfahren** in der Geburtshilfe dar.

In Fällen, in denen das Applizieren eines Periduralkatheters schwierig oder auch unmöglich ist, kann sie allerdings als Alternative gewählt werden (8). Die Spinalanästhesie findet zunehmend bei **geplanten Sections** Anwendung. Im Jahr 2007 wurden fast 64 % der primären Sections in Spinalanästhesie durchgeführt (23).

4.6.17 Pudendusanästhesie

Die Rate der vaginalen Geburten unter Pudendusanästhesie belief sich im Jahr 2007 insgesamt auf 1,12 % (23). Bei 4,7 % aller vaginal-operativen Geburten und 0,8 % aller Spontangeburten wurde die Blockade des Nervus pudendus durch die vaginale

Applikation von 10 ml 1%igem Lidocain oder Bupivacain 0,25% angewendet. Diese **transvaginale Leitungsanästhesie** wird bei der vaginalen Entwicklung von Beckenendlagen sowie bei vaginaloperativen Geburten, vor allem bei der Extraktion mittels Forceps vom Beckenausgang, in Lehrbüchern empfohlen (73).

4.6.18 Fazit

Im Gegensatz zu den medizinischen Verfahren sind **komplementärmedizinische Verfahren** bezogen auf ihre schmerzerleichternde Wirkung während der Geburt und vor allem bezogen auf mögliche Nebenwirkungen nur unzureichend erforscht. Bedenklich scheint dies bei Verfahren, die nicht als Ordnungs- und Regulationstherapie verstanden werden können. Kommen beispielsweise Essenzen zum Einsatz, die eine nachweisliche antibakterielle, fungizide und antivirale Wirkung haben, so muss nach medizinethischen Grundsätzen zunächst der Nachweis der Unschädlichkeit für Mutter und Kind erbracht werden.

Neben der Forderung, die Wirksamkeit komplementärmedizinischer Maßnahmen weiter zu erforschen steht auch die Forderung, die **Langzeit(neben)wirkungen der medizinischen Verfahren** zum nachhaltigen Schutz von Mutter und Kind näher zu analysieren. Dabei müssen andere Wege der wissenschaftlichen Beweisführung, als die bisher in der Medizin üblichen beschritten werden.

> Die zumeist vermutete Unschädlichkeit vor allem der komplementärmedizinischen Maßnahmen darf nicht zu einem inflationären Gebrauch vor, während und nach der Geburt führen. Ihr Einsatz sowie der Einsatz medizinischer Verfahren stellt eine Intervention dar und kann nur indikationsgebunden erfolgen.

Beide Verfahren können im Schmerzmanagement immer nur die zweite Wahl darstellen. In erster Linie geht es darum, dem appellativen Charakter des Geburtsschmerzes durch **Trost, Motivation und Unterstützung** zu begegnen.

Literatur

[1] **Schücking, B.:** (2000). Geburtsschmerz aus psychosomatischer Sicht. *Hebammenforum*, (11): pp 436-441.

[2] **Kannan, S.; Jamison, R. & Datta, S.:** (2001). Maternal satisfaction and pain control in women electing natural childbirth. *Regional Anaesthesia and Pain Medicine* 26, (5): pp 468-472.

[3] **Brander, D. & Beinder E.:** (2007). Auswirkungen der Periduralanästhesie (PDA) auf das Geburtserlebnis. *Zeitschrift für Geburtshilfe und Neonatologie* 211, (2): pp 76-81.

[4] **Lind, B. & Hoel, T.:** (1989). Alleviation of labor pain in Norway. An interview investigation in 1969 and 1986 (clone). *Acta Obstetrica et Gynecologica Scandinavica* 68, (2): pp 125-129.

[5] **Waldenström, U. & Nilsson, C.:** (1994). Experience of childbirth in birth center care. A randomized controlled study. *Acta Obstetrica et Gynecologica Scandinavica* 73, (7): pp 547-554.

[6] **Nikkola, E.; Läärä, A.; Ninkka, S.; Ekblad, U.; Kero, P. & Salonen, M.:** (2006). Patient-controlled epidural nalgesia in labor does not always improve maternal satisfaction. *Acta Obstetricya et Gynecologica*, (85): pp 188-194.

[7] **Wetering, M. & Eskes, T.:** (1988). Labour pain: a comparison of parturients in a Dutch and an American teaching hospital. *Obstetrics & Gynaecology*, (71): pp 541-544.

[8] **Hundelshausen, B. v. & Hänel, F.:** (2004). Geburtshilfliche Anästhesie und Analgesie. In: H. Schneider; P. Husslein & K. Schneider (Eds.), *Die Geburtshilfe* (pp. 886-912). Heidelberg: Springer Medizinverlag.

[9] **Melzack, R.:** (1984). The myth of painless childbirth (the John J. Bonica lecture). *Pain* 19, (4): pp 321-337

[10] **Alehagen, S.; Wijma, B.; Lundberg, U. & Wijma, K.:** (2005). Fear, pain and stress hormones during childbirth. *Journal of Psychosomatic obstetrics and gynaecology* 26, (3): pp 153-165.

[11] **Waldenström, U. & Irestedt, L.:** (2006). Obstetric pain relief and its association with remembrance of labor pain at two months and one year after birth. *Journal of Psychosomatic obstetrics and gynaecology* 27, (3): pp 147-156.

[12] **DiMatteo, M.; Morton, S.; Lepper, H.; Damush, T.; Carney, M.; Pearson, M. & Kahn, K.:** (1996). Cesarean childbirth and psychosocial outcomes: a meta-analysis. *Health Psychology* 15, (4): pp 303-314.

[13] **Schiefenhöfel, W.:** (2005). Evolutionsbiologische Überlegungen zur Schmerzhaftigkeit des Gebärens. *Die Hebamme*, (18): pp 13-17.

[14] **Römer, A. & Seybold, B.:** (2005). Akupunktur. In: I. Gerhard & A. Feige (Eds.), *Geburtshilfe integrativ* (pp. 178-190). München: Elsevier.

[15] **Zeisler, H.; Tempfer, C.; Mayerhofer, K.; Barrada, M. & Husslein, P.:** (1998). Influence of acupuncture on duration of labor. *Gynecologic and Obstetrics Investigation* 46, (1): pp 22-25.

[16] **Tempfer, C.; Zeisler, H.; Heinzl, H.; Hefler, L.; Husslein, P. & Kainz, C.:** (1998). Influence of acupuncture on maternal serum levels of interleukin-8, prostaglandin F2alpha, and beta-endorphin: a matched pair study. *Obstetrics & Gynaecology* 92, (2): pp 245-248.

[17] **Römer, A.; Weigel, M.; Zieger, W. & Melchert, F.:** (2000). Veränderung von Zervixreife und Geburtsdauer nach geburtsvorbereitender Akupunkturtherapie. *Geburtshilfe & Frauenheilkunde*, (60): pp 513-518.

[18] **Weigelt, E.:** (2005). Haptonomie. In: I. Gerhard & A. Feige (Eds.), *Geburtshilfe integrativ* (pp. 282-283). München: Elsevier.

[19] **Djalali, M.:** (2007). Haptonomie – mehr als Berührung. *Deutsche Hebammenzeitschrift*, (3): pp 22-23.

[20] **Bloemeke, V.:** (2002). Kraniosakraltherapie. In: K. Adamszek et al (Eds.), *Naturheilverfahren in der Hebammenarbeit* (pp. 151-164). Stuttgart: Hippokrates.

[21] **Fabian, H. M.; Radestad, I. J. & Waldenstrom, U.:** (2005). Childbirth and parenthood education classes in Sweden. Women's opinion and possible outcomes. *Acta Obstetrica et Gynecologica Scandinavica* 84, (5): pp 436-443.

[22] **Hodnett, E.; Gates, S.; Hofmeyr, G. & Sakala, C.:** (2003). Continuous support for women during childbirth. Cochrane Database Systematic Review. Issue 3. CD003766.

[23] **Bundesgeschäftsstelle Qualitätssicherung GGmbH:** (2008). BQS-Bundesauswertung 2007 Geburtshilfe.

[24] **Hartmann, S. & Bung, P.:** (2006). Schmerzlinderung durch körperliche Aktivität während der Geburt. *Die Hebamme*, (19): pp 174-179.

[25] **Ramnerö, A.; Hanson, U. & Kihlgren, M.:** (2002). Acupuncture treatment during labour. A randomised controlled trial. *British Journal of Obstetrics and Gynecology* 109, (6): pp 637-644.

[26] **Skilnand, E.; Fossen, D. & Heiberg, E.:** (2002). Acupuncture in the management of pain in labor. *Acta Obstetrica et Gynecologica Scandinavica*, (81): pp 943-948.

[27] **Nesheim, B.; Kinge, R.; Berg, B.; Alfredsson, B.; Allgot, E.; Hove, G.; Johnsen, W.; Jorsett, I.; Skei, S. & Solberg, S.:** (2003). Acupuncture during labor can reduce the use of meperidine: a controlled clinical study. *Clinical Journal of Pain* 19, (3): pp 187-191.

[28] **Nesheim, B. & Kinge, R.:** (2006). Performance of acupuncture as labor analgesia in the clinical setting. *Acta Obstetrica et Gynecologica*, (85): pp 441-443.

[29] **National Institute for Health and Clinical Excellence:** (2007). *Intrapartum care. Care of healthy women and their babies during childbirth*. London: RCOG press at the royal college of Obstetricians and Gynecologists.

[30] **National Collaborating Centre for Women's and Children's Health:** (2007). *Intrapartum care, care of healthy women and their babies during childbirth*. London: RCOG Press at the Royal College of Obstetricians and Gynecologists.

[31] **Chung, U.; Hung, L.; Kuo, S. & Huang, C.:** (2003). Effects of LI4 and BL 67 acupressure on labor pain and uterine contractions in the first stage of labor. *Journal of Nursing Research* 11, (4): pp 251-260.

[32] **Lee, M. K.; Chang, S. B. & Kang, D.:** (2004). Effects of SP6 acupressure on labor pain and length of delivery time in women during labor. *Journal of Alternative Complementary Medicine* 10, (6): pp 959-965.

[33] **Waters, B. L. & Raisler, J.:** (2003). Ice massage for the reduction of labor pain. *Journal of Midwifery & Women's Health*; 48, (5): pp 317-321.

[34] **Stuck, D.:** (2005). Aromatherapie. In: I. Gerhard & A. Feige (Eds.), *Geburtshilfe integrativ* (pp. 284-286). München: Elsevier.

[35] **Burns, E.; Blamey, C.; Ersser, S.; Lloyd, A. & Barnetson, L.:** (2000). The use of aromatherapy in intrapartum midwifery practice. *Complementary Therapies in Nursing and Midwifery* 6, (1): pp 33-34.

[36] **Bastard, J. & Tiran, D.:** (2006). Aromatherapy and massage for antenatal anxiety: Its effect on the fetus. *Complementary Therapies in Clinical Practice*, (12): pp 48-54.

[37] **Kim, J.; Wajda, M.; Cuff, G.; Serota, D.; Schlame, M.; Axelrod, D.; Guth, A. & Bekker, A.:** (2006). Evaluation of aromatherapy in treating postoperative pain: pilot study. *Pain Practice* 6, (4): pp 273-277.

[38] **Scheffer, M.:** (1990). *Bach Blütentherapie*. 15. Auflage. München: Hugendubel.

[39] **Ernst, E.:** (2002). ‚'Flower remedies': A systematic review of the clinical evidence. *Wiener Klinische Wochenschrift* 114, (23-24): pp 963-966.

[40] **Cluett, E.; Nikodem, V.; McCandlish, R. & Burns, E.:** (2004). Immersion in water in pregnancy, labour and birth. *Cochrane Database Syst. Review*. Oxford: Update Software, (2).

[41] **Hochstrasser, B. & Mattmann, P.:** (1994). Einsatz von Homöopathie und konventioneller Medizin in der Schwangerschaft und Geburt. *Schweizerische Medizinische Wochenschrift*, (62): pp 28-35.

[42] **Smith, C.; Collins, C.; Cyna, A. & Crowther, C.:** (2006). Complementary and alternative therapies for pain management in labour. *Cochrane Library*. Oxford: Update Software 4.

[43] **Jenkins, M. & Pritchard, M.:** (1993). Hypnosis: practical applications and theoretical considerations in normal labour. *British Journal of Obstetrics and Gynaecology* 100: pp 221-226.

[44] **Cyna, A. M.; McAuliffe, G. L. & Andrew, M. I.:** (2004). Hypnosis for pain relief in labour and childbirth: a systematic review. *British Journal of Anaesthesia* 93, (4): pp 505-511.

[45] **Chang, M.; Wang, S. & Chen, C.:** (2002). Effects of massage on pain and anxiety during labour: a randomized controlled trial in Taiwan. *Journal of Advanced Nursing* 38, (1): pp 68-73.

[46] **McNabb, M.; Kimber, L.; Haines, A. & McCourt, C.:** (2006). Does regular massage from late pregnancy to birth decrease maternal pain perception during labour and birth? *MIDIRS Midwifery Digest* 16, (4): pp 484-490.

[47] **Trolle, B.; Møller, M.; Kronborg, H. & Thomsen, S.:** (1991). The effect of sterile water blocks on low back labor pain. *American Journal of Obstetrics and Gynecology* 164, (5): pp 1277-1281.

[48] **Lytzen, T.; Cederberg, L. & Möller-Nielsen, J.:** (1989). Relief of low back pain in labour by using intracutaneous nerve stimulation (INS) with sterile water papules. *Acta Obstetrica et Gynecologica Scandinavica* 69, (4): pp 341-343.

[49] **Simkin, P. & Bolding, A.:** (2004). Update of Nonpharmacologic Approaches to Relieve Labor Pain and Prevent Suffering. *Journal of Midwifery & Women's Health* 49, (6): pp 489-504.

[50] **Rote Liste (R) Service GmbH:** 2006. *Rote Liste Online.* accessed 03.09.2007.

[51] **Strauss, A. & Straub, J.:** (2005). Schmerzmittel in der Schwangerschaft und unter der Geburt. *Der Gynäkologe*, (38): pp 799-806.

[52] **Rosen, M. A.:** (2002). Nitrous oxide for relief of labor pain: a systematic review. *American Journal of Obstetrics and Gynaecology* 186, (5 Suppl Nature): pp S110-126.

[53] **Rooks, J.:** (2007). Use of Nitrous Oxide in Midwifery Practice – Complementary, Synergestic, and Needed in the United States. *Journal of Midwifery & Women's Health;* 52, (3): pp 186-189.

[54] **Rooks, J.:** (2007). Nitrous Oxide for Pain in Labor – Why Not in the United State? *Birth* 34, (1): pp 3-5.

[55] **Günther, J.:** (2006). *Arzneimittelinformation. Schriftliche Mitteilung.* Pharmafacts GmbH.

[56] **Osler, M.:** (1987). A double-blind study comparing meptazinol and pethidine for pain relief in labour. *European Journal of Obstetrics, Gynecology and Reproductive Biology* 26, (1): pp 15-18.

[57] **Jordan, S.; Emery, S.; Bradshaw, C.; Watkins, A. & Friswell, W.:** (2005). The impact of intrapartum analgesia on infant feeding. *British Journal of Obstetrics and Gynaecology* 112: pp 927-934.

[58] **Morr, A.; Broscheit, J.; Blissing, S.; Bernar, T. & Dietl, J.:** (2007). Einfluss von Faktoren des sozioökonomischen Status auf die Anwendung der Periduralanästhesie subpartal. *Zeitschrift für Neonatologie und Geburtshilfe*, (211): pp 23-26.

[59] **Lieberman, E. & O'Donoghue, C.:** (2002). Unintended effects of epidural analgesia during labor: a systematic review. *American Journal of Obstetrics and Gynaecology* 186, (5 Suppl Nature): pp S31-68.

[60] **Leighton, B. L. & Halpern, S. H.:** (2002). The effects of epidural analgesia on labor, maternal, and neonatal outcomes: a systematic review. *American Journal of Obstetrics and Gynaecology* 186, (5 Suppl Nature): pp S69-77.

[61] **Leighton, B. L. & Halpern, S. H.:** (2002). Epidural analgesia: effects on labor progress and maternal and neonatal outcome. *Seminars in Perinatology* 26, (2): pp 122-135.

[62] **Negishi, C.; Lenhardt, R.; Ozaki, M.; Ettinger, K.; Bastanmehr, H.; Bjorksten, A. R. & Sessler, D. I.:** (2001). Opioids inhibit febrile responses in humans, whereas epidural analgesia does not: an explanation for hyperthermia during epidural analgesia. *Anesthesiology* 94, (2): pp 218-222.

[63] **Littleford, J.:** (2004). Effects on the fetus and newborn of maternal analgesia and anesthesia: a review. *Canadian Journal of Anaesthesia* 51, (6): pp 586-609.

[64] **Goetzl, L. M.:** (2002). ACOG Practice Bulletin. Clinical Management Guidelines for Obstetrician-Gynecologists Number 36, July 2002. Obstetric analgesial and anesthesia. *Obstetrics & Gynecology* 100, (1): pp 177-91.

[65] **Mayberry, L. J.; Clemmens, D. & De, A. :** (2002). Epidural analgesia side effects, co-interventions, and care of women during childbirth: a systematic review. *American Journal of Obstetrics and Gynaecology* 186, (5 Suppl Nature): pp S81-93.

[66] **Musselwhite, K. L.; Faris, P.; Moore, K.; Berci, D. & King, K. M.:** (2007). Use of epidural anesthesia and the risk of acute postpartum urinary retention. *American Journal of Obstetrics and Gynaecology* 196, (5): pp 472.e1-5.

[67] **Russell, R.; Dundas, R. & Reynolds, F.:** (1996). Long term backache after childbirth: prospective search for causative factors. *British Medical Journal* 312, (7043): pp 1384-1388.

[68] **Loughnan, B. A.; Carli, F.; Romney, M.; Dore, C. J. & Gordon, H.:** (2002). Epidural analgesia and backache: a randomized controlled comparison with intramuscular meperidine for analgesia during labour. *British Journal of Anaesthesia* 89, (3): pp 466-472.

[69] **Alehagen, S.; Wijma, B. & Wijma, K.:** (2006). Fear of childbirth before, during, and after childbirth. *Acta Obstetrica et Gynecologica*, (85): pp 56-62.

[70] **Volmanen, P.; Valanne, J. & Alahuhta, S.:** (2004). Breast-feeding problems after epidural analgesia for labour: a retrospective cohort study of pain, obstetrical procedures and breast-feeding practices. *International Journal of Obstetrics Anesthesia* 13, (1): pp 25-29.

[71] **Baumgarder, D. J.; Muehl, P.; Fischer, M. & Pribbenow, B.:** (2003). Effect of labor epidural anesthesia on breast-feeding of healthy full-term newborns delivered vaginally. *Journal of American Board of Family Practice* 16, (1): pp 7-13.

[72] **Capogna, G.; Camorcia, M. & Stirparo, S.:** (2007). Expectant fathers' experience during labor with or without epidural analgesia. *International Journal of Obstetric Anesthesia* 16, (2): pp 110-115.

[73] **Weitzel, H. & Hopp, H.:** (2004). Vaginal-operative Entbindung. In: H. Schneider; P. Husslein & Schneider KTM (Eds.), *Die Geburtshilfe* (pp. 731-746). Heidelberg: Springer.

[74] **Burns, E., Zobbi, V., Panzeri, D., Oskroche, R. & Regalia, A.:** (2007). Aromatherapy in childbirth: a pilot randomized controlled trial. *MIDIRS Midwifery Digest*, 17, 535-540.

[75] **Schmid, V.:** (2005). Der Geburtsschmerz. Bedeutung und natürliche Methoden der Schmerzlinderung. Stuttgart: Hippokrates.

[76] **Schäffer, J., Piepenbrock, S., Kretz, F. & Schönfeld, C.:** (1986). Nalbuphin und Tramadol zur postoperativen Schmerzbekämpfung bei Kindern. *Der Anaesthesist*, 35: pp 408-413.

[77] **Husslein, P., Kubista, E. & Egarter, C.:** (1987). Geburtshilfliche Anaesthesie mit Tramadol – Ergebnisse einer prospektiv randomisierten Vergleichsstudie mit Pethidin. *Zeitschrift für Geburtshilfe und Perinatologie*, 191: pp 234-237.

[78] **O-Prasertsawat, P., Herabutya, Y. & Chaturachinda, K.:** (1986). Obstetric Analgesia: Comparison between tramadol, morphine, and pethidine. *Current Therapeutic Research*, 40, 6: pp 1022-1028.

[79] **Keskin, H., Keskin, E., Avsar, A., Tabuk, M. & Caglar, G.:** (2003). Pethidine versus tramadol for pain relief during labor. *International Journal of Gynaecology and Obstetrics*, 82, 1: pp 11-16.

[80] **Viegas, O., Khaw, B. & Ratnam, S.:** (1993). Tramadol in labour pain in primiparous patients. A prospective comparative clinical trial. *European Journal of Obstetrics, Gynecology and Reproductive Biology*, 49, 3: pp 131-135.

[81] **Prien, T. & Reinhardt, C. (2000). Folge 14:** Vegetative Blockade und Analgosedierung. *Der Anaesthesist*, 49, 2: pp 130-139.

5 Manualdiagnostik während der Geburt

Kirstin A. Hähnlein

5.1 Für die Hebammenarbeit ist Manualdiagnostik bedeutend

Spätestens mit dem manuellen Untersuchen beginnt zwischen der Hebamme und der schwangeren Frau ein therapeutisches Arbeitsbündnis (1). Berührt die Hebamme den Leib einer schwangeren Frau äußerlich-abdominal, bewegt sie Hände und Finger zeitgleich und nimmt Gewebe und Bewegung sinnlich wahr (2).

Bereits mit Beginn der beruflichen Tätigkeit lernt eine Hebamme, mütterliche und kindliche Informationen getrennt voneinander zu ertasten. Dafür erweitert sie alltägliche Berührungen kreativ und bewegt Arme, Hände und Finger kontrolliert und verbessert so die Qualität ihrer Bewegungen (3).

Gleichzeitig denkt sie über die getasteten Zustände nach, das heißt, sie reflektiert, indem sie mithilfe ihres fachwissenschaftlichen Detailwissens regelrichtige, abweichende und regelwidrige Zustände unterscheidet (4). Diese Unterscheidung findet rein gedanklich statt, indem ein **getasteter Ist-Zustand** mit dem **erwarteten Soll-Zustand** verglichen wird. Der jeweilige Soll-Zustand hängt vom aktuellen Schwangerschaftsalter ab.

Im Anschluss an ihre Wahrnehmungs- und Denkprozesse formuliert die Hebamme eine **Diagnose**. Diese verknüpft die systematisch erfassten Befunde mit dem folgerichtigen Fach-, Entscheidungs- und Handlungswissen. Manuelles Untersuchen kombiniert also ganzheitliches Denken mit alltagsnahem Handeln (5), um eine geburtshilfliche Situation einzuschätzen (6, 7). Diese Einschätzung ist der Ausgangspunkt einer als Prozess definierten Betreuung (8).

5.1.1 Sinnliches Wahrnehmen erzeugt mentale Modelle

Das manuelle Untersuchen selbst ist ein überaus sinnlicher Prozess. Weil die in der Haut und in Gelenken und Muskeln befindlichen Tastkörperchen während der manuellen Berührung Reize zum Gehirn der Untersuchenden senden, nimmt diese die **somatosensorischen** (aus der Berührung kommenden) und **kinästhetischen** (aus der Bewegung kommenden) Eindrücke sinnlich wahr. Diese Wahrnehmungen erzeugen in ihrem Gedächtnis **subjektive, mentale Modelle** (2).

Denn das Gehirn unterscheidet die Empfindungen, indem die **Oberflächensensibilität** Form, Gestalt und Raum wahrnimmt und die **Tiefensensibilität** durch Kraft, Stellung und Bewegung die räumliche Orientierung sichert. Kinästhetisch, also tiefensensibel, wird Druck reguliert, Entfernungen (Distanzen) eingeschätzt, Bewegungen wahrgenommen und Bewegungsrichtungen erkannt (9).

Derartige, taktil-kinästhetische Wahrnehmungen verarbeitet das **Gehirn** direkt, extrem **schnell** und unabhängig von weiteren Sinneseindrücken. Berühren und Bewegen liefert dem Gehirn Informationen. Das Gedächtnis fügt die eintreffenden Sinneseindrücke mit im Gedächtnis vorhandenen Bildern zu den abschließenden **mentalen Modellen** zusammen. Diese im Gedächtnis entstehenden Modelle werden von individuellen **Fertigkeiten und von der Intuition** mitbestimmt (2).

Kurz und knapp formuliert: Je häufiger manuell untersucht wird und je mehr sich dabei bewegt, desto mehr Informationen fügt das Gehirn zusammen. Das **extrem schnelle Verknüpfen** stellt sicher, dass eine Untersuchende schnell und präzise weiß, was sie gerade fühlt.

> Während einer manuellen Untersuchung entstehen im Gedächtnis der Hebamme mentale Modelle, welche Bildern gleichen und welche fachwissenschaftliche Kompetenz mit persönlichen Eigenschaften, Erinnerungen, Intuitionen und Erfahrungen verknüpfen.

Manualdiagnostik liefert keine objektiv fassbaren Ergebnisse, sondern subjektive Modelle. Dieser Unterschied ist für eine Frau, die untersucht wird, bedeutend. So braucht die Hebamme ihr während der Untersuchung immer nur **das Wahrgenommene** verbal und möglichst bildlich zu beschreiben und das, was sie aktuell ertastet und wahrnimmt, mitteilen. Während die Frau den Beschreibungen zuhört, synchronisiert sie eigene körperliche Wahrnehmungen mit gehörten Informationen. Zeitgleich erschafft auch ihr Gedächtnis mentale Modelle. Auf diese Weise lernt die Frau, ihr ungeborenes Kind als Subjekt wahrzunehmen. Für die Praxis bedeuten die mentalen Modelle, dass viele Frauen manuelle Untersuchungen lebenslang erinnern, wenn sie während der Untersuchung durch Bewegung, verbal, sinnlich und emotional angesprochen werden.

Jede **fachwissenschaftliche Interpretation** ist alleine Aufgabe der Hebamme. Erst nach einer Untersuchung wird eine abschließende Diagnose formuliert und weitere Entscheidungen mit der Frau getroffen.

5.2 Manualdiagnostik trainieren

5.2.1 Fachwissen anwenden

Für die Manualdiagnostik ist aktuelles Hintergrundwissen wichtig:

Studien zeigen, dass während der Ausbildung angeeignete Fertigkeiten lediglich die Grundlage bilden und manuelles Untersuchen ein **lebenslanges Anwenden**, ein zielgerichtetes Weiterentwickeln unter fortwährender Schulung aller Fachkenntnisse und Berufsfertigkeiten voraussetzt (6, 7, 10, 11). Von daher ist es sinnvoll, vorhandene Fachliteratur immer wieder mal hervorzuholen und gezielt nachzulesen.

- Ergebnisorientiert erweiterte Manualdiagnostik setzt neben differenzierten Fachkenntnissen über die Untersuchungsinhalte eine individuell hohe **Motivation** voraus.
- Mehrdimensionale Kompetenzen befähigen eine Hebamme, mütterliche und kindliche Zustände systematisch zu differenzieren und so zu beschreiben, wie es die Berufsordnung vorschreibt (4).
- Dazu gehört das **systematische Erfassen eines Zustands**. Dabei werden die getasteten Informationen rein gedanklich, also kognitiv, mehrfach unterteilt, um die einzelnen mütterlichen und kindlichen Merkmale detailliert beschreiben zu können. Die in der Hebammen-Berufsordnung verwendete Formulierung Zustand ergibt sich während des Beurteilens eines Merkmals (4, 12). So wird z. B. der Kopf eines Kindes ertastet und seine Breite gemessen. Zudem wird das Schwangerschaftsalter berücksichtigt und daraufhin, rein gedanklich, die Breite in regelrichtig, regelabweichend oder regelwidrig unterschieden. Ganzheitliches Denken gleicht außerdem die ertasteten mütterlichen und kindlichen Zustände mit dem elterlichem Konstitutionstyp und Ernährungszustand sowie ggf. mit dem anamnestisch ermittelten Konsumverhalten ab.
- Manualdiagnostik kann neben dem reinen Untersuchen auch verwendet werden, um **Kontakt zum Kind und zur Frau** herzustellen (13). Eine derartige Berührung ist eine Intimität, das „Sich-Berühren-lassen" ein Vertrauensbeweis, der für einige Frauen zunächst oder kulturell noch zu lernen ist.
- Bei **regelabweichenden Zuständen** wird Manualdiagnostik als vorgezogene Therapie beschrieben (14), indem das alltagsnahe Bewegen als eine hebammenspezifische Behandlung verwendet wird.
- Das **therapeutische Handeln** setzt individuelle Aushandlungsprozesse zwischen Hebamme und untersuchter Frau voraus. Beide behalten ihre Entscheidungsrechte. Nur sie wissen, ob sie eine Maßnahme sinnvoll finden oder ablehnen.
- Therapie setzt neben Diagnose auch eine **Indikation** voraus. Die beabsichtigte Wirkung muss immer gegen erwartete und unerwartete Nebenwirkung abgewogen werden.
- **Während des Gebärens** sind zudem die medizinischen und individuellen Kontraindikationen und die ethischen Prinzipien zu berücksichtigen, denn nur sorgsames Vorgehen gewährt eine fortwährende Sicherheit für Mutter und Kind.
- Der **Hebamme** selbst gibt das Literaturstudium Sicherheit. Zusätzlich helfen der ganz normale,

5.2 Manualdiagnostik trainieren

wache Verstand, intuitives Fragen und das Hören der Anregungen, die die Eltern mitbringen.
- Erste bis dato nicht mit Bestimmtheit ertastete Diagnosen erhöhen die persönliche Motivation. Diese Motivation erhöht die Freude an der manuellen Arbeit.
- **Praktische Hilfsmittel** sind neben einem Maßband, ein Gravidogramm, die eigenen Hände, sensible Finger sowie reichlich Notizzettel und zunächst Schreibarbeit sowie 5–10 Minuten Zeit pro Untersuchung und Dokumentation.
- Eine weitere Hilfe ist, sich noch einmal die **drei Ebenen** der beiden Körper, die untersucht werden, gedanklich vorzustellen. Gedanklich berücksichtigt eine Untersuchung neben der mütterlichen und kindlichen Längsachse auch die vertikalen, transversalen und frontalen Körperebenen.
- Jede Untersuchung folgt einem Muster aus **vier** miteinander kombinierten **Bewegungsrichtungen**.
- Die tastenden Hände und/oder Finger bewegen sich zeitgleich
   1. vertikal, senkrecht in die Tiefe des Organs oder Gewebes,
   2. nach dorsal, lateral, anterior oder posterior in eine Richtung eines Organs oder des kindlichen Körpers sowie
   3. innerhalb der vertikalen, transversalen und frontalen Körperebenen der Mutter und
   4. innerhalb der vertikalen, transversalen und frontalen Körperebenen des Kindes.
- **In der gleichen Reihenfolge** werden die Bewegungen einzeln und schrittweise aus der Perspektive der vertikalen, transversalen und frontalen mütterlichen und kindlichen Körperebenen wahrgenommen und die Zustände beschrieben.
- **Diagnosen** entstehen zeitlich nach den Wahrnehmungen, weil die Zustände erst zu Daten verdichtet, dokumentiert und fachwissenschaftlich interpretiert werden müssen.

5.2.2 Die eigenen objektiven Daten notieren

In der Hebammenarbeit sind die **Hände** das Arbeitsinstrument, mit dessen Hilfe Distanzen in Querfinger-, Hand- oder Spannen-Breite gemessen werden.

> Um mütterliche und kindliche Zustände objektiv zu beurteilen, ist es hilfreich, die Länge und Breite sowie die Spannen der eigenen Hände zentimetergenau auszumessen.

Die **Distanz einer Spanne** ergibt sich aus der maximalen Spreizung zwischen dem Daumenendglied und einer Fingerkuppe. Die Spreizung erfolgt auf einer gedanklichen Geraden. Bei einer Frauenhand variiert die größte Daumen-Ringfinger-Spanne der Arbeitshand um 5,5 cm und misst zwischen 17,0 und 22,5 cm (15).

Messen Sie die Breiten und die Distanzen der acht Spannen Ihrer Hände und registrieren Sie den Unterschied zwischen der Arbeits- und Ihrer zweiten Hand:
1. zwischen Daumen und Zeigefingerkuppe,
2. zwischen Daumen und Mittelfingerkuppe,
3. zwischen Daumen und Ringfingerkuppe,
4. zwischen Daumen und Kleinfingerkuppe und
5. und die Breite von einem, zwei, drei, vier und von fünf Querfingern.

> **Tipp**
>
> Geübt werden kann z. B. durch das **Messen von Möbeln**. Messen Sie Küchenschränke zuerst per Spreizung des Zeige- und Mittelfingers (Anwendungsbeispiel: Vaginaluntersuchung mit Beurteilung der Zervixdilatation) und anschließend per Daumen-Ringfinger-Spanne und zuletzt mit dem Maßband. Schon nach zwanzig Spannen- und Spreiz-Messungen sind Ihre Hände und Finger geschmeidiger und die Distanz größer!
>
> Beobachten Sie sich: Bevorzugen Sie eine Hand, einen Finger oder eine Spanne? Während der Manualdiagnostik werden Sie vermutlich dieselbe Arbeitshand bevorzugen.

5.2.3 Während der täglichen Arbeit trainieren

Jede äußerlich-abdominale Schwangeren-Untersuchung und Neugeborenen-Untersuchung ist eine Chance für das lebenslange Lernen. Lernprozesse im Zusammenhang mit Manualdiagnostik enden nie. Keine Person wird jemals alles getastet haben. Die folgenden Anregungen unterstützen

5 Manualdiagnostik während der Geburt

das Lernen und helfen, regelrichtige Zustände eines Kindes verfeinert wahrzunehmen:
- Tasten, messen und beurteilen Sie während der Schwangeren-Untersuchung **den kindlichen Kopf** in seiner Höhe, Breite und Tiefe sowie die kindliche Schulter- und Hüftbreite.
- Tasten, messen und schätzen Sie während der Schwangeren-Untersuchung **das Kindsgewicht** und die **Fruchtwassermenge** und vergleichen Sie Ihre Schätzungen mit den nach der Geburt gemessenen Werten.
- Tasten, messen und beurteilen Sie das neugeborene Kind während der **Erstuntersuchung** (U1) zunächst mit geschlossenen Augen. Diktieren Sie einer Kollegin detaillierte Angaben über die Strukturen der Schädelknochen mit Form, Rundung, Konfiguration sowie Weite, Form und Distanz der Fontanellen, Nähte und des Caput succedaneum. Verwenden Sie die dazugehörigen Fachbegriffe.
- Tasten, messen und beurteilen Sie die **Breite** des kindlichen Kopfes, der Schulter, des Rückens und der Hüfte während der U1 zuerst mit Ihren Händen und Fingern. Notierten Sie die Werte. Objektivieren Sie die Daten anschließend mit dem stumpfen Beckenzirkel. Achten Sie darauf, dass der Zirkel auf denselben Stellen aufliegt, an denen zuvor Ihre Finger tasteten.
- Messen und beurteilen Sie während der U1 mit dem Maßband den **Umfang** von Kopf, Schultern und Hüfte des Kindes. Dies kann Sie anregen, über die Differenz zwischen Breiten und Umfängen, über die spezifischen und schwangerschaftsalterabhängigen kindlichen Kopf-Schulter-Rücken-Oberschenkel-Proportionen und über den Unterschied zwischen den geschätzten und den gemessenen Werten nachzudenken.
- Notieren Sie alle Daten **immer schriftlich**.
- Gleichen Sie das **objektive Gewicht** bei der U1 mit einer WHO-Gewichtsperzentile und dem Schwangerschaftsalter des Kindes ab. Dies regt an, über die individuellen Differenzen und ernährungsabhängige, gesundheitliche und soziokulturelle Unterschiede nachzudenken.
- Messen und beurteilen Sie jedes neugeborene Kind nach dem **Petrussa- und Farr-Schema** oder einem Ihnen bekannten vergleichbaren Reifescore. Auch dies kann anregen, über schwangerschaftsaltersabhängige, soziokulturelle und individuelle Unterschiede nachzudenken.

- Gleichen Sie jede schriftlich dokumentierte Schätzung und jede manuelle Messung retrospektiv (nachträglich) **mit objektiven** – gemessenen – gewogenen **Daten** ab. Mutterpass und Geburtenbuch werden Jahrzehnte lang aufbewahrt.

Weitere Ideen können helfen, **regelabweichende Zustände** zu ertasten und zu beschreiben.

> Suchen Sie im Mutterpass oder in Ultraschalldokumenten gezielt nach Angaben über das Kindsgewicht und die Fruchtwassermenge und tasten Sie gezielt nach den dort dokumentierten Zuständen.

- Schauen Sie bei **Ultraschall-, Abdominal- und Vaginaluntersuchungen**, bei Sections und der chirurgischen Versorgung von Geburtsverletzungen den KlinikerInnen detailliert auf Schallkopf, Pinzette und Finger. Repetieren Sie derweil die anatomischen Strukturen, lokalisieren Sie die Landmarken, registrieren Sie das Gewebe nach Dichte, Dehnbarkeit, Bewegungsfähigkeit und Verschiebbarkeit und prägen Sie sich die Stärke und Lokalisation des Unterhautfettgewebes ein.
- Wenn Sie Angaben über **Anomalien im Mutterpass oder in Ultraschallbefunden** finden oder selbst ertasten, recherchieren Sie, ob der sonografische oder der manuelle Befund postpartal bei der Frau oder beim Kind erkennbar war.
- Scheuen Sie sich nicht, **bei unklaren manualdiagnostischen Zuständen** die Medizintechnik nachzufragen, Ärzte zu kontaktieren oder die Frau an eine KlinikerIn zu überweisen.
- **Dokumentieren Sie Ihre Befunde** konsequent in Mutterpass, Ambulanzkarte, Geburtsjournal und Kinderuntersuchungsheft.
- **Freuen Sie sich** über Ihre Fertigkeitsfortschritte (lebenslanges Lernen), loben und belohnen Sie sich selbst (Selbstpflege).

> Es ist noch keine Meisterin vom Himmel gefallen. Mit zunehmender Erfahrung steigt die Messgenauigkeit und damit letztlich die Aussage- und Vorhersagekraft.

Zwar verbessert das ergebnisorientierte Untersuchen die Objektivität der Aussagen. Trotzdem zielt die direkte Berührung darauf hin, die Frau und das

Kind ernst zu nehmen, ihre Gefühle zu berücksichtigen und ihnen das Entscheiden und aktive Mitwirken während des Gebärens zu erleichtern, um das subjektive Wohlbefinden der Frau, der Familie und des Kindes zu erhöhen.

> Beziehen Sie neben den Eltern ebenso konsequent das ungeborene Kind oder die ungeborenen Kinder in Ihre manuelle Untersuchung, die Entscheidungsfindung und die Interventionen ein.

- Holen Sie sich vor der mütterlichen Untersuchung die **Erlaubnis** und reden Sie mit der schwangeren Frau/dem Paar über Berührung (Interaktion) und Untersuchung (Dialog) sowie über jede Wahrnehmung. Die Interaktion und der Dialog fördern die Sinnhaftigkeit, Handhabbarkeit und Verstehbarkeit von Hebammenarbeit wechselseitig, also für die Eltern und für die Hebamme.
- Holen Sie sich vor der Untersuchung des Kindes die Erlaubnis und erklären Sie dem ungeborenen Kind das Vorgehen mit noch liebevolleren und eindeutig positiven, anschaulichen Worten.
- Nehmen Sie die **Reaktionen des ungeborenen Kindes** auf die manuelle Untersuchung sensibel wahr und nehmen Sie sie ernst.
- **Freuen Sie sich** mit den Eltern über die Reaktionen des ungeborenen Kindes.
- **Loben Sie** neben dem Kind auch die Kooperation seiner Eltern, wenn Sie bei einer weiteren Untersuchung tasten, dass das Kind jetzt geburtshilflich günstiger liegt und/oder sich wie erwartet entwickelt. Auf diese Weise helfen Sie den Eltern, ihr Kind als aktives Subjekt wahrzunehmen und fördern die Eltern-Kind-Beziehung.

5.3 Harnblase

Ziel der Untersuchung: Lokalisation der Harnblase und Feststellen des Füllungszustandes.

5.3.1 Praktisches Vorgehen

Die Hebamme legt beide Hände flach mit nach außen ausgerichteten Fingern direkt über und parallel zur Symphyse (suprasymphysär) auf.

- Unter sensibel zunehmendem Druck sinken beide Handflächen vertikal in die Tiefe des Abdomens ein, bis die feste Konsistenz des Uterus in den Handflächen tastbar ist.
- Mittels sensibler Bewegung unterscheidet die taktil-kinästhetische Wahrnehmung Konsistenz, Form und Gewebenachgiebigkeit.
- Bei einer gefüllten Harnblase wird die symphysennahe Hand vom Abdomen entfernt.
- Die symphysenferne Hand bleibt auf dem festen Uterus flach liegen und schiebt sich langsam in Richtung Symphyse vor, bis sie den Fundus der Harnblase als weiches, nachgiebiges Polster, welches sich aus dem Niveau des Abdomens hervorwölbt, wahrnimmt (▶ **Abb. 5-1**).
- Durch das Abspreizen des Daumens ist der laterale Rand der vollen Harnblase einseitig klar abzugrenzen (▶ **Abb. 5-1**).
- Werden die über der Symphyse positionierten Hände um 90 Grad gedreht, palpieren die 8 Fingerkuppen durch ständig wechselnden vertikalen Druck.

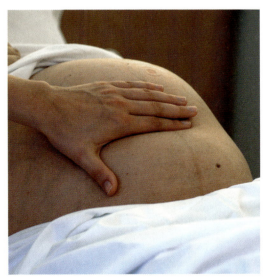

▶ **Abb. 5-1 Palpieren der Harnblase.**
Nach der bimanuellen Palpation bleibt die symphysenferne Hand flach auf dem festen Uterus liegen und bewegt sich unter vertikalem Druck langsam in Richtung Symphyse, bis sie den Fundus der vollen Harnblase als weiches, nachgiebiges Polster, welches sich aus dem Niveau des Abdomens hervorwölbt, wahrnimmt. Durch das Abspreizen des Daumens ist der lateralen Rand der vollen Harnblase einseitig klar abzugrenzen.

5 Manualdiagnostik während der Geburt

5.3.2 Zustände beurteilen

Eine leere Harnblase ist nicht und eine **volle Harnblase** ist als weiches, nachgiebiges Polster tastbar. An eine **volle Harnblase** ist zu denken, wenn

- während der bimanuellen Untersuchung zwischen beiden Händen ein stufiger Niveauunterschied wahrzunehmen ist,
- die Eindringtiefe zwischen den einzelnen vertikal tastenden Fingern variiert,
- die feste Konsistenz des Uterus in der Tiefe ungleichmäßig zu spüren ist und
- die symphysennahe Hand die genannten Wahrnehmungen deutlicher spürt.

Palpieren mehrere Fingerkuppen, reizt der moderate Druck bereits eine mit 50 ml gering gefüllte Harnblase, so dass ein reaktives Vibrieren wahrnehmbar ist (16). Durchschnittlich geben schwangere Frauen einen fühlbaren **Harndrang** bei einer mit 220 ml gefüllten Harnblase an.

Bei etwa jeder fünften Frau schmerzt das Palpieren einer **entzündeten Harnblase** bereits bei geringerer Füllmenge. Doch lediglich bei 18 % der Frauen werden während der Schwangerschaft symptomatische Urogenitalinfektionen diagnostiziert und bei 9 % der Frauen verlaufen diese Infektionen asymptomatisch (16).

> Bei intrapartal zunehmend schmerzhafteren Kontraktionen und Schmerzen während einer äußerlich-abdominalen, symphysennahen Untersuchung ist an eine volle Harnblase zu denken. Eine gefüllte Harnblase konkurriert mit dem vorangehenden kindlichen Kopf um Raum und verlangsamt den Kopfeintritt in den mütterlichen Beckeneingang. Vor Untersuchungen und geburtshilflichen Interventionen ist es daher sinnvoll, die Frau nachdrücklich zu bitten, ihre Harnblase zu entleeren.

Auch wenn die gebärende Frau keinen Harndrang äußert, sollte mit Beginn der Austreibungsphase, vor einer geplanten vaginaloperativen Geburt und bei einer verzögerten Plazentageburt **gezielt** nach der Harnblase palpiert werden, um Genitalverletzungen und geburtshilfliche Komplikationen zu vermeiden und die blutungsarme Plazentageburt zu begünstigen.

5.4 Bauchmuskulatur und Bindegewebe

Ziel der Untersuchung: Beurteilung des Bindegewebe zwischen der geraden Bauchmuskulatur, Mm. recti abdominis.

5.4.1 Praktisches Vorgehen

- Zur Palpation liegt die Handfläche der Arbeitshand direkt über dem vermuteten Fundusstand des Uterus und über dem mütterlichen Nabel auf. Der Mittelfinger liegt auf die Linea fusca und die Fingerkuppen sind kranial, also in Richtung des Kopfs der Frau, ausgerichtet (▶ **Abb. 5-2**).
- Die zweite Hand wird zwischen die mütterliche Klavikular- und Axillarlinie aufgelegt und ertastet durch vertikalen Druck zeitgleich die transversale (quere) Bauchmuskulatur.
- Die Frau wird gebeten, ihre Beine gestreckt zu halten und den Kopf und Oberkörper langsam bis zu zwei Handbreit vom Kopfkissen anzuheben.
- Das mütterliche Kopfanheben aktiviert die rechts und links neben dem Nabel, gerade in Richtung der Rippen verlaufenden Bauchmuskeln, sie tonisieren und treten deutlich aus dem Niveau des Abdomens hervor (▶ **Abb. 5-3**).
- Zeitgleich weitet die muskuläre Spannung die bindegewebige Struktur zwischen beiden Mm. recti abdominis, so dass die Untersuchende ihre Fingerkuppen unter moderatem Druck vertikal in das Abdomen querfingertief einsinken lassen kann (▶ **Abb. 5-3**).
- Beträgt die Breite mehr als 3 Querfinger, tastet die zweite Hand rasch die Länge der Rektusdiastase zwischen Sternum und Symphyse nach (17). Das schnelle Palpieren entlastet die Frau, denn das kurzzeitige Tonisieren der geraden Bauchmuskeln erhöht den intraabdominalen Druck und belastet den Beckenboden.

Bauchmuskulatur und Bindegewebe beurteilen

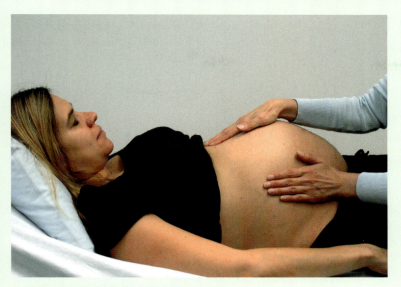

▶ **Abb. 5-2   Gerade und quere Bauchmuskulatur.**
Die Arbeitshand liegt flach, direkt über dem vermuteten Fundus des Uterus und über dem mütterlichem Nabel auf. Die Mittelfinger liegen auf der Linea fusca und die Fingerkuppen sind zum Kopf der Frau ausgerichtet. Die zweite Hand wird zwischen die mütterliche Klavikular- und Axillarlinie aufgelegt und ertastet durch vertikalen Druck zeitgleich die gerade und die quere Muskulatur.

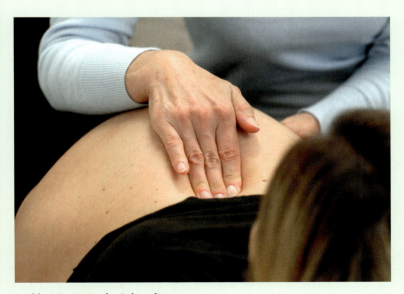

▶ **Abb. 5-3   Breite der Rektusdiastase messen.**
Mütterliches Kopfanheben aktiviert beide geraden Bauchmuskeln, die Mm. recti abdominis. Die muskuläre Spannung weitet die bindegewebige Struktur zwischen den Mm. recti abdominis. Moderater vertikaler Druck lässt die Fingerkuppen querfingertief in das Abdomen sinken.

5.4.2 Zustände beurteilen

Eine tastbare Schwäche mit erheblichem Auseinanderweichen der geraden Bauchmuskulatur (**Rektusdiastase**) verbreitet die ovaläre Vorwölbung der Linea fusca. Die Anzahl der Fingerkuppen, die bei der untersuchenden Hand vertikal zwischen die auseinanderweichende Bauchmuskulatur einsinken, entspricht der Breite der Rektusdiastase.

Die Bauchmuskulatur ist während des Gebärens funktionell wichtig. Primär stützt, hält und trägt die Bauchmuskulatur die Masse des Rumpfes und positioniert den graviden Uterus im mütterlichen Bauchraum über dem Beckeneingang. Eine **regelrichtig ausgebildete Bauchmuskulatur** stabilisiert die Stellung und Kippung des Uterus in der mütterlichen Körperlängsachse. Ergänzend übernimmt die Bauchmuskulatur während der aktiven Austreibungsphase mit der reflektorischen Bauchpresse eine kontraktionsunterstützende, zusätzliche also sekundäre Funktion (18).

Bei einer gering ausgebildeten und/oder deutlich ausgezogenen Bauchmuskulatur weicht die gerade Bauchmuskulatur über die gesamte Sternum-Symphyse-Distanz mehr als eine Handbreite auseinander. Bei einer **handbreiten Rektusdiastase** fehlt die Stütz-, Halte- und Tragefunktion der Bauchmuskulatur, wodurch einerseits der Uterus deutlich nach vorne zur anterioren Bauchinnenwand kippt, also hyperanteflektiert. Andererseits ist die Sekundärfunktion derart vermindert, dass die reflektorische Bauchpresse das Gebären nicht mehr aktiv unterstützt. In diesem Fall ist oftmals neben dem hyperanteflektierten Uterus eine ausgeprägte Lendenwirbellordose tastbar.

> Zum Geburtstermin ist eine bis zu 3 Querfinger breite Rektusdiastase regelrichtig (19).

Eine **deutlich ausgezogene Bauchmuskulatur** ist bei Mehrlingen oder Polyhydramnion tastbar.

Ist bei einer **schlanken Frau postpartal** eine handbreite Rektusdiastase tastbar, sinken die palpierenden Finger vertikal bis auf Wirbelkörper und Abdominalaorta ein. Dementsprechend ist während der Palpation schlanker Frauen eine erhöhte Achtsamkeit notwendig, denn die Abdominalaorta darf keinesfalls komprimiert werden.

Eine gering ausgeprägte Bauchmuskulatur mit tastbarer Rektusdiastase ist häufig bei Frauen zu tasten, die sich einseitig bewegen. Bewegungsmangel und sitzende Berufsarbeit begünstigen muskuläre Schwächen. Diese sind jedoch auch mit dem Muskelabbau bei Unter- und Mangelernährung assoziiert (20). Bei einer gering ausgeprägten und/oder gering ausgebildeten Bauchmuskulatur, die u. a. durch die Breite der Rektusdiastase diagnostiziert wird, kommt der Wahl der mütterlichen Körperposition eine therapeutische Bedeutung zu.

5.4.3 Durch Gebärhaltungen therapieren

Frauen mit gering ausgeprägter Bauchmuskulatur können während des Gebärens dadurch unterstützt werden, dass sie selbst und/oder ihr Partner die auseinandergewichene Bauchmuskulatur **manuell bis zur Linae fusca zusammenführen** und sie dort halten. Vielfach drücken die betroffenen Frauen ihre Bauchmuskulatur instinktiv korrekt, rechts- und linksseitig fest umfassend, in Richtung Nabel zusammen.

Durch das **Halten und Fixieren** werden Uterus und Kind zurück in die Längsachse des mütterlichen Körpers geführt und so das dystokiefreie Gebären unterstützt. Das therapeutische Fixieren der Bauchmuskulatur ist bis zur Geburt des Kindes und bei einer deutlichen Hyperanteflexion des Uterus sogar bis zur Geburt der Plazenta beizubehalten.

> Zusätzlich sollte eine Frau mit gering ausgeprägter Bauchmuskulatur während der Geburt angeleitet werden, hinten angelehnt, aufrecht zu gebären. Ergänzend kann sie oder eine Begleitperson ihre Bauchmuskulatur manuell selbst zusammenführen und halten, um den Uterus geburtshilflich günstig über dem Beckeneingang zu positionieren.

Für Frauen mit **gering ausgeprägter Bauchmuskulatur** ist die Knie-Ellenbogen-Körperposition kontraproduktiv, weil sie die Abweichung der kindlichen von der mütterlichen Körperlängsachse betont und die Abweichung nicht nur den

Kopfeintritt, sondern auch die Passage des Kindes durch den Geburtsweg erschwert.

Die Praxis zeigt, dass während der **Austreibungsphase** allein das manuelle Zusammenführen und dauerhafte Fixieren der auseinandergewichenen Bauchmuskulatur den Uterus in den mütterlichen Körper reponiert. In der Folge wirken die Kontraktionen wieder funktionell, die fixierte Bauchmuskulatur erlangt ihre sekundäre Funktion zurück und die mütterlichen Kräfte des Gebärens reichen in der Regel aus, um einen Kristeller-Handgriff zu vermeiden.

5.5 Uterusmuskulatur und funktionelle Kontraktionen

Ziel der Untersuchung: Palpiert wird sowohl die Menge (Quantität) als auch die Spannung (Qualität) der Uterusmuskulatur über alle vier Quadranten des Uterus.

5.5.1 Praktisches Vorgehen

Uterusmuskulatur tasten und beurteilen

- Zunächst legt die Hebamme beide Handflächen nebeneinander im Bereich des Korpus auf die oberen Quadranten des Uterus auf (▶ **Abb. 5-4**).
- Ohne die Hände zu bewegen, tasten die gebeugten Fingerkuppen vertikal, bis die feste Konsistenz der Uterusfläche wahrnehmbar ist. Am Geburtstermin erfordert die Größe des Uterus ein wiederholtes punktuelles, bimanuelles Palpieren im Bereich des Fundus, Korpus und Isthmus (▶ **Abb. 5-4** und **5-5**).

Die Wahrnehmung unterscheidet die Gewebedichte anhand der spürbaren Spannung, der Eindringtiefe der Fingerkuppen und des Gewebewiderstands sowie die fühlbaren Vibrationen, die durch das Bewegen der kindlichen Extremitäten und des kindlichen Körpers verursacht werden.

Den uterinen Basaltonus beurteilen

Der basale (grundständig vorhandene) Tonus der Uterusmuskulatur wird mit 12 mmHg gemessen (21).

Normotone Uterusmuskulatur ist gleichmäßig fest, kompakt tastbar und gibt auf Palpation bedingt nach. Die kindlichen Konturen können wahrgenommen werden, obgleich die normotone Konsistenz die Eindringtiefe der Fingerkuppen, in Abhängigkeit von der Fruchtwassermenge, auf vier Querfinger Tiefe limitiert. Typischerweise sind das Unterhautfettgewebe und die abdominale und uterine Muskulatur gegeneinander verschiebbar und damit eindeutig voneinander abzugrenzen und zu bestimmen.

Hypotone Uterusmuskulatur gibt auf vertikale Palpation widerstandsfrei nach. Die Grenzen zwischen dem Unterhautfettgewebe, der abdominalen Muskulatur und der Uterusmuskulatur sind nicht eindeutig zu bestimmen. Hypotone Uterusmuskulatur bietet kaum fassbaren Widerstand, sodass es möglich ist, von den kindlichen Extremitäten Details zu ertasten, z. B. eine zur Faust geformte Hand. Vielfach sind die Zustände mit einem hyperanteflektiertem Uterus und einer Lendenwirbellordose assoziiert.

Hypertone Uterusmuskulatur ist durch einen erhöhten Grundtonus charakterisiert, welcher das vertikale Einsinken der untersuchenden Finger erschwert, verhindert oder vollständig ausschließt.

Funktionelle Kontraktionen tasten und beurteilen

Ziel der Untersuchung: Vor und während der Geburt werden die funktionellen Aktivitäten der uterinen Muskulatur palpiert. Denn für das physiologische Gebären sind neben der ausreichenden Produktion wehenregulierender Hormone auch physiologische Organfunktionen notwendig. Qualitativ (Stärke) und quantitativ (Menge) regelrichtige Kontraktionen weisen auf funktionell regelrichtige Prozesse hin.

Bei zeitlich **erwünschten Kontraktionen** kann eine Massage des Uterusfundus diese diagnostisch aussagekräftig, einfach und nachhaltig stimulieren.

Bimanuelles Ertasten der Uterusmuskulatur

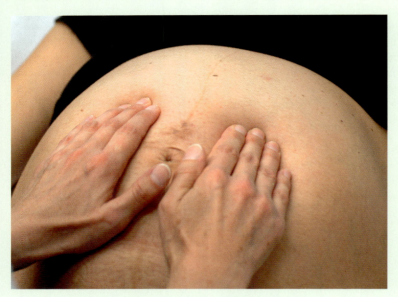

▶ **Abb. 5-4 Bimanuelles Ertasten der fundalen Uterusmuskulatur.**
Beide Handflächen sind nebeneinander im oberen Quadranten des Corpus uteri aufgelegt. Ohne die Hände zu bewegen, beugen sich die Fingerkuppen und tasten vertikal, bis die feste Konsistenz der Uterusfläche wahrnehmbar ist.

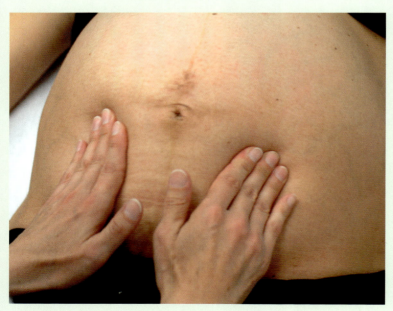

▶ **Abb. 5-5 Bimanuelles Ertasten der isthmusnahen Uterusmuskulatur.**
Am Geburtstermin erfordert die Uterusgröße das punktuelle Palpieren von Fundus, Korpus und Isthmus.

5.5 Uterusmuskulatur und funktionelle Kontraktionen

- Uterine Kontraktionen beginnen im linksseitigen Tubenbereich. Deshalb palpiert die rechtsseitig, flach auf den Korpus liegende Arbeitshand, während die gespreizten Fingerkuppen der zweiten Hand den Uterusfundus linksseitig durch großflächige Kreise drei Sekunden lang massieren.
- Für eine geburtshilflich klare Aussage wechseln die Hände dann ihre Aufgabe. Die linke Hand tastet jetzt am Fundus, während die gespreizten Fingerkuppen der zweiten Hand rechtsseitig den Uteruskorpus durch großflächige Kreise drei Sekunden lang massieren.
- **Ohne Kontraktionsbereitschaft** lösen diese Massagen keine spürbare Muskelaktivität aus.
- **Kontraktionsbereit** reagiert der Uterus mit einer ca. 20-sekündigen Muskelaktivität, die die Finger und die aufliegenden Hände an einer an- und abschwellenden festeren Konsistenz spüren.

Sind Kontraktionen zeitlich nicht erwünscht, kann eine Massage des Uterusfundus differenzialdiagnostische Hinweise liefern.

- Die palpierende Arbeitshand liegt rechts am Uterusfundus flach auf, während die gespreizten Fingerkuppen der zweiten Hand den Korpus punktgenau stimulieren, indem sie linksseitig durch großflächige Kreise drei Sekunden lang massieren (▶ **Abb. 5-6**).
- **Mit Kontraktionsbereitschaft** stimuliert diese, vom Bildungsort der Kontraktion weit entfernte Massage eine spürbare Muskelaktivität.
- Bei einer spürbaren stimulierten Kontraktion kippen die gespreizten Fingerkuppen beider Hände zeitgleich vertikal in das Gewebe und nehmen die kontraktile Stärke, Ausbreitung und Rückbildung über den gesamten Uterus wahr (▶ **Abb. 5-7**).

> Bimanuelles großflächiges Palpieren mit gebeugten Fingerkuppen und weit voneinander gespreizten Fingern verbessert die Wahrnehmung der durch Kontraktionen verursachten Spannungsunterschiede.

Den dreifach absteigendenden Gradienten tasten und beurteilen

Der dreifach absteigende Gradient beschreibt eine **zervixwirksame Kontraktion**, die von einem Mittelpunkt – konzentrisch – von Zellen im Uterusfundus ausgeht und sich wellenförmig über den Uteruskorpus in Richtung Zervix ausbreitet und in umgekehrter Reihenfolge wieder zurückbildet. Zervixwirksame Kontraktionen sind rhythmisch koordiniert und fundal dominant. Bimanuell ist das An- und Abschwellen des Kontraktionstonus anhand des Spannungsunterschiedes wahrnehmbar.

- Wie beschrieben lösen sich die auf dem Uterus liegenden Handflächen geringfügig, um mit den Fingerkuppen vertikal durch das Abdomen zu tasten, bis die feste Konsistenz der Uterusfläche wahrnehmbar ist.
- Die gespreizten Finger nehmen eine große Fläche zeitgleich wahr. Die Wahrnehmung der uterinen Muskelaktivität wird durch die Konzentration auf einen Punkt erspürt.
- Die Fingerkuppen liegen regungslos, ohne durch Kraft ihre Eindringtiefe zu verändern.
- Leichte Typ I-Kontraktionen, die Kontraktionen der passiven Austreibungsphase und Typ II-Kontraktionen sind bimanuell zu tasten, indem eine Hand **linksseitig auf dem Fundus** und die zweite Hand mittig in Nabelhöhe auf dem Korpus liegt.
- Trotz großer Berufserfahrung empfiehlt es sich, den Uterus **immer bimanuell** mit beiden Handinnenflächen zu palpieren, weil die große Auflagefläche der Hände zeitgleich die Ausbreitung der Kontraktion über den Uteruskorpus erfühlen und das Abklingen der Kontraktion vom Isthmus über Korpus bis zum Fundus besser spüren kann.

> Mit der Palpation der Kontraktionsbereitschaft und des dreifach absteigenden Gradienten können zuverlässige Aussagen über den zeitlichen Beginn von Wehen nach einem vorzeitigen oder frühzeitigen Fruchtwasserabgang und über die Dauer und den Fortschritt der Geburt formuliert werden.

Uterine Kontraktionen differenzieren

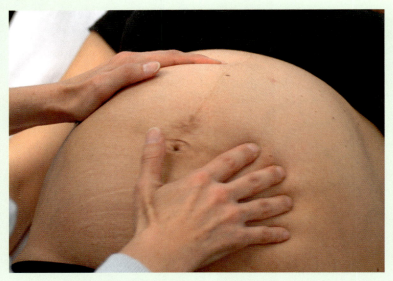

▶ **Abb. 5-6** **Differenzialdiagnostisches Unterscheiden und Beurteilen der uterinen Kontraktionen.**
Die palpierende Arbeitshand liegt rechts am Uterusfundus flach auf, während die gespreizten Fingerkuppen der zweiten Hand den Korpus punktgenau stimulieren, indem linksseitig durch großflächige Kreise drei Sekunden lang massiert wird.

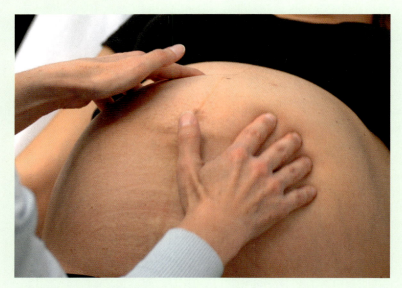

▶ **Abb. 5-7** Löst die rechtsseitige – weit vom Bildungsort der Kontraktion entfernte – Massage eine spürbare Muskelaktivität aus, spreizt die Untersuchende die Fingerkuppen beider Hände und kippt sie zeitgleich vertikal in das Gewebe. Auf diese Weise kann sie die kontraktile Stärke, die Ausbreitung und die Rückbildung einer Kontraktion über den gesamten Uterus wahrnehmen.

5.5.2 Zustände beurteilen

Funktionelle Kontraktionen der Uterusmuskulatur

Enden regelmäßig-intermittierende Kontraktionen nach etlichen Stunden spontan und sind auch für die Hebamme nicht mehr zu tasten, werden sie retrospektiv als **Vor-** oder **Senkwehen** bezeichnet.

Die für die Eröffnungsphase typische Retraktion der Uterusmuskulatur ist manuell tastbar, denn es

- reduziert sich das Uterusvolumen,
- erhöht und verdichtet sich quantitativ die Fundus-Muskulatur,
- sinkt der Fundusstand und
- reduziert sich die Breite des Uterus.

> Der Geburtsfortschritt ist am verkleinerten Uterusinnenraum und an der im Fundus erhöhten Uteruswandstärke tastbar. Beide Merkmale werden durch den Vergleich von wenigstens zwei dokumentierten, manuellen Untersuchungen deutlich. Beide Merkmale helfen, eine physiologische Wehenphase von einer sekundären Wehenschwäche zu unterscheiden.

Wenn die Intensität der Kontraktionen zunimmt, der vorangehende Kindsteil in den mütterlichen Beckeneingang eintritt und der Uterusisthmus ausdünnt, ist die schwangere Frau, unabhängig vom Gestationsalter, in der aktiven **Eröffnungsphase**. Diese drei Merkmale sind durch das Vergleichen zweier Untersuchungen manuell wahrnehmbar. Aus der muskulären Kontraktion und Retraktion resultiert für das Kind ein intrauterin verengtes Raumangebot, welches seine Bewegungsmöglichkeiten einschränkt.

Durch den **Vergleich der manuell erhobenen Zustände** vor und nach Kontraktionsbeginn wird deutlich, dass die kindlichen Körperstrukturen fühlbarer und der Körper näher an der Uterusinnenwand zu tasten ist.

Manuell tastbar ist der Anstieg des Drucks um 10 bis 20 mmHg. Die Frauen selbst nehmen den Druckanstieg ab ca. 15–20 mmHg wahr (21). Anhaltende regelmäßige Kontraktionen in der Eröffnungsphase werden bei 30–50 mmHg als moderat und bei 60 mmHg als starke Kontraktionen qualifiziert. Während der **aktiven Austreibungsphase** steigt der Kontraktionsdruck auf 75–100 mmHg an (21).

Während des Gebärens sind also regelmäßig-intermittierende von unregelmäßigen Kontraktionen palpatorisch zu unterscheiden.

Zusätzlich lassen sich **drei Kontraktionstypen** manuell differenzieren:

- **Typ I** zeigt einen langsamen Druckanstieg vor und einen raschen Druckabfall nach dem Höhepunkt der Wehe (Akme). Dieser Kontraktionstyp ist zu 80 % während der frühen Eröffnungsphase typisch und nimmt bis zur Austreibungsphase auf 10 % ab.
- **Typ II** zeigt vor und nach der Akme einen gleichmäßigen Druckanstieg und -abfall und ist in der Mitte der Eröffnungsphase am häufigsten und bei weniger als 30 % aller Geburten zu beobachten.
- **Typ III** zeigt einen schnellen Druckanstieg vor und einen langsamen Druckabfall nach der Akme. Dieser Kontraktionstyp tritt nur in 20 % während der frühen Eröffnungsphase auf und charakterisiert sonst in über 90 % die Austreibungsphase (18, 21).

In der Praxis beginnen **Wehen bei untergewichtigen schwangeren Frauen**, mit Body-Maß-Index bis 22 kg/m^2, häufig mit Kontraktionstyp III. Auffallend ist ihre mit zwei bis vier Stunden deutlich verkürzte Eröffnungsphase.

Im Gegensatz dazu scheint die **Austreibungsphase** verlängert. Die passive Austreibungsphase einer untergewichtigen Frau kann eine Pause bis zu 90 Minuten beinhalten. Ohne Intervention bleibt die passive Austreibungsphase auch mit (im CTG) reaktiven kindlichen Herztönen und moderaten tastbaren Kontraktionen in 5–7-Minuten-Intervallen regelrichtig. Werden der Frau und dem Kind die Pause gegönnt, sind Interventionen verzichtbar, bis kräftige Kontraktionen anschließend das Kind sehr impulsiv gebären. Der Vorteil dieses Abwartens liegt darin, dass die kindlichen Herzaktionen während der gesamten aktiven Austreibungsphase in der Regel stabil bleiben, das Köpfchen vollständig ausrotiert und das Kind nach der verletzungsfreien Geburt spontan atmet.

Demgegenüber kann beobachtet werden, dass bei Kindern, die durch Kristeller-Handgriff und

5 Manualdiagnostik während der Geburt

Oxytocin-Infusion schnell geboren werden, die Spontanatmung verzögert beginnt. Die Geburt ist zudem häufiger mit einem kindlichen Herztonabfall und mütterlichen Geburtsverletzungen verbunden.

> Die Regelrichtigkeit dieser scheinbar verlängerten Austreibungsphase bei untergewichtigen Frauen ist an dem festen Tonus des Uterusfundus, am sinkenden Fundusstand und an dem ausdünnenden Uterusisthmus tastbar.

Die für die **Austreibungsphase** typische Retraktion der Uterusmuskulatur ist manuell tastbar, denn es

- reduziert sich die Uterusbreite so weit, dass der Uterus um das Kind moduliert tastbar wird
- verdichtet sich die Korpus-Muskulatur in den oberen Quadranten des Uterus so weit, dass der Steiß kaum mehr detailliert beurteilt werden kann
- sinkt der Fundusstand um 3 Querfinger
- reduziert sich die Bewegungsfähigkeit des Uterus und des Kindes
- dünnt der Uterusisthmus so weit aus, dass die kindlichen Schultern und der Rücken deutlicher tastbar sind.

Regelabweichende kontraktile Funktionen unterscheiden

- Bei **hypotonen Kontraktionen** ist die qualitativ-tastbare Kontraktionsstärke verringert.
- **Sanduhrkontraktionen** weisen zwei konzentrische, kontraktionsbildende Zentren auf. Beide tonisieren den Uterus fest und formen ihn wie eine Sanduhr.
- **Abnormen Kontraktionen** fehlt das kontraktile Zentrum und bei **dyskoordinierten Kontraktionen** sind mehrere kontraktile Zentren tastbar (22).

Tasten sich die Kontraktionen dyskoordiniert, sind zunächst **geburtsmechanische Ursachen** auszuschließen. Anschließend kann neben (hormonstimulierender) Ruhe, Dunkelheit und Intimität für 15 Minuten zusätzlich versucht werden, durch eine Massage des Uterusfundus die Kontraktionen wieder rhythmisch-intermittierend zu regulieren. Nach einer aktuellen klinischen Übersichtsarbeit lässt sich durch eine Uterusmassage weder eine Geburt einleiten noch eine sekundäre Wehenschwäche regulieren (23).

Einen regelabweichend erhöhten Basaltonus tasten und unterscheiden

Eine Erhöhung des uterinen Basaltonus ist an einer zunehmend festen Konsistenz tastbar. Die Tonuserhöhung weist auf eine gestörte Kontraktilität hin, wobei der Uterusmuskulatur die Phase der Erholung fehlt. Das Fehlen dieser Phase reduziert die Blutversorgung für das Kind und den Uterus und erhöht das mütterliche Schmerzempfinden.

> **Ein brettharter Uterus ist ein Alarmsignal,** das auf eine Einblutung in die Uterusmuskulatur (Couvelaire-Uterus), eine Komplikation des HELLP-Syndroms oder eine vorzeitige Plazentalösung hinweist und ohne Zeitverzug intensivmedizinische Notfall-Interventionen erfordert.

Einen regelwidrigen Retraktionsring tasten

In Folge der Retraktion sammelt sich die Muskulatur am oberen, funktionell aktiven Teil des Uterusfundus. Im Bereich des Isthmus dünnt die Gewebedichte aus. Mit jeder Kontraktion zieht sich die Muskulatur über den nach unten gedrängten vorangehenden Kindsteil, weitet das untere Uterinsegment und dilatiert die Zervix. Die bindegewebige Verankerung des Uterus im kleinen Becken ermöglicht diese Distraktion. Zwischen dem verdickenden, aktiv retrahierenden und dem ausdünnenden, passiv gedehnten Uterinsegment ist **ringförmig** der sog. **Retraktionsring** tastbar.

- Um den Retraktionsring zu ertasten, legt die Hebamme beide Handflächen parallel nebeneinander flach auf das untere Uterinsegment und lässt die Fingerkuppen vertikal auf die Uterusmuskulatur einsinken.
- Die taktil-kinästhetische Wahrnehmung unterscheidet die Konsistenz des Gewebes, indem die acht Fingerkuppen bimanuell die

5.5 Uterusmuskulatur und funktionelle Kontraktionen

gleichmäßig glatte, feste Uterusmuskulatur palpieren und sich dabei langsam vor- und rückwärts bewegen.
- Einen **Retraktionsring** nehmen die Mittelfingerkuppen weicher als den übrigen Teil des Uterus wahr. Fühlbar ist ein kaum querfingerbreites, geringfügig tieferes Niveau, welches die symphysennahe Hand über die gesamte Uterusbreite und parallel zur Symphyse wahrnimmt.
- Werden die Hände um 90 Grad in die Körperlängsrichtung gedreht und die Fingerkuppen parallel auf das untere Uterinsegment gelegt, tasten die kranial gerichteten Zeige- und Mittelfinger.
- Bei Frauen mit geringem Unterhautfettgewebe kann die gürtelförmige, knapp für die Fingerkuppe einlegbare Furche des Retraktionsrings 2–6 Querfinger über der Symphyse getastet werden.
- Der Abstand zwischen der Furche des Retraktionsrings und der Symphyse hängt von der Qualität und Quantität der Kontraktionen und von den funktionellen Eigenschaften des Uterus ab.
- Während des Gebärens wandert diese Furche um weitere 2–3 Querfinger funduswärts.

Mangelnde Distraktion dehnt den Retraktionsring regelwidrig längs und quer auf und weitet ihn von einer für 1 Fingerkuppe einlegbaren Furche auf eine 2 Querfinger breit tastbare Furche, die als Bandl-Furche bekannt ist.

> Die **tastbare Bandl-Furche** ist Anzeichen einer drohenden Uterusruptur. Es empfiehlt sich, der Furchenlänge seitlich vollständig nachzutasten, um eine beginnende Uterusruptur frühzeitig zu diagnostizieren, denn eine Uterusruptur beginnt mehrheitlich lateral (24).

Wird eine **symptomfreie Uterusruptur** lediglich anhand der **Bandlschen-Furche** ertastet**,** zuckt die schwangere Frau und **gibt** Schmerzen beim Berühren an. Drängt sich das Amnion bereits komplett durch die beginnende Ruptur, tastet es sich zystisch und rund geformt. Amnion gibt auf vertikale Palpation geschmeidig die Form wechselnd nach. In diesem Fall muss die **sofortige Not-Sectio** eingeleitet werden.

Die Aussagekraft bewerten

Hinsichtlich der **Menge** (Quantität) und der **Spannung** (Qualität) **der Uterusmuskulatur** sind die Literaturangaben lückenhaft. Die regelabweichende uterine Kontraktilität wird im Zusammenhang mit einer atypischen Haltung und Stellung des Kindes kontrovers diskutiert (25, 26).

Schwangere Frauen und Fachleute beurteilen die Uteruskontraktionen **qualitativ sehr subjektiv** (21). Selbst wenn Frauen, die wegen einer vorzeitigen Wehentätigkeit hospitalisiert werden, in der korrekten Beurteilung geschult sind, spüren nur 79 % aller Frauen ihre tokografisch aufgezeichneten Kontraktionen (27). Obgleich GeburtshelferInnen Kontraktionen genauer beurteilen als geburtshilflich tätige Krankenschwestern, wird eine leichte (30 mmHg), moderate (30–50 mmHg) und starke (50 mmHg) Wehenqualität lediglich von 49 % der verblindet teilnehmenden Studien-TeilnehmerInnen korrekt unterschieden, wenn parallel zur Palpation der intrauterine Wehendruck gemessen wird (27). Die Autoren der Studie folgern, dass das Palpieren eine inadäquate Methode zum Beurteilen von Wehenstärke ist (28).

Doch auch die Dateninterpretation der standardisierten **Cardiotokographie** (CTG) unterliegt einer **hohen Subjektivität**. Die Wehenbeurteilung per CTG erfordert die regelmäßige Adjustierung zurück auf den 20 mmHg-Ausgangswert.

Von daher favorisieren manche Autoren die **intrauterine Druckmessung** als Goldstandard, um Dauer, Amplitude und Kontraktionsintervall objektiv darzustellen. Zwar können Wehen damit objektiv beurteilt werden, andererseits ist die Beurteilung klar an eine Klinik und zeitnahes Gebären gebunden (21). Aus der Perspektive der Hebammen ist eine intrauterine Druckmessung eine invasive, dem Risikoklientel vorbehaltene Maßnahme.

> Eine tastende Person ist „bei der gebärenden Frau" und nimmt neben Wehen die geburtshilfliche Situation ganzheitlich wahr. Ungeachtet aller Subjektivität ist das Palpieren der Uteruskontraktionen von technischem Material unabhängig. Tasten ist kostengünstig, eine valide Methode, die weder die mütterliche Mobilität beeinflusst noch mit einer Hospitalisierung der Frau verbunden ist und zudem nicht vom mütterlichen Körpergewicht, von einer regelmäßigen Adjustierung und der gewählten Körperposition abhängig ist.

Der uterine Basaltonus während der Plazentageburt

Während der **passiven Plazentaphase**, also unmittelbar nach der Geburt des letzten Kindes, ist der Uterus weich, nachgiebig, atonisch tastbar. Der Basalmuskeltonus bleibt gering, bis Kontraktionen den Plazenta-Lösungsmechanismus aktivieren. Die aus der muskulären Retraktion resultierende Flächenverschiebung verkleinert die Plazentahaftstelle und löst die Plazenta von der Uterusinnenwand ab, bis die vollständig gelöste Plazenta vom unteren Uterinsegment aufgefangen wird.

Erstmalig nach der Geburt des Kindes kontrahiert der Uterus während der **aktiven Plazentaphase** und formt sich sanduhrförmig (Schrödersches Lösungszeichen). Dies ist an dem deutlich erhöhten Basaltonus zu tasten.

Unmittelbar nach der aktiven Plazentaphase, die mit der vollständigen Plazentageburt endet, tastet sich der Uterus birnenförmig, fest, 1–2 Querfinger unter dem mütterlichen Nabel und am Fundus 7 Querfinger breit. Die uterine Festigkeit ist auf die anhaltenden Nachgeburtswehen zurückzuführen.

Eine Plazentaretention ertasten

Bestätigt die postpartale Plazenta-Inspektion die vollständige Geburt der Plazenta, so ist die Uteruspalpation differenzialdiagnostisch bedeutend. Denn bei einer unvollständig gelösten Plazenta, mit im Uterus anteilig verbliebener Plazenta, tonisieren die **Nachgeburtswehen** den Uterus tastbar **ungleichmäßig**. Lediglich dort, wo die Plazenta gelöst ist, nehmen die Finger den Widerstand eines festen Gewebes wahr. In dem Anteil des Uterus, in dem sich noch ein Rest der Plazenta befindet, fehlt der feste Tonus des Uterus und die Muskulatur gibt auf den vertikalen Palpationsdruck widerstandsfrei nach.

> Eine partielle Plazentalösung führt zur partiellen Uteruskontraktion. Die Nachgeburtswehen kontrahieren lediglich den Teil des Uterus, von dem die Plazenta vollständig gelöst ist.

Tastet sich postpartal ein **Tonusunterschied** des Uterus, ist eine ergänzende Plazenta-Inspektion empfehlenswert. Die Vollständigkeit der Plazenta kann mit einer Milchprobe verifiziert werden (▶ **Kap. 12.8.2**, S. 274).

5.6
I. Leopoldscher Handgriff

Ziel der Untersuchung: Die Beurteilung liefert Angaben über die Höhe des Uterusfundus. Mit ihrer Hilfe sind Rückschlüsse auf das Gestationsalter und das geschätzte Kindsgewicht möglich. Durch das zeitgleiche Wahrnehmen der kindlichen Bewegungen und des fundalen Kindsteils sind Rückschlüsse auf die Lage und Poleinstellung aussagekräftig.

5.6.1 Praktisches Vorgehen

Durch das Unterteilen der Untersuchung in 4 Schritte werden neben dem Höhenstand zusätzliche Merkmale wahrgenommen.

1. Teil der Untersuchung

- Zuerst positionieren sich beide Hände äußerlich am Uterus. Dafür werden beide Hände so weit zueinander gedreht, bis die ulnaren Handkanten (Kleinfingerseite) nach kranial und die Fingerkuppen zur Körpermitte zeigen. Die Distanz zwischen den Fingerkuppen berücksichtigt das Gestationsalter und die individuelle mütterliche Körperbreite.
- Zunächst liegen beide Hände seitlich flach auf dem Abdomen über dem sich äußerlich ab-

zeichnenden Uterus. Da die tastbare Rundung jedoch nur die nahrungs- und luftgefüllten Anteile des Magens und des queren Dickdarms wahrnehmen lässt, drehen sich die Hände um 90 Grad nach innen, bis die ulnaren Handkanten das Abdomen berühren (▶ **Abb. 5-8**).
- Um den Uterusfundus zu palpieren, bewegen sich die ulnaren Handkanten jeweils um 45 Grad nach vertikal, dorsal und kaudal. Durch eine etwa 2 Querfinger breite, z-förmig und gleichmäßig fließende Vor- und Rückwärtsbewegung lassen sich die viszeralen Anteile des Magen-Darm-Traktes vom Uterus trennen. Diese Bewegung reduziert die untersuchungsbedingte Bauchhautdehnung und verbessert das mütterliche Wohlbefinden, obgleich der Palpationsdruck während des Einsinkens kontinuierlich verstärkt wird.
- Zeitgleich werden die Handflächen so weit korrigiert, dass sie parallel auf den seitlichen Uterusfunduskanten liegen.
- Die Untersuchende **kontrolliert** die Palpation **fortwährend**, richtet ihren Blick auf das Gesicht der schwangeren Frau, verlangsamt die Bewegungen und/oder reduziert den Palpationsdruck, sobald die Frau auch nur geringste Unmutszeichen wie Augenwinkelzucken oder eine angespannte Mimik zeigt oder die tastenden Hände vibrierende Schmerzreaktionen fühlen.
- Mit der Berührung des Uterus werden die **gleichmäßig feste, muskuläre Konsistenz** der seitlichen Rundungen des Fundus wahrgenommen, die **Distanz und Symmetrie** zwischen beiden Händen erfühlt und die Bewegungen in der Tiefe des Uterus unterschieden (▶ **Abb. 5-9**).
- Die Art des kindlichen Teils kann anhand der fundal spürbaren Festigkeit, der Bewegungsfähigkeit und der Verschiebbarkeit des tastbaren Gewebes unterschieden werden.
- Wahrnehmbare Bewegungen aus der Tiefe des Uterus liefern Informationen über die Poleinstellung, Fruchtwassermenge und den Vitalzustand des Kindes (29).

2. Teil der Untersuchung

- Der fest-sichere Palpationsdruck wird nun begrenzt reduziert. Die Handballen lösen sich geringfügig von den seitlichen Uterusfunduskanten. Die Handflächen beugen sich, bis nur noch Handballen und Fingerkuppen den Uterusfundus berühren.
- Mit einer raupenähnlichen Kriechbewegung strecken und entfalten sich die Handflächen erneut und positionieren sich mit fest-sicherem Palpationsdruck eine Handbreit weiter in Richtung Uterusmitte. Jetzt berühren sich die Fingerspitzen beider Hände (▶ **Abb. 5-10**).
- Die Wahrnehmung erfasst und unterscheidet die beschriebenen Berührungsqualitäten und konzentriert sich außerdem auf die **Höhe und Symmetrie des Uterusfundus**.
- Die Handflächen tasten den Uterusfundus ab, formen ihn manuell mit sensiblen, großflächigen Bewegungen nach und ermitteln dessen höchste, dorsal in der mütterlichen Körpertiefe liegende Rundung (▶ **Abb. 5-11**).

3. Teil der Untersuchung

- Beide Handflächen ertasten die dorsale und ventrale Rundung des Uterusfundus. Die Wahrnehmung konzentriert sich auf die durch Berührung und Druckunterschiede ausgelösten Bewegungsvibrationen und auf das damit verbundene wellenförmige Anschlagen des Fruchtwassers (**Undulationsphänomen**). Das Vibrieren entsteht durch aktive kindliche Extremitätenbewegungen.
- Ein wechselseitiger einseitiger Druck proviziert neben dem Undulationsphänomen auch kindliche Bewegungen.
- Nach dem Tasten ruhen die Handflächen auf dem höchsten ventralen Teil des Uterusfundus. Die Fingerkuppen beider Hände zeigen zur mütterlichen Körpermitte.
- Beide ulnaren Handkanten (Kleinfingerseite) positionieren sich dorsal auf dem Uterusfundus. Die Fingerkuppen beider Hände zeigen zur mütterlichen Körpermitte (▶ **Abb. 5-11**).
- Die Arbeitshand bleibt anatomisch links liegen, die zweite Hand löst sich vom Fundus und wird flach auf das Abdomen gelegt. Die Finger-

kuppen sind zur Linea axillaris gerichtet. Beide Außenflächen der Hand bilden einen rechten Winkel zueinander.
- Die Anzahl der nebeneinander passenden Finger zwischen dem kleinen Finger der Arbeitshand und dem anatomischen Orientierungspunkt Rippenbogen ergibt die Distanz.

4. Teil der Untersuchung

Der letzte Teil beschreibt die von Christian G. Leopold einst beschriebene **Messung der Fundushöhe**.
- Die Arbeitshand löst sich von der linken Seite, palpiert den höchsten Teil des Fundus uteri in der frontalen Körpermitte (Linea fusca) und umfasst den Fundus so weit, bis die ulnare Handkante den Fundus dorsal weit in der Tiefe des Abdomens spürt.
- Die Handinnenflächen rotieren so weit nach außen, bis die ulnare Handkante rechtwinklig auf dem Abdomen über der höchsten Fundusrundung liegt.
- Die zweite Hand wird erneut flach auf das Abdomen über die Arbeitshand genau auf die Linea fusca gelegt. Beide Handaußenflächen bilden wiederum einen rechten Winkel zueinander.
- Die Anzahl der nebeneinander passenden Finger der zweiten Hand ergibt die Querfingerdistanz zum anatomischen Orientierungspunkt Brustbein.

5.6.2 Zustände beurteilen

Regelrichtig steigt proportional mit dem Gestationsalter und dem Kindsgewicht der Uterusfundusstand. Am **Geburtstermin** ist der Fundus 1–3 Querfinger unter dem mütterlichen Rippenbogen tastbar.

Unterschiede zwischen der dem Schwangerschaftsalter entsprechenden und der ertasteten Höhe können auf eine falsche Berechnung des Geburtstermins oder auf eine genetisch bedingte Eigenheit hinweisen. Beispielsweise ist bei **afrikanischen** (30) und **asiatischen** (31) **Frauen** ein **niedrigerer Uterusfundusstand** zu erwarten, weil ihre Neugeborenen deutlich weniger wiegen als die europäischer Frauen. Zudem weicht die Fundushöhe negativ ab bei einer Mangel- oder lactoveganen Ernährung (32), bei einer deutlich erhöhten mütterlichen Arbeitsbelastung (31) sowie bei einem frühzeitigen Kopfeintritt mit und ohne Zervixeröffnung.

Analog dazu ist der Uterusfundusstand regelrichtig höher als erwartet tastbar bei einem fehlenden Kopfeintritt, z. B. aufgrund eines mütterlichen Bewegungsmangels.

Die Aussagekraft bewerten

Die entscheidenden Vorteile der manuellen Messmethode sind Flexibilität und Materialunabhängigkeit. Ein Nachteil ist, dass die Methode anatomisch uniforme Finger voraussetzt, obgleich die Fingerbreite von Geschlecht, Alter und Konstitutionstyp abhängig ist. Bei einer kontinuierlichen Betreuung, wenn also dieselbe Hebamme immer dieselbe Frau untersucht, entfällt dieser Nachteil.

Einige Autoren erklären die zentimetergenaue **Maßband-Messung des Symphyse-Fundus-Abstands** als Goldstandard. In den Studien fehlen jedoch Angaben über Frauen mit regelabweichendem Körpergewicht (33, 34).

In der Praxis stimmt die digitale Messmethode mit den Querfinger-Angaben der Literatur überein, und zwar sowohl bei unterernährten Frauen mit Body-Maß-Index (BMI) unter 18,4 kg/m^2 als auch bei adipösen Frauen mit BMI über 30 kg/m^2.

I. Leopoldscher Handgriff

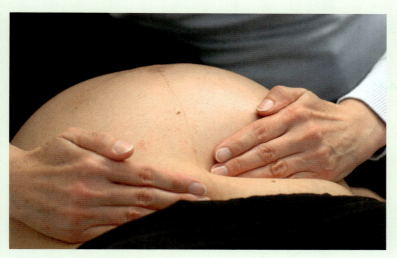

▶ **Abb. 5-8 I. Leopold-Handgriff.**
Wenn die Hände seitlich flach auf dem Abdomen über dem sich äußerlich abzeichnenden Uterus liegen, entspricht die tastbare Rundung nur den nahrungs- und luftgefüllten Anteilen des Magens und Querkolons, wie anatomisch linksseitig sichtbar.
Wenn die untersuchenden Hände die viszeralen Anteile des Magen-Darm-Traktes vom Uterus trennen, reduziert sich die untersuchungsbedingte Bauchhautdehnung. Zudem ist die reale Höhe des Uterusfundus mit den ulnaren Handkanten und Fingerkuppen zu ertasten.

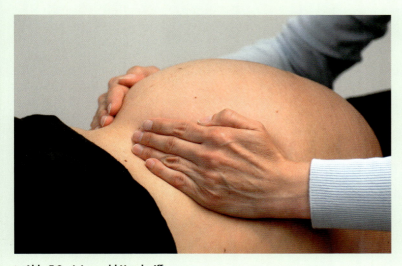

▶ **Abb. 5-9 I. Leopold-Handgriff.**
Mit der Berührung des Uterus wird die gleichmäßig feste, muskuläre Konsistenz der seitlichen Rundungen des Fundus wahrgenommen, die Distanz und Symmetrie zwischen beiden Händen erfühlt und die Bewegungen in der Tiefe des Uterus unterschieden.

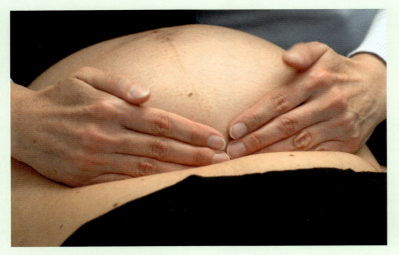

▶ **Abb. 5-10   I. Leopold-Handgriff.**
Die Handinnenflächen positionieren sich mit fest-sicherem Palpationsdruck auf der Uterusmitte, bis sich die Fingerkuppen beider Hände berühren.

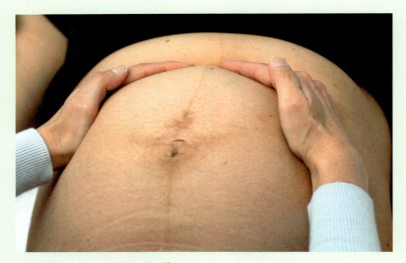

▶ **Abb. 5-11   I. Leopold-Handgriff.**
Beim bimanuellen Tasten formen sensible, großflächige Bewegungen den Uterusfundus nach. Mittels Bewegung wird dessen höchste, dorsal in der mütterlichen Körpertiefe liegende Rundung so lange palpiert, bis die anatomische Form des Uterus detailliert in die Handinnenflächen moduliert wurde.

5.7
II. Leopoldscher Handgriff

Ziel der Untersuchung: Die bimanuelle Beurteilung liefert Angaben über die Lage und Stellung des Kindes. Zur Orientierung dient neben der einheitlichen Nomenklatur die systematische Flächeneinteilung des Uterus.

5.7.1 Praktisches Vorgehen

1. Teil der Untersuchung

- Ausgehend vom ersten Teil des I. Leopoldschen Handgriffs positionieren sich beide Handflächen rechts und links in den oberen äußeren Quadranten des Uterus, direkt unter den gleichmäßig-festen Uteruskanten.
- Durch ein Zueinanderzeigen der Handflächen wird die taktil-kinästhetische Wahrnehmung optimiert und ein fester Palpationsdruck erzeugt (▶ **Abb. 5-12**).
- Lässt weder der abdominale noch der uterine Basaltonus diese Handpositionen zu, nähern sich die Handflächen diesen so weit wie möglich.
- Die Hände ruhen bewegungsfrei. Die Wahrnehmung unterscheidet Berührungs- und Bewegungsqualitäten und ist auf die unterschiedliche Konsistenz des kindlichen Rückens und der kindlichen Extremitäten in der Amnionhöhle konzentriert.
- Wechselseitig wird der Uterus nun innerhalb der mütterlichen transversalen (queren) Körperebene bewegt.
- Wenn anatomisch rechts mit der flach aufliegenden zweiten Hand deutlich gedrückt wird, weicht der Uterus und mit ihm das intrauterine Kind nach links in die Arbeitshand aus (▶ **Abb. 5-13**).
- Wenn mit der flach aufliegenden Arbeitshand anatomisch links deutlich gedrückt wird, weicht der Uterus und mit ihm das intrauterine Kind nach rechts zur zweiten Hand aus (▶ **Abb. 5-14**).
- Wechselseitig wird die anatomisch rechte Seite des Uterus vertikal gedrückt. Zeitgleich rotiert die gegenüberliegende Seite der Uterus ventral aus dem Niveau des Abdomens hervor (▶ **Abb. 5-15**).
- Wechselseitig wird die anatomisch linke Seite des Uterus vertikal gedrückt. Zeitgleich rotiert die gegenüberliegende Seite der Uterus ventral aus dem Niveau des Abdomens hervor (▶ **Abb. 5-16**).
- Anschließend palpieren beide Hände vertikal in die Amnionhöhle. Durch das fortwährende Bewegen der Hände und Finger verbessern sich die Wahrnehmungsqualitäten.
- Bei einem flächenmäßig großen Uterus positionieren sich die Handflächen noch einmal kaudal. Dafür wird der Palpationsdruck reduziert, mit einer raupenähnlichen Kriechbewegung die Handfläche gebeugt und eine Handbreit fußwärts im Bereich des Uterus-Isthmus aufgelegt.
- Anschließend wird der Palpationsdruck wieder erhöht (▶ **Abb. 5-17**). Fehlender Palpationsdruck reduziert die sinnlichen Wahrnehmungen und damit die Aussagekraft der Untersuchung (▶ **Abb. 5-18**).
- Wieder wird die Wahrnehmung auf die Berührungs- und Bewegungsqualitäten sowie die Konsistenz gerichtet.

II. Leopoldscher Handgriff

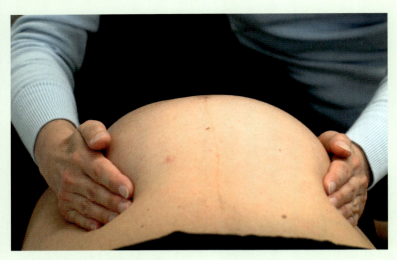

▶ **Abb. 5-12 II. Leopold-Handgriff.**
Beide Handinnenflächen liegen rechts- und linksseitig am fundalen Teil des Uterus und zeigen während der Palpation zueinander. Dieses Zueinanderzeigen optimiert die taktil-kinästhetische Wahrnehmung und erzeugt einen relativ festen Palpationsdruck.

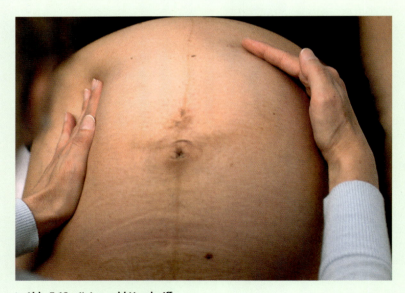

▶ **Abb. 5-13 II. Leopold-Handgriff.**
Indem anatomisch rechts mit der flach aufliegenden zweiten Hand deutlich gedrückt wird, weicht der Uterus und mit ihm das intrauterine Kind nach links in die Arbeitshand aus.

5.7 II. Leopoldscher Handgriff

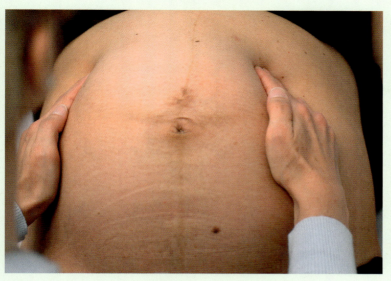

▶ **Abb. 5-14 II. Leopold-Handgriff.**
Wechselseitig wird der Uterus lateral bewegt. Indem mit der flach aufliegenden Arbeitshand anatomisch links deutlich gedrückt wird, weicht der Uterus und mit ihm das intrauterine Kind nach anatonisch rechts zur zweiten Hand aus.

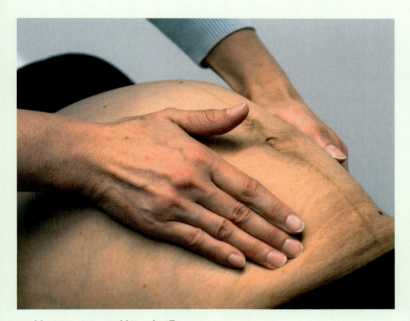

▶ **Abb. 5-15 II. Leopold-Handgriff.**
Wechselseitig wird die anatomisch rechte Seite des Uterus vertikal gedrückt. Zeitgleich rotiert die gegenüberliegende Seite der Uterus ventral aus dem Niveau des Abdomens hervor.

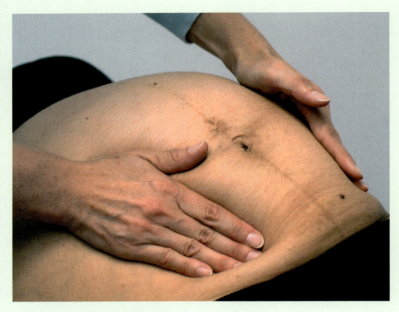

▶ **Abb. 5-16 II. Leopold-Handgriff.**
Wechselseitig wird die anatomisch linke Seite des Uterus vertikal gedrückt. Zeitgleich rotiert die gegenüberliegende Seite des Uterus ventral aus dem Niveau des Abdomens hervor.

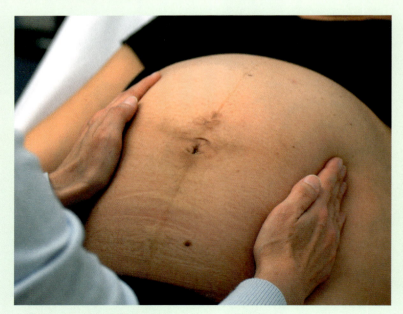

▶ **Abb. 5-17 II. Leopold-Handgriff.**
Bei einem flächenmäßig großen Uterus positionieren sich die Handflächen noch einmal kaudal. Dafür wird der Palpationsdruck reduziert und eine Handbreit kaudal im Bereich des Uterus-Isthmus aufgelegt. Anschließend wird der Palpationsdruck wieder erhöht.

II. Leopoldscher Handgriff

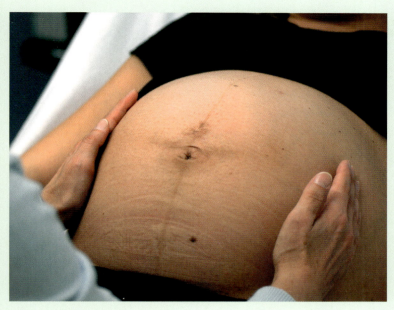

▶ **Abb. 5-18 II. Leopold-Handgriff.**
Eine dezente beidseitige Palpation reduziert die sinnlichen Wahrnehmungen und schränkt damit auch die Aussagekraft der Untersuchung ein.

2. Teil der Untersuchung

War nach dem 1. Teil der Untersuchung die Beurteilung fraglich, empfiehlt es sich, die kindliche **Lage und Stellung** so lange zu ertasten, bis die Diagnose eindeutig und sicher ist.

Dafür dreht die Untersuchende ihren Oberkörper zur liegenden Frau, bis ihre beiden Handflächen flach nebeneinander auf dem linken oberen Quadranten des Uterus liegen. Die Handballen liegen in Richtung der Linea fusca, die Handflächen ruhen locker auf dem Uteruskorpus, während die Fingerkuppen vertikal in die Amnionhöhle palpieren, indem sie systematisch am Fundus beginnen und sich nach kaudal vortasten (▶ **Abb. 5-19**).

- Das Tasten entspricht dem Nacheinanderdrücken der Tasten eines Tasteninstrumentes, die Fingerkuppen sinken dabei jeweils 1–3 Querfinger vertikal in die Amnionhöhle ein. Wichtig ist hierbei das bimanuelle, mit acht Fingern zeitgleiche Untersuchen, um Konsistenzunterschiede anhand der **Eindringtiefe** wahrzunehmen (▶ **Abb. 5-20**).
- Systematisch und vollständig wird zunächst die linke Seite des Uterus in Richtung Symphyse palpiert.
- Anschließend positionieren sich die Finger weiter zur Körpermitte der Frau und palpieren den Uterus erneut vom Fundus bis zur Symphyse, etwa parallel zur mittleren Klavikularlinie.
- Für die Palpation der anatomisch rechten Uterusseite dreht die Hebamme ihren Oberkörper erneut zur Frau und legt die Handflächen flach nebeneinander auf den rechten oberen Quadranten und palpiert mit der gleichen Systematik.
- Die taktil-kinästhetische Wahrnehmung ist auf Berührung, Bewegung, Druck, Eindringtiefe, Verschiebbarkeit des Gewebes und Vibration gerichtet. Extremitäten- und Drehbewegungen des Kindes lassen sich durch Vibrationen wahrnehmen.
- An der vermuteten Lokalisation des kindlichen Kopfes wechselt die manuelle Untersuchung auf den III. Leopoldschen Handgriff.

II. Leopoldscher Handgriff, Teil 2

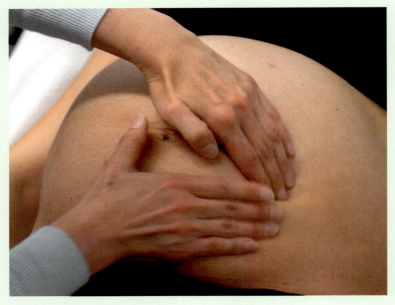

▶ **Abb. 5-19 II. Leopold-Handgriff.**
Die Hebamme dreht ihren Oberkörper zur liegenden Frau, bis ihre beiden Handflächen flach nebeneinander auf dem linken oberen Quadranten des Uterus liegen. Beide Handballen liegen in Richtung der Linea fusca, die Handflächen ruhen locker auf dem Uteruskorpus, während die Fingerkuppen vertikal in die Amnionhöhle palpieren, indem sie systematisch am Fundus beginnen und sich nach kaudal vortasten.

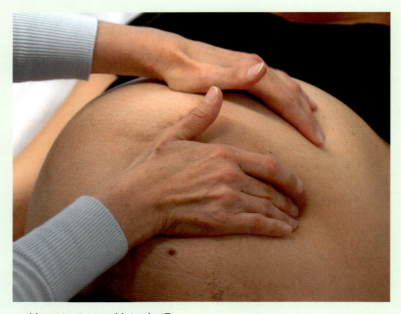

▶ **Abb. 5-20 II. Leopold-Handgriff.**
Das Tasten entspricht dem Nacheinanderdrücken der Tasten eines Tasteninstrumentes, die Fingerkuppen sinken dabei jeweils 1–3 Querfinger vertikal in die Amnionhöhle ein. Wichtig ist hierbei das bimanuelle, mit acht Fingern zeitgleiche Untersuchen, um Konsistenzunterschiede anhand der Eindringtiefe wahrzunehmen.

5.7.2 Zustände beurteilen

Den kindlichen Rücken von Extremitäten unterscheiden

Am **kindlichen Rücken** sinken die palpierenden Fingerkuppen geringfügiger ein als bei der Palpation der Extremitäten. Die Rückenfestigkeit bietet einen **soliden Widerstand** und erlaubt gleichmäßig sanft gerundete, **kompakte Konturen** wahrzunehmen, die dem gebeugten Körperstamm mit Steiß, Rücken und Schulterbereich entsprechen. Zwischen dem gebeugten Rücken und den angewinkelten Extremitäten tastet sich deutlich nachgiebig das Fruchtwasserreservoir (35, 37). Für die Hebamme ist dieser Zustand anhand der Eindringtiefe ihrer Finger wahrnehmbar zu unterscheiden (▶ **Abb. 5-21**).

Die **Extremitäten** bieten einen geringen Widerstand, ungleichmäßige Konturen und weichen auf Berührung aus. Teilweise ist dies mit Kindsbewegungen kombiniert tastbar und am Undulationsphänomen wahrnehmbar.

Bei ausreichendem Fruchtwasser und einem regelrichtigen intrauterinen Raumangebot ist der **Körperstamm** des Kindes als ein lang gestrecktes Oval tastbar, welches der kindlichen Längsachse entspricht und quer, längs oder schräg zur mütterlichen Längsachse liegen kann. Bei vermindertem Fruchtwasser mit intrauterin verengtem Raumangebot passt sich der kindliche Körper an und rundet sich so weit, dass Steiß und Kopf eng beieinander zu tasten sind.

Die **Beugung des Körpers** wird von der Anzahl der Kinder, der Größe und Breite des Uterus, der Fruchtwassermenge, der Stellung des Kindes, dem uterinen Basaltonus, der Geburtsphase und der aktuellen mütterlichen Körperposition mitbestimmt.

> Außer der Anzahl der ungeborenen Kinder ändern sich während des Gebärens alle Merkmale und so auch alle tastbaren Zustände. Sie passen sich fortlaufend dem Geburtsfortschritt an. Zur Interpretation sind deshalb immer Fachwissen und Erfahrung notwendig.

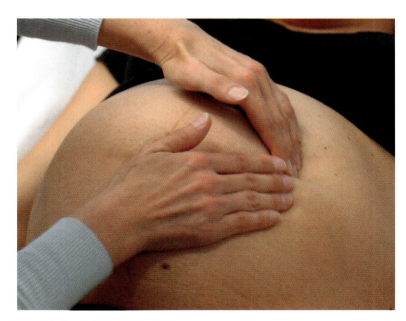

▶ **Abb. 5-21 II. Leopold-Handgriff.**
Beim Abtasten des kindlichen Rückens sinken die palpierenden Fingerkuppen geringfügig ein. Die Rückenfestigkeit bietet einen soliden Widerstand und erlaubt gleichmäßig sanft gerundete, kompakte Konturen wahrzunehmen, die hier dem Steiß des kaum gebeugten Körperstamms entsprechen.

Die kindlichen Extremitäten unterscheiden

Aus der Perspektive des Kindes tasten sich **Oberschenkel** als steißnahe, weiche Rundung. An den Unterkörper gedrückte Oberschenkel bieten eine erhabene Wölbung, deren Größe die gespreizten Zeige- und Mittelfinger ertasten (▶ **Abb. 5-22**). Oberschenkel treten nicht und bewegen sich kaum von der zuerst palpierten Lokalisation fort. Bei Oligohydramnion (unter 500 ml) oder einem hohen Kindsgewicht (über 4500 g) tastet der Finger zwischen Oberschenkel und Bauch lediglich eine grübchenförmige Furche.

Unterschenkel sind weich, nachgiebig, schmal und beweglich. Bei einer posterioren Stellung ist die fast quadratisch kantige Kniefläche tastbar.

Aus der Perspektive des Kindes sind **Füße** körperfern zu palpieren. Sie treten schnell gezielt in die untersuchende Hand mit kurzzeitig fühlbaren Berührungen. Ihnen eigen ist die Art der Zehenbeugung, die etwa 2 Querfinger kleine Fußsohlenfläche, die schnelle Trittantwort auf äußerlich-abdominale Stimulationen und das reflektorische Schreiten nach einer Fußsohlenstimulation (36).

Bei **ausreichendem Fruchtwasser** ist ihre Lokalisation flexibel und unberechenbar. Kaum ertastet, bewegen sie sich auch schon wieder **aktiv** fort. Bei ausreichendem Fruchtwasser stemmen die Füße sich innerlich am Uterus oder an der untersuchenden Hand ab und schwimmen unerreichbar in die Amnionhöhle fort. Derart aktive Bewegungen verursachen ein tastbares Undulationsphänomen.

Regelabweichende **kurz andauernde Kindsbewegungen** werden während der Palpation mit beurteilt, denn dezente Kindsbewegungen sind ein Hinweis auf eine vitale Gefährdung (37).

Am Geburtstermin fehlt bei weniger als 500 ml Fruchtwasser (**Oligohydramnion**) das Undulationsphänomen. Wegen der deutlich eingeschränkten Bewegungsfähigkeit reagiert das Kind bei Oligohydramnion auf die äußerlich-abdominale Stimulation des vertikalen Drucks durch die Arbeitshand. Die zweite Hand nimmt reaktive Bein- und die Arbeitshand dezente Armbewegungen wahr. Beide kindlichen Bewegungsqualitäten sind nur unter erhöhter Konzentration punktgenau wahrnehmbar (▶ **Abb. 5-23**).

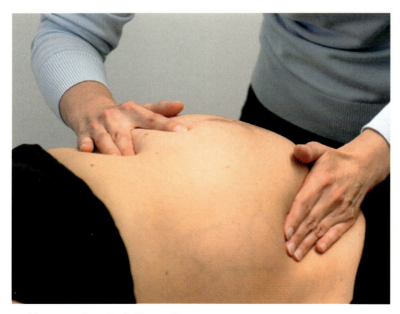

▶ **Abb. 5-22** Oberschenkel beurteilen.
Aus der Perspektive des Kindes tasten sich Oberschenkel als steißnahe, weiche Rundung. An den Unterkörper gedrückte Oberschenkel bieten eine erhabene Wölbung, deren Größe die gespreizten Zeige- und Mittelfinger ertasten, während die zweite Hand die kindlichen Armbewegungen erfühlt.

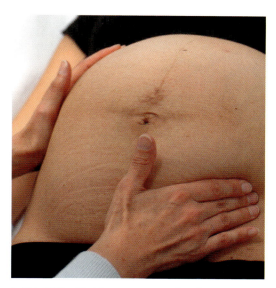

▶ **Abb. 5-23 Kindsbewegungen wahrnehmen.** Wegen der deutlich eingeschränkten Bewegungsfähigkeit reagiert das ungeborene Kind bei Oligohydramnion auf die äußerlich-abdominale Stimulation durch vertikalen Druck durch die Arbeitshand. Die zweite Hand nimmt reaktive Bein- und die Arbeitshand dezente Oberarmbewegungen wahr. Da beide kindliche Bewegungsqualitäten nur unter erhöhter Konzentration punktgenau wahrzunehmen und zu unterscheiden sind, wird die Kommunikation mit der Frau unterbrochen.

Bei **Oligohydramnion** mit nur noch **200 ml** Fruchtwasser sind die kindlichen Beine oftmals gestreckt zu tasten und die Füße auch untypisch im Mundbereich gesichtnah tastbar. Dieser Zustand lässt sich durch das Trinken von 2 Liter Wasser pro Tag günstig beeinflussen (38).

Regelrichtig sind aus der Perspektive des Kindes **Arme** und **Hände** stammnah gebeugt zu palpieren. Ihnen eigen ist ihre geringe Größe, die feine Art der aktiven Bewegungen und der reaktiven Bewegungen nach einer äußerlich-abdominalen Stimulation. Arme und Hände haben einen proportional weiten Aktionsradius und zielen in Richtung Gesicht. Hände tasten sich eher beieinander. Bei einer posterioren Einstellung sind die Hände in kindlicher Gesichtsnähe an ihrer klassischen Fäustchenbewegung tastbar.

Mit Besonnenheit wird das taktil-kinästhetische Wahrnehmen einer ergebnisorientierten Schwangeren-Untersuchung für die Frau und die Hebamme zur **emotionsreichen Forschungsreise**, denn jede wahrgenommene Szene bietet eine Gesprächsgrundlage, aus der beide Frauen für die Zeit des Gebärens Kräfte schöpfen können.

5.8
III. Leopoldscher Handgriff

Ziel der Untersuchung: Spezifizierung des vorangehenden Kindsteils.

5.8.1 Praktisches Vorgehen

- Die Arbeitshand liegt suprapubisch und palpiert mit der Daumen-Zeigefinger-Spanne den über Beckeneingang tastbaren Kindsteil. Dafür drücken Daumen und Zeigefinger mit einer gezielt-präzisen Bewegungskombination vertikal und dorsal in die Tiefe auf den vorangehenden Kindsteil, um diesen über dem mütterlichen Beckeneingang geringfügig zu bewegen (▶ **Abb. 5-24**).
- Anschließend wird der Tastfinger gewechselt. Mit der Daumen-Mittelfinger-Spanne wird die Bewegungsfähigkeit des vorangehenden Kindsteils untersucht.
- Die kräftigere Mittelfingerkuppe bewegt den im Beckeneingang tastbaren Teil des Kindes durch einen zeitgleichen vertikalen und dorsalen Druck in Richtung Daumen.
- Die taktil-kinästhetische Wahrnehmung ist auf Berührung, Bewegung, Druck, Eindringtiefe, Verschiebbarkeit des Gewebes und Vibration gerichtet.
- Dabei werden Extremitätenbewegungen von Drehbewegungen des kindlichen Kopfes und das spürbare Pendeln des Kopfes von dem sanften Fließen des Steißes unterschieden.
- Fundaler Druck durch die zweite Hand komprimiert derweil den Uterus und mit ihm das ungeborene Kind durch eine zeitgleiche Bewegung in dorsale und kaudale Richtung der mütterlichen Körperlängsachse (▶ **Abb. 5-25**).
- Die Art des vorangehenden Kindsteils wird anhand einer als Pendeln oder Fließen wahrnehmbaren Bewegung zwischen dem Daumen und der Fingerkuppe spürbar, welcher mit dem Begriff **Ballottement** beschrieben wird.

III. Leopoldscher Handgriff

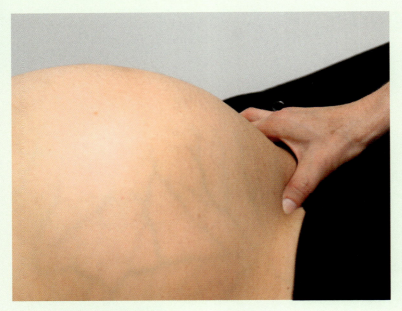

▶ **Abb. 5-24 III. Leopold-Handgriff.**
Die Arbeitshand liegt suprapubisch und palpiert mit der Daumen-Zeigefinger-Spanne den über Beckeneingang tastbaren Kindsteil. Dafür drücken Daumen und Zeigefinger mit einer gezielt-präzisen Bewegungskombination vertikal und dorsal in die Tiefe auf den vorangehenden Kindsteil, um diesen über dem mütterlichen Beckeneingang geringfügig zu bewegen.

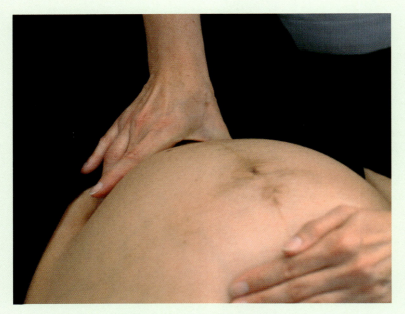

▶ **Abb. 5-25 III. Leopold-Handgriff** in Verbindung mit Druck auf den Uterusfundus.
Die Arbeitshand tastet mit der Daumen-Mittelfinger-Spanne, während die zweite Hand den Uterus und die Längsachse des ungeborenen Kindes zeitgleich dorsal und kaudal innerhalb der mütterlichen Körperlängsachse komprimiert. Der Druck reduziert die kindliche Bewegungsfähigkeit und ermöglicht es, den vorangehenden Kindsteil detailgenau wahrzunehmen.

5.8 III. Leopoldscher Handgriff

Bimanuelles Untersuchen erweitern

Tasten mit der gesamten Handinnenfläche:
- Die Arbeitshand legt sich suprapubisch auf den vorangehenden Kindsteil, indem der kleine Finger direkt über der Symphyse liegt und die gesamte Handinnenfläche den vorangehenden Kindsteil so weit wie möglich umfasst. Die Fingerkuppen werden gebeugt und die Handinnenfläche sensibel gerundet.
- Zunächst ruht die Arbeitshand, die Wahrnehmung ist auf die unterschiedliche Konsistenz und auf spontane Vibrationen gerichtet, die vertikal aus der Tiefe der Amnionhöhle wahrnehmbar sind.
- Als nächstes drückt die Arbeitshand gefühlvoll vertikal und dorsal auf den vorangehenden Kindsteil. Der moderate Druck erlaubt es, neben der Bewegungsfähigkeit des Kindsteils auch dessen Eintritt in den mütterlichen Beckeneingang differenziert zu ertasten. Bei einem über dem Beckeneingang mobilen Kindsteil passen die kindlichen Rundungen von Schädelknochen oder Steiß formgenau in die kleinfingernahe Handinnenfläche.

Punktuelles bimanuelles Tasten mit den kräftigsten Fingerkuppen:
- Das bimanuelle Tasten mit beiden Mittelfingern direkt über dem mütterlichen Beckeneingang erlaubt detailgenaue Wahrnehmungen. Neben dem Eintritt und der Einstellung des vorangehenden Kopfes kann die Distanz zwischen den Fingern beurteilt werden (▶ **Abb. 5-26**).
- Präzise Bewegungen durch vertikalen und dorsalen Druck sowie einseitig wechselnder Druck zwischen den seitlich tastenden Mittelfingerkuppen verbessert das Wahrnehmen (▶ **Abb. 5-26**).

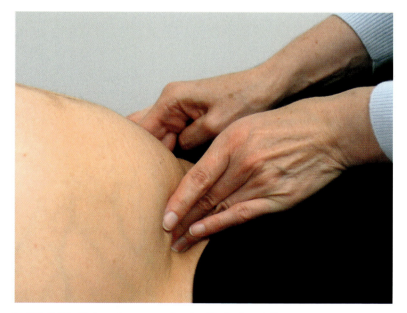

▶ **Abb. 5-26 Distanz des vorangehenden Kopfes beurteilen.**
Bimanuelles Tasten mit beiden Mittelfingern, direkt über dem mütterlichen Beckeneingang, erlaubt detailgenaue Wahrnehmungen. Neben dem Eintritt und der Einstellung des vorangehenden Kopfes wird die Distanz zwischen den Fingern beurteilt. Präzise Bewegungen durch vertikalen und dorsalen Druck sowie einseitig wechselnder Druck zwischen den seitlich tastenden Mittelfingerkuppen verbessern das Wahrnehmen.

5 Manualdiagnostik während der Geburt

5.8.2 Den kindlichen Kopf vom Steiß unterscheiden

▶ **Tab. 5-1** Identifizieren des vorangehenden Kindsteils: Kopf und Steiß

Bimanuell tastbare Merkmale	Kopf	Steiß
Manuelle Distanz am ET	Daumen – Ringfinger	Daumen – Zeigefinger
Umformung	Rundung in Handinnenfläche	absichtsvolles Modulieren
Konsistenz	fest, formstabil	nachgiebig-weich, forminstabil
Kontur	gleichmäßig, kompakt	ungleichmäßig, nachgiebig
Struktur / Form	rund, oval	entrundet, rechteckig
Symmetrie	Asymmetrie	Asymmetrie
Nachgiebigkeit	gering	hoch
Widerstand	hoch	gering
Verschiebbarkeit	gering	hoch
Eindringtiefe	gering	hoch
aktive Bewegungsfähigkeit (Motilität)	asymmetrisch, rotieren	asymmetrisch, fehlt
Bewegen der Extremitäten	fehlt, vibrieren, rotieren	Treten aktiv bis reaktiv, dezent bis lebhaft
Halsfurche	tastbar	fehlt
Ballottement	pendeln	fließen
Kopfgefühl	breit, schmal	fehlt
Knebelzeichen	positiv	fehlt
Undulationsphänomen	fehlt	auslösbar

Der **Steiß** passt ungleichmäßig in die Daumen-Zeigefinger-Spanne und muss absichtsvoll moduliert werden.

Ein frontookzipital umfasster **Kopf** verträgt feste Berührungen. Wird das Kind durch das Ballottieren gestresst, reagiert es mit einer Kopfrotation. Diese fühlt die Handfläche als Vibrieren. Bei einer deutlichen Rotation zur Seite wechseln die Wahrnehmungen. Anstelle der bisherigen frontookzipitalen Distanz ist das ungleichmäßige, nachgiebige Gesicht mit dem doppelkantigen Unterkiefer oder das gleichmäßige, runde und feste Hinterhaupt zu tasten.

5.9 IV. Leopoldscher Handgriff

Ziel der Untersuchung: Beurteilt wird der Eintritt des vorangehenden Kindsteils in den mütterlichen Beckeneingang. Ergänzend lassen sich die Art des vorangehenden Kindsteils, der Höhenstand und die Einstellung differenzialdiagnostisch beurteilen und die Größe und Breite des vorangehenden Kindsteils wahrnehmen. Zudem wird neben den passiv-stimulierten Bewegungen auch die aktive kindliche Bewegungsfähigkeit der Rotation, des Tiefertretens und der Beugung während der Geburt ertastet. Auf diese Weise kann mit dem Handgriff eine zuverlässige Aussage über die Beckenpassage des vorangehenden Kindsteils formuliert werden.

5.9.1 Praktisches Vorgehen

- Die liegende schwangere Frau wird zunächst gebeten, ihre Beine zu strecken. Sie ist informiert, während der Untersuchung beide Knie langsam zu beugen und derweil ihre Lendenwirbelsäule fest nach hinten auf die Unterlage zu drücken, denn diese Bewegungskombination weitet den zu beurteilenden Beckeneingangsraum optimal (39).
- Die Hebamme steht neben der Untersuchungsliege. Ihr Rücken ist zum Gesicht der Frau gerichtet.
- Die Untersuchende streckt ihre Finger, dreht die Hände zueinander, bis die ulnaren Handkanten parallel nach außen zeigen und Daumen- und Zeigefingerkuppen einander berühren.
- In dieser Position legt sie beide Handflächen flach, zunächst parallel nebeneinander auf das

untere Uterinsegment. Die Fingerkuppen liegen kaudal suprapubisch, beide Daumen- und Zeigefingerkuppen berühren einander und die Handflächen sind genau in die Richtung der mütterlichen Körperlängsachse ausgerichtet.
- Eine die Wahrnehmung einschränkende suprapubische Falte aus reichlichem Unterhautfettgewebe kann von den Handballen kopfwärts bzw. funduswärts nach oben gezogen werden. Frauen mit BMI >35 kg/m^2 werden gebeten, dieses Gewebe beidhändig selbst zu halten.
- Handflächen und Finger drücken gleichmäßig vertikal, anatomisch rechts und links genau neben der Linae fusca, in die mütterliche Körpertiefe bis auf die Uterusmuskulatur.
- Den vertikalen Druck haltend ruhen die Hände, die Wahrnehmung ist auf die unterschiedliche Konsistenz und auf spontane Vibrationen gerichtet, die vertikal aus der Amnionhöhle wahrnehmbar sind.
- Als Nächstes drücken alle acht Fingerkuppen gefühlvoll vertikal und dorsal auf den vorangehenden Kindsteil. Der moderate Druck erlaubt neben der Bewegungsfähigkeit des vorangehenden Kindsteils auch dessen Art, Eintritt und Einstellung in den mütterlichen Beckeneingang differenziert zu ertasten.
- Von einem **über Beckeneingang mobilen Kindsteil** umfassen die Klein- und Ringfingerkuppen beidseitig die Rundungen des Schädels oder des Steißes.
- Von einem **im Beckeneingang mobilen Kopf** ertasten die Klein- und Ringfingerkuppen einseitig (unilateral) die feste Rundung des Hinterhauptes und auf der gegenüberliegenden Seite (kontralateral) die ungleichmäßige Form des Gesichtsschädels.
- Von einem **im Beckeneingang fixierten Steiß** ertasten die Klein- und Ringfingerkuppen unilateral und kontralateral die gleichmäßigen Rundungen des fest komprimierten Steißes.
- Die zwischen den Fingerkuppen wahrnehmbare **Distanz** lässt Rückschlüsse auf die **Größe und Breite** des vorangehenden Kindsteils zu.
- Wird der Palpationsdruck durch alle Fingerkuppen wechselseitig unterschiedlich reguliert, lassen sich äußerlich-abdominal passiv-

stimulierte Bewegungen von aktiven kindlichen Bewegungen unterscheiden.
- Die **aktive kindliche Bewegungsfähigkeit** aus Rotation, Tiefertreten und Beugung des kindlichen Kopfes kann durch zwei aufeinander folgende Untersuchungen beurteilt werden, indem beide Untersuchungen exakt dokumentiert und detailgenau verglichen werden.

Erst dieser **zweite Teil** der Beschreibung orientiert sich nachvollziehbarer am Leopold-Handgriff.
- Beide Handflächen lösen sich vom unteren Uterinsegment und legen sich wie oben beschrieben wieder flach nebeneinander. Diesmal ist zwischen den Händen jedoch eine mehrere Querfinger breite Distanz, welche die zuvor getasteten Zustände detailgenau abbildet.
- Die Fingerkuppen sind kaudal gerichtet und liegen weiterhin suprapubisch. Sie fixieren den vorangehenden Kindsteil beidseitig durch einen vertikalen und dorsalen fest-sicheren Druck.
- Die Distanz zwischen den Händen wird so gewählt, dass die kräftigen Mittelfinger den kindlichen Kopf zeitgleich am Hinterhaupt und am Gesicht durch vertikalen und dorsalen Druck bewegen können.
- Ein im Beckeneingang **mobiler vorangehender Kindsteil** wird bimanuell zwischen den Daumen- und Fingerkuppen fixiert. Die Fingerkuppen modulieren sich so weit wie möglich nebeneinander auf einer parallel zur Symphyse gedachten Gerade. Zwischen der Geraden und der Symphyse ist eine querfingerbreite Distanz.
- Bei einem mobilen Kindsteil erfordert die Gerade eine unterschiedlich deutliche Fingerbeugung. Trotz der Beugung soll der vorangehende Kindsteil gleichmäßig gedrückt werden können.
- Indem alle Finger einschließlich des Daumens kräftig aneinander gepresst werden, stabilisiert sich die gewünschte Handposition und präzisiert die diagnostischen Bewegungen (▶ **Abb. 5-27**).
- Ein in den Beckeneingang eingetretener, **schwer beweglicher vorangehender Kindsteil** wird seitlich mit den Mittel- und Ringfin-

- gerkuppen fixiert. Beide Handflächen sind so weit wie möglich parallel zur mütterlichen Körperlängsachse ausgerichtet.
- Zwischen den kräftigsten Fingerkuppen und der Symphyse beträgt die Distanz lediglich einen Querfinger (▶ **Abb. 5-28**).
- Durch deutliche und dennoch wohldosierte Kraft wird mit allen Fingern zeitgleich nach vertikal, dorsal und kaudal gedrückt. Parallel dazu nähern sich beide Hände der mütterlichen Körpermitte. Diese Bewegung ist durch die symmetrische Annäherung beider Zeigefinger fühlbar. Durch die Kombination der **vier Bewegungsrichtungen** wird zunächst der vorangehende Kindsteil im Beckeneingang frei beweglich und anschließend tiefer in den Beckeneingang gedrückt (▶ **Abb. 5-29**).
- Die vier Bewegungsrichtungen entsprechen den drei Dimensionen der mütterlichen Beckeneingangsebene und der transversalen Ebene des kindlichen Kopfes.
- Wird die Frau während der Untersuchung gebeten, **beide Knie langsam zu beugen** und derweil ihre Lendenwirbelsäule fest auf die Unterlage zu drücken, weiten die Bewegungen den zu beurteilenden Beckeneingangsraum geburtshilflich günstig.

- Regelrichtig ist ein Zustand, bei dem die Untersuchende das **Eintreten** und das **Tiefertreten des vorangehenden Kindsteils** während der Palpation seitengleich wahrnimmt. Kurzfristig sind die tastenden Ring- und Mittelfingerkuppen dazu vertikal, dorsal und kaudal direkt im Beckeneingang lokalisiert (▶ **Abb. 5-30**).
- Drücken die Finger abwechselnd das Hinterhaupt und den Gesichtsschädel **vertikal** in die Tiefe, nehmen sie die **Bewegungsfähigkeit des eingetretenen Kopfes** innerhalb des Beckeneingangs wahr (▶ **Abb. 5-30**).
- Während des **Drucks** auf eine Seite sind unter den Fingern die kindlichen Strukturen des Kopfes unterscheidbar. Auf diese Weise wird zeitgleich die **Haltung** beurteilt (▶ **Abb. 5-30**).

Aussagen über die Beckenpassage sind jedoch nur bei einer sorgfältigen und ausführlichen Palpation möglich. Wird auf eine der **vier diagnostischen Bewegungsrichtungen**, auf die **Mithilfe der schwangeren Frau** oder auf die Bewegungen in Verbindung mit der mütterlichen Hilfe verzichtet, ist das Ein- und Tiefertreten des vorangehenden Kindsteils nicht tastbar.

IV. Leopoldscher Handgriff

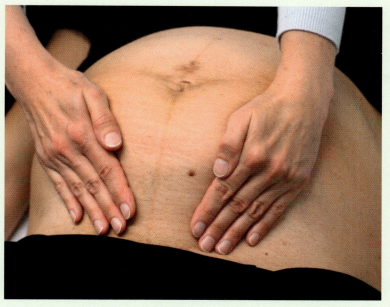

▶ **Abb. 5-27 IV. Leopold-Handgriff.**
Ein im Beckeneingang eingetretener, schwer beweglicher vorangehender Kindsteil wird seitlich mit den Mittel- und Ringfingerkuppen fixiert. Beide Handflächen sind so weit wie möglich parallel zur mütterlichen Körperlängsachse ausgerichtet. Indem alle Finger einschließlich des Daumens kräftig aneinander gepresst werden, stabilisiert sich die gewünschte Handposition und präzisiert damit die diagnostischen Bewegungen.

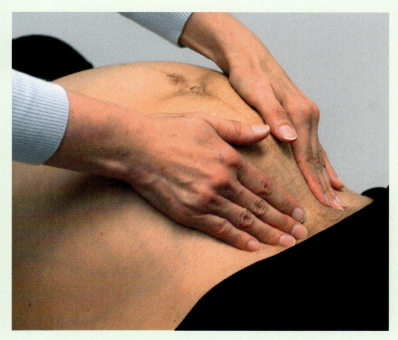

▶ **Abb. 5-28 IV. Leopold-Handgriff.**
Zwischen den Fingerkuppen und der Symphyse beträgt die Distanz nur einen Querfinger.

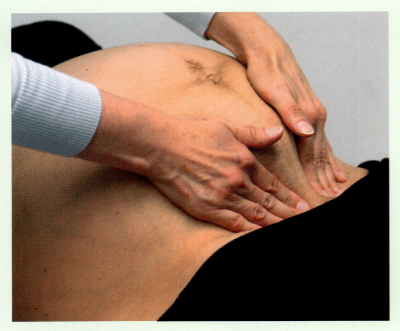

▶ **Abb. 5-29 IV. Leopold-Handgriff.**
Durch deutliche und dennoch wohldosierte Kraft wird mit allen Fingerkuppen gleichzeitig nach vertikal, dorsal und kaudal gedrückt. So kann der vorangehende Kindsteil im Beckeneingang frei bewegt und zeitgleich tiefer in den Beckeneingang gedrückt werden.

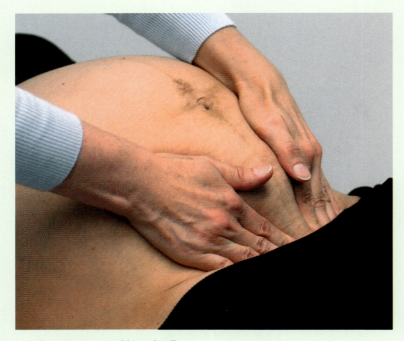

▶ **Abb. 5-30 IV. Leopold-Handgriff.**
Regelrichtig ist ein Zustand, bei dem die Untersuchende das Tiefertreten des vorangehenden Kindsteils während der Palpation wahrnimmt. Kurzfristig sind die tastenden Fingerkuppen dazu vertikal, dorsal und kaudal in der Tiefe des Beckeneingangs lokalisiert.

5.10 Zangemeister-Handgriff

Ziel der Untersuchung: Bei jeder Spontangeburt wird das Verhältnis zwischen dem kindlichen Kopf und dem mütterlichen Becken beurteilt. Vor einer instrumentellen vaginalen Geburt wird die Untersuchung wiederholt und das regelrichtige **Kopf-Becken-Verhältnis** bestätigt. Anstelle des kindlichen Kopfeintritts kann selbiges Tasten ebenso den Steiß-Becken-Eintritt beurteilen.

5.10.1 Praktisches Vorgehen

- Die Hebamme steht neben der liegenden Frau. Die zweite Hand liegt flach auf der Symphyse. Die innere Kante des Zeigefingers liegt auf dem oberen Rand der Symphyse und formt mit dem Zeigefinger **gedanklich die Ebene des Beckeneingangs** nach (▶ Abb. 5-31).
- Die Arbeitshand ist ebenfalls mit gestreckten Fingern parallel zur Beckeneingangsebene auf dem tiefsten tastbaren Anteil des kindlichen Kopfes positioniert (▶ Abb. 5-32).
- Die gestreckten Zeigefinger beider Hände berühren einander beinahe.
- Die Handfläche der Arbeitshand drückt mit den Fingern **vertikal und dorsal** in die Tiefe des Uterus und mobilisiert so den in der Beckeneingangsebene befindlichen kindlichen Kopf.
- Liegt die **Kopfhand einen Querfinger tiefer** als die Symphysenhand, ist ein regelrichtiges Kopf-Becken-Verhältnis anzunehmen (▶ Abb. 5-32).
- Liegen **beide Hände gleich hoch**, also parallel nebeneinander und gleichstehend, ist an ein regelabweichendes Kopf-Becken-Verhältnis zu denken. Durch ein erweitertes Palpieren kann man nun mögliche Ursachen voneinander abgrenzen, z. B. ob eine volle Harnblase, ein moderat verengtes mütterliches Becken, ein moderat vergrößerter kindlicher Kopf, eine Anomalie der Haltung und/oder der Einstellung des Kopfes vorliegt. Mit einer vaginalen Geburt ist nicht zu rechnen, wenn der Zustand bei kräftigen Kontraktionen und Fruchtwasserabgang bis zum Beginn der passiven Austreibungsphase tastbar bleibt.
- Liegt **lediglich der Kopfhand-Zeigefinger** einen Querfinger **unter der Symphysenhand** und **drei Finger** der Kopfhand **überragen die Symphysenhand**, ist eine regelabweichende vordere Scheitelbeineinstellung anzunehmen. Auch dieser diagnostische Hinweis wird durch erweitertes Palpieren bestätigt oder ausgeschlossen.
- **Überragt** der **Kopfhand-Zeigefinger** um einen Querfinger und die **drei weiteren Finger** der Kopfhand die Symphysenhand **asymmetrisch** im 45°-Winkel, ist an eine regelabweichende hintere Scheitelbeineinstellung zu denken. Dieser erste diagnostische Hinweis lässt sich durch erweitertes Palpieren überprüfen.
- **Überragt** die Kopfhand die Symphysenhand **symmetrisch**, gleichmäßig **um einen Querfinger**, ist ein regelwidriges Kopf-Becken-Verhältnis anzunehmen. Dieser Zustand kann durch eine vaginale Untersuchung mit erweiterter Beckendiagnostik bestätigt oder ausgeschlossen werden. Ist die vaginale Spontangeburt ausgeschlossen, wird unverzüglich eine Ärztin hinzugezogen.

> Eine **vaginale Geburt** ist **ausgeschlossen**, wenn trotz einer regelrichtigen Haltung und Einstellung beim Zangemeister-Handgriff
> - die Kopfhand die Symphysenhand querfingerbreit überragt oder
> - beide Hände parallel nebeneinander, also gleich hoch, liegen und trotz kräftiger Kontraktionen, Fruchtwasserabgang und vollständiger Zervixdilatation der Zustand mit Beginn der passiven Austreibungsphase immer noch tastbar ist.

Zangemeister-Handgriff

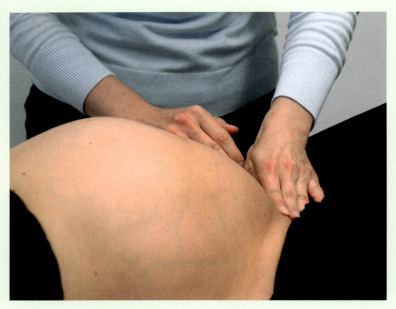

▶ **Abb. 5-31 Zangemeister-Handgriff.**
Die Untersuchende steht neben der liegenden Frau und legt ihre zweite Hand flach mit gestreckten Fingern auf die Symphyse. Die innere Kante des Zeigefingers schließt parallel mit dem oberen Rand der Symphyse ab.

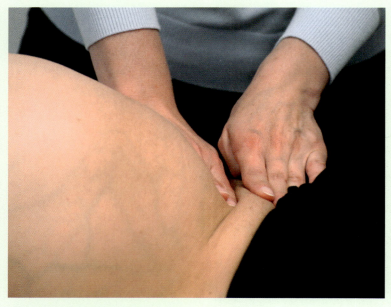

▶ **Abb. 5-32 Zangemeister-Handgriff.**
Die Arbeitshand liegt ebenfalls mit gestreckten Fingern parallel zur Beckeneingangsebene auf dem kindlichen Kopf. Sie drückt mit der gesamten Handfläche und den gestreckten Fingern vertikal und dorsal in die Tiefe des Uterus und bewegt so den in der Beckeneingangsebene befindlichen kindlichen Kopf.

5.10.2 Asynklytisch eingestellte Scheitelbeine korrigieren

Sind nicht beide, sondern ist regelabweichend lediglich **ein kindliches Scheitelbein** in Beckeneingang eingestellt, überragt die Kopfhand die Symphysenhand asymmetrisch, weil die kindliche Körperlängsachse parallel zur mütterlichen Längsachse abweicht. Dieser asynklytische Eintritt in den Beckeneingang beeinträchtigt, trotz kräftiger Wehen, die Anpassung der kindlichen Kopfform an den mütterlichen Beckeneingang. Geburtsmechanisch ist eine parallele Bewegung der kindlichen Längsachse innerhalb der mütterlichen Längsachse notwendig. Diese Bewegung kann weder das Kind noch die Frau ohne professionelle Unterstützung leisten.

Deshalb prüft die Hebamme, ob es angebracht ist, die notwendige Korrektur manuell selbst durchzuführen. Gedanklich geleitet von dem Bild der **gleichzeitigen gemeinsamen Bewegungen** durch eine äußerlich-abdominale Stimulation zielt ihre Intervention darauf ab, das kindliche Körpergewicht innerhalb der mütterlichen Körperlängsachse zu verlagern.

Hinterer Asynklitismus mit vorderer Scheitelbeineinstellung

Die Einstellung wird synklytisch in **Richtung Symphyse** korrigiert:
1. durch ausatmungssynchrones Anspannen der Abdominalmuskulatur oder
2. indem der Uteruskorpus auf Nabelhöhe **vertikal, dorsal und fundal** gedrückt wird oder
3. indem der kindliche Kopf suprasymphysär **vertikal, dorsal und fundal** gedrückt wird oder
4. indem die Frau vertikale, hinten angelehnte Körperpositionen bevorzugt oder
5. indem die Hebamme während der Wehenpause **digital korrigiert**. Dazu wird die promontoriumwärts abgewichene Pfeilnaht auf die gespreizten Zeige- und Mittelfinger positioniert und durch einen wohldosiert-kontrollierten, **fundus- und symphysenwärtigen Zug** synklytisch in den Beckeneingang geleitet, während ihre **zweite Hand** die vaginale Bewegung von außen (suprapubisch) synchron durch einen **vertikalen, fundalen und dorsalen** Druck stimuliert oder
6. durch das Kombinieren aller genannten Interventionsmöglichkeiten über 30 Minuten.

Vorderer Asynklitismus mit hinterer Scheitelbeineinstellung

Die Einstellung wird synklytisch in **Richtung Promontorium** korrigiert durch:
1. mütterliche Knie-Ellenbogen-Körperposition oder
2. aufrechte, vorn angelehnte mütterliche Körperpositionen oder
3. indem die Hebamme während der Wehenpause **digital korrigiert** und die symphysenwärts abgewichene Pfeilnaht mit dem gespreizten Zeige- und Mittelfinger durch einen wohldosiertkontrollierten **fundus- und promontoriumwärtigen Druck** synklytisch in den Beckeneingang leitet, während die gebärende Frau in der Knie-Ellenbogen-Körperposition liegt.

Die vorgestellten Alternativen sollten in der **beschriebenen Reihenfolge** angewendet werden. Bleibt die erste Intervention drei Wehen lang wirkungslos, wird die zweite Intervention eingeleitet usw.

Das gezielte **fundale und dorsale Drücken** über 15–30 Minuten, mehrere Wehen und Wehenpausen lang, wird konstant beibehalten. Wenn die Frau derweil in einer halbaufrechten Rückenlage liegt, ihren Oberkörper mit den Unterarmen so weit abstützt, bis ihre Lendenwirbelsäule vollständig auf das Bett bzw. die Unterlage drückt, weitet diese aufgestützte Körperposition den Beckeneingang noch zusätzlich (39).

Bewegen sich asynklytisch eingestellte Scheitelbeine regelrichtig in den Beckeneingang, ist unter der palpierenden Hand eine deutliche vertikale Bewegung spürbar. Zeitgleich fühlt die Frau einen innerlichen Ruck und formuliert dies in der Regel mit Aussagen wie „jetzt ist der Kopf drin!".

Wirkungslos sind die Interventionen, wenn die kindliche Kopfhaut bereits mit einer 2–3 Querfinger breiten ödematösen Schwellung reagiert hat (Caput succedaneum).

5.11
Ballottement

Ziel der Untersuchung: Zur Beurteilung der Poleinstellung Kopf wird die Bewegungsfähigkeit des vorangehenden Kindsteils geprüft.

5.11.1 Praktisches Vorgehen

- Der kindliche Kopf wird frontookzipital mit der Daumen-Zeigefinger-Spanne umfasst und die Distanz zwischen den Fingerkuppen wahrgenommen. Fühlbar ist die Rundung der Scheitelbeine, die in dem durch die Fingerspreizung entstandenen Handflächenoval liegt (▶ **Abb. 5-33**).
- Als Nächstes lockern die Fingerkuppen den Palpationsdruck und lassen dem Kopf geringfügig spürbaren Raum. Dabei werden zweidimensionale, bilaterale und vertikale Bewegungen wahrgenommen.
- Die Zeigefingerkuppe drückt nun schnell-punktuell und deutlich den Kopf, damit dieser wie eine Kugel innerhalb der durch das Lockern freigewordenen Distanz daumenwärts pendelt.
- Der Daumen nimmt die Kopfbewegung an und wiederholt den schnell-punktuellen Druck, bis der Kopf zurückpendelt, also ballotiert.

- Ist das **Ballottement erschwert**, weil der Kopf fortwährend vertikal in die Amnionhöhle von der palpierenden Hand fortschwimmt, werden beide Kindspole bimanuell palpiert.
- Eine Hand lokalisiert zunächst mit den Fingerkuppen den Steiß und schiebt ihn kopfwärts. Unmittelbar bevor beide Kindspole bimanuell zeitgleich ballotieren, werden Kopf und Steiß mit dem für die äußerlich-abdominale Untersuchung **modifizierten Knebelzeichen** (40) klar voneinander unterschieden: indem die Steißhand den Körper einfühlsam kopfwärts komprimiert, während die Kopfhand die Vibration des Kopfnickens wahrnimmt (▶ **Abb. 5-34**).
- Sind Kopf und Steiß eindeutig voneinander unterschieden (▶ **Tab. 5-1**), wechselt die Untersuchende die Spanne und tastet mit Daumen und Mittelfinger. Der Mittelfinger ist kräftiger, spürt deutlicher und kann den kindlichen Kopf frontookzipital fester umfassen (▶ **Abb. 5-35**).

Auf das anschließende Ballottement reagiert das Kind mit Extremitätenbewegungen, weil es jetzt deutlich mehr Bewegungsmöglichkeit verspürt als während der kurzzeitigen Komprimierung durch das modifizierte Knebelzeichen. Die kindlichen Bewegungen sind anhand der Vibrationen und des Undulationsphänomens zu fühlen (29).

Bewegungsfähigkeit des vorangehenden Kindsteils prüfen

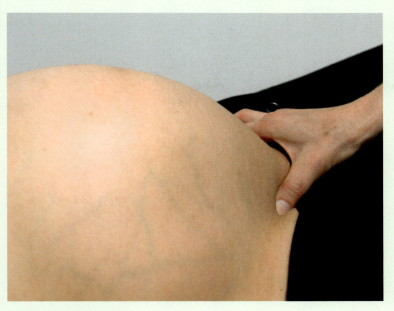

▶ **Abb. 5-33 Kopfgefühl.**
Der kindliche Kopf wird frontookzipital mit der Daumen-Zeigefinger-Spanne umfasst und die Distanz zwischen den Fingerkuppen wahrgenommen. Fühlbar ist die Rundung der Scheitelbeine, die in dem durch die Fingerspreizung entstandenen Handflächenoval liegt.

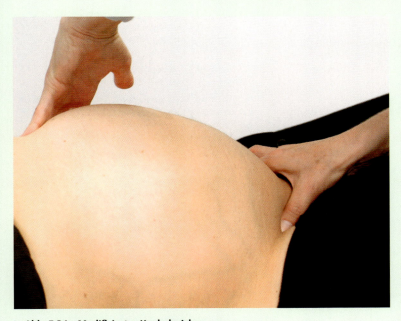

▶ **Abb. 5-34 Modifiziertes Knebelzeichen.**
Die Steißhand komprimiert den kindlichen Körper einfühlsam kopfwärts, während die Kopfhand die Vibration des Kopfnickens wahrnimmt.

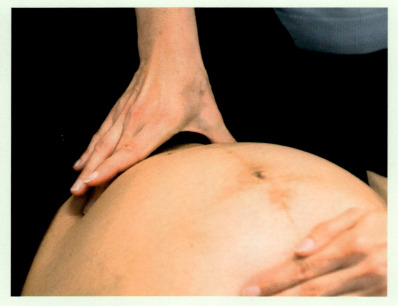

▶ Abb. 5-35 Ballottement.
Durch das Palpieren beider Kindspole sind die pendelnde Kopfbewegung und die fließende Steißbewegung gleichzeitig zu tasten.

Literatur

[1] **Kennedy HP, Shannon M, Chuahorm U, Kravetz MK:** The Landscape of Caring for Women: A Narrative Study of Midwifery Practice. J. Midwifery Womens Health. 2004; 49 (1):14-22.

[2] **Seel N:** Psychologie des Lernens. Lehrbuch für Pädagogen und Psychologen. Basel, München: Reinhard. 2000.

[3] **Maietta L, Hatch F:** Kinaesthetics Infant Handling. Bern; Huber. 2004.

[4] **Horschitz H, Kurtenbach H:** Hebammengesetz. Gesetz über den Beruf der Hebamme und des Entbindungspflegers vom 4. Juli 1985 mit den Richtlinien der Europäischen Gemeinschaft und der Ausbildungs- und Prüfungsordnung mit Erläuterungen. 3. Aufl.; Hannover: Staude. 2003.

[5] **WHO:** Making Pregnancy Safer: The Critical Role of the Skilled Attendant. A Joint Statement by WHO, ICM and FIGO. World Health Organization 2003.

[6] **ICM – International Confederation of Midwives:** 2000 Essential Competencies for Midwife. ICM. www.internationalmidwives.org/

[7] **ICM – International Confederation of Midwifes:** 2002 Essential Competencies for Basic Midwifery Practice [online] Available from: http://www.internationalmidwives.org

[8] **Cignacco E:** Hebammenarbeit. Assessment, Diagnosen und Interventionen bei (patho-)physiologischen und psychologischen Phänomenen. Bern: Huber. 2006.

[9] **Silbernagl S, Despopoulos A:** Taschenatlas der Physiologie. Stuttgart: Thieme. 2001: 314.

[10] **Fullerton J, Severino R, Brogan K, Thompson J:** The International Confederation of Midwives' study of Essential Competencies for Midwifery Practice. Midwifery. 2003; 19(3):174-90.

[11] **RCM Royal College of Midwives Day-Stirk, F. / Paeglis, C.:** Antenatal care – routine care for the healthy pregnant woman. Midwives Journal. 2004. 7; 1:24-27.

[12] **Enkin M et al.:** A Guide to Effective Care in Pregnancy and Childbirth. Assessment of Fetal Growth Size and Well-Being. Oxford University Press. 2002.

[13] **Haueter M:** Welche Bedeutung haben heute die abdominalen klinischen Untersuchungen in der Schwangerenvorsorge? Die Hebamme. 2007; 20:14-20.

[14] **Hähnlein KA:** Österreichische Hebammenzeitung. Schwerpunkt: Schwangerenvorsorge. Die taktil-kinästhetische Manualdiagnostik ist das wichtigste Instrument in der Schwangerenuntersuchung. 2008; 14(03):10-13.

[15] **Hähnlein KA:** Messungen einer Spanne (n = 40). Gemessen wurde die maximal mögliche Spreizung

zwischen dem Daumenendglied und der Ringfingerkuppe, die Daumen-Ringfinger-Spanne. Bei Frauenhänden unterscheidet sich die Distanz sehr individuell und variiert bei einmaliger Messung zwischen 17,0 und 22,5 cm. Gemessen wurde jeweils die Spanne der bevorzugten Arbeitshand bei 40 Hebammen und Hebammen in Ausbildung. November 2007 (unveröffentlicht).

[16] **Nel JT, Diedericks A, Joubert G, Arndt KA:** Prospective Clinical and Urodynamic Study of Bladder Function During and After Pregnancy. International Urogynecology Journal, London Springer 2001; (12)1:21-26.

[17] **Henscher U:** Bewährte Übungen zur Therapie der Rektusdiastase. Die Hebamme 2007; 20:247–49.

[18] **Coad J, Dunstall M:** Anatomie und Physiologie für die Geburtshilfe. München: Urban & Fischer. Originaltitel: Coad/Dunstall, Anatomy & Physiology for Midwives, 2006 2nd edition, Churchill Livingstone. 2007.

[19] **Fraser:** 2003 In Myles T Textbook for midwives (14 ed.). Edinburgh: Churchill Livingstone. 2003.

[20] **Hackl JM:** Ermittlung des Ernährungsstatus. Quelle: http://www.springer.com/978-3-540-41925-9

[21] **Vanner T, Gardosi J:** Intrapartum assessment of uterine activity. Baillieres Clin Obstet Gynaecol. 1996 Jun; 10(2):243-57. Review.

[22] **ICD-10:** Internationale Statistische Klassifikation der Krankheiten und verwandter Gesundheitsprobleme. 10. Revision. Version 2008. German Modification. Vierstellige Ausführliche Systematik. Quelle: http://www.dimdi.de/static/de/klassi/diagnosen/icd10/htmlgm2008/fr-icd.htm

[23] **Kavanagh J, Kelly AJ, Thomas J:** Breast Stimulation for Cervical Ripening and Induction of Labour. Cochrane Database of Systematic Reviews 2005, Issue 3. Art. No.: CD003392. DOI: 10.1002/14651858.CD003392.pub2.

[24] **Ozdemir I, Yucel N, Yucel O:** Rupture of the pregnant uterus: a 9-year review. Arch Gynecol Obstet (2005) 272: 229–231.

[25] **Shields SG, Ratcliffe SD, Fontaine P, Leeman L:** Dystocia in Nulliparous Women. Am Fam Physician 2007;75:1671-8.

[26] **Buhimschi CS, Buhimschi IA, Malinow AM, Weiner CP:** Uterine Contractility in Women Whose Fetus is Delivered in the Occipitoposterior Position. American Journal of Obstetrics and Gynecology. 2003; 188(3):734-9.

[27] **Faustin D, Klein S, Spector IJ, Nelson J:** Maternal Perception of Preterm Labor: Is It Reliable? The Journal of Maternal-Fetal Medicine. 1997; 6:184–86.

[28] **Arrabal PP, Nagey DA:** Is manual palpation of uterine contractions accurate? General Obstetrics And Gynecology. American Journal of Obstetrics & Gynecology. 1996; 174(1):217-19.

[29] **deVries JIP, Fong BF:** Normal Fetal Motility: An Overview. Ultrasound in Obstetrics and Gynecology. 2006; 27(6): 701-11.

[30] **Feresu SA, Gillespie BW, Sowers MF, Johnson TRB, Welch K / Harlow SD:** Improving the Assessment of Gestational Age in a Zimbabwean Population. International Journal of Gynecology & Obstetrics. 2002; 78(1): 7-18.

[31] **Voigt M, Schneider KTM, Brinks H, Fusch C, Hartmann K, Wittwer-Backofen U, Hesse V:** 11. Mitteilung: Unterschiede im somatischen Entwicklungsstand Neugeborener unter Berücksichtigung des Herkunftslandes der Mütter (Analyse des Neugeborenenkollektivs der Jahre 1995 – 1997 der Bundesrepublik Deutschland). Geburtsh Frauenheilk 2006; 66:391-99.

[32] **Kramer MS, Kakuma R:** 2003 Energy and Protein Intake in Pregnancy Review, Cochrane Database of Systematic Reviews 2007, Issue 4.

[33] **Neilson JP:** Symphysis-fundal height measurement in pregnancy. Cochrane Database of Systematic Reviews 1998, Issue 1. Art. No.: CD000944. DOI: 10.1002/14651858.CD000944.

[34] **Retzke U:** Stellenwert der Symphysen-Fundus-Messung nach Westin in der Schwangerenvorsorge. Die Hebamme. 2007; 20:21-5.

[35] **Wyatt SN / Rhoads SJ:** A Primer on Antenatal Testing For Neonatal Nurses: Part 2: Tests of Fetal Well-Being. Advances in Neonatal Care. 2006; 6(5):228-41.

[36] **Hähnlein KA:** 1996 External Manipulation of a Breech Baby. Midwifery today. 1996(6): 7.

[37] **Tan KH, Smyth R.:** (2001) Fetal Vibroacoustic Stimulation for Facilitation of Tests of Fetal Wellbeing, Cochrane Database of Systematic Reviews 2007, Issue 3.

[38] **Hofmeyr GJ, Gülmezoglu AM.:** Maternal hydration for increasing amniotic fluid volume in oligohydramnios and normal amniotic fluid volume. Cochrane Database of Systematic Reviews 2002, Issue 1. Art. No.: CD000134. DOI: 10.1002/14651858.CD000134.

[39] **Chamberlain G, Steer P:** ABC of Labour Care. Labour in Special Circumstances. BMJ 1999; 318:1124-27.

[40] **Pschyrembel W:** Praktische Geburtshilfe. Für Studierende und Ärzte. 14. Aufl.; Berlin: Walter de Gruyter. 1973.

6 Gebärhaltungen

Esther Göbel

6.1 Was sind Gebärhaltungen?

Jede Position, die eine Gebärende einnimmt, sei es im Liegen, Knien, Stehen usw., ist eine Gebärhaltung. Vieles funktioniert von alleine. Eine Frau mit Wehen spürt meist **intuitiv**, was ihr gerade gut tut, z. B. in ihrer Wohnung mehrmals die Treppen zum Schlafzimmer hochsteigen, um es noch schön herzurichten. Sie beugt sich über das Bett, um es neu zu beziehen, verbringt längere Zeit auf der Toilette, weil sie sich da sehr sicher fühlt. Dies alles macht sie irgendwie müde und sie legt sich hin. Dabei ändert sie ständig die Seite, stopft sich viele Kissen unter ihren Oberkörper und schläft dann doch ein bisschen ein. Als sie erwacht, fühlt sie sich durchgeschwitzt und geht duschen oder in die Badewanne. Und da begreift sie es erst richtig: Was ich spüre, sind Wehen. Die Geburt beginnt.

Was bewirken Gebärhaltungen?
- Sie sind ein Schlüssel zur selbstgestalteten Geburt
- reduzieren Schmerzen
- reduzieren den Medikamenteneinsatz
- bringen Gebärfreude in ausweglose Situationen
- sind für den Zustand des Beckenbodens nach der Geburt mit verantwortlich
- sind das Oxytocin und Partusisten der Hebamme
- ermöglichen eine bessere Sauerstoffversorgung des Kindes
- bringen Intimität in die Geburt
- erleichtern den Einsatz der kindlichen Reflexe
- ermöglichen das „In die eigenen Hände Gebären".

> Sich günstige Körperhaltungen während einer Geburt zu suchen, ist intuitives Wissen der Gebärenden, das allerdings oft erst wiederentdeckt werden muss, auch von uns Hebammen.

Vom **intuitiven** bis zum **gezielten Einsetzen** von Gebärpositionen ist es nur ein kleiner Schritt. Dieser kleine Schritt setzt jedoch ein fundiertes Fachwissen voraus.

6.2 Grundlagenwissen

Um Gebärpositionen planvoll einsetzen zu können, ist Fachwissen über das Becken mit seinen Gelenken und deren Funktionsweise, sowie die Kenntnis wichtiger angrenzender Muskeln und deren Reflexpunkte notwendig.

6.2.1 Das Iliosakralgelenk (ISG)

Das Iliosakralgelenk ist ein straffes Gelenk. Die Darmbeinseite ist mit Faserknorpel überzogen, die Kreuzbeinseite ist doppelt so dick mit hyalinem Knorpel besetzt.

Das Iliosakralgelenk ist einerseits sehr stabil und trotzdem subtil beweglich. Es ähnelt einem Bumerang, d. h. die beiden Gelenkflächen stehen im Winkel zueinander.

Aufgaben des Iliosakralgelenkes

Dieses Gelenk hat gegensätzliche Funktionen:
- Es ist der Schlussstein einer Gewölbebrücke, die von Beinen und Becken gebildet wird.
- Es ist ebenso der Schlussstein einer auf dem Kopf stehenden Gewölbebrücke, die von Wirbelsäule und Becken gebildet wird.
- Eine **Gewölbebrücke** ist grundsätzlich sehr stabil.

Die Stabilität wird durch Druckbelastungen noch erhöht. Die „Beinbrücke" ist daher ideal gebaut, um den Druck von oben aufzufangen. Die „Wirbelsäulenbrücke" fängt wiederum den Erdrückstoß elastisch ab.

Die Möglichkeit der Kippbewegung im Iliosakralgelenk (▶ **Abb. 6-1**) und somit die **Erweiterung und Vergrößerung der** entsprechenden

6.2 Grundlagenwissen

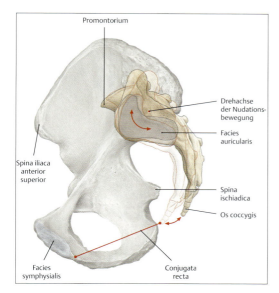

▶ Abb. 6-1 **Bewegungen im Iliosakralgelenk.**
Rechte Beckenhälfte, Ansicht von medial. Die Bewegungen in den Iliosakralgelenken beeinflussen u. a. die Weite des Beckenrings. Das Ausmaß der Bewegungen ist aufgrund des straffen Bandapparats erheblich eingeschränkt und variiert individuell. Bei einer Rotationsbewegung (Nudations- oder Kippbewegung), wie hier dargestellt, dreht sich das Os sacrum um eine Achse, die im Bereich der Anheftungsstellen der Ligg. Sacroiliaca interossea liegt. Bei einer Drehung des Os sacrum nach vorne wird der Beckenausgang größer, bei einer Drehung des Os sacrum nach hinten vergrößert sich der Beckeneingang, während der Beckenausgang kleiner wird.

Beckenräume ist für die Geburt von allergrößter Bedeutung.

> Kippt das **Promontorium nach hinten**, vergrößert sich die Beckeneingangsebene und der Beckenausgang verkleinert sich.
> Kippt das **Promontorium nach vorn**, verkleinert sich der Beckeneingang und die Conjugata recta des Beckenausganges vergrößert sich.

Bei jeder Gebärposition ist deshalb genau zu prüfen:
1. Welche Position nimmt das Kreuzbein und die Symphyse dadurch ein?
2. Welcher Beckenraum wird damit erweitert?
3. Soll dies einseitig, abwechselnd oder gleichseitig geschehen?
4. Unterstützt diese Position das Geburtsgeschehen?

Ein **planloses Ausprobieren** von Gebärhaltungen kann fatale Folgen haben, da sich die Situation durch eine falsche Gebärposition verschärft und damit eine erfolgreiche Lösung des Geburtsproblems unmöglich machen kann.

Auswirkungen einzelner Gebärhaltungen auf die Beckenräume

▶ Tab. 6-1 Auswirkungen von Gebärhaltungen auf die Beckenräume

Gebärhaltung	Becken-eingang	Becken-mitte	Becken-ausgang
Stehen mit geraden Beinen, Zehen nach außen (▶ Abb. 6-2)	weit		enger
Stehen mit geknickten Beinen, Zehen nach innen (▶ Abb. 6-3)	eng		weit
Stehen mit einem hochgestellten Bein, Zehen nach außen (▶ Abb. 6-4)		Einseitige Erweiterung	
Stehen mit einem hochgestellten Bein, Zehen gerade (▶ Abb. 6-5)		Einseitige Erweiterung	
Stehen mit einem hochgestellten Bein, Zehen nach außen und nach hinten gebeugt (▶ Abb. 6-6)		Maximale einseitige Erweiterung	
Stehen mit einem hochgestellten Bein, Zehen nach innen und nach vorne gebeugt (▶ Abb. 6-7)			Maximale einseitige Erweiterung

Auswirkungen von Gebärhaltungen auf die Beckenräume

BE: weit
BA: enger

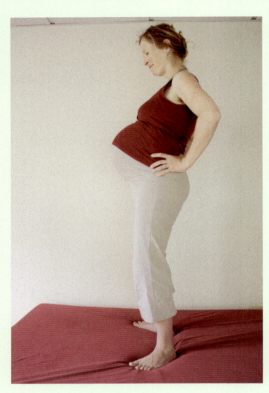

▶ **Abb. 6-2** Im Stehen mit geraden Beinen ist der Beckeneingang (BE) weit und der Beckenausgang (BA) enger. Ein leichtes Anheben der Symphyse hilft dem Kind, seinen Kopf zu positionieren. Für Eröffnungsphase.

BE: eng
BA: weit

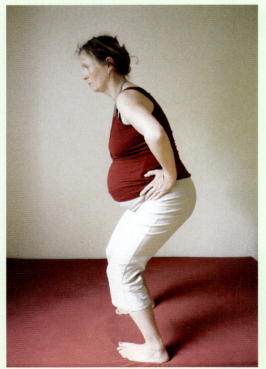

▶ **Abb. 6-3** Im Stehen mit geknickten Beinen ist der Beckeneingang eng und der Beckenausgang weit. Der Druck der Hände auf die Beckenkämme vergrößert die Öffnung des Beckenausgangs. Die leichte Beugung nach vorne hält das Kind in einer optimalen Führungslinie. Für Austreibungsphase.

BE: einseitige maximale Erweiterung

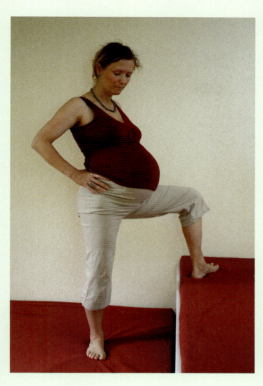

▶ **Abb. 6-4** Im Stehen mit einem hochgestellten Bein und mit nach außen zeigenden Zehen kommt es zu einer einseitigen maximalen Erweiterung des Beckeneingangs (Beckenraum: schiefe Ebene). Kinder mit einer länglichen Kopfform haben dadurch einen leichteren Beckeneintritt. Eine schaukelnde Beckenbewegung wie eine „Kahnschaukel" wirkt unterstützend. Für Eröffnungsphase.

BM: einseitige Erweiterung

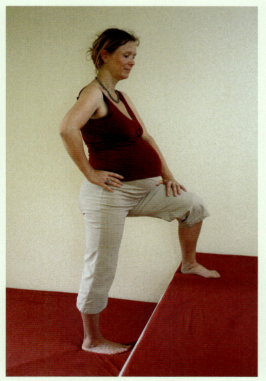

▶ **Abb. 6-5** Im Stehen mit einem hochgestellten Bein und mit gerade stehenden Zehen kommt es zu einer einseitigen Erweiterung der Beckenmitte (BM). Eine schaukelnde Bewegung und ein Wechsel der erhöhten Seite, mit Fußstellung nach innen, ermöglicht eine größtmögliche Beweglichkeit in der hochgestellten Seite. Die Hände verstärken die Öffnung durch Druck und damit Aktivierung des Brustmuskels. Für Übergangs- und Austreibungsphase.

BE: maximale einseitige Erweiterung

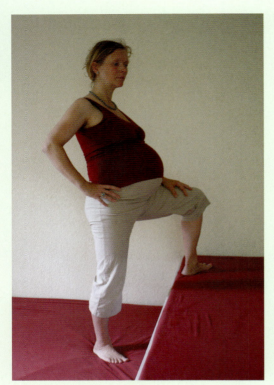

▶ **Abb. 6-6** Im Stehen mit einem hochgestellten Bein und mit nach außen zeigenden und nach hinten gebeugten Zehen erreicht man eine maximale einseitige Vergrößerung des Beckeneingangs. Drehende und dehnende Bewegungen verstärken den Effekt. Die Hände drücken zur Unterstützung mit.

BA: maximale einseitige Erweiterung

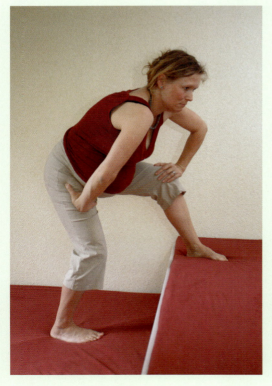

▶ **Abb. 6-7** Im Stehen mit einem hochgestellten Bein mit nach innen zeigenden und nach vorne gebeugten Zehen erreicht man eine maximale einseitige Vergrößerung des Beckenausgangs. Der Druck der Hände aktiviert die Brustmuskeln. Das Nach-vorne-Beugen führt zu einer Entspannung des M. psoas.

Auswirkungen einer ISG-Blockade

Die Blockierung der Beweglichkeit des Gelenkes hat dramatische Auswirkungen auf die Geburt:
- Erschwerte Anpassung des kindlichen Kopfes an das mütterliche Becken, da kein „Spielraum" vorhanden ist. Protrahierte Geburtsverläufe und Einstellungsanomalien sind häufig die Folge.
- Durch die Fehlstellung des Beckenringes kommt es zu einem veränderten Schmerzempfinden sowie zur Verknüpfung aller Schmerzlokalisationen: Uterus, Muttermund, Sehnen, Bänder, Beckenring.
- Dadurch sind die der Frau noch möglichen Gebärhaltungen eingeschränkt.
- In den Wehenpausen fühlt die Frau kaum oder keine Schmerzfreiheit.
- Sie empfindet eine abnehmende „Gebärlust" bei erhöhtem Geburtsschmerz.
- Die Folge ist meist ein erhöhter Medikamenteneinsatz.
- Der Kontakt zum Kind wird als zusätzliche Belastung empfunden und nicht als Kraftquelle. Oft kommt es dadurch zum vollständigen Verlust des Kontaktes zum Kind.
- Gehäuftes Auftreten einer eingeklemmten und angeschwollenen Muttermundslippe.
- Durch den erhöhten Druck reagiert das Kind mit der Ausbildung einer Geburtsgeschwulst.

> Vorsicht: „Die Geburtsgeschwulst ist die Uhr des Geburtshelfers" (Pschyrembel). Das Kind empfindet großen Schmerz.

Lösung einer ISG-Blockade

Es gibt viele Möglichkeiten, ein blockiertes Iliosakralgelenk wieder beweglich zu machen:

1. **Seitenlage:**
Die Hand darf nur vorsichtig auf das Kreuzbein aufgelegt werden, so als ob man eine weiche Schneedecke berühren möchte, ohne einen Abdruck darauf zu hinterlassen. Dann kann bei vielen Frauen folgende Bewegung wahrgenommen werden:
- Einatmung: Sakrum – Steißbein bewegen sich nach außen
- Ausatmung: Sakrum – Steißbein bewegen sich nach innen

Durch sanftes Mitgehen in die Bewegung gelingt eine leichte Verstärkung und damit eine langsame Lösung der festen Stelle. Dies führt oft zu einem dauerhaften Erfolg, da gleichzeitig eine Entspannung der Muskulatur und des Bandapparats erreicht wird.

2. **Ausübung von Druck** auf die Knie der Frau, die gerade auf einem Stuhl sitzt. Der Rücken wird dabei durch die Lehne fest gestützt.

Bei einer entsprechenden Ausbildung gibt es auch gute Erfahrungen mit **komplementärmedizinischen Verfahren**:

3. **Akupunktur:**
- Entweder „Da-wos-(weh tut-)Punkte"
- oder z.B. KG 4, LG 4, Bl 23, Bl 11, BL 52
- Ohrakupunktur mit Dauernadeln im entsprechenden Bereich und der Entspannungspunkte.

4. **Intrakutane Injektion von 0,1 ml Aqua ad intracutan** an mindestens 4 Punkten: äußere Punkte der Michaelis-Raute und 2–3 cm tiefer und 1–2 cm mittiger.

5. **Moxibustion** an den „Da-wos-(weh tut-)Punkten"; der Abstand vom Körper beträgt 1–3 cm.

6. **Zilgrei-Atmung**
- Einatmend den Bauch weiten
- Die Luft 5 Sekunden anhalten (von 21 bis 25 zählen)
- Ausatmend geht der Bauch nach innen (nur die Luft aus dem Bauch herauspusten)
- 5 Sekunden Pause
- 5-mal wiederholen

6.2.2 Der M. piriformis

Seinen Ursprung hat der M. piriformis an der Vorderfläche des unteren Kreuzbeins (▶ **Abb. 6-8**). Von dort quert er in seinem weiteren Verlauf unter dem M. gluteus maximus bis zum Trochanter major. Dieser Muskel benötigt eine gute Elastizität, da er **wie Leitplanken für das Köpfchen des Kindes** wirkt.

6 Gebärhaltungen

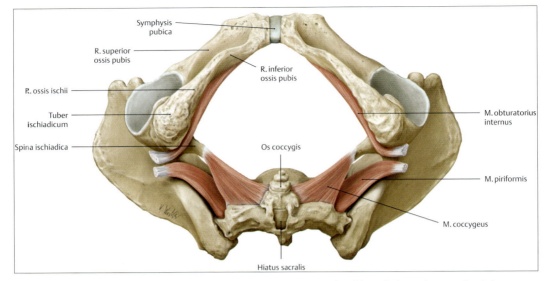

▶ **Abb. 6-8** Muskulatur der Beckenwand: Weibliches Becken, Ansicht von kaudal. Nach der Entfernung sämtlicher Beckenbodenmuskeln bleiben die sog. parietalen Beckenmuskeln übrig (M. obturatorius internus, M. coccygeus und M. piriformis). Sie dienen als zusätzlicher Verschluss des hinteren Beckenausgangs.

Eine Tonusveränderung, z. B. durch eine ISG-Blockierung, lässt ihn hypertoner und damit weniger elastisch werden. Auch die Stellung der Füße und die damit verbundene Position des Oberschenkels hat eine große Auswirkung auf die Elastizität dieses Muskels. Weiterhin gestaltet auch die Art und Weise des Laufens und Stehens oder die sportliche Betätigung im „normalen" Leben diesen Muskel mit.

So wird z. B. eine Eisschnellläuferin einen wesentlich stärker ausgeprägten M. piriformis haben, als eine Frau, die immer „über den Onkel läuft" (d. h. die großen Zehen beim Gehen nach innen richtet). Welcher Muskel das Köpfchen des Kindes leichter auf den Beckenboden geleitet, lässt sich nicht allein aus der Stärke des Muskels erkennen, sondern an seiner Elastizität. Das Kind benötigt den M. piriformis, um sein Köpfchen aus dem queren in den schrägen Durchmesser zu drehen.

Ist der M. piriformis zu weich und ohne Wiederhalt, kann die Drehung des Köpfchens ausbleiben. Aufrechte Gebärpositionen würden dieses Ausbleiben der Drehung noch verstärken und sind daher in dieser Situation zu vermeiden.

Bedeutend günstiger ist in diesem Fall eine **nach vorn gebeugte Position** zu wählen (▶ **Abb. 6-9**) und den Rücken des Kindes genau zu betrachten. Denn über den asymmetrischen tonischen Nackenreflex reagieren Kopf und Rücken mit einer aufeinander abgestimmten Reaktion. Wird der Kopf zur Seite gedreht, rotiert der Rücken nach. Wird der Rücken gedreht, dreht der Kopf mit.

Ist der M. piriformis zu fest, kann das Köpfchen nicht in die Beckenmitte. Dehnende Positionen, z. B. die erweiterte Sims-Lagerung im warmen Wasser, können an dieser Stelle helfen.

Die ▶ **Abbildungen 6-10** bis **6-13** zeigen günstige Gebärhaltungen bei einem sehr festen M. piriformis.

Günstige Gebärhaltungen bei einer Fehlspannung des M. piriformis

Weicher M. piriformis

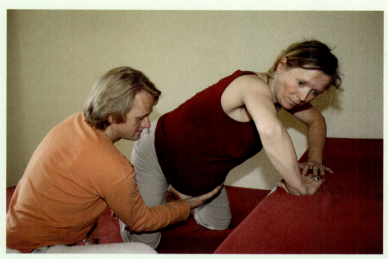

▶ **Abb. 6-9** Günstige Gebärhaltung bei einem **weichen** M. piriformis: **Offener Vierfüßlerstand mit helfender Hand.** Die Schwerkraft wirkt auf den kindlichen Rücken. Die streichende Hand des Vaters unterstützt die Drehung. Der Händedruck der Frau aktiviert die Brust- und Rückenmuskeln und vermindert das Hohlkreuz. Durch das Anheben und Bewegen der Symphyse verändert sich die Linie zwischen Promontorium und Symphyse. Durch Durchstrecken und Einknicken der Arme verändert sich der Beckenwinkel.

Sehr fester M. piriformis

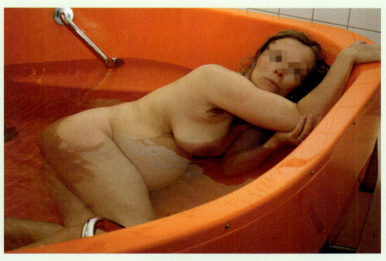

▶ **Abb. 6-10** Im Wasser lässt sich die **erweiterte Sims-Lagerung** leicht durchführen. Die Bauchdecken sind entspannt. Dabei wird angestrebt, dass sich der kindliche Rücken, der sich in einer II. hinteren Hinterhauptshaltung befindet, in eine I. HHL dreht. Der Impuls für das Kind kommt aus der Lagerung des Beckens, der großen Bewegungsmöglichkeit und der gedanklichen Unterstützung der Mutter. Der Bauch zeigt in Richtung Wannengrund und der Po in Richtung Wasseroberfläche.

Sehr fester M. piriformis

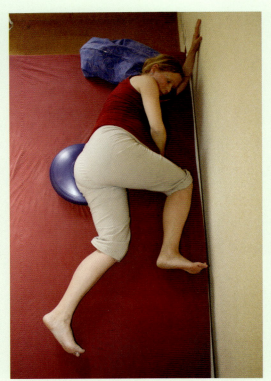

▶ **Abb. 6-11 Erweiterte Sims-Lagerung** an Land mit Unterstützung der Dehnung. Auf dem Bett ermöglicht die Unterlage unter dem Gesäß die Erhöhung. Der Beckenkamm gibt den Impuls an den kindlichen Rücken weiter. Die lockende Hand unterstützt das Kind in seiner Drehung. Die Hand an der Wand dient der Kraftübertragung über die Rückenmuskulatur während der Wehe.

Sehr fester M. piriformis

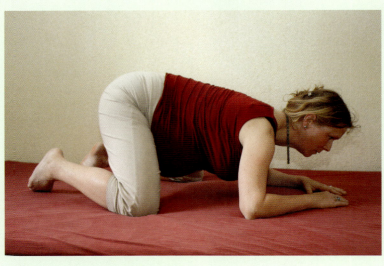

▶ **Abb. 6-12 Tiefer Frosch übern Onkel:**
Beine relativ parallel, Hände davor aufgestützt, schaukeln, Zehen nach innen. Die Knie befinden sich in Höhe des Nabels. Dadurch erfolgt eine Öffnung des Beckenbodens, der durch die Drehung der Zehen nach innen und die Bewegung des Gesäßes zu den Fersen maximal verstärkt wird. Die Symphyse wird dabei weit in Richtung Nabel gehoben. Für Übergangs- und Austreibungsphase.

Sehr fester M. piriformis

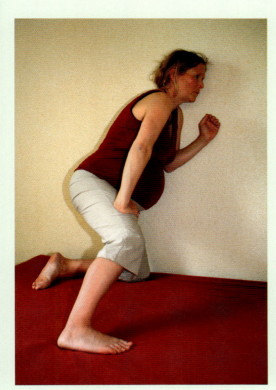

▶ **Abb. 6-13 Hoher Hirte übern Onkel:**
Gesäß nach hinten strecken, abwechselnd bewusst dehnen, Zehen nach innen. Der Druck der Hände ermöglicht eine Fixierung des Schultergürtels und erhöht die Beweglichkeit des Beckens. Die schiefe Ebene des Beckens erleichtert die Kopfrotation. Die Fußstellung öffnet den Beckenboden. Durch das Anlehnen an die Wand ist eine zusätzliche Stabilisierung möglich. Ein leichter Wechsel der angestellten Seite reduziert den Schmerz. In dieser Haltung kann das Kind in die Hand der Frau geboren werden. Für Austreibungsphase.

Weitere Möglichkeiten der Dehnung des M. piriformis

Schnellen Erfolg bringt eine **manuelle Dehnung durch die Hebamme** in der Seitenlage.
- Dazu muss sie den Muskel in seinem Verlauf ertasten und auf Schmerzhaftigkeit und Strukturveränderung palpieren.
- Mit gebeugten Fingern gibt sie danach einige Zeit einen dosierten Druck auf den Muskel. Dadurch kommt es zu einer Tonusregulierung und der Muskel wird elastischer.
- Eine Dehnung des Muskels kann **in der Wehenpause** aber auch aktiv **durch die Frau** erfolgen (▶ Abb. 6-14).
- Dafür umfasst sie im Liegen auf der weniger verspannten und damit schmerzärmeren Seite mit beiden Händen oder unter Zuhilfenahme eines Handtuches den Oberschenkel und hebt das Bein etwas an.
- Das andere Bein wird nun in halber Schneidersitzstellung darauf gelegt, so dass der Knöchel auf dem Oberschenkel des anderen Beines zum Liegen kommt.
- Der Druck der Beine gegeneinander wird verstärkt und einige Zeit gehalten.

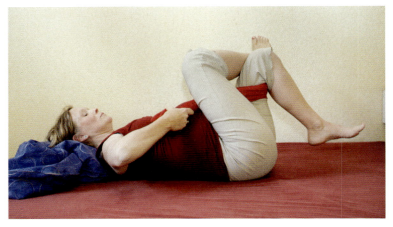

▶ **Abb. 6-14 Dehnung des M. piriformis** durch die Gebärende in der Wehenpause mit Handtuch.
Diese Haltung ist bei Ischiasbeschwerden geeignet. Die nichtschmerzhafte Seite wird mit dem Handtuch fixiert und die schmerzhafte Seite mit dem verkürzten M. psoas auf das Knie gelegt. Durch das Ablegen des Knies und das Anheben des Beines mit dem Handtuch erfolgt eine intensive Dehnung. Für Eröffnungsphase.

6.2.3   M. psoas major

Der M. psoas major gehört topografisch gesehen zu den hinteren tiefen Bauchwandmuskeln (▶ **Abb. 6-15**). Funktionell zählt er jedoch zu den Hüftmuskeln. Sein Verlauf erstreckt sich von der 12. Rippe abwärts über das Becken zum Trochanter minor.

Auswirkungen einer Fehlspannung:
- Eine hypertone Spannung des Muskels ist häufig am „festen Bauch" zu erkennen. Dies sind jedoch keine Wehen.
- Durch eine Fehlspannung kommt es zur **Veränderung der muskulösen Führungslinie des Uterus**. Die Folge können Lageanomalien des kindlichen Kopfes und Rückens sein.
- Diese führen zu Problemen beim Tiefertreten des Kopfes vor Geburtsbeginn und während der Geburt sowie zu einer erschwerten Schultereinstellung.

Gebärhaltungen, die diese Fehlspannung ausgleichen, müssen entweder den M. psoas major noch mehr dehnen, ihn strecken, so dass er ganz schmal wird und nicht mehr „im Wege liegt", oder sie müssen ihn noch mehr entspannen, so dass er ganz weich und beweglich wird und damit den Weg für das Kind frei gibt.

Die ▶ **Abbildungen 6-16** bis **6-20** zeigen geeignete Gebärhaltungen bei einer Fehlspannung des M. psoas major. Zusätzliche Entspannung an seinem Ansatzpunkt erfährt der Muskel durch leichtes "Wackeln" an den Oberschenkeln während der Wehenpause (▶ **Abb. 6-21**).

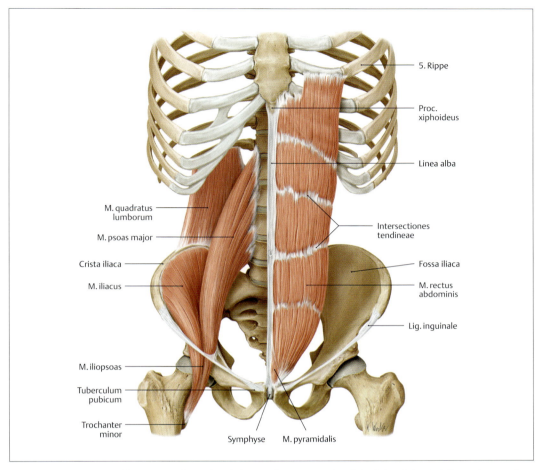

▶ **Abb. 6-15** Vordere und hintere Bauchwandmuskeln: Ansicht von ventral. Auf der linken Seite sind die vorderen, auf der rechten Seite die hinteren Bauchwandmuskeln dargestellt.

Günstige Gebärhaltungen bei einer Fehlspannung des M. psoas major

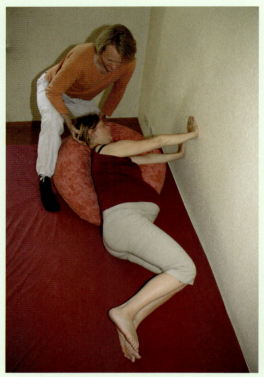

▶ **Abb. 6-16 Schräge Seitenlage mit stark nach hinten gestrecktem Kopf.**
Der Druck der Hände an die Wand und der Gegendruck des Kopfes in die Hand des Partners ermöglicht eine optimale Ausnutzung der Kraft des Brustmuskels und der Rückenmuskulatur. Dadurch wird die Bauchmuskulatur unterstützt. Der Uterus liegt gut gestützt auf dem schrägen Sitzsack. Die schräge Ebene verstärkt die Wehentätigkeit. Für alle Phasen der Geburt geeignet.

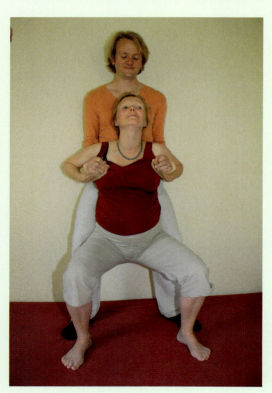

▶ **Abb. 6-17 Hohe Hocke.**
Durch den Druck des Kopfes an die Brust des Partners wird die Rückenmuskulatur aktiviert und der M. psoas major gedehnt. Die Fixierung der Hände fördert die Öffnung des Beckenbodens. Für Austreibungsphase.

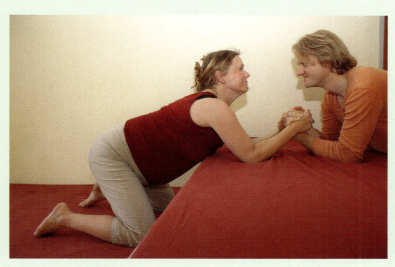

▶ **Abb. 6-18 Vierfüßlerstand.**
Der Druck des Kopfes nach hinten und ein fester Zug an den Händen des Partners ermöglichen eine große Kraft zum Herausschieben des Kindes. Die Bauchmuskeln werden durch die Rücken- und Brustmuskulatur unterstützt. Bei einem Hohlkreuz kann das Gesäß in Richtung Fersen gesenkt werden. Für Austreibungsphase.

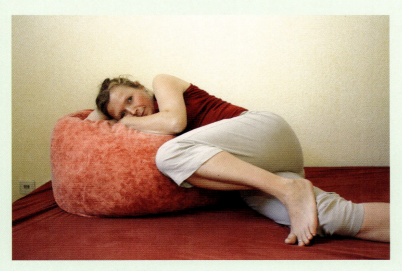

▶ **Abb. 6-19 Schräge Seitenlage.**
Die Hände werden am Sitzsack fixiert. Das größtmögliche Anhocken der Knie öffnet Beckeneingang und Beckenmitte. Die Symphyse wird angehoben, dadurch wird das Einstellen des kindlichen Köpfchens erleichtert. Ein vorhandenes Hohlkreuz wird ausgeglichen. Damit bewegt sich das Promontorium nach außen, der Beckeneingang vergrößert sich. Dabei ist ein Wechsel mit einem gestreckten Bein sehr effektiv. Für alle Phasen geeignet.

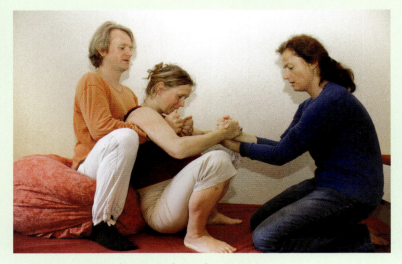

▶ **Abb. 6-20 Tiefe Hocke mit Händen nach vorn.**
Der untere Rücken ist gut gestützt, der M. psoas stark entspannt. Durch Zug an den Händen ist eine große Kraftentwicklung nach unten möglich. Das Kreuzbein ist noch frei beweglich. Die Beckenbodenmuskulatur wird durch leichte schaukelnde Bewegungen entspannt. Für die Austreibungsphase.

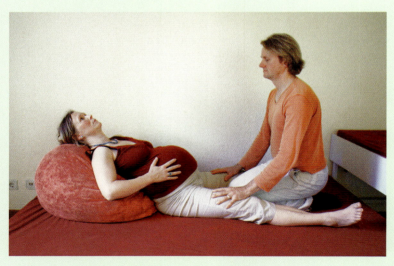

▶ **Abb. 6.21** Ein **leichtes Wackeln der Oberschenkel** entspannt den Ansatzpunkt des M. psoas major am Trochanter. Die Frau spürt ein Entspannen der Muskulatur an den Bauchaußenseiten. Dadurch bekommt das Kind mehr Bewegungsfreiheit. Für die Wehenpausen.

6.2.4 Der M. rectus abdominis (gerader Bauchmuskel)

Die Beschaffenheit der Bauchmuskeln (▶ **Abb. 6-15**) wahrzunehmen, ist wichtig.

> **Weiche schlaffe Bauchmuskeln** können zu Stellungsanomalien des kindlichen Rückens führen. Der Rücken fällt sozusagen zu sehr in den Bauch und hebelt damit den Kopf aus dem Becken. Bei vorgebeugten Positionen muss das Kind in der Beziehung zum Becken bleiben.

Eine **Rektusdiastase** führt zu einer geringeren Kraftentwicklung beim Herausschieben des Kindes. Dies kann durch die Nutzung aufrechter Gebärhaltungen sowie der autochthonen Rückenmuskulatur kompensiert werden.
Ein besonders kraftvolles Zusammenspiel bietet der **M. longissimus** mit dem **M. psoas major**.

6.2.5 Der M. longissimus dorsi (Rückenmuskel)

Dieser Muskel verläuft vom Processus mastoideus am Kopf bis zum Kreuzbein (▶ **Abb. 6-22**). Er wird auch durch eine Kopfbeugung nach hinten angespannt. Dabei bedarf es jedoch keiner starken Überstreckung. Das Sakrum sollte frei beweglich sein.

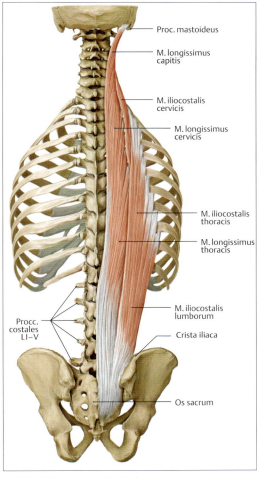

▶ **Abb. 6-22** Lateraler Trakt des M. erector spinae: M. iliocostalis und M. longissimus

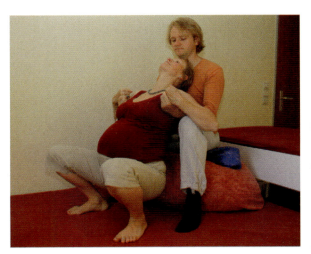

▶ **Abb. 6-23 Gebärhaltung mit Anspannung des M. longissimus dorsi.**
Der Druck verläuft über die autochthone Rückenmuskulatur. Der M. longissimus dorsi wird durch den leichten Kopfdruck nach hinten angespannt. Das Kreuzbein muss frei beweglich sein. Die Hände sind nahe am Oberkörper fixiert. Dadurch wird die Brust- und Rückenmuskulatur zusätzlich aktiviert. Die Bauchmuskulatur wird durch den Druck der Rückenmuskulatur zusätzlich angespannt. Für die Austreibungsphase.

6 Gebärhaltungen

Wenn die langen Rückenmuskeln von der Frau beim Drücken nach unten genutzt werden, streckt und überstreckt sie sich. Die Bauchmuskeln bekommen dadurch ebenfalls Spannung durch die Dehnung und den Druck von dorsal. Der Beckenausgang wird durch die zusätzliche Bewegung des Steißbeins erweitert.

Jede Frau hat ein individuelles Muster, wenn sie Druck nach unten ausübt (vergleichbar mit dem Verhalten auf der Toilette). Dieses sollte sie bei der Geburt nutzen.

6.2.6 M. pectoralis major (Brustmuskel)

Jede Schwangere sollte die Informationen über die wunderbare **Kraftquelle des Greifens** erhalten. Mithilfe einer kleinen Anleitung kann sie dann erspüren, welche Veränderungen die jeweilige Position der Hände in ihrem Becken bewirkt.

Intuitiv nehmen viele Frauen, wenn es ihnen möglich ist, während der Geburt ihre **Arme nach vorn** und oben (▶ **Abb. 6-25**). Aber auch das

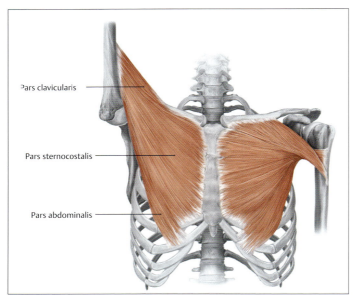

▶ **Abb. 6-24 M. pectoralis major**, Ansicht von ventral. Die drei Anteile des M. pectoralis major (Pars clavicularis, Pars sternocostalis, Pars abdominalis) haben ihren Ansatz an der Crista tuberculi minoris, mit einer breiten Ansatzsehne. Die Sehnenfaserbündel im Ansatzbereich überkreuzen sich. Ähnlich wie beim M. latissimus dorsi wird die Überkreuzung mit zunehmendem Hochhalten des Armes aufgehoben. Dadurch kann der Muskel aus der stärksten Dehnung heraus mit einer maximalen Kraftentwicklung antworten.

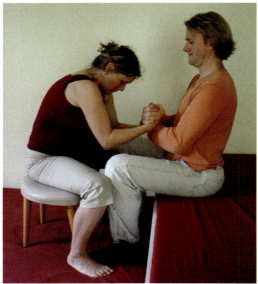

▶ **Abb. 6-25** Die Hände greifen um die Daumen des Partners und haben damit einen festen Zugwiderstand. Dieser ermöglicht ein leichtes Drücken nach unten über die Bauchmuskeln. Die Fußstellung ist neutral und bietet Halt zum Fixieren. Dadurch wird das Becken freier. Für Austreibungsphase.

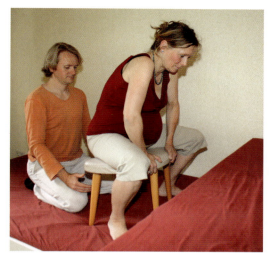

▶ **Abb. 6-26** Gebärhocker mit großer Öffnung können verkehrt herum genutzt werden. Die Sitzbeinhöcker sind hier frei beweglich. Sie können sehr tief nach hinten gesenkt werden. Dadurch verändert sich die Stellung der Symphyse. Je nach dem Empfinden der Frau für den Geburtsfortschritt können die Hände ziehen oder drücken. Die Gebärende reguliert auch die Sitztiefe selbst.

Nach-unten-Fassen oder -drücken sowie das Ziehen und der Griff nach hinten haben ihre Berechtigung (▶ **Abb. 6-26**).

> In jeder Armposition werden andere Muskelgruppen angesprochen, die wiederum eine spezielle Wirkung auf das Becken und dessen Muskulatur haben.

Hier ist das **Gespür der Gebärenden** von größter Bedeutung. Mit den folgenden Fragen kann die Aufmerksamkeit dahin gelenkt werden:
- Was spürst du, wenn du so anfasst?
- Kannst du die Kraft gut zum Muttermund leiten?
- Wo geht die Kraft hin?
- Bringt es dein Baby vorwärts? usw.

6.2.7 Die Beckenbodenmuskulatur

> Der Beckenboden wird von den Gebärenden häufig nicht bewusst wahrgenommen. Es ist aber sehr wichtig, ihn in alles, was „Frau" gut tut, mit einzubeziehen. Seine **Reflexpunkte** sollten für die Geburt unbedingt genutzt werden.

Über die Reflexpunkte drückt die Gebärende ihre Ambivalenz zum Geschehen aus, ohne dass ihr dies bewusst ist.

Zur **innersten Schicht** der Beckenbodenmuskulatur gehört als Reflexpunkt der **Mund**. Es erleichtert eine Wehe sehr, wenn ein dem Schmerz angemessenes „Ja" anstelle eines festen „fff" geatmet werden kann. Bei einem lockeren „Ja" ist der Kiefer genauso locker beweglich wie das Becken.

Zur **mittleren Schicht** gehört als Reflexpunkt die Stelle zwischen den Schulterblättern, dort, wo die meisten Frauen den BH-Verschluss tragen.

Ist diese Stelle eng, wirkt sich das auch auf den Beckenboden aus und er ist fester und angespannter. Der Rücken sollte immer schön „geöffnet sein" (▶ **Abb. 6-27**).

Die **äußere Schicht** der Beckenbodenmuskulatur kann über einen lockeren Kehlkopf, eine entspannte Stirnpartie und lockere Positionen der Zehen erreicht werden (▶ **Abb. 6-28**). Das Stehen auf dem ganzen Fuß und nicht auf den Zehen ist sehr wichtig. Auch das Anstellen der Zehen bei allen knienden Positionen sollte vermieden werden.

▶ **Abb. 6-29** zeigt eine Frau in einer entspannten Haltung (alle Reflexpunkte des Beckenbodens sind entspannt), ▶ **Abb. 6-30** zeigt die Frau mit verspannten Reflexzonen.

Gebärhaltungen, die die Beckenbodenmuskulatur beeinflussen

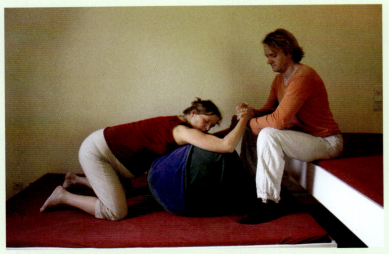

▶ **Abb. 6-27** Die **mittlere Beckenbodenschicht** entspannt, wenn der Kopf abgelegt und der Rücken im Bereich der Brustwirbelsäule ganz weich und weit abgelegt wird. Die Füße sind in einer neutralen Stellung. Die Hände sind mit geringer Kraftanwendung fixiert, um den Rücken zu entspannen. Für alle Geburtsphasen geeignet.

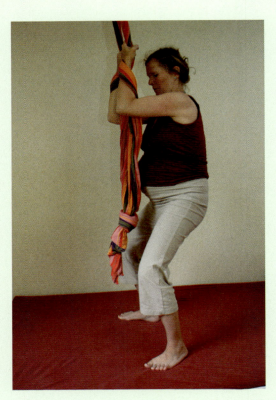

▶ **Abb. 6-28** Beim Stehen werden die Fußstellung und die Höhe des Fassens der Hände individuell ausgesucht. Das Gesicht soll „offen" wirken. Für Übergangs- und Austreibungsphase geeignet.

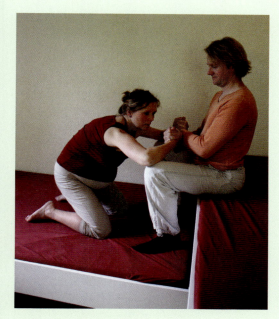

▶ **Abb. 6-29** Hier sind alle Reflexpunkte des Beckenbodens entspannt.

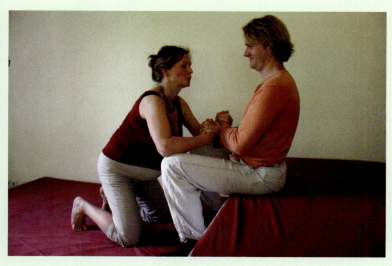

▶ **Abb. 6-30** Alle Reflexpunkte des Beckenbodens sind verspannt.

6.3 Gebärhaltungen für nichtaktive Geburtsphasen

> Jede Phase der Geburt hat das Recht auf eine nichtaktive Zeit. Diese Ruhezeiten bedeuten keinen Stillstand, sondern sind eine Kraftquelle.

Lassen wir also jeder Frau ihr Recht auf nichtaktive Geburtsphasen. In dieser Zeit sind **Entspannungspositionen** von großer Bedeutung (▶ **Abb. 6-31** und **6-32**).

Die Pause kann für ein Gespräch genutzt werden, um mit der Frau den ihr möglichen **Geburtsrhythmus** zu finden. Wir können dafür 1–2 gut ausgewählte Fragen stellen, ohne jedoch dabei die linke Gehirnhälfte durch übermäßiges Befragen zu aktivieren, z. B.:
- In welche Position willst du dich begeben?
- Wie fühlst du dich jetzt?
- Worauf hättest du jetzt am meisten Lust?
- Was macht dein Kind?
- Wo steckt es?
- Wie lange wünschst du dir diese Pause?

Mit solchen Fragen erhält die Frau ihre Autonomie wieder. Wir sollten ihr dabei aktiv zuhören.

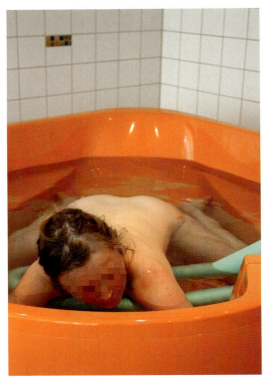

▶ **Abb. 6-31** Eine Schwimmnudel bietet Halt beim Entspannen und Loslassen. Durch die Lage (Bauch nach unten) entspannt sich die Bauchmuskulatur gut. Für nichtaktive Geburtsphasen.

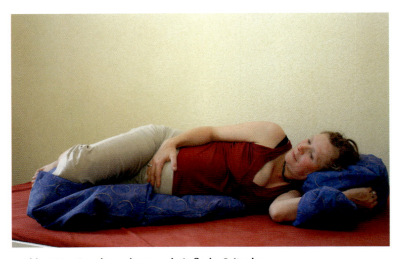

▶ **Abb. 6-32** Gut abgepolsterte relativ flache Seitenlage.
Mit Kissen werden Kopf, Bauch und Knie abgestützt, um eine Entspannung der Muskulatur zu erreichen. Die Mutter nimmt aktiv Kontakt zu ihrem Kind auf, was die Entspannung ebenfalls fördert. Für nichtaktive Geburtsphasen.

6.4 Gebärhaltungen, die Intimität vermitteln oder zulassen

Für das psychische Wohlbefinden der Gebärenden sind Intimität und Autonomie erforderlich. Dazu geeignete Gebärhaltungen zeigen die ▶ **Abb. 6-33** bis **6-35**.

6.5 Gebärhaltungen, die den Kontakt zum Kind fördern

Zur Geburt des Kindes selbst ist es wichtig, dass die Frau auch über ihre Hände direkten Kontakt zum Kind aufnimmt. Die innere Sehnsucht der Mutter danach ist oft durch Vorschriften und Schmerzempfindungen überlagert.

Das Schmerzempfinden ist aber weitaus geringer, wenn die Mutter zur Geburt des Köpfchens mit dem Kind in Kontakt ist. Sie kann so selbst steuern, wie schnell es zu ihr kommen soll.

> Alle vorgebeugten Positionen, die die Hände frei lassen, z. B. die „Hirtenposition", sind besonders geeignet, um den Kontakt zum Kind zu fördern.

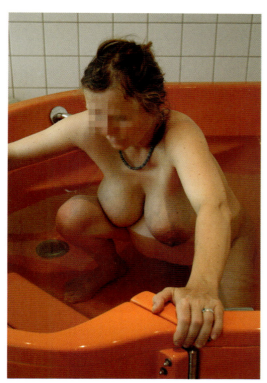

▶ **Abb. 6-33 Tiefer Hirte in der Gebärwanne.** Durch das Knien mit einem Bein kann das andere Bein leicht angestellt werden. Das Festhalten am Beckenrand gibt der Frau Sicherheit und Stabilität. Der Beckenboden befindet sich geschützt im Wasser. Die Frau kann sich leicht und flexibel ohne Hilfe von außen bewegen.

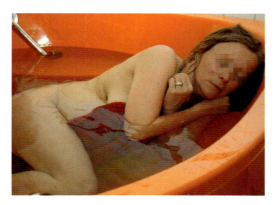

▶ **Abb. 6-34** Durch die Verwendung eines Handtuchs im Wasser kann viel Schutz und Intimität erreicht werden. Alle Reflexpunkte des Beckenbodens sind in dieser Haltung offen.

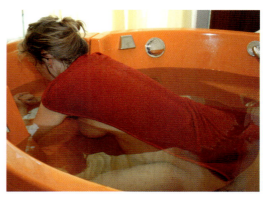

▶ **Abb. 6-35** Das Handtuch auf dem Rücken bietet Schutz vor Auskühlung und vor Blicken. Die Frau kann sich so besser öffnen.

6.6
Gebärhaltungen, die die Reflexe des Kindes fördern

Was passiert mit dem Kind während der Geburt? Voraussetzung hierfür sind Kenntnisse über die kindlichen Reflexe, die nachfolgend in der Reihenfolge besprochen werden, in der sie im Verlauf einer Geburt eine Rolle spielen.

6.6.1 Der asymmetrische tonische Nackenreflex

Ausbildung ca. in der 18. SSW.
- Der kindliche Kopf wird während der Wehe durch die hintere mütterliche Beckenmuskulatur (M. piriformis) aus dem Querstand in den Schrägstand gedreht.
  → Eine Fehlspannung des M. piriformis hat deshalb weitreichende Folgen.
- In der Wehenpause löst der asymmetrische Nackenreflex die Anpassung des kindlichen Körpers an die seitliche Kopfhaltung aus.
  → Große Bedeutung von Wehenpausen und nicht aktiven Geburtsphasen. Gebärpositionen, die die Wehenintensität verlangsamen, sind solche, bei denen das untere Uterinsegment nicht den nötigen Druck bekommt.
- Dieser Reflex bewirkt, dass das Kind Arm und Bein der Seite, nach welcher der Kopf gedreht ist, streckt und Arm und Bein der Gegenseite anwinkelt.
  → Große Bedeutung der Bauch- und Uterusmuskulatur, die nicht genügend Raum dafür bietet, und der Atmung, die diesen Raum erweitert.

Im Wasser sind aufgrund der elastischeren Bauchdecken diese Adaptationsbewegungen besonders deutlich zu spüren und zu sehen. Für das Kind sind sie leicht und ohne großen Energieaufwand auszuführen. Durch die Adaptationsbewegungen kommt der kindliche Rücken mit jeder Wehe ein wenig mehr nach vorn. Die meisten Kinder nehmen diese Armhaltung immer wieder ein und werden mit einem Arm am Hals und einem gestreckten Arm geboren.

6.6.2 Bauer-Reaktion

Wenn die Fußsohlen des Kindes in Bauchlage mit dem Fundus uteri in Berührung kommen, führt z. B. die Bauer-Reaktion zum alternierenden Vorwärtskriechen, sie stoßen sich somit immer wieder ab. Bei einer dorsoposterioren Lage kann diese Reaktion weniger gut genutzt werden.

6.6.3 Der symmetrische tonische Nackenreflex

Beim Beugen des Kopfes in Rückenlage werden die Arme gebeugt und die Beine total durchgestreckt. Die umgekehrte Reaktion erfolgt bei der Streckung des Kopfes. Diesen Reflex kann das Kind, wenn es den Kopf gebeugt hat, bei dorsoposterioren Lagen zum Vorwärtschieben nutzen.

6.6.4 Der tonische Labyrinthreflex

Ausbildung in der 12.–40 SSW.
- Bewegt sich der Kopf nach hinten, hat dies eine Streckung des Körpers und der Beine zur Folge. Ausgelöst wird der Reflex auch durch Druck im Nacken.
- Wenn sich das Kind bis unter die Symphyse vorgearbeitet hat, wird der tonische Labyrinthreflex ihm helfen, sich abzustoßen und gleichzeitig damit seinen Kopf über den Damm zu heben.
  → Wie muss sich ein Kind fühlen, welches von der Hebamme durch den Dammschutz bei diesem Reflex behindert wird? Oder mit Druck im Nacken an die Brust gelegt wird?
- Wenn das Kind mit seinem Nacken nicht am Stemmpunkt Symphyse ankommt, kann das Bewegen der Symphyse dieses Problem lösen. Dazu kann die Rückenlage ausprobiert werden.

Genauso funktioniert diese Position aber auch umgekehrt (▶ **Abb. 6-36**). Dabei empfindet die Frau vielmehr Schutz ihrer Intimität und kann das Kind besser begleiten.

Gebärhaltungen, die die Reflexe des Kindes fördern

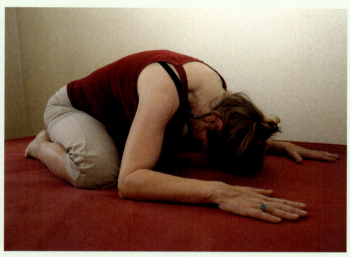

▶ **Abb. 6-36 Tiefe Froschstellung.**
Die Symphyse ist maximal in Richtung Nabel angehoben. Dadurch wird der Raum in Beckenmitte vergrößert. Für Austreibungsphase.

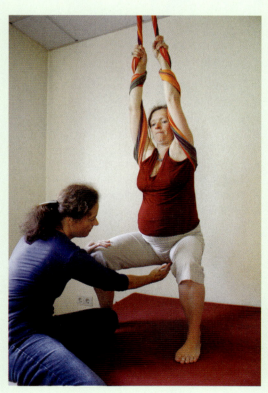

▶ **Abb. 6-37** Das **Drehen der Schulter** ist am einfachsten, wenn die Frau nach oben fasst und sich mit den Füßen fest fixiert. So hat die Hebamme den größten Raum, um nach hinten an die hintere Schulter zu fassen und am Schulterblatt Druck zum Drehen auszuüben. Falls nötig, sind in dieser Haltung auch ein suprapubischer Druck, das Eingehen der zweiten Hand zur Unterstützung am Schlüsselbein und dann die gegenläufige Druckführung leicht möglich.

6 Gebärhaltungen

6.6.5 Der asymmetrische tonische Nackenreflex

Ausbildung in der 18. SSW.

Dieser erfolgt nun umgekehrt. Werden die Schultern durch die Beckenbodenmuskulatur gedreht, wird der Kopf reflexartig mitbewegt (▶ **Abb. 6-37**).

> Wenn der Reflex ausbleibt, sollte die Hebamme die Schultern unterstützen und drehen, nicht den Kopf. Bei den Schultern lauert auch keine Gefahr für das Kind. Die Schulterblätter sind nicht schmerzempfindlich und können die Druckkraft gut übertragen.

6.6.6 Der tonische Labyrinthreflex

Er ist in dieser Phase der Geburt am schönsten bei Wassergeburten zu beobachten. Hält die Mutter das Kind am Brustkorb, sinkt der Kopf in den Nacken und das Kind stößt sich allein aus der Gebärmutter.

6.6.7 Der palmare Greifreflex

Ausbildung in der 11. SSW.

Er gibt dem Kind nach der Geburt die Sicherheit festgehalten zu sein, eine Führung zu spüren.

6.6.8 Der asymmetrische tonische Nackenreflex

Wasserbabys gebrauchen diesen Reflex, bis sie Arme und Beine diagonal im Wasser bewegen können. Damit findet eine Verknüpfung beider Gehirnhälften statt.

Diese „Reflex-Kraft" sollte uns dazu bewegen, mehr Zuschauer der Geburt als „Macher" zu sein, d. h. auch die „Land-Babys" nicht „herauszuziehen", sondern sie ihre Spiralbewegung zu Ende machen zu lassen. Wir sollten sie aufmuntern und „anfeuern", bei ihrer ureigensten Arbeit unterstützen und ihnen diese nicht wegnehmen.

> **Reflexe sind wie Schauspieler.** Sie brauchen ihren Auftritt, sonst warten sie oft ein Leben lang auf ihre Chance. Außerdem kann es im Text nicht korrekt weitergehen, wenn eine Passage nicht gespielt werden konnte. Jeder Schauspieler hat aber auch seine Zeit. Das bedeutet, Reflexe verlieren sich auch wieder oder werden von anderen Reflexen abgelöst.

6.7 Bestimmung der Gebärhaltung im Zusammenspiel von Kopf und Körper des Kindes und Wehenkraft

Die richtige Gebärhaltung zur richtigen Zeit wird das psychische Wohlbefinden, das geburtsmechanische Vorwärtskommen sowie den Kontakt zum Kind positiv beeinflussen.

> Gebärhaltungen wirken wie Wehenhemmer und Wehenaktivierer.

6.7.1 Lagebestimmung während der Geburt

Die **Lage des kindlichen Kopfes** wird u. a. beeinflusst von:
- der Kopfform des Kindes
- den Druckkräften, welche auf den Kopf einwirken
- der Beckenbeschaffenheit, Beckenboden-, Bauch- und Rückenmuskulatur
- dem Ablaufen der kindlichen Reflexe
- der Bewegungsfreiheit durch eine intakte Fruchtblase
- der bestehenden Geburtsgeschwulst
- der Verbindung zwischen Mutter und Kind

Die **Stellung des kindlichen Rückens** wird u. a. beeinflusst von:
- den Druckkräften, die auf den Rücken wirken
- dem Rhythmus zwischen Wehe und Wehenpause
- den Bauchmuskeln

Gebärhaltungen, die die Reflexe des Kindes fördern

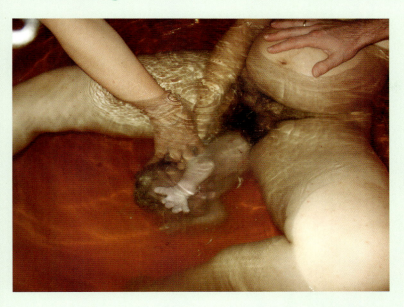

▶ **Abb. 6-38** Durch die Hand des Vaters erfährt das Kind Unterstützung, um sich am Uterusfundus abzustoßen (Bauer-Reaktion). Die Mutter wird angeleitet, unter den Armen zu fassen und den Druck im Nacken des Kindes zu lösen (**tonischer Labyrinthreflex**).

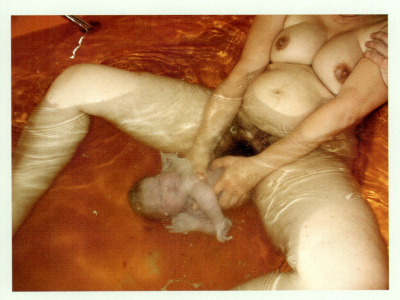

▶ **Abb. 6-39 Asymmetrischer tonischer Nackenreflex**: Die Mutter unterstützt das Kind bei seiner Reflexarbeit.

6 Gebärhaltungen

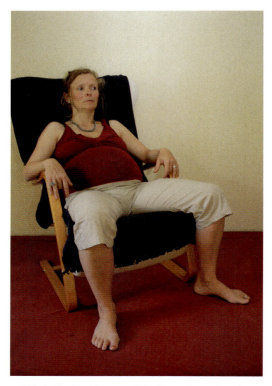

▶ **Abb. 6-40** Ein „Vatersessel" ist für vordere Scheitelbeineinstellungen geeignet und wenn sich der kindliche Rücken zu sehr im vorderen Bauchbereich der Mutter aufhält. Für hintere Scheitelbeineinstellungen ist diese Position kontraindiziert.

- eventuellen Blockierungen im Nackenbereich des Kindes
- einer Bewegungseinschränkung aufgrund einer geringen Fruchtwassermenge

Bei der Wahl einer Gebärhaltung müssen wir uns folgende Fragen stellen:
Was will ich erreichen? Wie kann das bewirkt werden?

Dabei muss ganz **individuell** für die jeweilige Situation entschieden werden. Am leichtesten geht das immer, wenn zur Demonstration Puppen und Becken vorhanden sind. Folgende Punkte sollten in unsere Überlegungen immer mit einbezogen werden:
1. die Beschaffenheit dieses Beckens und seine Stellung
2. die Beschaffenheit aller relevanten Muskeln
3. die Reflexpunkte des Beckenbodens
4. die Konstitution der Frau und des Kindes
5. die Ressourcen aller Beteiligten
6. die individuelle Geschichte

> **Jede Gebärposition** ist in der eingetretenen Situation im Hinblick auf ihre Effektivität genau zu beobachten und zu überprüfen und im Notfall sofort zu korrigieren, denn sie kann die geburtshilfliche Situation noch verschärfen.

Ein **Beispiel** zeigt ▶ **Abb. 6-40**: Diese Position ist für dorsoposteriore Lagen absolut ungeeignet, da damit das Problem verschärft wird und es schnell zu einer verstärkten, hinteren Scheitelbeineinstellung und damit zum Ende der Spontangeburt kommt.

Es gibt so viele mögliche Gebärpositionen, z. B.
- nach vorn gebeugte Haltungen
- Vierfüßler-Positionen mit unterschiedlichen Beinwinkeln
- nach hinten gebeugte Haltungen
- asymmetrische Positionen
- Hockstellungen
- stehende Positionen
- hängende Positionen
- liegende Positionen
- sitzende Positionen
- kniende Positionen u. a. m.

In jeder Gebärhaltung ist die Stellung der Beine, Füße und Hände ganz individuell zu gestalten. Jede Position hat ihre Zeit, bei der sie nützlich und konstruktiv ist. Den Zeitpunkt zu erkennen, wo sie unnütz und destruktiv wird, ist nur möglich, wenn die Hebamme anwesend ist und die Frau ihr sagt, wie es um sie steht. Eine Frau, die hörig ist, wird eine unangenehme Situation aushalten, obwohl dies nicht gut für sie und das Kind ist. (Ich muss schon lange mal auf Toilette …) Gebärhaltungen leben von der Bewegung! Es sind Gebärbewegungen.

Es gibt so viele Gebärpositionen, wie es Geburtsgeschichten gibt. Der genaue Blick, das feine Gespür und ein Kopf voller möglicher Gebärhaltungen gehört zum elementaren „Handwerkszeug" einer Hebamme.

6.8 Zusammenfassung: Günstige Gebärhaltungen in speziellen Situationen

1. Regelrechte I. vo HHL Kopf

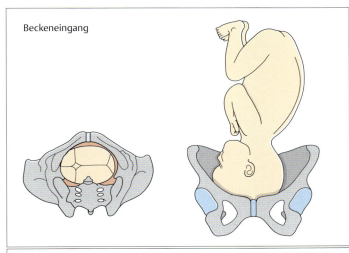

Beckeneingang

Günstige Positionen

- alles, was gut tut ...
- Bewegung,
- häufig wechseln,
- vorgebeugte Positionen,
- schräge Seitenlage links – zum Ausruhen

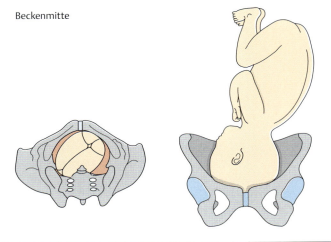

Beckenmitte

Günstige Positionen

- alle nach vorn gebeugten Positionen: stehend, kniend, im Wasser liegend ...
- asymmetrische Positionen: stehend, kniend, liegend ...

6 Gebärhaltungen

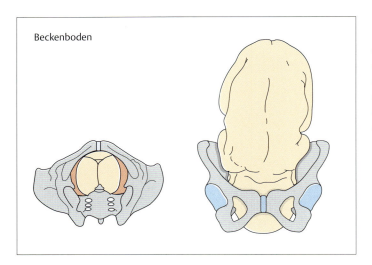

Beckenboden

Günstige Positionen

- Hirtenstand,
- kniend,
- hohe Hocke,
- schräge Seitenlage,
- stehend
- u.a.m.

2. Regelrechte I. vo HHL Schulter

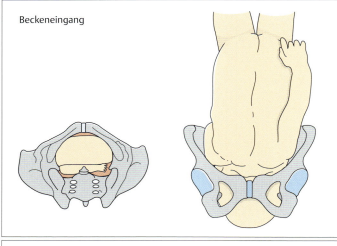

Beckeneingang

Günstige Positionen

- alle Positionen wie zur Geburt des Kopfes,
- Becken kreisen,
- Becken lockern,
- Hände nach oben fassend,
- asymmetrische Positionen

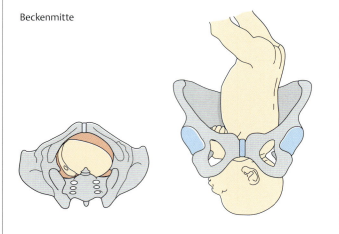

Beckenmitte

Günstige Positionen

- Günstige Positionen
- aufrechte Positionen,
- oft Position beibehalten,
- schaukelnde Bewegung – Hände nach oben fassend,
- asymmetrische Positionen

6.8 Zusammenfassung: Günstige Gebärhaltungen in speziellen Situationen

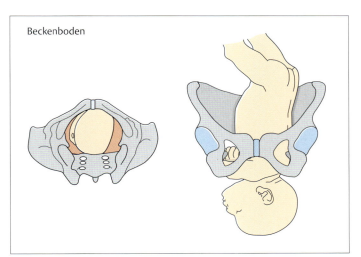

Beckenboden

Günstige Positionen

- Position beibehalten – die Hände unterstützen die Schultern bei der Geburt

3. Regelwidriger Pfeilnahtverlauf im Beckeneingang

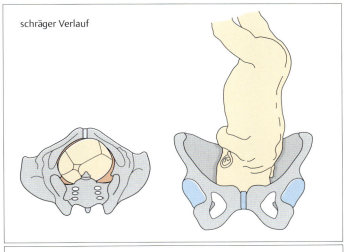

schräger Verlauf

Günstige Positionen

- Seitenlagen links mit asymmetrischer Beinhaltung

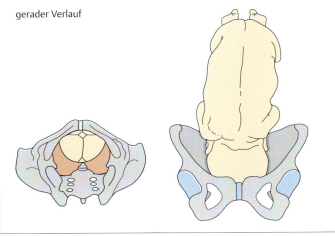

gerader Verlauf

Günstige Positionen

- Sims-Lagerung links,
- langsames Beckenschaukeln in schräger Seitenlage mit asymmetrischer Beinstellung,
- starke schräge Hirtenposition,
- ganz tiefe Froschposition

6 Gebärhaltungen

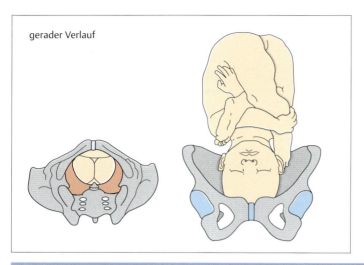

gerader Verlauf

Günstige Positionen

- Sims-Lagerung links,
- langsames Beckenschaukeln in schräger Seitenlage mit asymmetrischer Beinstellung,
- starke schräge Hirtenposition,
- offene Knie-Ellenbogen-Lage mit Beckenschaukeln,
- in Bauchlage im Wasser schaukeln

4. Querer Verlauf mit Abweichung der Führungslinie im Beckeneingang

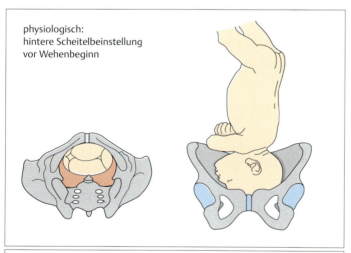

physiologisch:
hintere Scheitelbeinstellung vor Wehenbeginn

Günstige Positionen

- alle nach vorne gebeugten Positionen

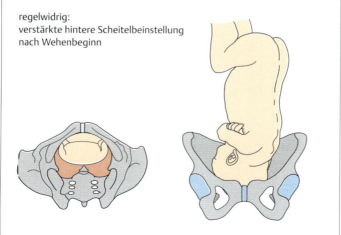

regelwidrig:
verstärkte hintere Scheitelbeinstellung nach Wehenbeginn

Günstige Positionen

- „Froschposition"
- offene hohe Knie-Schulter-Lage,
- flache Seitenlage mit asymmetrischer Beinstellung,
- Bauchlage im Wasser mit Beckenkippen

6.8 Zusammenfassung: Günstige Gebärhaltungen in speziellen Situationen

physiologisch:
vordere Scheitelbeineinstellung vor Wehenbeginn

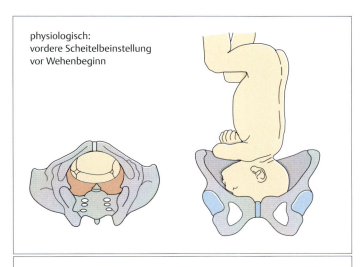

Günstige Positionen

- physiologisch: vordere Scheitelbeineinstellung vor Wehenbeginn
- Günstige Positionen
- alle nach hinten gebeugten Positionen,
- Anheben des Bauches,
- Beckenkippen

regelwidrig:
verstärkte vordere Scheitelbeineinstellung nach Wehenbeginn

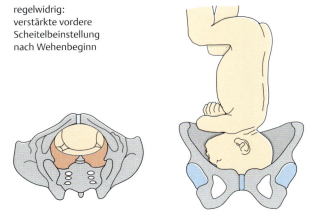

Günstige Positionen

- schräge Rückenlage,
- nach hinten sitzend,
- flache Seitenlage mit asymmetrischer Beinstellung,
- Sims-Lagerung

5. Regelwidriger Fontanellenstand im Beckeneingang

kleine Fontanelle führend–
Beugung des Kopfes

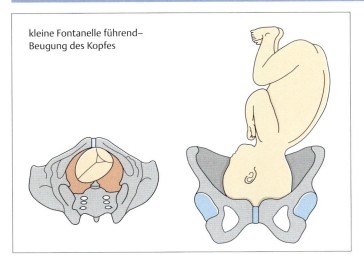

Günstige Positionen

- flache Seitenlagerung links, mit langgestreckten Beinen,
- offene Knie-Ellenbogen-Lage

6 Gebärhaltungen

asynklitisch abgewichene kleine Fontanelle

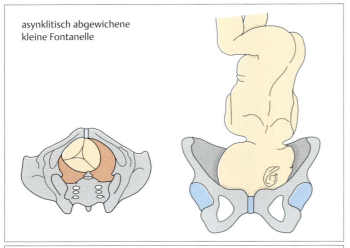

Günstige Positionen

- Sims-Lagerung links,
- flache Seitenlagen rechts
- offene Knie-Ellenbogen-Lage,
- Bauchlage im Wasser,
- Beckenschaukeln

große Fontanelle führend – Streckung des Kopfes

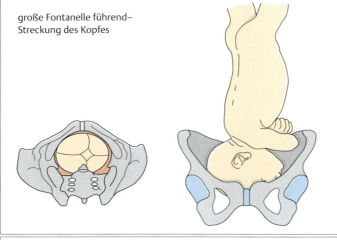

Günstige Positionen

- flache Seitenlage rechts mit angewinkeltem Bein,
- Froschposition,
- schräge Hirtenposition,
- asymmetrische Beckenpositionen im Knien und Stehen

asynklitisch abgewichene große Fontanelle

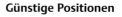

Günstige Positionen

- Sims-Lagerung links,
- flache Seitenlagerung rechts mit asymmetrischer Beinhaltung,
- Ausfallschritt rechts im Stehen und Knien,
- langsames Beckenkreisen

6.8 Zusammenfassung: Günstige Gebärhaltungen in speziellen Situationen

6. Regelwidriger Fontanellenstand/Pfeilnahtverlauf in Beckenmitte

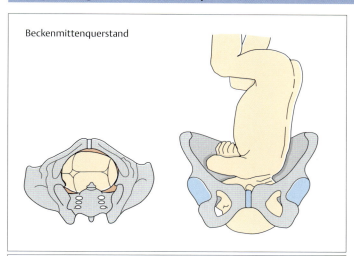

Beckenmittenquerstand

Günstige Positionen

- vorgebeugte asymmetrische Positionen im Sitzen und Stehen

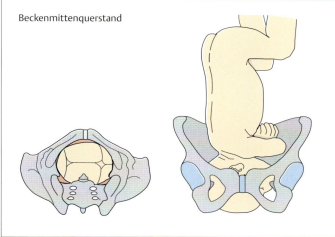

Beckenmittenquerstand

Günstige Positionen

- vorgebeugte asymmetrische Positionen im Sitzen und Stehen

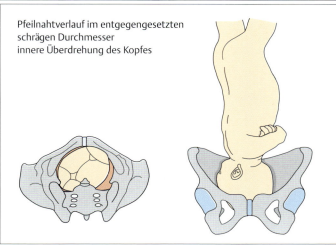

Pfeilnahtverlauf im entgegengesetzten schrägen Durchmesser
innere Überdrehung des Kopfes

Günstige Positionen

- Knie-Schulter-Stand,
- offene Knie-Ellenbogen-Lage,
- Sims-Lage links,
- Bauchlage im Wasser

6 Gebärhaltungen

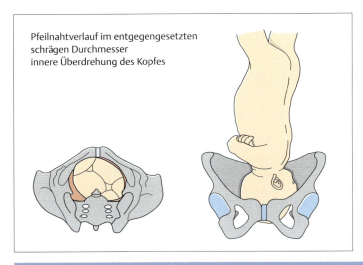

Pfeilnahtverlauf im entgegengesetzten schrägen Durchmesser
innere Überdrehung des Kopfes

Günstige Positionen

- Pfeilnahtverlauf im entgegengesetzten schrägen Durchmesser, innere Überdrehung des Kopfes
- Günstige Positionen
- Knie-Schulter-Stand,
- offene Knie-Ellenbogen-Lage,
- Sims-Lage rechts,
- Bauchlage im Wasser

7. Regelwidriger Fontanellen-/Pfeilnahtverlauf im Beckenausgang

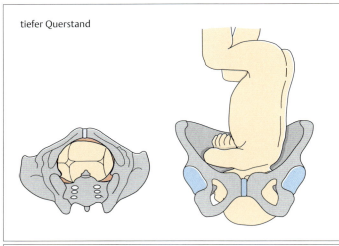

tiefer Querstand

Günstige Positionen

- Bauchlage im Wasser,
- hohe schräge Seitenlage rechts,
- nach vorn gebeugte Positionen,
- tiefe Froschposition

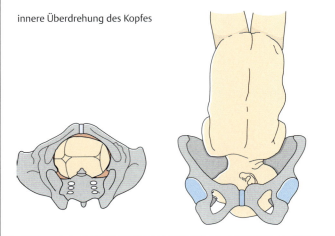

innere Überdrehung des Kopfes

Günstige Positionen

- tiefe Froschposition,
- starke schräge Hirtenposition

6.8 Zusammenfassung: Günstige Gebärhaltungen in speziellen Situationen

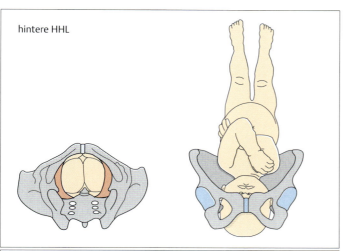

hintere HHL

Günstige Positionen

- tiefe Froschposition,
- schräge Seitenlage rechts mit angewinkelten Beinen,
- sitzend mit angewinkelten Beinen

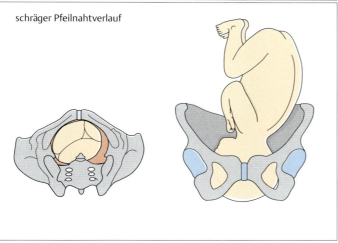

schräger Pfeilnahtverlauf

Günstige Positionen

- alle vorgebeugten Positionen,
- asymmetrische Positionen

8. Regelwidriger Tastbefund auf Beckenboden

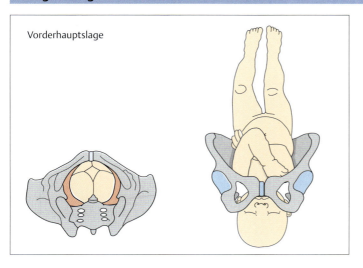

Vorderhauptslage

Günstige Positionen

- Positionswechsel zwischen vorgebeugten Haltungen und Positionen mit stark angewinkelten Beinen

6 Gebärhaltungen

Stirnlage

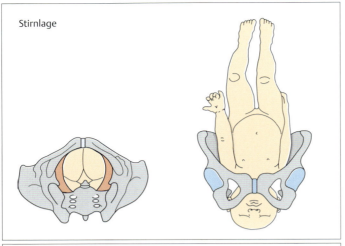

Günstige Positionen

- Positionswechsel zwischen Rückenlage mit stark angewinkelten Beinen und tiefer Froschposition

dorsoposteriore Gesichtslage

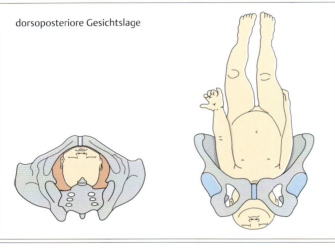

Günstige Positionen

- Positionswechsel zwischen Rückenlage mit stark angewinkelten Beinen und tiefer Froschposition

dorsoanteriore Gesichtslage

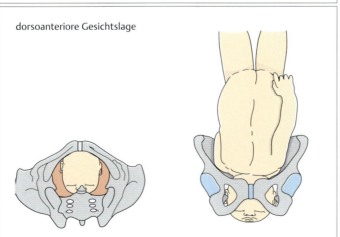

Günstige Positionen

- Knie-Ellenbogen-Lage,
- Knie-Schulter-Lage,
- Gebärunfähige Lage = Sectio-Indikation, weil sich der Kopf nicht weiter überstrecken kann

Literatur

[1] **Simkin, Penny:** Schwierige Geburten leicht gemacht. Huber: Bern. 2006.

[2] **Janus, Ludwig:** Seelisches Erleben vor und während der Geburt. Lingua Med, 1997.

[3] **Heller, Angela:** Nach der Geburt Wochenbett und Rückbildung. Thieme. Stuttgart. 2002.

[4] **Fischer, Hanna:** Atlas der Gebärhaltungen. Hippokrates: Stuttgart. 2007.

[5] **Prometheus:** Lernatlas der allg. Anatomie und Bewegungssystem. 2. Aufl., Thieme: Stuttgart. 2007.

[6] **Leinweber, Dirk:** Prä- und Perinatale Wurzeln des Enneagramms, Ennea Forum 1, 2001.

[7] **Doederer:** Tagungsjournal: Werde, wachse und gedeihe liebes Kind, 2006.

[8] **Dowling, Terence:** Prä- und Perinatale Erfahrungen, Heidelberg: 1991.

7 MH Kinaesthetics in der Geburtsarbeit

Andrea Mora

7.1

Was ist MH Kinaesthetics?

MH Kinaesthetics ist benannt nach den Begründern Dr. Lenny **Maietta** und Dr. Frank **Hatch**. In diesem Beitrag wird zur sprachlichen Vereinfachung stets der Begriff Kinästhetik verwendet, wobei damit Maietta-Hatch Kinaesthetics, das von den Begründern entwickelte Konzept, gemeint ist.

> Kinästhetik ist eine Lehre über Bewegung. Hierbei soll die Fähigkeit vermittelt werden, die eigene Bewegung (Kinesis) differenziert wahrzunehmen (aesthetics).

Das Konzept basiert auf verhaltenskybernetischen Forschungen über die zentrale Rolle der Motorik für Gesundheit und Lernen. Das **wesentlichste Ziel** ist es, Menschen die Kompetenz zu vermitteln, ihre Gesundheit ein Leben lang durch effektive Eigenbewegung zu erhalten bzw. Regenerationsprozesse effizient zu unterstützen. Je bewusster man betrachtet, dass Bewegungen das Leben grundsätzlich ausmachen, desto nachvollziehbarer ist es, dass die Qualität aller Bewegungen Lebensqualität bedeutet.

2004 entstand mit **„MH Kinaesthetics in der Geburtshilfe"** ein gezieltes Programm, mit dem vor allem die bewegungsspezifischen Situationen und Aktivitäten in der Geburtshilfe detailliert analysiert werden können, um neue Alternativen zu finden. Diese Weiterentwicklung geschieht in direkter Zusammenarbeit mit den Kinaesthetics-Begründern Dr. Frank Hatch und Dr. Lenny Maietta. Die praktischen Erfahrungen aus den letzten Jahren zeigen, dass das Konzept die Hebammenarbeit in allen Bereichen (d. h. von der Schwangerschaft bis zum Abschluss der Rückbildung und beim Umgang mit dem Kind) bereichern kann.

Um die Bewegung der Frauen und der Kinder während der Geburt unterstützen zu können, ist ein fundiertes Verständnis der Bewegungen dieses Prozesses erforderlich. Je besser die Anatomie, Physiologie und die Bedeutung von Bewegungen und Bewegungsmustern verstanden werden und je gezielter man sie beachtet, desto besser kann man Handlungen bei Bedarf beeinflussen und verändern und somit aktiv an die jeweilig vorherrschenden Bedingungen anpassen.

Es gibt zwei grundlegende Betrachtungsweisen in der Kinästhetik, die für eine erfolgreiche Anwendung unabdingbar sind. Gleichzeitig bereichern sie die Geburtshilfe um neue lösungsorientierte Ansätze.

> Kinästhetik vermittelt keine Technik, sondern ein neues Verständnis von der Analyse und Anpassung einer Bewegung.

Mit diesem Verständnis kann jede geburtshilfliche Situation analysiert werden. Es geht nicht darum, „Rezepte" vorzugeben ("... beim hohen Geradstand lagere man 2 Wehen rechts und 2 Wehen links..."), sondern Werkzeuge und Konzepte anzubieten, mit denen man der Einzigartigkeit jeder Geburt gerecht werden kann. Der Schwerpunkt liegt dabei auf dem Entdecken von ungenutzten Bewegungsressourcen der individuell Beteiligten.

> Kinästhetik fokussiert nicht auf das „Defizit", sondern konzentriert sich auf die (unbeachteten) Fähigkeiten des Beteiligten.

Beim hohen Geradstand ist es z. B. wichtig, die Bewegungsmöglichkeiten der Mutter gezielt auf die nötige Bewegung des Kindes auszurichten. Zusätzlich kann und sollte man dem Kind die Fähigkeit zutrauen, seinen Körper aus der ungünstigen Stellung zu bewegen. Je genauer das Wissen über die Auswirkung der Bewegung eines Körperteils auf alle anderen Körperteile ist, desto mehr Möglichkeiten werden erkennbar, mit denen das Kind in der notwendigen Bewegung unterstützt werden kann. Aus fetaler Sicht lohnt es sich, die Bewegungsmöglichkeiten jedes einzelnen Körperteils zu berücksichtigen, anstatt nur vom kindlichen Kopf und Rücken auszugehen.

> Als Ergebnis des Studiums der menschlichen Bewegung ist in der Kinästhetik u. a. ein „Konzeptsystem" entstanden, mit dem jede Aktivität von mehreren unterschiedlichen Blickwinkeln aus betrachtet wird.

So entstanden die 6 kinästhetischen Konzepte Interaktion, funktionale Anatomie, menschliche Bewegung, Anstrengung, menschliche Funktion und Umgebung. Jedes dieser Konzepte kann als „Werkzeug" verstanden werden, mit dem man die Bewegung jeder Aktivität systematisch beobachten, erfahren, verstehen und anpassen kann. Der Anwender lernt (das heißt, sein ganzer Körper lernt) die Eigenschaften und Möglichkeiten der Bewegungen kennen, aus denen sich jede Aktivität zusammensetzt. Nachfolgend werden die Konzepte kurz beschrieben, wobei ein tieferes Verständnis immer die Auseinandersetzung in einer Eigenerfahrung bedarf.

7.2 Erstes Konzept: Interaktion

Interaktion bedeutet allgemein das aufeinander bezogene Handeln zweier oder mehrerer Personen (5). Im Kreißsaal findet Interaktion immer zwischen mehreren Personen statt: der Hebamme und der werdenden Mutter, dem werdenden Vater bzw. weiteren Begleitpersonen der Frau und dem geboren werdenden Kind.

Das Konzept „Interaktion" der Kinästhetik schließt auch das **Zusammenspiel verschiedener Systeme** in einem Menschen ein. Auch die Sinnessysteme (visuell, auditiv, gustatorisch, olfaktorisch, taktil und kinästhetisch) und die einzelnen Bewegungssysteme des Menschen interagieren miteinander. Zusätzlich beeinflussen intuitive Vorgänge unser Handeln, genauso wie sie das Verhalten aller im Kreißsaal anwesenden Personen mitbestimmen. Es lohnt sich sehr, die Wahrnehmung all unserer sensorischen Systeme zu schulen, um eine möglichst feinfühlige Betreuung zu gewährleisten.

7.2.1 Bewegungselemente: Zeit, Raum und Anstrengung

Diese drei Elemente bilden im Zusammenspiel die Bewegung, die jede Aktivität ausmacht. Jede Aktivität benötigt
- eine Zeit,
- einen Raum, in dem sie stattfindet und
- eine bestimmten (Kraft-)Anstrengung.

Man kann diese Elemente jeweils in innere und äußere Aspekte einteilen. Die innere Zeit entspricht dabei der Zeit, die erforderlich ist, um eine Bewegung tun zu können. Die äußere Zeit ist von außen vorgegeben (z. B. Dauer eines Dienstes). Der innere Raum ist von der Form und Größe der Knochen und durch die Gelenke vorgegeben, der äußere Raum durch die Umgebung (z. B. die Breite eines Bettes). Die innere Anstrengung meint die Kraft, die man durch Muskulatur aufbringt, äußere Anstrengung ist jede Kraft, die von außen wirkt (z. B. die Schwerkraft, aber auch die Anstrengung von anderen).

Wichtig ist, die **Zusammenhänge zwischen den einzelnen Elementen** zu verstehen. Wenn man eine beliebige Aktivität (z. B. vom Liegen ins Sitzen kommen) in drei unterschiedlichen Formen ausführt, merkt man, dass eine Veränderung jedes einzelnen Elementes die Ausprägung der anderen Elemente beeinflusst.
  Ein Beispiel:
- Setzen Sie sich mit wenig Zeit (schnell) auf, brauchen Sie dafür mehr Anstrengung und weniger inneren und äußeren Raum. Die Spannung steigt.
- Versuchen Sie, mit wenig Anstrengung aufzustehen, benutzen Sie einen größeren inneren Raum und müssen sich langsamer bewegen.
- Wenn Sie wenig Platz zum Aufsetzen haben, benötigen Sie mehr Zeit und Anstrengung.

▶ **Tabelle 7-1** zeigt, wie jedes Bewegungselement die anderen beeinflusst. Möchte man die Anstrengung reduzieren, muss man mehr Zeit und Bewegungsspielraum zur Verfügung stellen etc.

7 MH Kinaesthetics in der Geburtsarbeit

▶ **Tab. 7-1** Zusammenhang zwischen den Bewegungselementen Zeit, Raum und Anstrengung.

Zeit	Raum	Anstrengung
viel	viel	wenig
wenig	viel	niedriger
wenig	wenig	viel

7.2.2 Geburtshilfliche Relevanz

Während der **Eröffnungsphase der Geburt** ist deutlich zu beobachten, wie sich die Bewegungselemente verändern. Die Frauen werden in ihren Bewegungen langsamer, sie benennen häufig das Gefühl, nicht ausreichend Kraft zu haben. Es ist immer eine große Herausforderung, während der Geburt mit den Kraftreserven sorgsam zu haushalten. Eine daraus abgeleitete Maßnahme kann es sein, jeder Frau **ihre individuelle Zeit** zu lassen (z. B. um zwischen Positionen zu wechseln oder zur Toilette zu gehen), anstatt Zeitdruck auszuüben.

Angespannte / ängstliche Frauen

Aus der Psychologie (6) ist bekannt, dass die Erholungsphase umso länger dauert, je länger die Belastungsphase zuvor bestanden hat. Je früher, aktiver und offener der „Angst-Spannung-Schmerz-Kreislauf" begleitet wird, desto kontrollierbarer bleibt er. Die negativen Auswirkungen von Angst und Anspannung beeinflussen die Geburt und den Beginn der Elternschaft. Sogenannte **„low-effort-activities"**, also Aktivitäten, die keine große Anstrengung erfordern, haben sich als sehr wirkungsvoll erwiesen, um Angst bzw. Spannung abzubauen (7). Auch während der Geburt können Frauen ihre Spannung durch eigene Aktivitäten sehr wirkungsvoll selbst regulieren.

> **Tipp**
>
> Typische **„Aktivitäten mit niedrigem Kraftaufwand"** sind der Wechsel zwischen verschiedenen Positionen, das „Hoch-und-Runter-Bewegen" im Bett, der Kleiderwechsel, Essen oder Trinken etc. Alle diese Bewegungen helfen der Frau, ihre Spannung zu regulieren und vermitteln ihr das Gefühl, die Kontrolle über ihre Situation zu behalten.

Da ca. 80 % jeder Kommunikation nonverbal stattfindet, kann man die Gebärenden in ihrem Selbstvertrauen besonders unterstützen, wenn man sie sowohl die „Alltagsaktivitäten" als auch die Geburtsarbeit **in ihrem Tempo** selbstständig machen lässt. Auch wenn die Frauen im späteren Verlauf der Geburt immer mehr Hilfe einfordern, ist es zweckmäßiger, Unterstützung in kleinen Bewegungsschritten anzubieten, anstatt „schnell mal zu übernehmen".

In der Interaktion mit dem Kind

Ein Kind braucht für jede bewegungsgelenkte Interaktion eine gezielte Anpassung des Raumes, der Zeit und der Anstrengung an seine inneren Bewegungsressourcen und Fähigkeiten.

Doch welche **Anstrengung** ist hierfür erforderlich? In der Geburtsvorbereitung berichten viele Väter plastisch über eine Vielzahl von Interaktionserfahrungen mit ihrem Kind. Sie kommunizieren über Tasten und Bewegen. Obwohl die väterlichen Berührungen sehr vorsichtig stattfinden, reagieren die Kinder trotzdem unmittelbar auf diese sanften und kraftarmen Stimuli; sie haben intrauterin eine große Erfahrung mit dieser Art der Kommunikation gewonnen.

Wenn Frauen im Laufe der Geburt in ihren Bewegungen **langsamer** werden, brauchen die Kinder vielleicht auch langsamere Impulse, wenn man eine gezielte intrauterine Bewegung beabsichtigt (z. B.: bei vorzeitigem Blasensprung und kindlicher Beckenendlage, bei Haltungs- und Einstellungsanomalien …). In der Interaktion mit Kleinkindern kann man generell beobachten: Je schneller eine Bewegung stattfindet, desto schwieriger kann das Kind ihr folgen.

Auch intrauterin gilt: je größer der **Raum**, desto niedriger der Kraftaufwand für Bewegung. Es lohnt sich zu beobachten, welche Bewegung der Mutter den Raum des Kindes vergrößert.

> Alle beugenden-, streckenden- und seitwärts gerichteten Bewegungen des Beckens und des Brustkorbs verändern den Raum, den das Kind für seine Bewegung hat (▶ **Abb. 7-1**).

Um ein Kind intrauterin zu einer bestimmten Bewegung zu motivieren, ist es hilfreich,

7.3 Zweites Konzept: Funktionale Anatomie

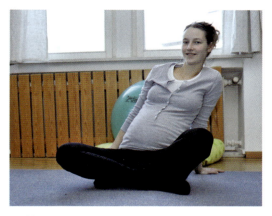

▶ **Abb. 7-1** Die hier gezeigte Kippbewegung des Oberkörpers nach links öffnet dem Kind einen größeren Bewegungsspielraum auf der rechten Seite. Je nachdem, wo das Kind mit dem größten Teil seines Körpergewichtes liegt, kann eine Kippbewegung des mütterlichen Beckens den Raum weiter vergrößern.

- das Raumangebot an die einzelnen notwendigen Bewegungsschritte anzupassen
- die Zeit, die das Kind für die Bewegung benötigt, zu berücksichtigen und
- auszuprobieren, mit wie wenig Kraft das Kind der Bewegung folgen kann.

7.3 Zweites Konzept: Funktionale Anatomie

Dieses Konzept beschäftigt sich mit den erfahrbaren Aspekten des menschlichen Körpers, die für die Bewegung notwendig sind.

7.3.1 Knochen und Muskeln

Knochen sind die harten, stabilen Teile unseres Körpers, die neben einer Schutzfunktion vor allem geeignet sind, das Gewicht zu tragen. Sie erfüllen eine wichtige Stützfunktion, über die das Gewicht auf die Umgebung trifft. Um das Gewicht in ganz unterschiedlichen Positionen gut abgeben zu können, sind Knochen an unseren Extremitäten spiralig angeordnet. Es ist wichtig, sich die Anordnung der Knochen genau bewusst zu machen.

Muskeln sind die weichen, anpassungsfähigen Körperteile, die vom Bewegungsaspekt her vor allem dafür zuständig sind, die Knochen und damit die jeweiligen Körperteile zu bewegen. Sie dienen der Bewegungskontrolle. Die Position, die Stellung der Knochen und die Lage der Unterstützungsfläche bestimmen die Kraftanstrengung, die die Muskeln aufbringen müssen, um diese Position einzunehmen oder zu halten.

> Je stärker das Gewicht über knöcherne Strukturen an die Unterstützungsfläche abgegeben werden kann, desto niedriger ist die Anstrengung im Körper.

Übung zum Verständnis

- Gehen Sie in Rückenlage mit ausgestreckten Beinen und stellen Sie fest, an welchen anatomischen Stellen Sie ihr Gewicht spüren.
- Wechseln Sie aus dieser Position in die Seitenlage, in den Schneidersitz, in den Kniestand. Bemerken Sie, dass die Druckpunkte, an denen Sie Ihr Gewicht spüren, immer vor allem Knochen sind?

An der dorsalen Seite des Körpers befinden sich viele große Knochen, über die in Rückenlage das Gewicht abgegeben werden kann. An den Extremitäten sind Knochen jedoch nicht immer dorsal angeordnet, sondern in einer Art spiraligen Anordnung. Der Humerus ist eher an der Außenseite des Arms spürbar, der Ellenbogen ist an der Hinterseite des Arms, die beiden Unterarmknochen eher an der vorderen Oberfläche des Arms. An der Hand tastet man die Handknochen ebenfalls anterior (alles von einem frontalen Blick auf den Menschen ausgehend). An den Beinen sind die Knochen sehr ähnlich angeordnet.

- Streichen Sie dann einige Male den linken Arm entlang, von den knöchernen Strukturen der Schulter über den Ellenbogen, über den Verlauf der Unterarmknochen, den Handrücken weiter zu den Fingerspitzen. Sie sollten dabei so viel Druck ausüben, dass Sie die Knochen tasten können.

7 MH Kinaesthetics in der Geburtsarbeit

- Vergleichen Sie dann die Wahrnehmung des linken und rechten Arms.
- Gehen Sie schließlich zum Bein über: Streichen Sie vom Po über das Hüftgelenk zum Knie, dann am Unterschenkel vom Schienbein über den Fußrücken bis zu den Zehenspitzen. Dies ist die Bahn, über die das Gewicht im Körper läuft.

7.3.2 Orientierung

Kinästhetik unterscheidet im Konzept Orientierung zwischen einer Orientierung im Raum und einer Orientierung im Körper. Je bewusster man den Körper entsprechend seiner anatomischen Strukturen einsetzt, umso müheloser können Bewegungen stattfinden. Deshalb ist es wichtig, sich mit den Eigenschaften der Vorder- und Rückseiten im Körper auseinanderzusetzen.

Rückseiten sind die härteren Körperseiten, da sich an ihnen die Knochen näher an der Oberfläche befinden. Das Gewicht kann besser über Rückseiten abgegeben werden. Sie sind unempfindlicher. An den Rückseiten befinden sich die Streckmuskeln, die im Vergleich zur Beugemuskulatur dünner und weniger schnell ermüdbar sind.

Vorderseiten sind die weicheren Körperseiten, an denen sich vor allem Beugemuskulatur befindet. Die sensiblen, empfindlichen und meistens intimeren Vorderseiten eines Körperteils ermöglichen erforderliche Anpassungsbewegungen. Sie enthalten viele Rezeptoren, um das Gewicht zu verlagern. Sie können dann effektiv eingesetzt werden, wenn sie kein Gewicht halten müssen.

7.3.3 Geburtshilfliche Relevanz

Angespannte Frauen

> **Tipp**
>
> Sehr angespannte Frauen profitieren von dem Angebot, nach jeder Wehe in Positionen zurückzukommen, in denen sie ihr Gewicht über Knochen auf die Unterstützungsfläche abgeben können.

Zusätzlich können die Arme oder Beine entlang des knöchernen Verlaufs ausgestrichen werden. Dadurch werden auf somatischer Ebene die Strukturen bewusst gemacht, die Gewicht übernehmen sollen. Muskulatur, in der die Spannung gehalten wird, kann so frei werden.

Unterstützung bei Wehenschwäche und bei erschöpften Frauen

Um Kraft zu sparen, sollten die **Wehenpausen** so gestaltet werden, dass die Gebärende gut ausruhen kann und ihre Muskulatur möglichst wenig Gewicht halten muss.

In einer **sitzenden Position** kann das Lagerungskissen so platziert werden, dass der Femur möglichst breitflächig unterstützt wird. Diese Form der Unterstützung ist effektiver als eine Knierolle. Es lohnt sich, bei allen Positionen zu analysieren, inwiefern Knochen unterstützt sind.

In der **nach hinten geneigten Seitenlage** ist eine Unterstützung des Brustkorbs und der Wirbelsäule ein effektives Mittel, um viel Gewicht über diese lange knöcherne Struktur zum Becken zu leiten; die dadurch entlasteten (Bauch-)Muskeln bleiben für die Geburtsarbeit frei (▶ **Abb. 7-2**).

Generell sollten das Angebot und die Begleitung immer wieder der aktuell vorgefundenen Situation angepasst werden. Bei erschöpften Frauen und bei protrahierten Verläufen sollte immer auch überprüft werden, ob eine Entspannung in jeder Wehenpause wirklich das beabsichtigte oder wün-

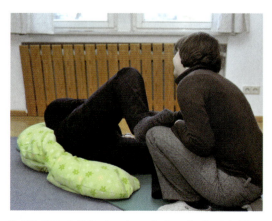

▶ **Abb. 7-2** In Seitenlage kann die Frau das Gewicht über ihren Brustkorb zum Stillkissen oder über ihre Wirbelsäule an das Becken weitergeben. Dies entlastet die Bauch- und Rückenmuskulatur.

schenswerte Ziel ist. Wenn der Körper mühsam Wehen erzeugt und ein ausreichendes Ausruhen nicht mehr möglich ist, ist es empfehlenswert, in den Pausen nicht so weit wie möglich zu entspannen, sondern einen höheren Spannungszustand zu halten, um in der nächsten Wehe von diesem „Spannungslevel" aus weiterarbeiten zu können. Eventuell kann man der Gebärenden eine stabile Position anzubieten, ohne sie zu einer tieferen Entspannung anzuleiten.

Optimierung der Einstellung des kindlichen Köpfchens

Bei der Aufnahme im Kreißsaal fällt immer wieder auf, dass das kindliche Köpfchen auf der Symphyse aufsitzt. Dies scheint gehäuft bei Frauen aufzutreten, die eine **ausgeprägte Lendenlordose** haben und die ihr Kind schon in der Schwangerschaft „vor sich tragen". Betrachtet man Frauen im Profil, zeigt sich, dass das Ausmaß der Lendenlordose sehr unterschiedlich ausgeprägt ist (▶ **Abb. 7-4**).

Der wachsende Uterus zieht kontinuierlich bauchwärts. Das Ausmaß der Lordose wird stark von den Bewegungsmustern und dem Körperbau der Frau geprägt. Je besser es der Schwangeren gelingt, das Gewicht des Kindes über ihr Becken zu organisieren, desto geringer ist die entstehende Lendenlordose.

Wenn das **auf der Symphyse aufsitzende Köpfchen** bei der Aufnahme im Kreißsaal festgestellt wird, sollten Bewegungen ausgeführt werden, die das Kind zur Wirbelsäule der Mutter hin bewegen. Hierbei ist es wichtig, das Hohlkreuz zu korrigieren oder genauer gesagt, die Spannung in der Lendengegend zu ändern. Dafür gibt es vielseitige Möglichkeiten.
- Die Frau kann eine nach vorne übergeneigte Position einnehmen.
- Es ist hilfreich, wenn sie den Brustkorb (knöcherne Strukturen) abstützen kann.
- Über eine Beugung des Kopfes lässt sich das Hohlkreuz genauso korrigieren und die Lendenwirbelsäule entlasten wie über eine Vorwärtsbewegung der Füße oder Knie. Auch hier gilt: Eine Masse folgt der Bewegung der anderen (▶ **Kap. 7.3.4**).

7.3.4 Massen und Zwischenräume

Für die praktische Anwendung ist es hilfreich, den Körper mit seinen Knochen und Muskeln in zwei verschiedene Gruppen einzuteilen. Kinästhetik macht dies in einem Modell mit Massen und Zwischenräumen. Die **sieben „Massen"** sind: Kopf, Brustkorb, Becken, zwei Arme und zwei Beine. In den „Massen" sind die Knochen in der Regel an der Oberfläche, weiches Gewebe ist im Inneren. Das hauptsächliche Körpergewicht ist in diesen sieben Massen verteilt. Sie sind einzeln beweglich. Da jede einzelne Masse schwer ist, bewegt jeder Mensch sie (im Alltag zwar teilweise sehr schnell, aber dennoch immer) nacheinander. Die Extremitäten erfüllen eine wichtige Aufgabe bei der Kontrolle des Körpergewichts. Die Arme steuern oder übernehmen das Gewicht des Brustkorbs, die Beine das des Beckens.

Zwischenräume sind die gelenkigen, muskulösen Beziehungen zwischen den Massen, also Hals, Taille, zwei Achselhöhlen und zwei Leisten. Jeder Kontakt in den Zwischenräumen blockiert den Gewichtstransfer, der für das dynamische Gleichgewicht einer Aktivität notwendig ist.

> „Wenn die Zwischenräume frei sind, folgen die Massen einander wie Perlen an einer Schnur" (Lenny Maietta).

Übung zum Verständnis

- Wenn Sie von der Rückenlage in die Bauchlage kommen, reicht beispielsweise der immer weitergehende Druck eines Fußes gegen den Boden. Die anderen Körperteile folgen der Bewegung auf die Seite oder in der Weiterführung auf den Bauch.
- Sitzend: Die Halswirbelsäule ermöglicht eine gewisse Kopfrotation. Drehen Sie den Kopf zunächst so weit wie möglich zur Seite. Wenn Sie darüber hinaus noch weiter nach hinten blicken möchten, dreht sich automatisch auch die Brustwirbelsäule mit. Dieses Folgen der Massen und der Gewichtsverlagerung über die Zwischenräume gilt für alle Bewegungen.

7.3.5 Geburtshilfliche Relevanz

Einstellungs- und Haltungsprobleme

Gerade bei Einstellungsanomalien hilft es, die genaue Position des Kindes festzustellen. Je gestreckter das Kind im Bauch liegt, desto besser kann die Lagerungsregel und das Hebelgesetz wirken. Es wird aber oft nicht ausreichend bedacht, dass Kinder im engen Uterus häufig sehr eng und gedreht liegen. Jedes Gelenk des Kindes hat nur einen gewissen Bewegungsspielraum. Sobald die Bewegung fortgesetzt wird, beeinflusst dies dann auch die Position der anderen Körperteile (= Massen). Durch die enge, intrauterine Umgebung, in der die Schwerkraft deutlich weniger wirkt, sind die einzelnen Körperteile oft in unterschiedliche Richtungen orientiert.

Auch **intrauterin** folgen die einzelnen Massen des Kindes einander. Im Fruchtwasser lässt sich jede Bewegung durch das Wirken der Auftriebskräfte deutlich einfacher/kraftärmer ausführen. Daher bedarf es nur eines **kleinen spezifischen Impulses** in die Richtung, in die das Kind rotieren soll, um eine spiralige Drehung z. B. über das kindliche Becken einzuleiten. Der Impuls kann von der am besten erreichbaren Masse aus gegeben werden.

Der dorsoposteriore hohe Geradstand ist unter diesem Aspekt die ungünstigste Regelwidrigkeit. Hier kann die Drehung über die Extremitäten eingeleitet werden. Dabei sollte man aber sicher unterscheiden können, ob man den Arm oder ein Bein/Fuß führt). Es ist ebenfalls hilfreich, die Position des Kindes und den beabsichtigten Bewegungsablauf mit einer Puppe vorab nachzustellen, um eine möglichst gezielte Bewegungsrichtung zu finden. In Kombination mit den unter dem Stichwort Interaktion beschriebenen Maßnahmen (▶ **Kap 7.2.2**) ist so eine Drehung des Kindes oft überraschend einfach.

Es wird bislang wenig berücksichtigt, dass jeder Mensch **unterschiedlich lange Extremitäten** hat (▶ **Abb. 7-4**). Je länger die „Masse" Arm ist, desto besser kann man das Gewicht seines Brustkorbs kontrollieren. Das Gleiche gilt für Becken und Beine. Haben Frauen **kurze Arme**, werden sie im Sitzen versuchen, die Hände immer entweder hinter ihrem Becken oder vor ihm abstützen (▶ **Abb. 7-4**). Beides engt den Raum zwischen Brustkorb und Becken und damit den Bewegungsspielraum des Kindes ein.

Es lohnt sich herauszufinden, in welcher Position die Frau das Becken neutral hält, so dass das Kind sich optimal einstellen kann. Gerade am Anfang der Geburt sollte die Hebamme darauf achten, dass die Massen (und besonders Brustkorb und Becken) in einer förderlichen Position zueinander stehen.

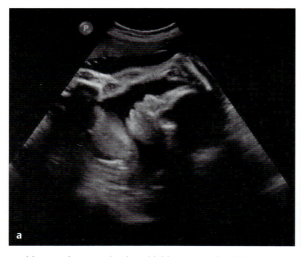 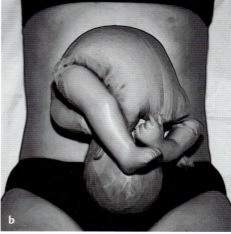

▶ **Abb. 7-3a, b** Diese beiden Abbildungen verdeutlichen, dass die intrauterine Umgebung häufig eine sehr gebeugte kindliche Haltung bedingt. Wenn die kindliche Position verändert werden soll, lohnt es sich, die Auswirkungen jeder Bewegung auf die unterschiedlichen Körperteile zu berücksichtigen.

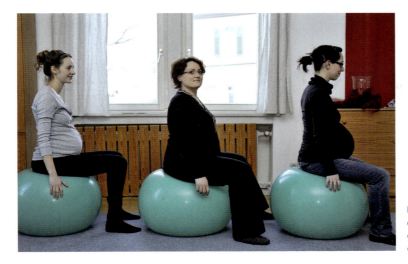

▶ **Abb. 7-4** Hier sieht man die unterschiedlichen Armlängen und auch die Auswirkungen auf eine sitzende Position.

7.4
Drittes Konzept: menschliche Bewegung

7.4.1 Haltungs- und Transportbewegung

Im Konzept der menschlichen Bewegung lernt man zwei Bewegungsbausteine (Haltungs- und Transportbewegungen) kennen. Da die Begriffe neu und ungewohnt sind, ist es sinnvoll, die beiden Bewegungen zunächst selbst zu erfahren:

Übung zum Verständnis

- Wenn Sie in sitzender oder liegender Position eine wippende (schaukelnde) Bewegung aus dem Becken einleiten, führen Sie gerade **Haltungsbewegungen** aus. Sie werden bemerken, dass diese Bewegungen sich über den ganzen Körper ausbreiten.
- Im Gegensatz dazu sind **Transportbewegungen** alle die Bewegungen, die das Gewicht eines Körperteils an eine andere Stelle bewegen. Wenn Sie also ein Bein über das Hüftgelenk nach innen oder außen rotieren oder den Brustkorb oder den Kopf auf eine Seite drehen, sind das Transportbewegungen.

Haltungsbewegungen sind in Bezug auf ihre Richtung beschränkt, da sie das Gewicht der Massen nur von oben nach unten entlang der Körperachse und um sie herum verlagern. Damit halten sie die Massen miteinander in Beziehung.

Transportbewegungen sind in Bezug auf ihre Richtung nicht begrenzt. Sie bezeichnen die Bewegung einer einzelnen Masse im Umfeld. Der Ort des bewegten Körperteils wird verändert.

Diese Eigenschaften sind auch für die Anwendung im Praxisalltag wichtig. Jeder kennt sie aus alltäglichen Situationen: Das Ruckeln im Zug, das Schaukeln im Schaukelstuhl oder das Schuckeln eines Kindes (besonders wenn das Kind aufrecht gehalten wird, so dass die Bewegung in seinem Körper zwischen oben und unten stattfindet) sind Momente, in denen eine **beruhigende Wirkung von Haltungsbewegungen** für alle erfahrbar wird.

Transportbewegungen differenzieren den Körper, sind damit instabil und lassen uns unsere einzelnen Körperteile bewusst werden. Gerade nach einer Immobilisation helfen sie, die unbewegten Körperteile wieder deutlich wahrnehmen zu können.

Da wir die meisten Aktivitäten in einer vertikalen Position ausführen, bedarf es eines stabilen Zusammenhalts unserer Körperteile, der durch Haltungsbewegungen gegeben ist. Für eine Veränderung der Körperteile in verschiedene Richtungen brauchen wir dagegen instabile Bewegungsmöglichkeiten in Form von Transportbewegungen.

7.4.2 Geburtshilfliche Relevanz

Muttermundsdystokie

Ein straffer Muttermund ist in der kinästhetischen Analyse mit Haltungs- und Transportbewegungen ein durch eine **Haltungsbewegung** charakterisiertes Phänomen. Hier sind instabile Bewegungen in Form von Transportbewegungen sinnvoll, um den Muttermund lockerer werden zu lassen.

Bei einer Muttermundsdystokie ist es hilfreich, die Frau in einer Position zu unterstützen, in der sie ihr **Gewicht gut abgeben** kann. Dann soll sie in den Wehenpausen die Beine nach rechts und links bewegen.

Frauen, die insgesamt angespannt wirken, können dies gut in der **Badewanne**, da sie dort ihr eigenes Gewicht nicht selbst halten müssen. Erfahrungsgemäß ist es im Wasser oft leichter möglich, noch weitere Bewegungsebenen mit zu bewegen (z. B. Becken oder Fußgelenke).

> Unabhängig davon, welche Ebenen die Frau bewegt, findet der gewünschte Effekt nur statt, wenn die Frau die Transportbewegungen selbst ausführt. Nur sie selbst kann ihre Spannung über Bewegung kontrollieren.

Eine Transportbewegung, die von einer begleitenden Person ausgeführt wird, nützt nichts.

Übung zum Verständnis

- Ballen Sie eine Hand zu einer Faust und konzentrieren Sie sich darauf, diese Spannung konstant zu halten.
- Bewegen Sie dann das Handgelenk in viele Richtungen (so als würden Sie es ausschütteln). Sie werden dabei feststellen, dass die stabile Bewegung (Faust ballen) bei einer gleichzeitigen instabilen Bewegung (Handgelenk drehen) weniger effektiv möglich ist.
- Bei der drehenden Bewegung können Sie jetzt mit den Bewegungselementen spielen und Rhythmus (Zeit), Bewegungsradius (Raum) und Kraft für die Bewegung variieren, um herauszufinden, bei welcher Bewegung sich die Faust am schnellsten lockert. Wenn Sie zusätzlich auch das Ellenbogen- oder Schultergelenk mitbewegen, also die nächsten Bewegungsebenen mit nutzen, wird es immer schwieriger, die Faust fest geschlossen zu halten.

Fazit: Muskeln können nur für eine Aktivität auf einmal eingesetzt werden.

Vorzeitiger Pressdrang

Analog zum Einsatz von Haltungs- und Transportbewegungen bei einem straffen Muttermund, kann man bei einem vorzeitigen Pressdrang neben der Atemanleitung auch versuchen, ob eine **seitwärts gerichtete „ausschüttelnde" Bewegung der Beine** den Pressdrang minimieren kann.

Suspekte Herztöne

Bei einem suspekten CTG-Befund hilft es häufig, den Eltern Mut zu machen, **ihr Kind über Gedanken und Berührung zu trösten**. Physikalisch betrachtet reduziert dies die Körperspannung der Mutter und in zweiter Konsequenz auch die des Kindes. Es ist wunderschön zu beobachten, wie die Eltern mit dem Kind über Bewegungen (und dadurch über eine Veränderung der Körperspannung) kommunizieren. Man kann die Eltern z. B. auffordern, das Gleiche zu tun, was sie auch nach der Geburt machen werden, wenn ihr Kind Trost braucht. Sie kommen dann meistens in einen unmittelbaren Kontakt mit ihrem Kind und verringern ihre Spannung durch **wiegende Schaukelbewegungen des Bauches** (Haltungsbewegungen). Diese können als liebevollen, schützenden Kontakt interpretiert werden. Die Wirkung auf das CTG ist häufig ganz unmittelbar und eindrücklich.

Wenn man das **kindliche Becken** gut tasten kann, kann man über das Becken vorsichtige Haltungsbewegungen beim Kind einleiten. Dafür hält man das kindliche Becken mit wenig Druck und bewegt es leicht nach hinten (in die Richtung des mütterlichen Nabels). Die Bewegung ähnelt einem lobenden „Auf-die-Schulter-Klopfen". Diese haben eine bemerkenswerte Wirkung auf Dezelerationen und saltatorische Oszillationsmuster.

Polysystolie

Bei zu häufigen Wehen kann man zunächst versuchen, den Druck des kindlichen Köpfchens zu reduzieren (Reduktion des Fergusonreflexes). Da Wehen eine Muskelaktivität sind, kann man der Frau zusätzlich **beruhigende Bewegungen** (**Haltungsbewegungen**), z.B. am Brustkorb ansetzend, anbieten (▶ **Abb. 7-5**). Diese wirken vor allem dann beruhigend, wenn die häufigen Wehen Angst auslösen. Dann beruhigen die schuckelnden Bewegungen den gesamten Körper.

Sind die zu häufigen Wehen vermutlich **nur vorübergehend** (z.B. nach Blasensprung oder Amniotomie, als Primingeffekt), kann die Frau angeleitet werden, in den nächsten Wehenpausen abwechselnd ihren Brustkorb und ihr Becken in verschiedene Richtungen zu drehen (im Sinne einer **Transportbewegung**). Fällt ihr die Bewegung aus eigenem Antrieb schwer, sind Bälle zur Unterstützung hilfreich (z.B. kniend über dem Pezziball, vor einem Ballkissen, einem Redondo®- oder ähnlichen Therapiebällen oder auf einem dünn aufgeblasenen Luftballon sitzend).

Bei Einstellungsproblemen jeglicher Art

Haltungs- und Transportbewegungen der Mutter verändern den intrauterinen Raum und damit das Platzangebot für das Kind. Es ist beeindruckend zu beobachten, wie Kinder, die eine extrem enge Umgebung gewohnt sind, sich gleich in diesen Raum bewegen. Es empfiehlt sich, diese Tatsache immer wieder zu beobachten, um unsere Handlungsmöglichkeiten bei Bedarf zu erweitern (siehe auch ▶ **Abb. 7-1**).

7.5 Viertes Konzept: Anstrengung

7.5.1 Ziehen und Drücken

In einem weiteren Konzept geht es um **Anstrengung** als die Kraft, die das Körpergewicht in der Schwerkraft bewegt. Die Wirkung dieser Anstrengung erfährt man als Ziehen und Drücken. Anstrengung wird ständig im ganzen Körper vorgenommen, man kann mit jeder Masse drücken oder ziehen. Eine Besonderheit des **Ziehens** ist, dass bei einem Zug die Bewegung des Gewichtes weg von einem Kontaktpunkt läuft. Arme und Brustkorb eignen sich am besten zum Ziehen. Beim **Drücken** läuft die Bewegung des Gewichtes hin zu einem Kontaktpunkt. Hier sind Becken und Beine besonders gut geeignet.

Das Ausmaß der Anstrengung wird durch den unterschiedlichen Druck gegen die Unterstützungsfläche reguliert. Daneben sind auch die Richtung und zeitliche Faktoren wichtig. Je genauer das Verständnis über den Effekt ist, den ein Zug oder ein Druck an einem Körperteil hervorruft, desto effektiver kann man Ziehen und Drücken während der Geburt einsetzen.

> Je genauer die Richtung, desto niedriger ist die erforderliche Anstrengung.

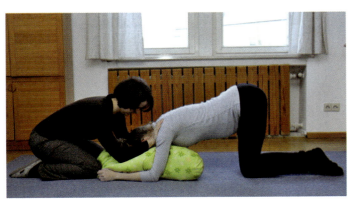

▶ **Abb. 7-5** Haltungsbewegungen, die an dem oberen Teil des Brustkorbs initiiert werden, sind bei polysystolen Wehen oft hilfreich.

7.5.2 Geburtshilfliche Relevanz

Während der Geburt werden Ziehen und Drücken ständig von den Kreisenden benannt: die Wehen ziehen im Kreuz, es beginnt zu drücken, sie brauchen Hände zum Drücken … .

Das Greifbedürfnis der Frauen während der Geburt ist weitreichend untersucht (8). Die Gebärenden haben ein sehr differenziertes Gespür für die Quantität des Drucks, den sie spüren oder weitertransportieren (am Händedruck kann man oft sehr gut die Intensität der Wehe spüren). Deshalb kann man das „Spiel" mit Zug und Druck in allen Phasen der Geburt nutzen.

Je weiter die Geburt voran geschritten ist, desto wichtiger ist es, die **Richtung von Druck und Zug** zu optimieren. Damit die Gebärende die Geburtsarbeit effektiv durchführen kann, muss sie die Möglichkeit haben, als grundlegenden ersten Schritt ein Spannungsnetz in ihrem Körper aufzubauen.

Übung zum Verständnis

- Setzen Sie sich auf einen Stuhl und versuchen Sie, nach unten zu drücken (in Richtung Beckenboden).
- Halten Sie sich dann an der Sitzfläche des Stuhls, an der Lehne oder einem anderen Gegenstand in nächster Nähe fest und ziehen leicht daran. (Diese Aktivität beschreibt den Aufbau des oben beschriebenen Spannungsnetzes.)
- Versuchen Sie dann erneut nach unten zu schieben.
- Versuchen Sie als Nächstes, sehr viel stärker (oder besser: so stark wie Sie können) an dem Stuhl zu ziehen und gleichzeitig nach unten zu drücken.

Dadurch werden Sie feststellen können, wie es Ihnen am leichtesten fällt, nach unten zu drücken.

> Die Möglichkeit, leicht an etwas ziehen oder drücken zu können, hilft, eine Grundspannung aufzubauen.

Vorderseiten (und hier vor allem die Vorderseiten der Hände und Füße) eignen sich aufgrund der vielen Propriorezeptoren sehr gut dazu, dieses Spannungsnetz aufzubauen. Mithilfe jedes einzelnen Konzepts von Kinästhetik kann man dies genauer analysieren und erfahrbar machen. Trotzdem ist es wichtig, dass die Frau erst diese notwendige Grundspannung aufbauen kann. Beginnt eine andere Person vorher, an ihrer Hand zu ziehen, bringt dies die Frau in eine hilflose Position; dann ist die Unterstützung kontraproduktiv.

Wenn Frauen sich üblicherweise **an einem Tuch festhalten**, das in den meisten Fällen an der Kreißsaaldecke befestigt ist, geht die Richtung ihrer Anstrengung deckenwärts. Um in Richtung Beckenboden arbeiten zu können, ist es hilfreicher, wenn die Gebärende die Möglichkeit hat, mit ihren Armen in die Richtung ihrer Füße zu ziehen. Bei einer halbsitzenden Gebärposition bedeutet dies, dass die Frau ihr Gewicht weg von dem Gegenüber zieht (ähnlich wie beim Tauziehen). Dadurch bringt sie ihr Gewicht auf ihre knöchernen Rückseiten (= Wirbelsäule, über die Gewicht gut abgegeben werden kann), so dass die Bauchmuskeln für die Geburtsarbeit frei sind.

> Zug provoziert Gegenzug / Druck erzeugt Gegendruck.

Die Reaktion des Gegenübers ist immer proportional zu meiner Aktion. Wenn wir jemandem die Hand geben und an dieser ziehen, so wird er mit einem proportionalen Gegenzug reagieren.

Diese Regel kann man auf jede Phase der Geburt anwenden. Dabei soll die **Anstrengung** zunächst von der Frau ausgehen. Es reicht meistens, wenn die Hebamme vor allem die Richtung der Anstrengung kontrolliert (Führungslinie) und die Frauen ermutigt, die Kraft der Arme und Beine mit zu nutzen.

Um die **Effektivität der Wehe**, z. B. bei Primingwehen, **zu unterstützen**, kann man in den verschiedenen Positionen die Umgebung so anpassen, dass die Frau ihre Beine dosiert zum Drücken oder die Arme zum Ziehen einsetzen kann. Bei den ersten Wehen nach einem Blasensprung mit hoch stehendem vorangehendem Teil ist in Seitenlage, z. B. ein am Bettende befestigtes Tuch eine gute Unterstützungsmöglichkeit (▶ **Abb. 7-6**).

Jeder Mensch hat seine individuellen Bewegungsressourcen und seine Bewegungsgewohnheiten. Je genauer Hebammen dies beachten, desto hilfreicher können sie im Verlauf der Geburt die

7.5 Viertes Konzept: Anstrengung

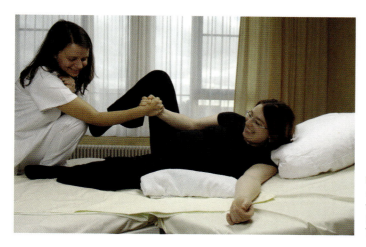

▶ **Abb. 7-6** Günstige Gebärhaltung nach Blasensprung bei hoch stehendem vorangehenden Teil. Die haltende Hand kann durch ein am Bettende befestigtes Tuch ersetzt werden.

Bewegung unterstützen bzw. fehlende Bewegungsaspekte anleiten.

Kinästhetik öffnet den Blick, Bewegungsressourcen zu erkennen und zu nutzen. Sie lädt Hebammen dazu ein, die große Bewegungskompetenz der Kinder in der Schwangerschaft und während der Geburt zu erforschen.

Begleitung von ausländischen Frauen

Gerade bei Frauen, mit denen man sich nicht direkt verbal verständigen kann, ist es wichtig, **über Bewegung in einen engen Kontakt zu kommen**. Dabei kann man z. B. das Greifbedürfnis der Frau sehr schön nutzen, indem die Hebamme ihr anstelle eines Tuchs ihre Hand zum Halten gibt. Wenn die Hebamme einige Wehen lang mit der Frau in einem Bewegungsaustausch stand, kann sie ganz unmittelbar intervenieren. Muss die Geburt (z. B. bei einem pathologischen CTG) beschleunigt werden, kann sie ausprobieren, ob die Richtung des Zugs optimiert werden kann, oder ob man der Frau die Möglichkeit gibt, mit aufgestützter Hand gegen das Kreißbett zu drücken. Möchte die Hebamme (z. B. beim Kopfdurchtritt) den Druck der Mutter reduzieren, kann sie genau in dem Moment nicht mehr so viel Zug an der Hand zulassen.

> Je direkter der Austausch über Bewegung und Berührung stattfindet, desto unmittelbarer kann die Frau der Hebamme, aber auch die Hebamme der Frau folgen, um alle Bewegungen möglichst zielgerichtet einzusetzen.

Abwehrbewegungen der Gebärenden

Gerade wenn das Köpfchen sichtbar wird und der Geburtskanal seine maximale Dehnung erfährt, kommen Abwehrbewegungen der Gebärenden häufig vor. Die Frau schließt aus Angst ihre Beine und engt den Platz für das Köpfchen ihres Kindes ein. Oft ist diese Bewegung reflektorisch und demnach schwer kognitiv zu beeinflussen. Üblicherweise wird das geburtshilfliche Team jetzt versuchen, die Frau zum „Platz lassen, offen bleiben" anzuleiten. Gelingt dies nicht, wird häufig begonnen, die Knie der Frau nach außen zu drücken, bzw. geöffnet zu halten.

Mithilfe der beiden Kernaussagen des Konzepts Anstrengung kann diese Situation wie folgt analysiert und variiert werden:

1. Druck erzeugt Gegendruck/Zug provoziert Gegenzug

Das Öffnen oder Nach-außen-Drücken der Beine durch die Hebamme erzeugt Druck. Bei dem instinktiven Versuch der Frau, ihre Beine wieder zu schließen, entsteht Gegendruck. Der Mechanismus „Druck bewirkt Gegendruck" ist in Kraft gesetzt. Die begleitende Person wird gegen die Kraft der Frau arbeiten und beiden geht viel Energie in diesen Prozess verloren.

2. Je genauer die Richtung, desto effektiver die Arbeit

Es lohnt sich immer, die Richtung einer Bewegung zu optimieren, damit die aktive Arbeit der Frau optimal dem Geburtsfortschritt zugute kommt.

Dafür kann man der Gebärenden die eigenen Hände anbieten, damit sie über einen Gegenzug die Kraft zum Mitdrücken nutzen kann (die Gebärende soll eine Bewegung ähnlich wie beim Tauziehen ausführen).

Um das „Klemmen" mit den Beinen zu verhindern, ist es hilfreich, wenn die Frau ihre Arme auf die Innenseiten ihrer Beine legt. Sie blockiert damit die „Transportbewegung" (Adduktion der Beine) selbst. Je nachdem, in welcher Beckenebene das Kind ist, kann man die Höhe der Arme anpassen.

Alternativ kann man auch die Frau zu einer seitlich gerichteten (ausschüttelnden) Bewegung der Beine anleiten. Eine gezielte Bewegung kann das „Klemmen" ebenfalls verhindern (▶ Kap. 7.4.2).

7.6
Fünftes Konzept: Menschliche Funktion

Dieses Konzept stellt Bewegungskategorien vor, in die sich menschliche Aktivitäten einordnen lassen. Das erste Unterthema (**einfache Funktion, Position und Grundpositionen**) beschäftigt sich zunächst mit den prinzipiellen Eigenschaften, die jede Position erfüllen muss, um in ihr verweilen oder den gewünschten Aktivitäten nachgehen zu können. Dieses Verständnis ist eine wichtige Grundlage für die Betrachtung von Gebärpositionen.

Das zweite Unterthema (**komplexe Funktion**) beschäftigt sich mit den Bewegungen, die Menschen beim Ausführen von Aktivitäten in einer Position tun. Komplexe Funktionen sind in zwei Gruppen aufgeteilt. In der ersten Kategorie, der sogenannten **„Bewegung am Ort"**, werden alle Aktivitäten betrachtet, die neben dem Halten einer Position stattfinden. Diese Aktivitäten umfassen:
- alle vitalen Prozesse wie Atmung oder Verdauung
- alles, was Menschen neben dem Ausbalancieren des Gewichts in einer Position noch zusätzlich tun zu können (z. B. trinken, sich an- und ausziehen, oder die Fähigkeit, in einer Position mitschieben zu können).

In allen Positionen müssen die sieben Massen so organisiert sein, dass das Gewicht über Knochen fließen kann. Alle Positionen müssen beweglich sein, da jeder Mensch ständig damit beschäftigt ist, sein (Gleich-)gewicht auszubalancieren. Hierbei haben die Extremitäten eine zentrale Rolle.

Zur zweiten Gruppe der „Komplexen Funktion" gehören alle möglichen **Fortbewegungsaktivitäten**. Sie werden in zwei unterschiedliche Arten – Gehen und Springen – eingeteilt. Beide bedürfen der Fähigkeit, zwischen Positionen zu wechseln und dabei das Gleichgewicht zu halten.

Eine Auseinandersetzung mit Bestandteilen einer Fortbewegung ist für die Unterstützung des Kindes während der Beckenpassage sehr hilfreich, da seine drehenden und beugenden Bewegungen durch das Becken „Fortbewegungsaktivitäten" entsprechen.

7.6.1 Geburtshilfliche Relevanz
Gebärhaltungen

Je komplexer eine Funktion wird, desto weniger achtet man meistens auf die ersten voraussetzenden Schritte. Es kann aus diesem Grund sowohl für die Frauen als auch für die Hebamme eine Herausforderung sein, zunächst die **Grundlagen einer stabilen Position** zu organisieren und bewusst zu berücksichtigen, um bei Bedarf Einfluss nehmen zu können. Wenn man die Frauen bittet, es sich z. B. in Seitenlage bequem zu machen, nehmen sie häufig eine Seitenlage ein, in der ihr Körpergewicht nicht gut über ihre Knochenstruktur unterstützt ist. Alleine durch die Position kann ein Zug im Rücken o. Ä. entstehen.

> Eine **Grundvoraussetzung** für jede Gebärhaltung ist zunächst, dass die Position stabil ist, das heißt, dass sie ohne viel Kraftaufwand gehalten werden kann.
> Es ist weniger Kraft notwendig, wenn eine Position beweglich gestaltet ist und das Gewicht in kleineren Bewegungen ausbalanciert werden kann.

Die Gebärenden wissen meist intuitiv, dass es bei der Geburt wichtig ist, mit der Kraft optimal zu haushalten. Die Hormonausschüttung im Körper unterstützt ihre Energie in den Wehen und das „Sich Zurückziehen" in der Wehenpause. In jeder

7.6 Fünftes Konzept: Menschliche Funktion

Wehe verstärkt sich der Druck, dem sie immer mehr nachgeben muss und möchte. Phasen der maximalen körperlichen Anstrengung wechseln sich schnell mit den Wehenpausen ab.

In einer **Bewegungsanalyse mithilfe der Kinästhetik** kann dieser Besonderheit wie folgt Rechnung getragen werden:

- Die Gebärende sollte **während der Wehe** aktiv mitarbeiten können und in der Pause möglichst wenig Kraft investieren müssen, um die Position zu halten.
- In allen Positionen sollte sie das Gewicht jeder einzelnen „Masse" so unterstützen, dass ihr **Körpergewicht** gut über die Knochen **an die Unterstützungsfläche abgegeben** werden kann. Die Massen sollen dabei in einer neutralen Position zueinander stehen.
- Wenn das Gewicht **über knöcherne Strukturen** organisiert ist, sind die Muskeln für die Geburtsarbeit frei.
- In den **Wehenpausen** kann die Gebärende ihre Muskulatur nur entspannen, wenn sie nicht mit dem Halten des Körpergewichtes beschäftigt ist. Hierbei lohnt es sich oft, auf alle einzelnen Körperteile zu achten. In manchen Fällen (z. B. bei Schmerzen im Kreuzbeinbereich, bei hohem Grundtonus und bei Wehenschwächen) ist es hilfreich, den schwangeren Bauch konsequent zu unterstützen.
- Die Gebärende muss ihre **Körperspannung** möglichst **einfach regulieren** können, um gezielt mitschieben zu können. Dazu braucht sie die Möglichkeit, ihre „Vorderseiten" einzusetzen (▶ Kap. 7.3.3).
- Jede Position muss **Bewegungsspielräume** lassen. Unter der Geburt sind dabei vor allem die Beckenräume relevant. Auch die Atmung kann durch eine achtsame Positionsgestaltung unterstützt und erleichtert werden.

Auch scheinbar geringe Details können Auswirkungen haben. In den ▶ **Abb. 7-7** bis ▶ **Abb. 7-9** stehen die Füße z. B. in unterschiedlichen Positionen.

Unterstützung des Kindes

Bei der physiologischen Geburt ist die Bewegung des kindlichen Köpfchens für den Geburtsfortschritt fundamental wichtig. Um gezielte Bewegun-

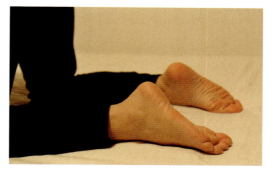

▶ **Abb. 7-7** Hier haben die „Rückseiten" der Füße Kontakt zum Boden. Über diese knöchernen Strukturen kann Gewicht gut zum Boden fließen. Um die Beine zur aktiven Mitarbeit zu nutzen oder das Becken bewegen zu können, ist diese Position der Füße aber weniger gut geeignet.

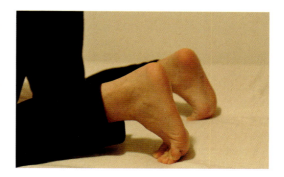

▶ **Abb. 7-8** Die Frau steht auf ihren Zehenspitzen. Neben den beschriebenen Auswirkungen auf den Beckenboden (▶ Kap. 6) kann so wenig Gewicht abgegeben werden (kein Bodenkontakt über „Rückseiten"). Da nur ein kleiner Teil der Zehenspitzen Kontakt zum Boden hat, reicht dieser oft nicht, um beweglich zu bleiben und das notwendige Spannungsnetz auch über die Füße regulieren zu können.

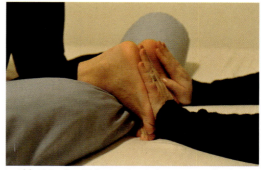

▶ **Abb. 7-9** Das Bild zeigt eine Fußposition, in der die Vorderseite eingesetzt werden kann, um mitzuschieben. Der Fuß ist durch die Unterstützung des Lagerungskissens weder gestreckt noch gebeugt.

gen in der Geburtsphase unterstützen zu können, lohnt es sich, sich mit einzelnen Bausteinen dieser „Fortbewegungsaktivitäten" zu beschäftigen.

Jede kleinste Bewegung des Gewichts an einen anderen Ort kann als Fortbewegung bezeichnet werden. Es gibt zwei Möglichkeiten, diese zu bewerkstelligen. Einmal wird das Gewicht in seiner Gesamtheit bewegt (z.B. beim Hüpfen oder Rutschen), die andere Form entspricht eher einer gehenden Fortbewegung.

Bei jedem Schritt verlagert man zunächst das Gewicht auf einen anderen Körperteil. Der entlastete Körperteil wird an eine andere Stelle bewegt und übernimmt dort erneut das Gewicht. Erst wenn das Gewicht an dem anderen Ort wieder organisiert und das Gleichgewicht wieder hergestellt ist, ist die Bewegung abgeschlossen. Wenn man die Bewegungen von Menschen analysiert, finden die meisten Fortbewegungen in dieser „gehenden" Art statt.

Auch die **tiefertretende Bewegung des kindlichen Köpfchens** ist eine Form der rutschenden Fortbewegung, die einen ähnlichen Gewichtstransfer beinhaltet. Eine Besonderheit ist dabei die Tatsache, dass die Wehen einen Großteil der Kraft ausmachen. Es ist eine Fortbewegung mit einem hohen Anteil an äußerer Anstrengung (▶ Kap. 7.2.1), d.h. kindliche Bewegungen können durch diese auch evtl. eingeschränkt sein.

Beim sichtbar werdenden Köpfchen erleben Hebammen immer wieder, wie weit das Kind in einer Wehe nach unten geschoben wird, um dann in der Pause zurückzurutschen. Die **Wehe** ist also der **Moment der Gewichtsverlagerung**. Unmittelbar danach verlagert das Kind sein Gewicht ein Stückchen zurück in einen etwas weiteren Raum. Genau in diesem Moment ist deshalb das Köpfchen am besten beweglich. Hier reduziert sich der Druck auf den vorangehenden Teil (weniger Anstrengung) und das Köpfchen hat gleichzeitig mehr Platz (etwas größerer Raum), so dass notwendige Rotationen leichter stattfinden können.

> Wann immer es notwendig ist, dass das Kind sich gezielt fortbewegt, um eine Einstellungsanomalie zu beheben, sollte man davon ausgehen, dass das Kind sich aktiv in eine günstigere Position drehen kann.

Dabei muss die **Unterstützung des Kindes** natürlich von der Art der Einstellungsanomalie abhängen. Auch während der Beckenpassage kann man die Auswirkung der Bewegung eines Körperteils auf die anderen nutzen.

- Bei einer **Roederer-Kopfhaltung** braucht das Kind eine Unterstützung zu einer streckenden Bewegung. Diese kann sehr effektiv über das Becken gegeben werden.
- Bei **asynklitischen Einstellungen** ist es wichtig, dem Kind den Bewegungsraum des Halses frei zu lassen. Da Neugeborene einen kleineren „Zwischenraum-Hals" haben, ist es bei diesen Bewegungsunterstützungen hilfreich, die Gebärende in horizontale Positionen zu bringen, um den Bewegungsspielraum nicht durch die Schwerkraft noch einzuengen (der auf das Kind wirkende Anteil der Schwerkraft wirkt „stauchend" auf den Hals).

Scheitelbeineinstellungen brauchen zudem gezielte Bewegungen der Mutter. Dafür ist es wichtig, die Ebene des Beckens zu beeinflussen, in der eine Rotation stattfinden soll. Man kann die Gebärende in einer seitlich geneigten Rückenlage auffordern, ihr oberes Bein anzuwinkeln und es während ein paar Wehen relativ nahe am Becken abzulegen. Danach wird es dann einige Wehen lang etwas weiter vom Becken entfernt abgestellt. Dadurch ist ihr Becken in unterschiedlichen asymmetrischen Positionen, die das Tiefertreten begünstigen.

Rückenschonendes Arbeiten

Bei allen rückenbelastenden Situationen ist es hilfreich, eine Position zu finden, bei der auch das Gewicht des eigenen Körpers (der Hebamme) über geeignete knöcherne Strukturen organisiert werden kann. Beispielsweise wird beim **Dammschutz bei Frauen im Kniestand** der Rücken entlastet, wenn man den Arm über ein aufgestelltes Bein abgeben kann. Das Gewicht des Oberkörpers fließt über den Humerus, zur Patella, der Tibia und den Fußwurzelknochen, bzw. je nach Fußposition zum Vorderfuß und zum Boden (knöcherne Strukturen). So ist die Armmuskulatur wirklich zur Temporegulation des Kopfdurchtritts frei. Gleiches gilt auch für Situationen, in denen man längere Zeit verharren muss (z.B. Halten eines CTG-Knopfes bei Frauen in knienden Positionen) (▶ **Abb. 7-10**).

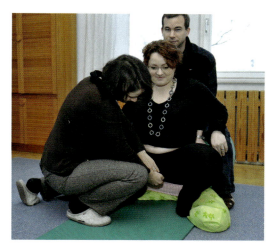

▶ **Abb. 7-10** Die Hebamme ist in einer stabilen Position. Sie hat das Gewicht ihres Armes über Knochen ihrer rechten Seite organisiert. Die Muskulatur des Armes ist für die Temporegulation des Köpfchens frei.

möglichst nah am Boden bleibt, ist der Rücken der unterstützenden Personen deutlich entlastet. Die beschriebene Bewegung können beide Unterstützer mit einem Druck auf den Oberschenkel der Frau in Richtung Knie unterstützen (▶ **Abb. 7-11**).

7.7

Sechstes Konzept: Umgebung

Das Konzept der Umgebung befasst sich mit allem, was ein Mensch nutzt, um seine Aktivitäten zu gestalten. Hier wird auch die materielle Umgebung berücksichtigt, also auch die Möglichkeiten, mit denen sich Menschen gegenseitig unterstützen. Dabei wird das Wissen der vorherigen Konzepte zur Speziellen Analyse einer problematischen Situation eingesetzt.

Oft ist es das **Gewicht der Gebärenden**, welches den Rücken der Hebamme belastet. Auch hier können alle Unterstützungen so angepasst werden, dass das Gewicht über ihre Knochen fließen kann.

Ein Paradebeispiel dafür ist die **tiefe Hocke**: Hier muss das Gewicht von dem Becken der Frau auf die Füße gelangen. Je mehr man die Frau in diese Position hebt (Gewichtsverlagerung in der Luft), desto länger müssen die beiden haltenden Personen dies übernehmen. Wenn ihr Gewicht

7.7.1 Geburtshilfliche Relevanz

In der Geburtsphase ist ein zentraler Aspekt die Beobachtung, ob die Frauen eher eine **stabilere oder** eine **mobilere Unterstützung** benötigen.

Auch im Hinblick auf **rückenschonendes Arbeiten** ist es hilfreich, die anatomischen Strukturen bewusst einzusetzen. Wenn sich die Gebärende z. B. in den Wehen auf die Hebamme stützt, ist es immer wesentlich stabiler, sich an Rückseiten halten zu lassen.

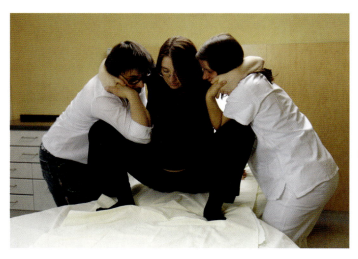

▶ **Abb. 7-11** Bei der Bewegung in die tiefe Hocke ist es hilfreich, wenn die Frau beiden unterstützenden Personen die Hand gibt (wie zur Begrüßung). Ein Druck auf das Knie organisiert das Gewicht der Frau fußwärts. Das Becken kann so nahe der Kreißbettoberfläche bewegt werden.

Übung zum Verständnis

- Bitten Sie eine andere Person, sich an Ihrem Unterarm abzustützen, um vom Stuhl aufzustehen.
- Bieten Sie ihr einmal Ihren Unterarm an, mit dem Handrücken zur Decke gedreht (dann stützt sich der Andere auf Ihre Rückseiten).
- Wiederholen Sie das Gleiche, nachdem Sie Ihren Arm gedreht haben, so dass die Handfläche nach oben zeigt (jetzt stützt sich der Andere auf Ihre Vorderseiten).
- Bitten Sie die Person, sich erneut mit der gleichen Kraft auf Ihren Unterarm zu stützen, um zum Stehen zu kommen. Sie werden feststellen, dass die knöchernen Rückseiten viel hilfreicher sind, um das Gewicht von jemand anderem zu übernehmen.

Gerade wenn die Hebamme sich selbst als eine Möglichkeit der „Umgebungsgestaltung" anbietet, sollte sie zur Schonung des eigenen Rückens Lagerungshilfsmittel nutzen.

7.8 Fazit

> Jeder Mensch hat seine individuellen Bewegungsressourcen und seine Bewegungsgewohnheiten. Je genauer Hebammen dies beachten, desto hilfreicher können sie im Verlauf der Geburt die Bewegung unterstützen bzw. fehlende Bewegungsaspekte anleiten.
> Kinästhetik öffnet den Blick, Bewegungsressourcen zu erkennen und zu nutzen. Sie lädt Hebammen dazu ein, die große Bewegungskompetenz der Kinder in der Schwangerschaft und während der Geburt zu erforschen.

Bei den beschriebenen Beispielen handelt es sich um Ideen, die sich in der Arbeit im Kreißsaal in den letzten Jahren bewährt haben. In dieser Zeit haben wir[1] im Ausprobieren (mit Kolleginnen und natürlich mit den Paaren während der Geburt) wertvolle Erfahrungen gesammelt, die unseren Handlungsspielraum maßgeblich erweitert haben. Sehr deutlich konnte man dabei beobachten, dass der gemeinsame Erfahrungsaustausch die Vielfältigkeit der Ideen entscheidend bereichert.

Kinästhetik lebt vom Lernen am eigenen Körper. Deshalb wird auch die Weiterentwicklung von „MH Kinaesthetics in der Geburtshilfe" davon leben, dass Hebammen in einen gemeinsamen Lernprozess kommen, bei dem Bewegung im Mittelpunkt steht. Die hier beschriebenen Anwendungsmöglichkeiten stellen einen ersten Schritt dar. Schon Konfuzius (9) beschrieb dies vor 2500 Jahren so:

> „Sage es mir und ich vergesse es,
> zeige es mir und ich erinnere mich, lasse es mich tun und ich beginne zu lernen."

Literatur

[1] **Maietta, L., Hatch, F.:** "Kinaesthetics Infant Handling". Verlag Hans Huber: Bern. 2004.

[2] **Hatch, F., Maietta, L.:** Kinästhetik. Urban & Fischer: München. 2003.

[3] **Maietta-Hatch Kinaesthetics:** Konzeptsystem 2006 (Teil der Ausbildungsunterlagen).

[4] **Sutton, Jean, Scott, Pauline:** Die Optimierung der Kindslage. Hippokrates: Stuttgart. 2001.

[5] **Duden:** Band 5, 4. Aufl. 1982.

[6] **Uexküll:** Psychosomatische Medizin, Urban & Fischer, München. 1996.

[7] **Eichhorn; C.:** Erholungskompetenz – Basis für berufliche Höchstleistung. In Symposium Publishing. In press.

[8] **Fischer, H.:** Atlas der Gebärhaltungen. Hippokrates: Stuttgart. 2003.

[9] **Lebensweisheiten von Konfuzius:** http://www.norbertkasper.de/interessantes/lebensweisheiten/konfuzius.htm

---

1 Wir bezeichnet das geburtshilfliche Team im Krankenhaus Bad Cannstatt, einem Perinatalzentrum mit ca. 2600 Geburten/Jahr. Hier fand die erste systematische Anwendung der Methode im Kreißsaal statt.

Praxis

8 Geburtsbeginn/Frühe Eröffnungsphase/Latenzphase ... 156

9 Aktive Eröffnungsphase 180

10 Übergangsphase 219

11 Geburt 246

12 Nachgeburtsphase 266

13 Umstrittene Interventionen in der Geburtshilfe 291

8 Geburtsbeginn/Frühe Eröffnungsphase/ Latenzphase

Elisabeth Schmidt-Bäumler und Ursula Jahn-Zöhrens

Schon in der Geburtsvorbereitung sollten die Frauen über die **verschiedenen Zeichen eines Geburtsbeginns** aufgeklärt werden: mit oder ohne Blasensprung, mit oder ohne Abgang von blutigem Schleim, Wehen, deren Abstände zügig kürzer werden, oder Wehen, die nach 3–4 Stunden wieder nachlassen, einen Tag später wieder beginnen und erst nach weiteren 24 Stunden zur Geburt führen.

Ein schönes Bild für den Geburtsvorgang ist eine **alpine Bergtour**: es bedarf einer guten Vorbereitung, Gesundheit und Ausdauer. Vergleichbar dem individuellen Wehenrhythmus der Gebärenden hat jeder Mensch seinen persönlichen Laufstil, um große Distanzen und Höhen zu überwinden. Trotz guter Vorsorge und Ausrüstung gibt es Faktoren, die der Mensch nicht beeinflussen kann und die unvorhersehbar sind, z. B. das Wetter oder der Zustand des Weges. Genauso verhält es sich mit dem Verlauf einer Geburt, die auch unplanbare Elemente enthalten und völlig anders verlaufen kann als alle Beteiligten vermutet haben. Partner, Hebammen und Ärztinnen/Ärzte sind da wie die Steighaken oder Seile, aber sie können niemals die Geburtsarbeit abnehmen.

8.1 Definition

» „Das Warten hat ein Ende"

8.1.1 Geburtsbeginn

Der Geburtsbeginn ist gekennzeichnet durch regelmäßige, deutlich spürbare (und palpierbare) **Wehen**, die für die Frau unangenehm sind und sie z. B. nicht mehr schlafen lassen, die aber noch nicht unbedingt eine verstärkte Atmung oder einen Positionswechsel erfordern. Die Wehenfrequenz variiert zwischen 5 und 10 Min. Ein wichtiges Kriterium für den Geburtsbeginn ist, dass diese Wehen **muttermundswirksam** sind.

Manche Frauen beschreiben die sie begleitenden Schmerzen wie stärkere Periodenschmerzen, andere vor allem als ein Ziehen im Kreuzbeinbereich. Wieder andere Frauen erleben die ersten Wehen wie eine Darmgrippe mit Blähungen und Durchfall. „Irgend etwas ist anders als sonst." Begleitend tritt häufig eine **Zeichenblutung** auf, die durch das Einreißen kleiner Blutgefäße an der Zervix hervorgerufen wird, wenn diese sich öffnet.

8.1.2 Latenzphase

Eine Besonderheit der frühen Eröffnungsperiode, vor allem bei Erstgebärenden, ist die sogenannte „Latenzphase". Die Schwangere hat regelmäßige Wehen, die sie deutlich fühlt, die aber **nicht muttermundswirksam** sind und also vorerst nicht zu einem sichtbaren Fortschritt führen. Die Latenzperiode kann sich über Stunden hinziehen, dann wieder abebben, um danach wieder aufzublühen und schließlich in einen wirklichen Geburtsbeginn mit muttermundwirksamen Wehen zu münden. Dieses Phänomen ist bei einer Zweitgebärenden eher selten, kann dann aber beim dritten Kind dafür wieder umso ausgeprägter sein.

Die Latenzphase ist eine **wichtige**, wenn auch **oft unterschätzte** bzw. wenig beachtete **Phase** der Geburt. Sie kündigt der Frau das bevorstehende Ereignis der Geburtsarbeit an, macht sie sozusagen darauf aufmerksam, dass sie sich jetzt ganz hierauf konzentrieren muss. Die Latenzperiode kann zermürbend für die Schwangere sein, und Unkenntnis über diese Phase kann zu unnötigen Interventionen führen oder Ungeduld und Frustration bei der Schwangeren fördern.

> Geht es Mutter und Kind gut, sollte die Gebärende die Latenzphase nach Möglichkeit außerhalb der Klinik verbringen.

In dem Moment, in dem sie sich in die Obhut der Klinik begibt, hat sie an sich selbst den Anspruch, ihr Kind bald zu gebären. Viele Erstgebärende sagen im Nachhinein: „Wäre ich doch nicht so früh in die Klinik gegangen" oder: „Das nächste Mal gehe ich aber später". Im Idealfall können die Hebammen den Frauen anbieten, sie bei einem fraglichen Geburtsbeginn im häuslichen Umfeld zu begleiten. Wie intensiv sind die Wehen? Wie ist der Allgemeinzustand der Gebärenden? Wie reagiert das Kind (Kindsbewegungen, Herztöne)? Im Gespräch mit der Frau/dem Paar kann die Hebamme deren **Sorgen und Bedürfnisse erfahren** und unterstützend wirken.

Verbindet die Schwangere mit der Hebamme ein Vertrauensverhältnis, können Ängste und alte Verletzungen angesprochen werden, vielleicht sind diese der Kollegin auch bekannt. Durch Gespräche, Massage und Zuwendung in jeder Form, die die Frau sich wünscht und akzeptiert, können diese Spannungen abgebaut werden.

Immer wieder kommt es vor, dass Schwangere zu Hause regelmäßige, kräftige Wehen alle 5–7 Minuten beschreiben und **beim Eintreffen im Krankenhaus** diese Wehen verschwinden. Hier kommt es vermutlich zu einer Störung der Hormonausschüttung durch die fremde Umgebung (Michel Odent). Hat sich die Frau im Kreißsaal akklimatisiert, ist vielleicht einige Zeit im Garten spazieren gegangen, setzen die Wehen wieder ein.

> **Fallbeispiel 8-1: Latenzphase**
>
> Frau L., I Gravida, 0 para, meldet sich morgens um 7.30 Uhr 5 Tage vor dem errechneten Termin mit Wehen alle 7–8 Min seit 04.00 Uhr morgens.
>
> Die Hebamme sucht sie zu Hause auf. Nach dem ersten Gespräch tastet sie die Wehenintensität, hört die Herztöne des Kindes, überprüft alle Vitalfunktionen und nimmt nach Absprache mit der Frau eine vaginale Untersuchung vor. Der Befund zeigt: der Mutter geht es gut, die Herztöne variieren kräftig und regelmäßig zwischen 118 und 132 bpm, der Muttermund ist fingerdurchgängig, die Fruchtblase ist erhalten, der Kopf ist bei -4 fest in BE. Die Wehen sind vom Tastbefund her noch mittelkräftig und unregelmäßig.

Die Hebamme rät Frau L., die Wehentätigkeit zwar zu beobachten, aber die Intensität eher zu ignorieren. Frau L. wollte eigentlich noch einkaufen gehen und auch sollte ihre Freundin zur Fußpflege noch vorbeischauen. Die Hebamme unterstützt Frau L. darin, ihren alltäglichen Aktivitäten weiter nachzugehen, verabschiedet sich dann und verspricht, jederzeit erreichbar zu sein.

Frau L. meldet sich nachmittags und berichtet von unverändert unregelmäßigen Wehen. Die Hebamme besucht Frau L. abends gegen 19.00 Uhr noch einmal: die Herztöne sind gut und die Wehen unverändert. Sie empfiehlt Frau L. ein Bad vor dem Schlafengehen zu nehmen.

Am anderen Morgen gegen 11.30 Uhr erhält die Hebamme einen Anruf aus der Klinik: Frau L. ist nach einigen Stunden guten Schlafes um 05.20 Uhr mit kräftigen Wehen aufgewacht. Auf der Toilette stellt sie fest, dass blutiger Schleim abgeht und macht sich auf in die Klinik ihrer Wahl. Dort hat sie nach heftiger Geburtsarbeit um 10.22 Uhr einen gesunden Jungen geboren.

> In der frühen Eröffnungsphase ist es für die Frauen günstig, etwas zu tun, was die Zeit schneller vergehen und den Schmerz erträglicher werden lässt, und dieses Tun kann sehr vielfältig sein – es muss aber den ganz persönlichen Interessen der Frau entsprechen.

Was für die eine Frau ein spannendes Buch ist, kann für die andere eine Handarbeit oder das Fernsehen sein, Arbeiten oder Spiele am PC. Auch körperliche Betätigungen, wie leichte Hausarbeit oder kurze Spaziergänge können den gleichen Zweck erfüllen. Idealerweise sollte sich die Frau schon vor Beginn der Geburt Gedanken machen, womit sie sich bei Bedarf gern beschäftigen würde.

> **Fallbeispiel 8-2: Ablenkung**
>
> Frau Z., I Gravida, 0 Para, kommt 10 Tage vor dem errechneten Termin mit leichter Wehentätigkeit um die Mittagszeit zur Kreißsaalaufnahme. Da sie allein zu Hause war, möchte sie in der Klinik bleiben.
> ▼

8 Geburtsbeginn/Frühe Eröffnungsphase/Latenzphase

> ▼
> Nach ihrer Aussage hat Frau Z. regelmäßige Wehen seit etwa vier Stunden, zum Zeitpunkt der Klinikaufnahme alle 7–8 Minuten. Der Muttermund ist ca. 1 cm geöffnet, aber noch wulstig, der kindliche Kopf befindet sich regelrecht im BE, die Fruchtblase steht noch, es bestehen keine anamnestischen Auffälligkeiten.
> Da Frau Z. die Geburt noch nicht erwartet hatte, ist sie noch mit einer Handarbeit für die Babyausstattung beschäftigt, die sie mitgebracht hat und unbedingt noch vollenden möchte, bevor ihr Kind zur Welt kommt. Sie strickt deshalb fleißig in den Wehenpausen, die sich von anfänglichen 7–8 Min. weiter verkürzen, auch dann noch, als die Pausen nur noch 5 Min. betragen.
> Es vergehen einige Stunden, ehe Frau Z. ihr Strickzeug weglegt, das Babyjäckchen ist nahezu vollendet. Mit den Wehen selbst kann Frau Z. gut umgehen. Mit ihrer persönlichen Aktivität ist es ihr so gelungen, die „langatmige" Zeit der frühen Eröffnungsphase für sich erträglich zu gestalten.

8.1.3 Wehenanbetreuung zu Hause durch die Hebamme

Hebammen, die keine Geburtshilfe leisten, können den von ihnen in der Schwangerschaft betreuten Frauen anbieten, sie während der Eröffnungsperiode bis zur Abfahrt in die Geburtsklinik zu begleiten.

> In diesem Fall muss die Hebamme die Frau darüber eindeutig aufklären und dies auch dokumentieren, dass sie für eine Hausgeburt nicht versichert ist und dass sie den Frauen eine Wehenbegleitung in der Eröffnungsphase zu Hause nur bis zum der Situation angepassten rechtzeitigen Aufbruch in die Klinik anbieten kann.

Dieses Angebot erfordert eine zuverlässige Erreichbarkeit der Hebamme, die Möglichkeit der Überwachung der kindlichen Herztöne und der Vitalfunktionen der Mutter. Besonders bei einem fraglichen Geburtsbeginn und einer längeren Fahrstrecke zwischen der Wohnung der Schwangeren und der Klinik entspannt es die Frauen sehr, wenn sie nicht das Gefühl haben müssen, zur falschen Zeit, häufig zu früh, aber manchmal auch zu spät, in die Klinik ihrer Wahl zu gehen.

Geburtsarbeit, die zu Hause erfolgt, kann die Gebärende stärker machen, indem sie spürt: ich kann das! In ihrer eigenen vertrauten Umgebung können manche Frauen besser entspannen und loslassen.

8.2 Was braucht die Gebärende?

» „Zeig mir, was mir hilft, aber herrsche nicht über mich."

Die Schwangere möchte vor allem **ernst genommen werden**. Sie hat wochenlang auf dieses „Abenteuer" gewartet, hat sich vorbereitet, die Tasche ist gepackt, und nun sind sie endlich da, die regelmäßigen Wehen. Oft mischt sich eine gespannte Erwartungshaltung mit Vorfreude und auch ein bisschen Angst: Wie wird es werden? Werde ich es schaffen? Dabei ist die Erstgebärende meistens recht unvoreingenommen und lässt die Dinge auf sich zukommen. Die Mehrgebärende dagegen kann dem Ereignis je nach vorherigem Geburtserlebnis mehr oder weniger zuversichtlich entgegensehen.

> „Ernst nehmen", das bedeutet für die Hebamme anzuerkennen, dass die Schwangere Schmerzen hat, selbst wenn sie weiß, dass die Wehen noch viel kräftiger werden und werden müssen. Die Frau braucht Bestätigung dafür, dass das, was sie fühlt, „richtig" ist.

Diese Bestätigung vermittelt der Gebärenden Sicherheit und Vertrauen in ihre Fähigkeit, gebären zu können.

„Ernst nehmen", das heißt auch **zuzuhören**, aus welcher Situation die Schwangere kommt (vielleicht hat sie die vergangenen beiden Nächte nicht geschlafen) und ggf. herauszufinden, wie die vorausgegangenen Geburten verlaufen sind.

„Ernst nehmen", das heißt auch, der Frau eine Stimme zu geben und sie in die laufenden Entscheidungen, soweit es irgendwie geht, **mit einzubeziehen**, ihr mit Respekt und Würde zu begegnen.

8.3 Betreuungsschwerpunkte

❯❯ „Hilf mir, es selbst zu tun."

Zu Geburtsbeginn hilft es der Schwangeren, wenn sie **Informationen** bekommt über das, was gerade mit ihrem Körper und ihrem Kind passiert. Immer wieder sollte ihr vermittelt werden, dass sie in ihrem eigenen Tempo und auf ihre persönliche Art und Weise gebären darf, dass es **kein „Richtig" oder „Falsch"** gibt, sondern dass die Physiologie der Geburt viele verschiedene Gesichter hat. Für manche Frauen ist es hilfreich, an die verschiedenen Spielarten und Vorlieben in der Sexualität erinnert zu werden, um ihnen die Vielfalt beim Gebären nahe zu bringen.

Bei der **Aufnahme in den Kreißsaal** vermittelt die Auskunft über den Ablauf der Routinemaßnahmen, z.B. Blutabnahme, vaginale Untersuchung, Ultraschall und CTG, der Frau das Gefühl von Sicherheit und Kontrolle. Ein Überblick über die unterschiedlichen Angebote wie Badewanne, Pezziball, Tuch, Gebärhocker oder Gymnastikmatte ermutigen die Schwangere, kreativ zu sein und auszuprobieren, womit sie am besten zurechtkommt.

Ist die Frau mit einer **Begleitperson** gekommen, sollte diese unterstützt werden, die Frau, soweit gewünscht, zu massieren, zu stützen, ihr Getränke oder etwas zu essen anzubieten.

> Das Ziel ist es, eine vertrauensvolle Basis zu der Schwangeren aufzubauen und für sie eine intime Atmosphäre zu schaffen, in der sie sich ganz auf die Gebärarbeit konzentrieren kann und möglichst wenig abgelenkt wird.

Die **Hebamme** sollte signalisieren, dass sie im Bedarfsfall zur Verfügung steht, sich aber sonst beobachtend im Hintergrund halten und eine Überbetreuung vermeiden wird.

> Vaginale Untersuchungen sind auf ein Minimum zu begrenzen.

Es lohnt sich, vor einer vaginalen Untersuchung zu hinterfragen, warum man **gerade jetzt** untersuchen möchte: Hat die Untersuchung überhaupt Konsequenzen? Erfolgt sie aus Routine, weil zwei Stunden vergangen sind? Oder besteht der Verdacht, dass das Kind nicht richtig eingestellt ist? Ist es persönliche Neugier oder möchte man der Schwangeren den Fortschritt bestätigen? Mit etwas Erfahrung kann oft schon am Verhalten der Frau der Geburtsfortschritt abgelesen werden (s. auch ▶ **Kap. 13.13**).

8.4 Terminüberschreitung, Vorzeitiger Blasensprung ohne Wehen, Einleitung gewünscht

❯❯ „Geduld ist die höchste Form der Tapferkeit."

> Bei jeder Art von Intervention zur Geburteinleitung wird das physiologische Einpendeln der Wehen gestört.

Gründe für eine Geburteinleitung können sein:
- Terminüberschreitung
- Blasensprung vor Beginn regelmäßiger Wehen
- Erkrankung der Mutter/des Kindes
- Ungeduld

8.4.1 Terminüberschreitung

Laut Lehrbuch spricht man bei einer Überschreitung des errechneten Termins von **14 Tagen** von einer **Übertragung**. Oft werden von Ärztinnen/Ärzten und Hebammen unterschiedliche Methoden und Informationen zur Terminbestimmung herangezogen. Die Geburtstermine der PC-Programme im Ultraschall, die nach statistischen Mittelwerten bestimmt werden, weichen nicht selten von der Naegel'schen Regel ab und berücksichtigen Details wie Zykluslänge, Konzeptionstermin oder individuelle Größe des Kindes kaum. So kann es zu Terminkorrekturen in der 20. oder gar 24. SSW kommen, was für die Schwangere verständlicherweise verwirrend ist.

8 Geburtsbeginn/Frühe Eröffnungsphase/Latenzphase

> Je unklarer der errechnete Termin ist, desto wichtiger ist es, sich mit der Schwangeren ausführlich über ihren Zyklus, den möglichen Konzeptionstermin und die frühen Ultraschalluntersuchungen zu unterhalten, um das wahrscheinlichste Datum herauszufinden.

Die Plazenta ist ein auf eine bestimmte Zeit angelegtes Organ, welches mit zunehmender Schwangerschaftsdauer mehr und mehr verkalkt. Deshalb liegt die **Gefahr einer echten Übertragung**, d. h. einer Überschreitung des Entbindungstermins von mehr als zwei Wochen, vor allem in der **Plazentainsuffizienz**, die auch akut auftreten kann und das ungeborene Kind in Lebensgefahr bringt.

Therapiemöglichkeiten/Betreuung

> Im Grunde benötigt eine Frau, die ihren Entbindungstermin überschreitet, zunächst einmal keine Therapie, sondern vor allem Geduld.

Wie lange gewartet wird, bevor man zu einer Einleitung rät, hängt von verschiedenen Faktoren ab. Der **Zustand von Mutter und Kind** ist hier zentral:
- Zeigt die Mutter Wehenbereitschaft?
- Kann und will sie noch warten?
- Wie ist der Zervixbefund?
- Gibt es sonstige körperliche Anzeichen der Geburtsbereitschaft (z. B. Abgang von blutigem Schleim, Blasensprung)?
- Wie sind die Befunde von CTG und Ultraschall/Dopplersonografie?
- Wie bewegt sich das Kind?
- Wie viel sozialen Druck gibt es von Seiten des Gynäkologen, des Partners, der Familie und der Klinik?
- Wie ist das in der Klinik übliche Vorgehen?
- Hat die Frau Angst?

Es gibt Frauen, die ihr **Kind noch nicht loslassen wollen**, z. B. weil es voraussichtlich die letzte Schwangerschaft ist, weil sie die Schwangerschaft sehr genießen oder weil sie Angst vor der Zukunft haben und sich das Leben mit dem Kind nicht wirklich vorstellen können. Solange das Kind sich im Bauch der Mutter befindet, bedarf es keiner gesonderten Aufmerksamkeit, kann es nicht von der Mutter getrennt werden. Die Verantwortung für das neue Leben wird von manchen Frauen als übermächtig empfunden. Dies äußert sich z. B. in Albträumen vor und nach der Geburt.

Gebärende, die selbst oder in ihren Familien Kinder unter der Geburt verloren haben, können auch mit einer **Blockade der Wehen** reagieren. Hat eine Frau Missbraucherfahrung, kann der Gedanke, sich öffnen zu müssen, sich von fremden Händen berühren lassen zu müssen, eine Wehentätigkeit unterbinden. Alle diese Faktoren sollten bei einer Terminüberschreitung beachtet werden.

> Die Literatur lässt keinen Zweifel daran, dass bei einer **Übertragung von 14–20 Tagen** nach dem berechneten Entbindungstermin die Gefahr des intrauterinen Kindstodes signifikant ansteigt.

Allerdings gibt es auch viele Kliniken, in denen schon am Tag 8–10 Maßnahmen zur Geburtseinleitung getroffen werden. Soll die Geburt eingeleitet werden, dann hilft es der Schwangeren in der Regel, wenn sie dabei eine aktive Rolle spielen kann und ihr Autonomie zugestanden wird (▶ Kap. 3).

8.4.2 Blasensprung vor Beginn regelmäßiger Wehen

Ein Blasensprung vor dem Einsetzen regelmäßiger Geburtswehen kommt bei ca. 24 % der Geburten am Termin vor (1, 2). Davon bekommen rund 20 % der Gebärenden innerhalb von 12 Stunden spontan Wehen.

Die **Diagnose** ist nicht immer leicht zu stellen: Bei dem plötzlichen Abgang von einem Schwall klarer Flüssigkeit mit nachfolgendem beständigen Tröpfeln gibt es über die Diagnose „**Blasensprung**" eigentlich keinen Zweifel. Geht nur einmal eine größere Menge Flüssigkeit ab bzw. hat die Frau über längere Zeit dauernd das Gefühl, feucht zu sein, kann es sich aber auch um **Scheidensekret** handeln, das oft gerade am Ende der Schwangerschaft verstärkt gebildet wird. Eine Spiegeleinstellung, bei der der Austritt von Flüssigkeit aus dem Zervikalkanal beobachtet wird, eine Lackmusprobe oder ein Amnicheck® können die Differenzialdiagnose erleichtern.

Therapiemöglichkeiten/Betreuung

- **Auf Infektionszeichen achten**

Ist der Blasensprung bestätigt, müssen Mutter und Kind auf Infektionszeichen hin beobachtet werden. Dies bedeutet Temperaturkontrolle, Blutbild (CRP und Leukozyten) und engmaschige Überwachung der Herztöne. Das CTG zeigt bei einer beginnenden Infektion des Kindes ein tachykardes Herztonmuster.

> Grundsätzlich gilt, dass so selten wie möglich eine vaginale Untersuchung durchgeführt werden sollte!

- **Antibiotikagabe**

Nach der aktuellen Leitlinie der Deutschen Gesellschaft für Geburtshilfe und Gynäkologie (DGGG) wird eine Antibiotikagabe bei Schwangerschaften ab 36+0 und vorzeitigem Blasensprung empfohlen
- beim Nachweis von B-Streptokokken
- wenn zwischen Blasensprung und Geburt voraussichtlich mehr als 18 Stunden liegen
- bei Infektionszeichen der Mutter (Temperatur >38 °C)
- und wenn es bei einer vorausgegangenen Geburt zu einer Infektion gekommen war.

8.4.3 Einleitung auf Wunsch

Hebammen sehen sich immer wieder mit dem Wunsch der Frau nach einer Einleitung der Geburt konfrontiert: „ich kann nicht mehr"; „nächste Woche ist mein Partner auf Geschäftsreise" etc. sind die Aussagen der Frauen. Hier die Schwangere bei der Stange zu halten ist eine Kunst. Sicher ist eine Frau eher zu motivieren, wenn sie im Laufe der Schwangerschaft kontinuierlich Hebammenbetreuung kennen und schätzen gelernt hat.

Die Hebamme muss aber in jedem Fall in einem **ausführlichen Gespräch** die Frau darauf hinweisen, welche **Schwierigkeiten** eine Einleitung bei einem unreifen Geburtsbefund für Mutter und Kind bedeutet: z. B. Wehenschwäche, Wehenmittelgabe, erhöhte Wahrscheinlichkeit einer vaginal-operativen Geburt, Stress beim Kind, Anpassungsschwierigkeiten des Kindes nach der Geburt, etc.

> **Fallbeispiel 8-3: Einleitungswunsch**
>
> Gut Ding will Weile haben! Bei Frau K. war der errechnete Geburtstermin vor 4 Tagen. Alle Vorbereitungen sind abgeschlossen. Sie wird ungeduldig und drängt auf eine Weheneinleitung. Mit ihrer Hebamme diskutiert sie den Rizinuscocktail. In der Klinik, in der sie sich vorstellt, möchte sie eine Einleitung.
>
> Frau K. ist eine Frau mit sehr guten organisatorischen Fähigkeiten: nie kommt sie zu spät, sie erledigt ihre Arbeiten rational und vergisst auch keinen Geburtstag ihrer Verwandten und Freunde. Und nun kommt da diese Geburt nicht so in Gang, wie sie sich dies vorgestellt hatte.
>
> Bei einem ausführlichen Gespräch versucht die Hebamme, ihr die neue Situation schmackhaft zu machen: sich einfach zurücklehnen, nichts planen, keine Anforderungen von Dritten erfüllen. Frau K. wehrt sich sehr gegen diese „Fremdbestimmung" durch ihr Kind und ihren Körper. Mit dem Kompromiss, noch einmal 24 Stunden abzuwarten und dann ggf. einzuleiten, geht Frau K. nach Hause. Die Hebamme rät ihr zu einem gemütlichen Abend mit Essen gehen, Baden und Intimitäten mit ihrem Mann.
>
> Am anderen Mittag setzen spontan regelmäßige Wehen ein.

8.4.4 Therapiemöglichkeiten

Komplementärmedizinische Methoden

Es gibt reichhaltiges Erfahrungswissen sowie einige wenige Studien über naturheilkundliche Methoden, mit denen die Einleitung einer Geburt versucht werden kann.

- **Phytotherapie**

Das umfangreichste Erfahrungswissen gibt es mit dem Wehentee nach Ingeborg Stadelmann (8) (s. Praxisanleitung, S.162).

8 Geburtsbeginn/Frühe Eröffnungsphase/Latenzphase

> **Praxisanleitung: Wehentee nach Ingeborg Stadelmann**
>
> **Zutaten:**
> - 1 Liter Wasser mit
> - 10 Nelken
> - 1 Stange Zimt
> - einigen Scheiben frischer Ingwerwurzel
> - 1 Esslöffel Eisenkraut (Verbena officinalis, nicht die Zitronenverbene, die häufiger im Handel ist)
> - 5 Kardamonkapseln
>
> **Zubereitung:**
> Alle Bestandteile aufkochen und 10 Minuten lang köcheln lassen.
> Den Tee über den Tag verteilt trinken.

> **Praxisanleitung: Nelkenöl-Tampons**
>
> **Zutaten:**
> - Eine Mischung aus 50 Tropfen Nelkenblätteröl und 30 ml Mandelöl in der Apotheke herstellen lassen
> - 5 Tropfen dieser Mischung auf ein Tampon geben
>
> **Anwendung:**
> Das Tampon in die Scheide einführen und nach einer Stunde wieder entfernen. Im Abstand von 6 Stunden kann erneut ein Nelkenöltampon eingeführt werden, maximal 3-mal in 24 Stunden.
>
> **Nebenwirkungen:**
> Manche Schwangere berichten von einem leichten Wärmegefühl. Ansonsten werden die Tampons gut vertragen.
> **Cave:** nicht bei einem vorzeitigen Blasensprung!

■ Uterustonikum nach Ingeborg Stadelmann

Die schwangere Frau sollte ihren Bauch mindestens 3-mal pro Tag mit einer Mischung aus ätherischen Ölen (Bestandteile: Eisenkraut, Zimt, Ingwer, Nelke in einem Basisöl) einreiben. Die sanfte Massage und die Konzentration der Frau auf sich selbst und das Kind können dazu beitragen, die Wehen zu aktivieren.

■ Nelkenöl-Tampons

Die geburtseinleitende Wirkung von Nelkenöl-Tampons wurde in einer Studie nachgewiesen (4). Diese Methode ist bei Schwangeren mit einem mindestens fingerdurchgängigen Muttermund erfolgreicher als bei einem unreifen Ausgangsbefund (s. Praxisanleitung).

■ Homöopathie

Gute Erfahrungen gibt es mit den Arzneimitteln Pulsatilla, Caulophyllum, Gelsemium und Cimifuga. Eine entsprechende Ausbildung ist Voraussetzung.

■ Akupunktur

Bei einer entsprechenden Ausbildung kann eine geburtsvorbereitende Akupunktur (Punkte: Ma 3, GB 34, MP 6 und zur Geburt hin Bl 67) sowie eine Akupunktur zur Entspannung der Zervix (Punkte: MP 6, MP 9, Ma 36, evtl. zusätzlich Du 20, Le 3) versucht werden (7).

■ Rizinus-Cocktail (nach Ingeborg Stadelmann)

In einer Studie (5) erzielte der Rizinus-Wehen-Cocktail bezüglich Geburtsdauer und Oxytocingabe ähnliche Ergebnisse wie Prostaglandin. Besonders bei Mehrgebärenden mit Blasensprung muss man mit einer schnellen Wirkung rechnen. Der Cocktail sollte nur in Abstimmung mit der Hebamme eingenommen werden, er ist keinesfalls zur Selbstmedikation für Schwangere geeignet (s. Praxisanleitung).

> **Praxisanleitung: Rizinus-Cocktail**
>
> **Zutaten:**
> - 2 Esslöffel oder 10 ml Rizinusöl
> - 2 Esslöffel Mandelmus
> - 250 ml Aprikosensaft
> - mit Sekt oder Mineralwasser auf 0,5 ml auffüllen

Ärztlich verantwortete Maßnahmen

■ **Prostaglandingel**

> **Vorsicht:** Wenn bereits eine leichte Wehentätigkeit vorliegt, besteht die Gefahr einer Überstimulation!

■ **Wehentropf**
Dieser sollte nur bei einem aussichtsreichen Befund verabreicht werden.

8.5 Wehenschwäche

» „Hört die Geburt jetzt wieder auf?"

Eine **Wehenschwäche** äußert sich in einer niedrigen Wehenfrequenz, d. h. wenn weniger als drei Wehen in zehn Minuten auftreten und/oder die Intensität jeder einzelnen Wehe gleich bleibt. Die Schwangere kann mit diesen Wehen gut umgehen und äußert sogar oft Erstaunen darüber, dass die Schmerzen so gut zu ertragen sind. Die Wehen sind palpatorisch eher in der unteren Uterushälfte zu tasten, es fehlt die fundale Dominanz (12).

Man unterscheidet die primäre von der sekundären Wehenschwäche (primäre bzw. sekundäre Hypokinese), je nach dem Zeitpunkt ihres Auftretens. Eine Wehenschwäche kann in jeder Phase der Geburt vorkommen, ist aber je nach Zeitpunkt ganz unterschiedlich zu beurteilen und zu behandeln. So ist eine niedrige Wehenfrequenz mit deutlich spürbaren, aber gut auszuhaltenden Kontraktionen charakteristisch für den Geburtsbeginn. Auch in der Austreibungsphase sind die Wehenpausen oft deutlich länger als in der Eröffnungsphase, jede einzelne Wehe ist jedoch kräftiger als zuvor.

Bei einer **primären Wehenschwäche** kommt die Geburt nie richtig in Fahrt, egal, wie lange gewartet wird. In der Literatur werden als Ursachen oft ein überdehnter Uterus durch Hydramnion, Mehrlingsschwangerschaft oder eine rasche Schwangerschaftsfolge genannt. Allerdings findet man dies heutzutage eher selten. Sehr viel häufiger sind Angst und Übermüdung die Ursachen. Uterusfehlbildungen (z. B. Uterus bicornis, Uterus duplex) oder ein Uterus myomatosus müssen ausgeschlossen werden.

Bei einer primären Wehenschwäche empfiehlt sich immer auch eine Überprüfung des errechneten Geburtstermins.

> Die Ursachen einer **sekundären Wehenschwäche**, bei der die anfänglich guten Wehen im Verlauf der Geburt nachlassen, liegen dagegen meist in der Befindlichkeit der Frau.

Hilfreiche Fragen:
- Fühlt sie sich schwach und kraftlos?
- Braucht sie Essen oder Wärme?
- Ist sie übermüdet?
- Hat sie Sorgen, dass weitere Kinder nicht gut versorgt sind?
- Behindert die Kreißsaalroutine ihre Hormonflüsse, fühlt sie sich allein, „nicht bemuttert"?
- Wie ist die Beziehung zu der Begleitperson, zum Geburtshilfeteam?

Mechanische Gründe für eine sekundäre Wehenschwäche sind z. B. eine Einstellungsanomalie des Kindes, eine volle Harnblase oder Beckenanomalien. Sie müssen ausgeschlossen bzw. behoben werden.

Die Wehenschwäche kann unbehandelt zu einer Erschöpfung und Übermüdung der Kreißenden und zu einem Geburtsstillstand führen (▶ **Kap. 8.8**). Jede Form der Wehenregelwidrigkeit kann auch Auswirkungen auf die postpartale Zeit haben.

> Sehr viel häufiger jedoch bedeutet das vorübergehende Abschwächen der Wehentätigkeit ein „Luftholen" für die Gebärmutter und die Wehen nehmen von alleine an Intensität wieder zu. In wie weit Interventionen nötig werden, hängt vom Befinden des Kindes und der Gebärenden ab.

8 Geburtsbeginn/Frühe Eröffnungsphase/Latenzphase

8.5.1 Diagnostik

Bevor die Diagnose „Wehenschwäche" gestellt werden kann, gilt es also, die folgenden **Fragen** abzuwägen:

- Ist die Schwangere unter der Geburt, und wenn ja, in welcher Phase der Geburt befindet sie sich?
- Wie häufig sind die Wehen?
- Wie kräftig ist die einzelne Wehe?
- Wie wird die Wehe von der Schwangeren empfunden?
- Wie wird sie von der Hebamme getastet und wahrgenommen?
- Was tastet die Hebamme, wenn sie die Schwangere während einer Wehe vaginal untersucht?

Von einer Wehenschwäche spricht man, wenn die **Muttermundseröffnung unter 0,5 cm/Stunde** liegt (3). Dabei muss immer klar sein, dass die Zervixeröffnung nicht linear pro Zeiteinheit stattfindet, sondern in größeren Schritten in unterschiedlichen Zeitabständen erfolgt (z. B. 09.00 Uhr 2 cm; 11.00 Uhr 3 cm; 13.00 Uhr 3 cm; 15.00 6 cm; 17.00 Uhr 7 cm; 19.34 Uhr Spontangeburt eines lebensfrischen Mädchens aus I. SL).

In den allermeisten Fällen bewirkt eine Wehenschwäche einen Geburtsstillstand. Es gibt aber auch Frauen, die mit regelmäßigen, dafür aber kräftigen Wehen nur alle zehn Minuten ihr Kind gebären. Die Wehenschwäche kann psychische, wehendynamische und geburtsmechanische Gründe haben.

> Wird eine Wehenschwäche als Grund für die Stagnation gefunden, ist es wichtig, nach der **Ursache der Wehenschwäche** zu suchen, um vor allem eine Einstellungsanomalie oder ein anderes Geburtshindernis auszuschließen bzw. ursächlich und gezielt therapieren zu können.

Manche von Geburtshelferinnen/Geburtshelfern als Wehenschwäche angesehene Situation kann von der Frau auch als **innere Vorbereitungszeit** verstanden werden. „Ich muss mich erst darauf einstellen, dass ich jetzt Mutter werde". Diese Arbeit auf der Persönlichkeitsebene ist auch Geburtsarbeit, die sich allerdings nicht bei der vaginalen Untersuchung nachweisen lässt.

Bei einem stagnierenden Geburtsfortschritt ist es deshalb unerlässlich, sich die Gebärsituation aus Sicht der Frau, die Wehendynamik und das Befinden des Kindes zu betrachten.

8.5.2 Therapiemöglichkeiten

Kann die **Wehenschwäche nicht ursächlich behoben** werden, da sich die Ursache nicht feststellen lässt, können folgende Maßnahmen die Wehentätigkeit wieder anregen:

Psychosoziale Betreuung

■ **Gespräch/Vertrauen aufbauen**
Manchmal sind es subtile, unbewusst ablaufende Prozesse, die die Frau davon abhalten, sich ganz der Geburtsarbeit hingeben zu können: Angst z. B. ist eine starke Bremse und tritt relativ häufig auf, vor allem wenn die vorherige Geburt schwierig war oder als traumatisch empfunden wurde. Mangelndes Vertrauen in die Hebamme kann die Geburtsdynamik ebenso hemmen wie eine gestörte Beziehung zum Partner.

■ **Intimität und Ruhe**
Auch wenn die Konzentration der Kreißenden auf die Geburtsarbeit durch zu viel Unruhe im Kreißsaal, häufige Untersuchungen und Ansprache abgelenkt und ihre Intimsphäre nicht geschützt wird, kann dies zu einer Störung der Wehendynamik führen. Können diese Störfaktoren von der Gebärenden geäußert und auf sie reagiert werden, nimmt die Geburt oft ohne weitere Interventionen ihren Lauf.

■ **Ausruhen**
Braucht die Frau vielleicht einfach eine Pause, kann sie zwischen den Wehen wirklich noch entspannen oder sogar dösen? In diesem Fall hilft es ihr möglicherweise, sie ganz bequem zu lagern, das Licht zu dämmen, sie zuzudecken und ihr die Pause zu gönnen.

Physikalische Maßnahmen

■ **Bad**
Ein warmes Bad hat manche Geburt gut vorangebracht oder aber die Schwangere findet Ruhe, um nach einer Zeit der Erholung, vielleicht sogar

einer kurzen Schlafpause, mit neuen Kräften gut zu gebären. Je nach Effekt, den man sich vom Bad erhofft, können beruhigende (z. B. Lavendel) oder stimulierende (z. B. Rosmarin) Substanzen dem Wasser zugesetzt werden. Während die Frau badet, sollte die Hebamme oder eine Begleitperson anwesend sein.

■ Bewegung

Hat sich die Schwangere während des bisherigen Verlaufes nur wenig bewegt, kann es hilfreich sein, sie in Bewegung zu bringen, z. B. sie auf einen Spaziergang (möglichst an der frischen Luft) zu schicken. Mag sie nicht mehr nach draußen, weil sie zu müde ist oder die Wehen dafür zu unangenehm sind, sollte sie wenigstens im Zimmer auf und ab gehen oder ihre Position häufiger wechseln.

> Eine Grundsatzfrage an die Gebärende lautet: Wenn Sie freie Wahl hätten, was würden Sie dann am liebsten tun?

■ Gebärhaltungen

Wird ein erhöhter Druck durch den vorangehenden Teil auf den Beckenboden ausgeübt, werden Rezeptoren im Diaphragma urogenitale stimuliert (9). Diese wiederum lösen eine Erhöhung der Hormonausschüttung in der Hypophyse aus. So kann ein „Wehentropf" aus eigener Kraft genutzt werden. Hierzu muss sich die Frau kraftvoll mit angespanntem Schultergürtel am Fensterbrett abstützen oder an einem Tuch festhalten. Besonders eignet sich das Hängen am Tuch im Stehen oder in der tiefen Hocke (▶ Abb. 8-1).

■ Essen und Trinken

Hat die Frau schon seit einigen Stunden Wehen, ist sie vielleicht unterzuckert. Wenn sie noch essen mag, kann hier ein Schokoladenriegel angeboten werden, außerdem ein warmer gesüßter Tee oder Fruchtsaft, ansonsten einfach Wasser. Wird beides nicht toleriert, bleibt eine Infusion („Ernährungstropf") als letzte Möglichkeit.

■ Warme Füße

Ein unbedingtes Muss für eine gelingende Gebärarbeit sind warme Füße. Wenn die Schwangere

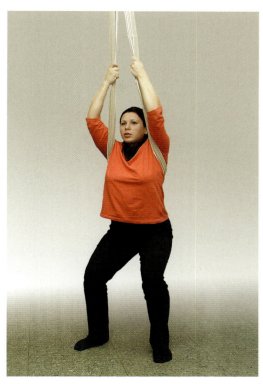

▶ **Abb. 8-1** Hängen am Tuch im Stehen zur Anregung von Wehen.

kalte Füße hat, sind warme Socken und/oder ein „aufsteigendes" Fußbad angezeigt.

Bei einem **„aufsteigenden" Fußbad** beträgt die Wassertemperatur zunächst 28–30°C und wird langsam bis auf 38–39°C gesteigert. Wichtig ist, dass die Frau das Bad immer als angenehm empfindet. Es darf nie zu kalt begonnen oder zu heiß beendet werden.

■ Hindernisse im kleinen Becken ausschließen

Dazu gehört, dass die Gebärende ihre Blase entleert hat und keine Fehleinstellung des vorangehenden Teils vorliegt.

■ Einlauf

Ein Einlauf bzw. ein Klistier kann durch seine abführende Wirkung auch eine wehenanregende Funktion haben. Diese Maßnahme sollte jedoch nur in Einzelfällen und nach Absprache mit der

8 Geburtsbeginn/Frühe Eröffnungsphase/Latenzphase

Frau in Erwägung gezogen werden. Häufig hat die Schwangere mit Wehenbeginn sowieso mehrfach hintereinander Stuhlgang, selbst wenn sie während der Schwangerschaft unter Obstipation gelitten hat (s. auch ▶ Kap. 13.6).

Komplementärmedizinische Methoden

▪ Akupunktur

Bei einer entsprechenden Ausbildung werden die Punkte Gb34, Gb21; Le 3; Di 4; MP 6 und Du Mai 20 empfohlen. Die Nadeln werden 20 Minuten an ihrem Punkt belassen (6, 7).

▪ Homöopathie

Das klassische Mittel zur Überwindung einer Wehenschwäche ist Caulophyllum. Kommt noch eine Zervixdystokie hinzu, kann Gelsemium helfen (6, 8).

▪ Uterustonikum (nach Ingeborg Stadelmann)

Diese Mischung ätherischer Öle mit Eisenkraut, Zimt, Ingwer, Nelke in einem Basisöl im Uhrzeigersinn auf den Bauch verrieben, hat manchmal einen ganz erstaunlichen Erfolg (8).

Ärztlich verantwortete Maßnahmen

▪ Wehentropf

Dieser hat natürlich am ehesten dann Erfolg, wenn der Muttermund schon 6 cm oder mehr geöffnet ist und/oder ganz weich ist, der vorangehende Teil des Kindes in der Wehe aber keinen oder nur wenig Druck ausübt.

> Cave: physiologische Verlängerung der Wehenpausen, nachdem der Muttermund vollständig ist! Hier braucht die Frau keinen Tropf, sondern man sollte ihr und dem Kind die längeren Pausen ruhig lassen.

▪ Periduralanästhesie

Dieses Mittel erscheint auf den ersten Blick paradox, da ja die PDA die Wehentätigkeit in aller Regel zumindest vorübergehend dämmt (12). Aber für frustrierte, erschöpfte Frauen, deren Motivation sinkt, weil sie schon lange unter der Geburt sind und sie keinen Fortschritt spüren, kann die PDA eine Antwort sein. Außerdem ist damit ein evtl. notwendiger Wehentropf besser auszuhalten. Bei Frauen, bei denen alle anderen Mittel der Entspannung scheitern, kann eine PDA eine maximale Relaxierung des Beckenbodens hervorrufen und damit eine zügige Muttermunderöffnung bewirken. Diese Frauen schlafen nicht selten ein, kaum dass die PDA wirkt.

Die PDA ist ein massiver Eingriff in den Geburtsablauf mit Nebenwirkungen für die Mutter (z. B. Einschränkung der Mobilität, Kopfschmerzen durch Perforation der Dura, Blasenentleerungsstörungen). Sie sollte daher **als letztes Mittel der Wahl** betrachtet werden.

▪ Amniotomie

Sollte eine **ultima ratio** sein, wenn schon alles andere probiert wurde bzw. wenn der Befund bereits weit fortgeschritten ist (3). Es besteht immer die Gefahr, dass nach der Amniotomie die Herztöne auffällig werden, sich ein Amnioninfektionssyndrom anbahnt oder es zu einer Fehleinstellung des Kopfes kommt.

> **Fallbeispiel 8-4: Wehenschwäche**
>
> 29-jährige I Gravida 0 Para am Entbindungstermin; Schwangerenvorsorge ausschließlich durch den Gynäkologen, regelmäßige Termine und Geburtsvorbereitungskurs bei der Beleghebamme, die sie auch zur Geburt in die Klinik begleiten wird.
> Frau S. meldet sich am ET um 7.00 Uhr bei der Beleghebamme wegen regelmäßiger Wehentätigkeit alle 5 Minuten. Die Hebamme trifft um 7.50 Uhr bei Frau S. ein, überprüft die kindlichen Herztöne, Blutdruck und Allgemeinzustand der Schwangeren und führt mit deren Einverständnis eine vaginale Untersuchung durch. Hier zeigt sich, dass die verstrichene Zervix leicht sakral liegt und der Muttermund 2–3 cm geöffnet ist, der Kopf des Kindes regelgerecht eingestellt ist und die Fruchtblase steht.
> Die Hebamme beurteilt die Wehenintensität palpatorisch als schwach, außerdem zeigt Frau S. während der Wehen keine erschwerte Atmung und bevorzugt keine bestimmte Position. In Absprache mit den werdenden Eltern fährt die Hebamme um 9.00 Uhr noch einmal weg.
> ▼

▼
Um 11.00 Uhr ist sie erneut bei Frau S., die ihre Wehen nun als kräftiger empfindet, aber nach eigenen Angaben gut damit zurechtkommt. Palpatorisch erscheinen der Hebamme die Wehen, auch wenn sie jetzt regelmäßig alle 5 Minuten kommen, genauso schwach wie früher am Morgen. Frau S. ist mobil und guter Dinge, sie trinkt ausreichende Mengen und mag sogar noch etwas essen. Die kindlichen Herztöne sind unauffällig, der Allgemeinzustand der Schwangeren ist gut, der Muttermund ist bei der vaginalen Untersuchung 4 cm bei sonst unverändertem Befund. Die Hebamme verabredet sich mit den Eltern für 14.00 Uhr.

Als die Hebamme um 14.00 Uhr zu Frau S. kommt, trifft sie auf eine veränderte Situation. Frau S. kniet über den Pezziball gelehnt auf dem Boden und veratmet nun tönend ihre Wehen. Die Wehenfrequenz hat sich nicht geändert, aber sie werden sowohl subjektiv als auch palpatorisch als deutlich kräftiger empfunden. Frau S. ist weiterhin zuversichtlich, ihr Zustand und der des Kindes sind unauffällig. Sie bespricht mit der Hebamme Maßnahmen wie ein Bad, einen Spaziergang oder aber eine Pause im Bett, um die Wehenpausen zum Ruhen zu nutzen. Auch ein Umzug in die Klinik wird angesprochen, aber von der Schwangeren abgelehnt. Eine erneute Lagebesprechung wird für 18.00 Uhr verabredet.

Um 18.00 Uhr stellen sich die Wehen ähnlich dar wie am frühen Nachmittag. Frau S. hat inzwischen gebadet; die Vitalzeichenkontrollen von Mutter und Kind sind unauffällig, allerdings wird die Schwangere zunehmend müde und mürbe. Die vaginale Untersuchung zeigt einen mäßig straffen Muttermund von 5 cm, einen fest im Beckeneingang sitzenden kindlichen Kopf mit einer quer eingestellten Pfeilnaht und eine fraglich tastbare Fruchtblase. Es folgt ein ausführliches Gespräch mit Frau S. und ihrem Mann, in dessen Verlauf die Hebamme die Verlegung in die Klinik mit anschließender Analgesie dringend empfiehlt. Sie sieht den schleppenden Verlauf und die damit einhergehende Frustration und zunehmende Ermüdung der Kreißenden und befürchtet einen Erschöpfungszustand, der die Mitarbeit von Frau S. nicht mehr zulassen würde. Die Eltern sind einverstanden und so trifft man am Abend in der Geburtsklinik ein.

Im Kreißsaal schließlich entscheidet sich Frau S. in der Nacht für eine PDA, nachdem sie nochmals gebadet hat und auch homöopathische Mittel den Muttermund nicht nachgiebiger machen konnten.

Um 5.47 Uhr am folgenden Tag bringt sie bei einem pathologischen CTG doch noch spontan ihren Sohn zur Welt, nachdem Forceps und VE schon bereit lagen. Das Kind wiegt 2950 g, hat einen APGAR von 9/9/10 und einen pH von 7,12.

Kontinuierliche Fragen der Hebamme während der Begleitung:
- Befindet sich Frau S. schon in der aktiven Eröffnungsphase oder noch in der Latenzperiode?
- Warum geht es so schleppend voran? Liegt eine Einstellungsanomalie vor?
- Wie kann ich die Wehen fördern?
- Wie lange reichen die Kraft und die Motivation von Frau S.? Können sie und ich ihre Ressourcen richtig einschätzen und in den Kreißsaal gehen, bevor sie mit ihrer Kraft völlig am Ende ist?
- Wie geht es dem Kind?
- Was möchte Frau S.?

Schritt 1: Beurteilung der Situation
Die verstrichene Zervix und der auf 2–3 cm eröffnete Muttermund stellen bei einer Erstgebärenden einen geburtsreifen Befund dar. Es war also bei der ersten Untersuchung tatsächlich von einer aktiven Eröffnungsperiode mit regelmäßigen, muttermundswirksamen Wehen auszugehen, eine abwartende Haltung ist gerechtfertigt.

Die zweite Untersuchung in einem relativ kurzen zeitlichen Abstand zeigt keinen wirklichen Fortschritt aber auch keinen zwingenden Grund, die Frau schon jetzt in die Geburtsklinik zu verlegen.

Beim dritten Termin um 14.00 Uhr hat Frau S. deutlich stärkere Wehen in regelmäßigen Abständen, was trotz des noch mangelnden Geburtsfortschrittes hoffnungsvoll stimmt. Hier ist die Schwangere weiterhin optimistisch und möchte auch noch nicht ins Krankenhaus.

Erst die Untersuchung am späten Nachmittag zeigt das Ausmaß des schleppenden Verlaufes. Auch wirkt dieser nun entmotivierend und ermüdend auf Frau S., was ganz deutlich den Handlungsbedarf signalisiert.

Schritt 2: Betreuungsschwerpunkte festlegen
- Mit der Kraft von Frau S. haushalten
- Die Kraft und den Zustand des Kindes im Auge behalten
- Mit den Eltern weitere Maßnahmen offen und ehrlich besprechen: Warum erscheint eine Verlegung ins Krankenhaus **jetzt** sinnvoll? Warum wäre eine Analgesie **jetzt** eine gute Idee?

▼

8 Geburtsbeginn/Frühe Eröffnungsphase/Latenzphase

▼
- Alternative Szenarien besprechen, z. B. weiteres Abwarten zuhause; Verlegung in die Klinik und Abwarten dort oder aber aktives Vorgehen

Schritt 3: Handeln
- Mit dem bisherigen Vorgehen wurde kein Fortschritt erzielt. Daher sollte nun etwas anderes geschehen und die Situation verändert werden.

8.6
Wehensturm

》 „Es zerreißt mich!!!"

Ein **Wehensturm** (hyperkinetische Wehentätigkeit) ist gekennzeichnet durch das Auftreten von mehr als 4 Wehen in 10 Minuten, die zudem sehr schmerzhaft sind. Oft sind die zu häufigen Wehen mit einem rigiden, überaus berührungsempfindlichen Muttermund kombiniert.

Auslöser eines Wehensturms kann ein unüberwindbares Geburtshindernis (z. B. Lage- oder Einstellungsanomalie des Kindes, Beckenanomalie) oder die drohende Uterusruptur sein. Die Gabe eines Wehenmittels kann natürlich auch einen Wehensturm hervorrufen, entweder weil zu hoch dosiert wurde oder weil die Schwangere auf eine adäquate Dosierung sehr empfindlich reagiert.

Die zu häufigen Wehen erschöpfen eine **Schwangere** über die Maßen. Sie hat kaum Pausen, so dass sie sehr schnell ermüdet und kraftlos wird. Fast ist sie ihren Wehen ausgeliefert, da die Pausen zu kurz sind, um wirklich Luft zu schöpfen und auszuruhen, und viele Frauen beschreiben ein Gefühl der Ohnmacht.

Für das **Kind** besteht die Gefahr einer Hypoxie mit einer anschließenden Azidose. Die Wehenpausen sind nicht lang genug für eine ausreichende Durchblutung der Plazenta, wodurch der Sauerstoffmangel nicht kompensiert werden kann.

Atonische Nachblutungen treten nach einem Wehensturm gehäuft auf.

8.6.1 Therapiemöglichkeiten

Die Therapie einer hyperfrequenten Wehentätigkeit ist im Allgemeinen schwieriger als die einer Wehenschwäche. Wenn unter den häufigen Wehen der Muttermund aufgeht, hat die Frau wenigstens ein Erfolgserlebnis und kann oft noch motiviert werden. Ist aber der Muttermund so rigide, dass er sich nicht öffnet, ist der Wehensturm für die Kreißende sehr schwer zu ertragen.

Psychosoziale Betreuung

Die **Präsenz der Hebamme** ist hier unabdingbar. Sie sollte vor allem ermutigend und stärkend auf die Schwangere einwirken und ihr immer wieder deutlich machen, wenn eine Wehe vorbei ist. Das Ziel ist es, neben der Senkung der Wehenfrequenz auch die Handlungsfähigkeit der Frau zu stärken bzw. wiederherzustellen.

Ist ein **Geburtshindernis** als Ursache für die häufigen Wehen **ausgeschlossen**, können folgende Maßnahmen mäßigend auf einen Wehensturm einwirken:

Physikalische Maßnahmen

■ **Wärme**
Wärme mithilfe einer Wärmflasche oder eines Kirschkernsäckchens, warme Wickel oder Körperkontakt durch den Partner können hier helfen.

■ **Massagen**
Hier gibt es verschiedene Möglichkeiten:
- Ruhiges Ausstreichen vom Schmerzzentrum weg in Richtung Beine
- Ausstreichen des gesamten Rumpfes, beginnend an den Schultergelenken, die Wirbelsäule entlang über Becken, Hüfte bis weit die Beine hinab. Wichtig sind dabei warme Hände oder ein warmes Kirschkernsäckchen/Getreidesäckchen.
- Auch Fußmassagen in Kombination mit warmen Fußbädern werden von den Frauen als hilfreich empfunden.

■ **Baden**
Wenn es auch nicht unbedingt die Wehenfrequenz ändert, sind doch in der Wanne die Wehen für die Frau oft besser zu ertragen. Dem Badewasser zu-

gesetztes Lavendelöl unterstützt die Entspannung (10).

Knie-Ellenbogen-Lage
Sie nimmt den Druck des vorangehenden Teiles vom Muttermund und bewirkt dadurch auch oft eine Erweichung der Zervix.

Komplementärmedizinische Methoden

Homöopathie
Bei einer entsprechenden Ausbildung werden Belladonna, Caulophyllum und Cimifuga empfohlen (6).

Ärztlich verantwortete Maßnahmen

> Wehentropf abstellen!!!

Wehenhemmer
Wehenhemmer sind entweder als Bolus oder gleich als Infusion ratsam (3), wenn die Herztöne des Kindes auffällig werden und die Frau mit der Atmung nicht mehr zurechtkommt, wenn eine Dauerkontraktion droht und vor allem dann, wenn die Frau ganz sicher keine PDA möchte, wenn es Kontraindikationen für eine PDA gibt oder voraussichtlich nur noch eine kurze Zeit bis zur Geburt des Kindes zu überbrücken ist.

> **Systemische Analgetika** wie Dolantin® oder Meptid® wirken insgesamt dämpfend auf das zentrale Nervensystem, verlangsamen das Reaktionsvermögen und erhöhen die Schläfrigkeit und sind deshalb **kontraindiziert**!

Periduralanästhesie
Im klinischen Alltag kann sie das Mittel der Wahl sein, wenn die oben genannten Maßnahmen nicht zum Ziel geführt haben.

8.7 Sehr schmerzhafte Wehen

» **„Bitte, bitte geben Sie mir etwas gegen die Schmerzen."**

Wie Schmerz empfunden wird, ist zum einen sehr subjektiv (persönliche Einstellung, eigene Erfahrungen mit dem Umgang mit Schmerzen), zum anderen aber immer auch von einer gewissen Tagesform abhängig: Hat die Frau in den Nächten vorher schon kaum geschlafen oder ist sie angeschlagen durch einen grippalen Infekt, kann es ihr schwerer fallen, mit den Wehen umzugehen, als wenn sie sich auf der Höhe ihrer physischen und psychischen Kraft befindet.

8.7.1 Therapiemöglichkeiten

Sehr schmerzhafte Wehen sind im Prinzip zu behandeln **wie ein Wehensturm**: Die wirksamsten Mittel sind:
- Wärme,
- Massage,
- Bad
- und Zuspruch.

Was wann eingesetzt wird oder nicht, hängt vom Wunsch der Frau, dem Geburtsfortschritt, der Einschätzung der Hebamme, von der Kraft und den Ressourcen der Kreißenden und dem Zustand des Kindes ab.

> Auf jeden Fall sollte die Frau immer wieder für ihre Leistung gelobt und ihr rückversichert werden, dass sie es gut macht und die Geburt auch schafft.

Wenn die Gebärende in der Eröffnungsphase über Schmerzen im Bereich des unteren Rückens klagt, gibt es oft gute Erfolge mit dem Setzen von **Quaddeln** (0,1 ml steriles H_2O pro Quaddel) (▶ **Kap. 4.6.11**).

8 Geburtsbeginn/Frühe Eröffnungsphase/Latenzphase

8.7.2 Alarmsignale

> Übermäßiger Schmerz ist immer auch ein Warnsignal!

Je nachdem, wo der Schmerz sitzt und wie er beschrieben wird, kann er auf ein Problem hinweisen:
- Die ausgesprochen starken bzw. zunehmenden **Rückenschmerzen im Kreuzbeinbereich** treten gehäuft bei einer dorsoposterioren Einstellung auf.
- Schmerzen im Bereich der **Symphyse oder des Hüftbeins**, die die Schwangere fast hysterisch erscheinen lassen, können auf einen auf dem Knochen aufsitzenden kindlichen Schädel hinweisen, der auf dem Periost reibt und Knochenschmerzen verursacht.
- Der **ständige, wehenunabhängige Schmerz gerade oberhalb der Symphyse** kann ein erster Hinweis auf eine drohende Uterusruptur sein.

8.8 Stagnierender Geburtsfortschritt

>> „Warum geht es denn nicht voran?"

Öffnet sich trotz regelmäßiger und kräftiger werdender Wehen der Muttermund nicht weiter oder tritt der vorangehende Teil nicht tiefer, evtl. sogar bei einem schon vollständig eröffneten Muttermund, spricht man von einem **Geburtsstillstand**.
  Die Gefahr eines Geburtsstillstandes wird von dem Wort selber schon treffend beschrieben: es wird nicht zur Geburt des Kindes kommen, da die Geburt stillsteht. Wird der Zustand nicht behoben, wird es zu einer völligen Erschöpfung der physischen und psychischen Kräfte der Kreißenden kommen. Es besteht die Gefahr einer Hypoxie und Azidose des Kindes (3).
  Im Extremfall kann es dadurch, dass der kindliche Kopf auf einem Beckenknochen reibt, zu einer Schädigung der Vaginalschleimhaut und zur Bildung von vesiko-vaginalen oder rekto-vaginalen Fisteln kommen.

8.8.1 Diagnostik

> Ein Geburtsstillstand sollte jede Hebamme zuallererst dazu motivieren, die Haltung und Einstellung des Kindes sorgfältig zu bestimmen, denn sehr häufig wird er durch eine Einstellungsanomalie des kindlichen Kopfes hervorgerufen.

Die Diagnose erfolgt in der Regel durch die **vaginale Untersuchung**. Pfeilnaht und Fontanellen des kindlichen Schädels geben Auskunft über Haltung und Einstellung. Anhaltspunkte für den Höhenstand des vorangehenden Teiles sind die Spinae ischiadicae anterior inferior, die Symphyse und die Kreuzbeinhöhle. Dabei ist ein Sprengen der Fruchtblase tunlichst zu vermeiden, denn die gesprungene Fruchtblase würde den Versuch einer Einstellungskorrektur des Kindes deutlich erschweren.
  Bei der vaginalen Untersuchung sollte auch der **Zustand des Muttermundes** beachtet werden: Ist er dick- oder dünnsaumig, weich oder straff, ödematös oder von „normaler" Konsistenz?
  Ist die **Fruchtblase bereits gesprungen**, gilt es darauf zu achten, ob das Kind eine Geburtsgeschwulst entwickelt. Eine **Geburtsgeschwulst** zeigt, dass das Kind gegen einen Widerstand geschoben wird, den es nicht überwinden kann bei einer gleichzeitig prinzipiell ausreichenden Wehenkraft.

> „Die Geburtsgeschwulst ist die Uhr des Geburtshelfers."

8.8.2 Therapiemöglichkeiten

Grundsätzlich gilt, dass eine Geburt neben dem großen Anteil an psychischen Faktoren auch **klaren Regeln der Mechanik** unterliegt. Hierzu gehört im Besonderen das Wissen über die Gebärhaltungen. „Wann empfehle ich der Frau was und warum? Was verspreche ich mir von einer Seitenlage, was vom Vierfüßlerstand?" Alle diese Faktoren zusammen bestimmen, welche Therapie ergriffen werden muss (▶ **Tab. 8-1**).

Findet man einen **weichen, dünnsaumigen Muttermund** mit z. B. 5 cm Weite, einen korrekt eingestellten, aber recht hochstehenden Kopf und eine weiche Fruchtblase, liegt der Schluss nahe, dass es **an Wehenkraft mangelt**. Das findet man gehäuft bei Mehrgebärenden, bei durch Mehrlingsgravidität oder Hydramnion überdehntem Uterus oder seltener bei den Kindern, die in Steißlage liegen. Außerdem treten gehäuft Wehenstörungen bei Fehlbildungen des Uterus (z. B. Uterus bicornis) oder bei einem Uterus myomatosus auf.

Ist der **Muttermund** dagegen **straff oder ödematös** aufgequollen, der Kopf höher als erwartet und evtl. mit Geburtsgeschwulst, weil die Fruchtblase schon gesprungen ist, spricht alles für **zu viel Druck** auf das Kind und den Geburtskanal und muss entsprechend ganz anders behandelt werden.

■ Gebärhaltungen

Wenn der Kopf **zu einer Deflektionshaltung tendiert**, kann der Vierfüßlerstand in Abwechslung mit einer aufrechten Seitenlage, die sich nach der Lage des kindlichen Rückens richtet, Abhilfe schaffen. Die Frau sollte motiviert und unterstützt werden, ihre Haltung alle 3 – 4 Wehen zu ändern.

Der **Vierfüßlerstand** oder die **Knie-Ellenbogen-Lage** ermöglichen dem kindlichen Kopf mehr Bewegungsfreiheit, weil die Schwerkraft ihn nicht ins Becken drückt. So kann er seine Haltung ändern. Die aufrechte Seitenlage der Mutter, bei der der Bauch an seiner Unterseite durch ein Kissen gestützt wird, hilft dem kindlichen Rücken, die Drehung und vor allem die Beugung des Kopfes zu unterstützen (9). Es ist deshalb wichtig, sich immer wieder klar zu machen, in welcher Position sich die Mutter befinden muss, um die Drehung und Beugung des Kindes zu unterstützen.

Meist wissen die Frauen intuitiv, welche Position für sie günstig ist, trauen sich aber oft nicht, dies zu tun oder werden von Hebammen und Ärztinnen/Ärzten, die einer gewissen Routine unterliegen, daran gehindert. Besonders die angespannte Personaldecke in den Kliniken macht es den Hebammen oft schwer, ihrem Wissen und dem Vertrauen in das Können der Frauen zu folgen, wenn die Zeit zur aufmerksamen Beobachtung fehlt.

▶ **Tab. 8-1** Stagnierender Geburtsfortschritt

Befund	Therapiemöglichkeiten
Mangelnde Wehenkraft	• Gebärhaltungen • Akupunktur (s. Wehenschwäche S. 166) • Homöopathische Mittel (s. Wehenschwäche S. 166) • Uterustonikum nach I. Stadelmann (s. S. 166) • Entleerung der Harnblase • Einlauf, wenn bei der Untersuchung feste Kotballen im Rektum zu tasten sind • Wehentropf (s. S. 166) • Amniotomie, wenn sicher ist, dass es sich nicht um eine Einstellungsanomalie handelt (ärztlich geleitet!)
Einstellungsanomalie	• Lagerung der Gebärenden entsprechend des Befundes • Mobilität entsprechend des Befundes • Fruchtblase so lange wie möglich erhalten • Bad, Wärme, Massage zur maximalen Entspannung des unteren Uterinsegmentes • PDA als letztes Mittel der Wahl
zu viel Druck auf das Gewebe	• Druckentlastung z. B. durch Seitenlage, Knie-Ellenbogen-Lage • Entspannungsbad • Homöopathische Mittel • Wehenhemmer (s. S. 169)
Geburtshindernis, z. B. ein zervixnahes Myom, Veränderungen des knöchernen Beckens	• Sectio caesarea

8.9
Suspekte kindliche Herztöne

Von der Norm abweichende Herztöne werden von der Hebamme bei der regelmäßigen Auskultation oder CTG-Kontrolle bemerkt. Wird die Anomalie beim Abhören mittels Sonicaid oder Hörrohr festgestellt, ist auf jeden Fall das **Schreiben eines CTG** indiziert, um ein klareres Bild über den Verlauf der Herztonkurve, die Baseline, Oszillationsfrequenz- und Amplitude, Akzelerationen und Dezelerationen zu bekommen. Zur Wertigkeit des CTGs ▶ **Kap. 13.1**.

8.9.1 Therapiemöglichkeiten

Auffällige kindliche Herztöne sind nur sehr bedingt therapierbar. Im Optimalfall reicht schon ein Positionswechsel der Schwangeren oder die innere Kontaktaufnahme der Mutter zum Kind, um eine Verbesserung der Situation zu erreichen. Im ungünstigsten Fall muss im Eilverfahren das Kind durch eine Sectio oder einen vaginal operativen Eingriff geboren werden.

8.10
Ungünstige kindliche Einstellung

8.10.1 Diagnostik

Die Diagnose einer Einstellungsanomalie wird unter der Geburt durch die **Leopoldschen Handgriffe** (▶ **Kap. 5**) gestellt und in der Regel durch eine **vaginale Untersuchung** bestätigt (9).
Manchmal ist das Tasten der Pfeilnaht und der Fontanellen durch eine **pralle Fruchtblase** erschwert. Hier sollte man sich davor hüten, eine Amniotomie durchzuführen, denn das Fehlen des Fruchtwassers wird die Korrektur der Einstellung auf jeden Fall erschweren. In diesen Fällen kann auch durch einen Ultraschall Klarheit über die Lage des Kindes geschaffen werden.
Das Paar sollte über den Befund **informiert** werden, um es in die Situation mit einzubeziehen und sich die Kooperation der Frau zu sichern,
wenn sie dann z.B. darum gebeten wird, eine bestimmte Position einzunehmen.
Die Therapie ist vom Befund und den Antworten auf folgende **Fragen** abhängig:
- Liegt das Kind in einer geburtsmöglichen Lage?
- Wie sind Stellung, Haltung und Einstellung des Kindes?
- Wie tief liegt der kindliche Kopf jetzt?
- Ist eine Geburtsgeschwulst zu tasten?
- Wie war der Geburtsverlauf bisher?
- Seit wann besteht dieser Befund?
- Ist die Fruchtblase noch intakt?
- Wie mobil war die Kreißende bisher?
- Das wievielte Kind bekommt die Frau?

8.10.2 Therapiemöglichkeiten

> Die Korrektur einer Einstellungsanomalie wird erleichtert, indem man eine Amniotomie vermeidet!

Geburtshilflich-manuelle Maßnahmen

■ **Knie-Ellenbogen-Lage**
Vor allem, wenn der Kopf fest aufs Becken aufgedrückt scheint, z.B. bei einem hohen Geradstand, sollte Druck vom Kopf genommen werden, um den Widerstand zu verringern und eine Haltungs- bzw. Einstellungsänderung zu unterstützen.

■ **Positionswechsel**
War die Gebärende bislang eher passiv und hat viel gelegen, sollte sie mobilisiert werden.
Die **Lagerungsregel** besagt, dass die Gebärende auf die Seite des vorangehenden Teils (kleine Fontanelle) gelagert wird, damit dieser tiefer treten, die Führung übernehmen und sich nach vorne drehen kann. Dies bedeutet in der Regel, die Frau wird auf die Seite des kindlichen Rückens gelagert. Bei der Seitenlagerung ist darauf zu achten, dass der Oberkörper in Seitenlage schräg aufwärts liegt und nicht flach auf dem Bett (9).

■ **Wechsellagerung**
Wechsellagerung (auch Schaukellagerung genannt) bedeutet einen Wechsel zwischen auf-

rechter Seitenlage und Knie-Ellenbogen-Lage bzw. Vierfüßlerstand in regelmäßigen Abständen (z. B. alle 4–5 Wehen). Dies ist insbesondere bei einer dorsoposterioren Haltung zu empfehlen.

Liegt die Schwierigkeit darin, dass der Kopf schwer am Schambein vorbeirutscht, wird die Frau gebeten, das Bein, an dessen Seite sich der kindliche Rücken befindet, während der Wehe auf einen Stuhl zu stellen, sich am Tuch festzuhalten und die Hand auf dem Oberschenkel anzudrücken (9).

- Evtl. das **Köpfchen** wieder ein Stück aus dem Becken **herausschieben.**

Komplementärmedizinische Methoden

- **Homöopathie**

Ein bewährtes Mittel ist Pulsatilla („Pulsatilla macht das Krumme gerade").

Ärztlich verantwortete Maßnahmen

- **Periduralanästhesie**

- **Evtl. Tokolyse als Infusion**

8.11
Grünes Fruchtwasser

Grünes Fruchtwasser bedeutet in jedem Fall: **das Kind hat oder hatte Stress**. Kommen noch weitere ungünstige Kriterien wie auffällige Herztöne des Kindes oder ein protrahierter Geburtsverlauf hinzu, muss die **Beendigung der Geburt** zügig angestrebt werden. Je nach Geburtssituation ist eine Sectio caesarea oder eine vaginaloperative Entbindung oft nicht zu vermeiden.

Die Hebamme muss in dieser Situation alles tun, um der Geburt zu einem baldigen Ende zu verhelfen – mehr kann sie nicht tun. Alle Faktoren, die dem Kind zusätzlichen Stress bereiten, müssen vermieden werden.

8.12
Auftreten von Blutungen

Während des Geburtsverlaufs kann es immer wieder zum Auftreten von leichten Blutungen kommen, die auch als **„Zeichenblutung"** bekannt sind. Die Bandbreite reicht hier von rosig tingiertem Zervixschleim bis hin zu einer mit frischem Blut durchtränkten Binde. Charakteristisch ist eine Blutung zu Beginn (ca. bei 3 cm) und dann noch einmal gegen Ende der Eröffnungsperiode (ca. bei 8–9 cm).

8.12.1 Diagnostik

Die Abgrenzung des „Zeichnens" gegenüber einer pathologischen Blutung erfolgt vor allem durch den Zeitpunkt des Auftretens, der Dauer und der Konsistenz der Blutung:
- Handelt es sich vorwiegend um Schleim, der blutig durchtränkt ist, um blutig tingiertes Fruchtwasser oder ist es reines Blut?
- Blutet es beständig in einem Rinnsal, sind die Binden also wieder und wieder durchtränkt?
- Kommt immer wieder eine größere Menge Blut oder kam nur einmal ein Schwall und dann nichts mehr?

> Tritt eine **schwallartige Blutung parallel** zu oder kurz nach einem Blasensprung auf, muss immer auch an eine vorzeitige Plazentalösung gedacht werden.

Gleiches gilt bei der Spontangeburt einer Beckenendlage, nachdem der Leib des Kindes geboren ist, und für Geminigeburten, nach der Geburt des ersten Zwillings. Tabelle 8-2 hilft bei der Differenzialdiagnose.

Ferner sind folgende **Fragen** zu bedenken:
- Wie ist der Zustand des Kindes?
- Wie weit ist der geburtshilfliche Befund?
- Gibt es aus der Anamnese der Schwangeren (Mutterpass) einen Hinweis auf eine tiefsitzende Plazenta oder eine Placenta praevia?
- Verändert sich das Verhalten der Frau im Zusammenhang mit der Blutung, d. h. äußert sie einen ständigen Schmerz, zeigt sie (Todes-)Angst, ist der Uterus ständig hart, gibt es An-

8 Geburtsbeginn/Frühe Eröffnungsphase/Latenzphase

▶ **Tab. 8-2** Differenzialdiagnostische Abgrenzung einer verstärkten Zeichenblutung von pathologischen Blutungen

Verdachtsdiagnose	Leitsymptom
Verstärktes Zeichen	Dunkelrotes Blut geht kontinuierlich ab, max. periodenstark, unauffällige kindliche Herztöne, keine Schmerzen bei der Mutter, Uterus unauffällig
Randsinusblutung	Unterschiedlich starke Blutung, Herztöne unauffällig, müssen aber gut kontrolliert werden, keine Schmerzen bei der Mutter
Tiefer Sitz der Plazenta	Blutung kommt und geht, unauffällige kindliche Herztöne, keine Schmerzen bei der Mutter
Placenta praevia	Starke Blutung beginnt mit MM-Eröffnung, keine Wehen
Vorzeitige Plazentalösung	Plötzliches Auftreten einer andauernden Blutung nach außen; HT-Abfall; Schmerzen bei der Mutter, brettharter Uterus (wie Holz)
Uterusruptur	Plötzliche Blutung, HT-Abfall, starker vorübergehender Schmerz, anschließend Erleichterung, brettharter und druckempfindlicher Uterus, Todesangst der Mutter, Schock

zeichen für eine vorzeitige Lösung, eine Uterusruptur, einen Schock?
- Wie sind ihre Vitalzeichen?

8.12.2 Therapiemöglichkeiten

> Zusammengenommen werden alle Aspekte zu der Entscheidung führen: entweder abwarten oder aber die Geburt vaginal-operativ bzw. durch eine Sectio beenden.

8.13 Angst vor der Geburt, den Schmerzen, Komplikationen oder um das Kind

» „Der Angst die Stirn bieten."

Die Geburt stellt eine **Grenzsituation mit vielen unbekannten Größen** dar. Die Frau weiß nicht, wann es losgehen wird, wie sie die Wehen empfinden wird, wie sie mit diesen Schmerzen zurechtkommen wird, ob ihr Partner es rechtzeitig zu ihr nach Hause schafft, ob die Hebamme im Kreißsaal nett ist, ob es dem Baby gut geht, ob sich die älteren Kindern auch vom Babysitter ins Bett bringen lassen. Dass das alles an sich schon Furcht einflößend sein kann, ist verständlich. Dazu kommt, dass es nicht mehr viele Großfamilien gibt, in die die Frauen eingebunden sind, Ermutigung erfahren und unterstützt werden.

Durch die sinkende Kinderzahl pro Frau im gebärfähigen Alter sind Schwangerschaft und Geburt **noch bedeutsamere Ereignisse im Leben der Frauen** geworden, als sie es früher waren. Die hohen Sectioraten von heute werden künftig Probleme bereiten, wenn diese Frauen einmal ihren Töchtern im Angesicht der nahenden Geburt nicht Mut machen können mit der Aussage: „Ich habe das geschafft, und du kannst das auch schaffen."

Jede Schwangere begegnet der Grenzsituation Geburt **aus ihrer eigenen Geschichte und ihrer Lage heraus**, die von folgenden Umständen geprägt sein kann: Wie wurde dieses Kind empfangen? Wie ist die Schwangerschaft bisher verlaufen? Wie sind die vorherigen Geburten gewesen?

Wie gut sieht sich die Frau unterstützt von Seiten ihres Partners und ihrer Familie und wie fühlt sie sich auf die Geburt und das Leben mit dem Säugling vorbereitet? Wie geht die Frau generell mit Situationen um, die neu und unbekannt sind? Welche Erfahrungen hat sie in ihrem Leben bisher mit Menschen gemacht hat – z. B. gibt es oder gab es Missbrauchsereignisse?

Die Angst vor den Schmerzen, vor Komplikationen oder um das Kind, die die Gebärende mit zur Geburt bringt, können also **ganz unterschiedliche Ursachen** haben.

8.13.1 Therapiemöglichkeiten

Psychosoziale Betreuung

- **Über die Angst reden**

Zunächst einmal ist es schon ein großer Schritt, wenn die Schwangere ihre **Angst** der Hebamme gegenüber äußert. Damit verliert Angst erfahrungsgemäß bereits viel von ihrer Kraft. Außerdem zeugt es von **Vertrauen** und ist gleichzeitig auch vertrauensbildend, eine Mitwisserin zu haben, die einen ernst nimmt und aushält mit diesem evtl. sehr dominanten Gefühl. Es tut der Schwangeren gut zu erfahren, dass sie **nicht allein** ist mit diesem Empfinden, sondern dass es kaum eine Frau gibt, die während ihrer Schwangerschaft nicht zumindest zeitweise von Ängsten geplagt wird.

- **Den Geburtsraum kennen lernen**

Hilfreich ist es auch, wenn die Frau sich bekannt machen kann mit dem Raum, in dem sie ihr Kind zur Welt bringen möchte. Nicht zuletzt ist genau diese Vertrautheit ein wichtiger Grund für Hausgeburtsfrauen, ihr Kind zuhause zu gebären.

- **Den früheren Geburtsbericht besprechen**

Ist die vorherige Geburt als traumatisch im Gedächtnis, muss im Gespräch mit der Schwangeren der Aspekt der „Heilung der letzten Geburt" durch die jetzt bevorstehende besprochen werden.

Dabei sollte die Angst einer Schwangeren immer ernst genommen werden, ohne dass sich die Hebamme in den Strudel der Angst mit hineinziehen lässt. Aber manchmal hat die Angst bzw. Besorgnis der Mutter durchaus ihre Berechtigung, was sich dann auch evtl. im Ultraschall, CTG oder bei einer sonstigen Untersuchung zeigt.

Hat die Frau eine für sie **schwierige Geburt in der Anamnese**, kann es ihr Sicherheit geben, sich diesen Geburtsbericht einmal mit der Hebamme oder dem Gynäkologen anzusehen, um den Ablauf des Vergangenen besser zu verstehen. Vielen Frauen hilft es auch, daraufhin im Kreißsaal ihrer Wahl mit einer Hebamme oder einem Arzt das Gespräch zu suchen und schriftlich fixieren zu lassen, wie die Geburt damals verlief und was sie sich für diese Geburt jetzt optimalerweise wünscht (z. B. Einbeziehung in Entscheidungsprozesse, eine PDA oder nicht, freie Wahl der Gebärposition). Dies macht die Frau automatisch zu einer aktiven Teilnehmerin des Prozesses und verringert die Gefühle von Ausgeliefertsein und Hilflosigkeit, welche häufig Motoren der Angst sind.

- **Die Ressourcen der Frau mobilisieren**

Wichtig ist es, der Schwangeren immer wieder aufzuzeigen, was alles gut läuft und dass sie eine gesunde Frau ist (wenn dies zutrifft), die schon andere Herausforderungen in ihrem Leben gemeistert hat. Die Ressourcen der Frau anzuzapfen, sie zu bestätigen in dem, was sie gut macht (und was sie selber oft nicht sieht) und was gut läuft, kann zu einer unglaublichen Kraftquelle für sie werden (11).

> **Fallbeispiel 8-5: Ressourcen mobilisieren**
>
> Frau P, 29 Jahre, II Gravida, I Para, hat schon seit einigen Nächten unruhig geschlafen. In zwei Tagen wäre sie am Termin. Etwas müde ruft sie ihre Hebamme gegen 18.00 Uhr an. Die Wehen wären schwach und unregelmäßig, aber sie fühle sich so müde und würde gerne etwas schlafen. Die Hebamme empfiehlt ihr ein Bad, als Entspannung und auch als Prüfung, inwieweit ihre Kontraktionen Geburtswehen sind oder noch nichts mit Gebären zu tun haben.
>
> Eine Stunde später ruft Frau P. erneut an: ihre Fruchtblase ist inzwischen gesprungen, die Wehen kommen regelmäßig alle 5 Minuten. Hebamme und Gebärende treffen sich in der Klinik. Frau P. wirkt erschöpft, aber auch
> ▼

▼
erleichtert, denn jetzt ist klar, dass ihr Kind demnächst zur Welt kommen wird.

Bei der ersten Untersuchung in der Geburtsklinik ist der Muttermund 4 cm eröffnet. Frau P. hat kräftige Wehen, die jetzt fast alle 3 Minuten kommen. Sie jammert sehr.

Die Hebamme erinnert die Gebärende an andere Situationen in ihrem Leben, die sie schon gut gemeistert hatte. Im Geburtsvorbereitungskurs war mehrfach der Weg des Kindes durch das mütterliche Becken visualisiert worden. Die Hebamme versucht deshalb, Frau P. diese Reise ihres Kindes ins Gedächtnis zu rufen. Und dadurch entdeckt die Frau auch für sich Bewegungsmuster, die es ihrem Kind erleichtern sollten durchs Becken zu wandern. Die gleichen Bewegungen versetzen Frau P. selber in die Lage, mit Atmung und Bewegung Schmerzlinderung zu erfahren. Das Gefühl „Ich kann gebären", stellt sich ein.

Um 22.43 Uhr bringt sie einen gesunden Jungen zur Welt, ohne die geringste medikamentöse Unterstützung und ist überwältigt von ihrem Glück über die Geburt ihres Kindes.

■ „Und was wäre wenn?"

Manchmal kann die provokativ wirkende Frage: „Und was wäre wenn?" ein wahrer Angstkiller sein. Wenn die Frau sich z. B. große Sorgen um Komplikationen während des Geburtsverlaufes macht und man sie fragt: „Was würde es ausmachen, wenn ihr Kind mit Saugglocke geboren würde oder es zu einem Kaiserschnitt käme?", dann lassen sich damit verbundene Fragen oder irrationale Ängste ausräumen. Dahinter steht die Erfahrung, dass das Unbekannte mehr Angst macht als Bekanntes oder bereits Durchdachtes.

■ Zuwendung

Hat die Frau mit Angst bereits regelmäßige, schmerzhafte Wehen, so wirkt es sich in der Regel günstig aus, wenn sie wenig alleine gelassen wird und viel physische Zuwendung erfährt (ihr eine Decke anbieten, Massage, Wärmflasche, Getränk, Entspannungsbad, Hand halten).

Ablenkung, Bestärkung („Sie schaffen das", „Sie machen das prima") und Humor wirken dabei oft wahre Wunder.

Letztendlich sollte sich die Hebamme ein **realistisches Ziel** setzen in der Arbeit mit einer deutlich angstbehafteten Frau, nämlich durch Aufklärung unrealistischen Vorstellungen zu begegnen und gleichzeitig das Vertrauen der Schwangeren in ihr eigenes und das Potenzial der von ihr gewählten Hebamme/Institution zu stärken, so dass die Angst nicht die Kräfte der Frau ganz und gar lähmt. Die Angst der Schwangeren völlig zu zerstreuen, wird wohl nie gelingen – dazu ist das Abenteuer Geburt einfach zu unberechenbar.

Fallbeispiel 8-6: Angst vor der Geburt

34-Jährige, IV Gravida, I Para, Zustand nach 1 Abruptio und 1 Abort, Zustand nach Spontangeburt (abgebrochene Hausgeburt mit protrahiertem Verlauf, schlechten Herztönen, schlecht sitzender PDA und DR IV°), Vorsorge in der jetzigen Schwangerschaft zu Beginn bei der Gynäkologin, dann ab der 28. SSW bei der Hebamme, die sie auch zur Geburt ins Krankenhaus begleiten wird.

Frau H. meldet sich vier Tage nach dem errechneten Termin um 7.00 Uhr bei der Hebamme, weil sie seit 1.00 Uhr nachts regelmäßige Wehen alle 5–7 Min hat. Als die Hebamme um 8.30 Uhr bei Frau H. eintrifft, sitzt diese auf dem Bett und spürt kaum noch Wehen. Frau H. bricht in Tränen aus mit der Bemerkung, dass sie solche Angst vor der Geburt habe, dass sie sich am liebsten eine Sectio machen lassen würde, aber sich für das Baby doch eine Spontangeburt wünscht.

Mit dem Wehenbeginn kommen in schmerzlicher Klarheit Bilder von der ersten Geburt wieder auf. Frau H. hat Angst davor, dass es wieder so lange dauert wie beim ersten Kind und sie die Schmerzen nicht aushält, dass es dem Kind schlecht gehen könnte und dass es wieder zu einer so großen Dammverletzung kommt. Während des Gespräches wird es Frau H. deutlich, dass sich ihre Angst und Unsicherheit bremsend auf den Geburtsprozess auswirken. Sie wirkt angespannt und
▼

8.14 Ungeduld

> „Gut Ding will Weile haben."

> Gegen Ungeduld helfen Geduld und **klare Worte über realistische Fakten**: Das Kind ist über neun Monate im Mutterleib herangewachsen und wird sich nun nicht im Eilverfahren davon verabschieden.

Das ist für manche Eltern schwer zu begreifen, leben wir doch in einer Zeit und Welt, die immer schneller wird. Kommunikation mit Menschen in weit entfernten Ländern in Sekundenschnelle übers Internet, ein heißes Essen in Minuten durch die Mikrowelle, und für eine Überseereise braucht man nicht mehr wochenlang mit dem Schiff, sondern nur ein paar Stunden mit dem Flugzeug. Viele unserer Hausarbeiten werden von Maschinen erledigt, Kinder müssen nur noch selten über weitere Strecken zur Schule gehen oder mit dem Fahrrad fahren und Schwangere machen den Geburtsvorbereitungskurs gerne an einem Wochenende („Dann muss ich da nicht jede Woche hin"). Wen wundert es da, dass Frauen auch das Kinderkriegen schnell erledigen wollen und 16 Stunden in Wehen ihnen wie ein unendlicher Zeitraum vorkommt?

8.14.1 Therapiemöglichkeiten

Psychosoziale Betreuung

Schwangere kann man allerdings oft durch die Tatsache überzeugen, dass die Geburt ebenso wie die Schwangerschaft **ein Prozess** ist und deshalb einfach Zeit braucht und dass es wichtig und gut ist, sowohl sich selbst als Mutter als auch dem Kind diese Zeit zu geben.

■ **Geduld zeigen**

Im günstigsten Fall färbt die von der **Hebamme** zur Schau getragene Geduld, die Erfahrung und Routine widerspiegelt, auf das Paar ab und es lässt sich willig auf den Prozess ein. Im umgekehrten Fall kann die Ruhe und Geduld das Paar (häufiger nur den Partner) aber auch aggressiv und ge-

---

▼

fahrig, auch im Hinblick auf die Tatsache, dass ihre Schwiegereltern als Babysitter anreisen werden. Denen allerdings möchte sie auf gar keinen Fall begegnen, denn sie hat ein angespanntes Verhältnis zu ihnen.

Die Vitalzeichen von Frau H. sind in Ordnung, der Muttermund ist 4 cm geöffnet, das Köpfchen regelgerecht eingestellt, die Fruchtblase steht. Die Hebamme bespricht nun detailliert mit Frau H. ihre Vorschläge zum weiteren Vorgehen. Damit setzt sie den ungeordneten Befürchtungen der Schwangeren Struktur und Ordnung entgegen, was Sicherheit und Halt vermittelt. Die Hebamme hält sich sehr genau an den mit der Frau besprochenen Plan, jede Änderung wird vorher mit Frau H. geklärt.

Die Hebamme rät zu einem Spaziergang an der frischen Luft, um sich mit der Tatsache anzufreunden, dass die Geburt losgeht und sich nicht vermeiden lässt. Außerdem sollen dadurch die Wehen wieder angekurbelt werden. Bevor die Schwiegereltern eintreffen, wird die Hebamme mit Frau H. schon zum Krankenhaus vorfahren, ihr Ehemann passt solange auf das Geschwisterkind auf.

Im Krankenhaus entscheidet sich Frau H. für ein warmes Bad. Später kann Frau H. die Wehen, die wieder kräftig und regelmäßig werden, durch verschiedene Gebärhaltungen einigermaßen gut verarbeiten. Unterstützt durch Caulophyllum und Gelsemium geht der Muttermund auf und Frau H. kann das Tieferrutschen ihres Kindes gut spüren und in der Austreibungsphase gut mithelfen, so dass sie um kurz vor 16.00 Uhr auf der Seite liegend ihre kleine Tochter zur Welt bringt.

Der APGAR ist 9/9/10, pH 7,25, am Damm findet sich nur ein kleiner DR II°, der mit wenigen Stichen genäht wird. Im Rückblick ist Frau H. stolz auf ihre Leistung und froh darüber, dass sie nun auch ein schönes Geburtserlebnis hat, an das sie sich erinnern kann.

reizt machen. Das kann so weit führen, dass die werdenden Eltern in eine andere Geburtsklinik abwandern, um das zu bekommen, was sie sich wünschen, nämlich eine Einleitung oder eine Sectio oder was auch immer.

■ Gespräche

Sollte die **Begleitperson der Schwangeren** durch ihre Ungeduld sehr viel Druck machen und eine schlechte Stimmung verbreiten, kann ein Gespräch zwischen ihr und der Hebamme unter vier Augen unter Umständen Klarheit bringen. Darin sollte deutlich werden, dass eine solche Haltung der Schwangeren keineswegs hilft, sondern im Gegenteil eher kontraproduktiv ist.

Mit der Schwangeren sollte geklärt werden, wie es ihr mit der Einstellung ihrer Begleitung geht und ob sie wirklich diese Person um sich haben möchte.

> Im Extremfall sollte die Hebamme auch erwägen, die ungeduldige Begleitperson zu bitten, den Kreißsaal zu verlassen.

Gleichzeitig muss man aber auch zugeben, dass die derzeitige **Kreißsaalroutine** ein geduldiges Beobachten und Abwarten unter der Geburt schwer macht. Durch **Personalknappheit** werden Kolleginnen gezwungen, mehrere Frauen parallel zu betreuen. Da kann eine PDA manchmal für die Hebamme die einzige Möglichkeit sein, den Arbeitsanfall zu bewältigen. Oft hat sie während der Schicht keine Zeit, geduldig neben der Gebärenden zu sitzen, dieser Mut zuzusprechen, sie zu massieren und hinter dem Jammern die wirklichen Probleme herauszuhören, die den Geburtsfortschritt behindern. Mehrere Studien haben bewiesen, dass die 1:1-Betreuung unter der Geburt die Zahl der Interventionen (Amniotomie, PDA, Oxytocintropf, MBU) maßgeblich senken kann.

> **Fallbeispiel 8-7: Ungeduldiger Partner**
>
> Frau G. kommt mit regelmäßigen Wehen alle 5 Minuten in den Kreißsaal, um ihr erstes Kind zu gebären.
>
> Herr G. wirkt ungeduldig und kann gar nicht verstehen, warum die Hebamme zunächst einmal in aller Ruhe sich bei seiner Frau nach dem Wohlbefinden erkundigt, die Wehen tastet und dann für 20 Minuten ein CTG anschließt, wo er doch fest der Meinung ist, das Kind fiele jeden Moment raus, denn seine Frau stöhne schon seit 2 Stunden sehr stark.
>
> Frau G. ist das Verhalten ihres Mannes etwas peinlich und sie versucht ihn zu bremsen. Dadurch verkrampft sie sich bei den Wehen zunehmend. Sie entschuldigt sich bei der Hebamme dafür, dass ihr Mann leider die Paarabende im Rahmen des Geburtsvorbereitungskurses versäumt habe und jetzt mit der Situation überfordert sei.
>
> Nachdem sich die Hebamme versichert hat, dass es Mutter und Kind gut geht, bittet sie den Mann, sie einen Moment vor die Tür zu begleiten. In dem anschließenden Gespräch zeigt die Hebamme Verständnis für den angehenden Vater: er fühlt sich unwissend, sieht seine Liebste leiden und kann nichts machen außer dazusitzen und abzuwarten.
>
> Nachdem die Hebamme Herrn G. den Geburtsablauf anhand einiger Bilder kurz erklärt hat, findet dieser zu einer Haltung der inneren Unterstützung und Ruhe. Er geht auf einen kurzen Spaziergang und kehrt mit deutlich ruhigerer Laune in den Kreißsaal zurück und findet jetzt die richtigen Worte und Gesten, um seine Frau zu unterstützen.

Literatur

[1] **Loytved, C., Wetzlaff, P.:** in Außerklinische Geburt in Deutschland, Gesellschaft für außerklinische Geburtshilfe Quag e. V. (Hrsg.), Verlag Hans Huber: Bern. 2007.

[2] **Bund Deutscher Hebammen (Hrsg.):** Psychologie und Psychopathologie für Hebammen, Hippokrates. Stuttgart. 2007.

[3] **Enkin, M., Keirse, M. J. et al:** Effektive Betreuung während Schwangerschaft und Geburt, Verlag Hans Huber: Bern. 2. Aufl. 2006.

[4] **Dörken, B., Frey, C., Gloz, N.:** Geburtseinleitung mit Nelkenöltampons – erste Studienergebnisse, Die Hebamme 2004; 17: 218-219.

[5] **Vonau, M., Motzet, K., Stenzel, S.:** Wehencocktail mit Rizinusöl – eine schnelle und sichere Alternative? Die Hebamme 2004; 17: 220-224.

[6] **Adamaszek et al.:** Naturheilverfahren in der Hebammenarbeit, Hippokrates: Stuttgart. 2002.

[7] **Römer, A.:** Akupunktur für Hebammen, Geburtshelfer und Gynäkologen, 4. Aufl., Hippokrates: Stuttgart. 2008.

[8] **Stadelmann, Ingeborg:** Die Hebammensprechstunde, Stadelmann Verlag, 6. Aufl. 2007.

[9] **Fischer, Hanna:** Atlas der Gebärhaltungen, 2. Aufl., Hippokrates: Stuttgart. 2007.

[10] **Stachowiak, Karin:** Aromatherapie, Hippokrates: Stuttgart. 2001.

[11] **Schmid, Verena:** Der Geburtsschmerz, Hippokrates: Stuttgart. 2005.

[12] **Mändle, Opitz-Kreuter (Hrsg.):** Das Hebammenbuch, Schattauer: Stuttgart. 2007.

9 Aktive Eröffnungsphase

Viola Weiss und Vera Luft

9.1 Definition

Vom Beginn der aktiven Eröffnungsphase spricht man, wenn bei einer **Muttermundseröffnung von 3–4 cm** eine **gute Wehentätigkeit** besteht, d. h. die Kontraktion dauert mindestens 1 Minute und die Wehen kommen in Abständen von 2–6 Minuten. Die aktive Eröffnungsphase ist gekennzeichnet von einer mehr oder weniger **kontinuierlichen Muttermundseröffnung** im individuellen Tempo von Mutter und Kind.

9.1.1 Diagnostik

Durch die Streckung des unteren Uterinsegments kommt der Kontraktionsring, der bisher hinter der Symphyse lag, über ihr hervor und wird als **Bandelsche Furche** oberhalb der Symphyse tastbar. Die Weite des Muttermundes und der Höhenstand der Bandelschen Furche stehen zueinander in einer gewissen Relation: Ist die Furche 2 Querfinger über der Symphyse zu tasten, kann eine Muttermundsweite von 7–8 cm, bei 4 Querfinger über der Symphyse von 9–10 cm angenommen werden (13).

9.2 Was braucht die Gebärende?

Viola Weiss

Anfangs ist die aktive Eröffnungsphase noch ein empfindsamer, störanfälliger Abschnitt. Hier gilt es, der Frau zu helfen, in ihren **eigenen Rhythmus** zu finden.

> Grundvoraussetzungen für eine effektive Geburtsbetreuung durch die Hebamme sind: **Fachwissen, eine gute Beobachtungsgabe und Einfühlungsvermögen (Empathie)**.

Die **Sprache** in der Kommunikation mit der Frau/dem Paar sollte so einfach und verständlich wie möglich sein (s. auch ▶ **Kap. 3**). Fachsprache und -ausdrücke sind verwirrend und sorgen für Unruhe. Angst machende Formulierungen (z. B. Blasensprengung) sollten vermieden werden.

Die Erinnerung an erlernte und **vertraute Atemmuster aus der Geburtsvorbereitung** empfinden die Frauen als hilfreich; mit der Frau die Wehen laut zu veratmen, signalisiert Fürsorge und Beistand und hilft der Frau, loszulassen und sich zu trauen, auch laut zu sein.

> Frauen/Paare und auch Geburten sind individuell und unterschiedlich. Es ist immer die Geburt der Frau bzw. des Paares – Hebammen sind dabei Begleiterin, Hilfestellerin und Unterstützerin.

Generell sind eine 1:1-Betreuung und die damit gewährleistete Kontinuität in der Betreuung optimal – sowohl für die Gebärenden als auch für die Hebammen (s. auch ▶ **Kap. 3**). Bei der Betreuung gilt es, den Balanceakt zwischen **Nähe und Distanz, Freiheit und Führung** zu schaffen, wobei zu beachten ist, dass jede Frau und jede Geburt individuell ist und eben so auch die Betreuung gestaltet werden muss. So kann es für viele Frauen angenehm sein, wenn die Hebamme zur „Behandlerin" im eigentlichen Sinn wird und eine Hand auf dem Bauch der Gebärenden hat („hoffentlich wachsen den Hebammen wieder Hände", Therese Schlundt), für andere Frauen ist dies zu viel Nähe.

Man kann die Frau/das Paar zu Beginn auch nach ihren **eigenen Vorstellungen und Wünschen** für die bevorstehende Geburt fragen. Manche Paare erstellen bereits während der Schwangerschaft einen „Geburtsplan", in dem sie ihre Wünsche zu verschiedenen geburtshilflichen Themen zusammenfassen. Solch ein Aufschrieb hat den Vorteil, dass sich auch nach einem Schichtwechsel die Betreuenden schnell über die Wünsche und Vorstellungen der Gebärenden informieren können. Im Falle von medizinisch nötigen

Abweichungen von ihren Wünschen muss die Frau natürlich darüber informiert werden.

Der Frau hilft es immer, wenn sie **Anerkennung** erfährt für das, was sie an Geburtsarbeit schon geleistet hat. Zuversichtlich kann man mit ihr auf das Ziel – nämlich die Geburt des Kindes – blicken und sie **motivieren**, die Aufgabe Schritt für Schritt zu bewältigen.

Für einen guten Geburtsverlauf ist es hilfreich, wenn es viel **ungestörten Raum für das Paar** gibt, so dass die Frau in und mit ihrer sexuellen Energie gebären kann, schneller in Trance kommt, die Hormone gut fließen können und sie dadurch weniger Schmerz spürt. Bei einer natürlich verlaufenden Geburt werden dieselben Hormone ausgeschüttet wie beim Liebesspiel. Wenn der Mann versteht, dass seine spezifische Kompetenz darin liegt, zu wissen, was seiner Partnerin beim Öffnen hilft, wird er leichter seinen Platz finden und seine Frau empathisch begleiten und mit ihr zusammen auch schwierige Phasen bewältigen können. Zuweilen muss man einen ungeduldigen, mitleidenen Mann beschwichtigen und ihm Normalität bescheinigen, in anderen Situationen muss man mit dem Mann zusammen die Gebärende motivieren, geradezu „anfeuern" nicht aufzugeben, sondern ihrem Weg treu zu bleiben.

9.2.1 Umfeld

Zum Gebärenkönnen gehört vor allem **Ruhe**. Externe Störungen (zu viel Personal, zu viel Sprache, zu viele Nebengeräusche, zu viele Untersuchungen, etc.) können den Geburtsablauf verzögern. Es ist deshalb auch die Aufgabe der Hebamme, für eine gewisse Abgeschiedenheit und Abschirmung (privacy) der Frau zu sorgen, um diesem zu entgehen.

Ein wichtiger Aspekt ist außerdem die **Zeit**. Natürlich gibt es Richtwerte, also „Zeitspannen", in denen eine Geburt ablaufen sollte. Doch so wenig wie der Geburtstag des Kindes ist auch die Geburtsdauer zu planen. Es spielt sich alles sehr individuell ab. Wenn wir dies in schwierigen Situationen betonen, wird die Gebärende entlastet und sucht nicht die „Schuld" für einen langsamen Geburtsverlauf bei sich selbst. Der Frau/dem Paar sollte immer ausreichend Zeit gegeben werden (Physiologie vorausgesetzt), um sich bei jedem neuen „Schritt" im Geburtsverlauf in die Situation einfinden zu können.

9.2.2 Körperliche Bedürfnisse

Neben aller Empathie dürfen auch die körperlichen Bedürfnisse nicht zu kurz kommen. So ist es wichtig, die Gebärende daran zu erinnern, **Essen und Trinken** zu sich zu nehmen, da dies von der Frau selbst häufig vergessen wird. Zu empfehlen sind schnelle Energielieferanten wie Bananen, Müsliriegel, Traubenzucker und mit Honig gesüsste Tees oder Fruchtsafteiswürfel.

> Vor allem das Reichen von Getränken ist wichtig, da Durst das Schmerzempfinden erhöht und außerdem für eine mangelnde Versorgung des Kindes und damit ggf. für suspekte bis pathologische Herztöne verantwortlich sein kann.

Der regelmäßige **Toilettengang** ist selbstverständlich, da eine volle Blase und ein gefüllter Darm der Geburt eher hinderlich, ein Gang zur Toilette und der sog. „Kutschersitz" auf dieser dagegen förderlich sind.

9.2.3 Kleidung

Die Gebärende sollte zu jedem Zeitpunkt der Geburt ihre **eigene Kleidung** tragen können. Auch eine PDA ist mit T-Shirt möglich.

Andere Frauen möchten lieber völlig **nackt** sein. Einige benötigen dazu die ausgesprochene Erlaubnis der Hebamme. Mit dem Abwerfen der Bedeckung/Bekleidung legen manche Frauen auch die Zurückhaltung und Scham ab, gehen dann mehr aus sich heraus und können besser gebären.

Um die Geburtsregion vor Blicken (Partner, Hebamme, Ärzte) zu schützen, kann sie z. B. mit warmen Dammkompressen oder einem dünnen Tuch abgedeckt werden.

9.2.4 Wärme

Gerade weil diese Phase der Geburt noch störanfällig ist, ist darauf zu achten, dass die Frau für das Fortbestehen guter Wehen **warme Füße** hat.

Wärmeanwendungen können – soweit es der Frau angenehm ist – zur Entspannung in Form von Kirschkernkissen oder einer Wärmeflasche im unteren Rückenbereich oder eines warmen Bades/einer warmen Dusche stattfinden.

9.2.5 Bewegung

Viele Frauen mögen gerne in **Bewegung** bleiben, machen einen Spaziergang oder bewegen sich im Raum und probieren verschiedene Positionen aus, um ggf. „ihre" zu finden. Andere müssen zur Bewegung motiviert werden, da sie aus Angst vor einer Veränderung des Schmerzes in eine Art Starre verfallen, so aber ggf. noch mehr Schmerzen und einen ungünstigen Geburtsverlauf erst provozieren. Manche Frauen bevorzugen aber auch die Seitenlage (nach Möglichkeit laut Lagerungsregel), andere sind gerne aufrecht, vielleicht abgestützt am Partner, andere sitzen auf dem Ball.

> So findet jede Gebärende mit der Zeit „ihre" Position. Sie sollte jedoch nicht in dieser verharren, sondern immer wieder motiviert werden, die Haltung auch zu verändern, zugunsten des Geburtsfortschrittes. In jeder noch so bequemen Position ermüden die Haltemuskeln nach spätestens 30 Minuten.

Günstige Positionen für die aktive Eröffnung sind:
- nach vorne geneigte Positionen (stehend, kniend) (▶ **Abb. 9-1**),
- abgestützt oder sich festhaltend/hängend am Partner oder Seil/Tuch (▶ **Abb. 9-2**).

Wichtig ist dabei die **Mobilität des Beckens**, um dem kindlichen Kopf den Eintritt ins Becken zu erleichtern oder gar erst zu ermöglichen.

9.2.6 Kontakt zum Kind

Der Kontakt der Gebärenden zu ihrem **Kind** sollte immer wieder unterstützt werden. Fragen Sie die Frau z. B. immer wieder, wie es dem Kind geht, ob es mithilft, ob sie spürt, dass es tiefer kommt.

> Ermuntern Sie die Eltern, mit dem Kind zu sprechen und ihm Mut zu machen.

Dabei kann die Hebamme als Vorbild dienen, indem sie das Kind als eigenständige Persönlichkeit wahrnimmt, berührt und anspricht. Das Kind benötigt in dieser Phase ebenfalls Zuspruch. Es spürt, dass sich etwas verändert hat. Es soll sich „positionieren", um geboren zu werden.

Bei einer Kontaktaufnahme mit dem Kind werden die Wehen häufig als weniger schmerzhaft empfunden. Dies zeigen auch die praktischen Erfahrungen mit einer **haptonomischen**

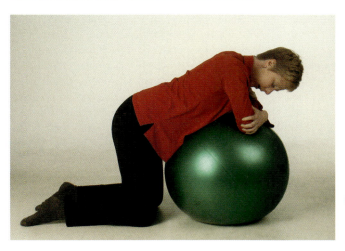

▶ **Abb. 9-1** Günstige Gebärhaltung: nach vorne geneigte Position. Die Gebärende kniet am Ball mit Kraft in den Händen.

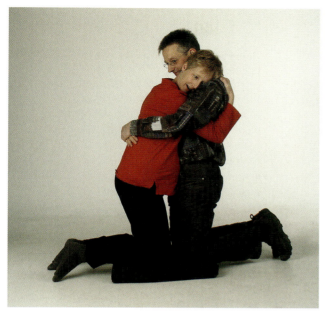

▶ **Abb. 9-2** Günstige Gebärhaltung: Die Frau hält sich an den Schultern des Mannes fest und zieht diese nach unten.

Geburtsbegleitung (15, 16, 18). Zur Studienlage siehe ▶ Kap. 4.5.2.

9.2.7 Ablenkung

Für manche Frauen ist es auch in der aktiven EP noch hilfreich, wenn sie sich ablenken können, z.B. durch Spiele, Handarbeiten oder selbst mitgebrachte Musik-CDs. Für manche Frauen stellt auch der Fernseher eine gute Ablenkungsmöglichkeit dar. Erfahrungsberichte von Hebammen beschreiben Frauen, die selbst bei einsetzendem Pressdrang noch vor dem Gerät sitzen.

9.3 Betreuungsschwerpunkte

Vera Luft

❱❱ „Lass mich jetzt nicht allein!"

Die **Schwerpunkte** in der Betreuung in der aktiven Eröffnungsphase sind:
- **Sicherheit und „Geborgenheit"** vermitteln, damit die Frau sich öffnen kann – optimal gewährleistet durch eine 1:1-Betreuung.
- einen **geschützten Ort/Raum** geben (mit intimer/geschützter Atmosphäre)
- die Frau/das Paar durch eine **möglichst natürliche Geburt** zu begleiten. Die Endorphinausschüttung wird durch synthetische Wehen- und Schmerzmittelgaben gehemmt und die Frau erlebt deshalb meist keine so tiefgreifende Befriedigung durch die Geburt (3).
- **Unterstützung beim Atmen**, je nach Frau durch Atemanleitung, miteinander tönen (s. S. 202), auch vortönen, singen (z.B. „Kölner Wehensong" von Therese Schlundt, Bezug über Elwin Staude Verlag), oder gemeinsam die Wehen veratmen, generell die „Erlaubnis" zum Lautsein geben
- einen **guten Stand/Halt** vermitteln: körperlichen Halt durch den Partner oder durch Tisch, Fensterbank, Sprossenwand
- dem **Partner Hilfestellung** geben, sofern notwendig
- die Gebärende, falls nötig, in der **Aktivität** unterstützen
- die Frau/das Paar ggf. im **Kontakt zum Kind** unterstützen
- das **kindliche Wohl** im Auge behalten über die Farbe des Fruchtwassers, die Körpertemperatur der Frau, die wahrgenommenen/getasteten Kindsbewegungen, die Wehenabstände

- die **Herztöne des Kindes** in regelmäßigen Abständen hören oder Intervall-CTGs schreiben
- Beobachtung und Kontrolle des **Geburtsfortschritts**
- Beobachtung der **Befindlichkeit** der Gebärenden (Vitalzeichen, Verhalten).

9.4

Unerträgliche Schmerzen

Viola Weiss

>> „Oh nein, nicht schon wieder!"

Geburtsschmerz – und gemeint ist hier ausschließlich der physiologische, notwendige Schmerz bei einer Geburt, nicht die Schmerzen, die einer Frau u. U. durch unnötige Eingriffe oder Bewegungseinschränkung zugefügt werden – hat viele verschiedene Funktionen:

Auf der **körperlichen Ebene** signalisiert er der Frau, dass das Kind sie von innen her „bedrängt" und sie reagieren muss. Er zwingt die Frau zur Bewegung, damit der Druck auf den kindlichen Kopf und das mütterliche Becken immer wieder verändert und so auch die optimale Drehung des kindlichen Kopfes ins Becken unterstützt wird. Durch das rhythmische Auftreten des Wehenschmerzes werden körpereigene Schmerzmittel (**Endorphine**) ausgeschüttet, die sowohl die Mutter als auch das Kind vor zu starken Schmerzen schützen. Auch die Ausschüttung vieler anderer, für die Geburt (und das Leben mit einem Kind) wichtiger Hormone wie Oxytocin (= Liebe, Bindung), Adrenalin (= Kraft, Mut) und Prolaktin (= Mütterlichkeit, Fürsorge) wird durch den physiologischen Geburtsschmerz stimuliert und reguliert (3).

Auf der **psychischen Ebene** hilft der Geburtsschmerz, sich ganz auf das Geschehen zu konzentrieren, die eigenen Grenzen kennenzulernen, sich selbst zu spüren, die inneren Ressourcen zu mobilisieren und dadurch den Schmerz in Kraft zu verwandeln. Durch diesen Prozess wird das Körper- und Selbstbewusstsein verändert und gestärkt. Durch das Durchleben einer gemeinsamen „Krise" wachsen Mutter und Kind (und auch der empathisch begleitende Partner) gemeinsam und können auch noch in späteren Krisen vom gemeinsam erfolgreich gemeisterten Geburtserlebnis profitieren.

Der Schmerz ist zugleich Ausdruck und **Hilfe bei der Trennung vom Kind**. Er macht deutlich, dass das Loslassen unvermeidbar ist. Er bringt die Frau an den wesentlichen Punkt der totalen Hingabe („ich kann nicht mehr, ich sterbe!"), durch den neue Kraft und Energie entstehen kann („ICH habe das geschafft!"). Und nicht zuletzt birgt der positiv verarbeitete Geburtsschmerz die Möglichkeit zur Heilung alter Schmerzerfahrungen/Traumen und unterstützt auch so den persönlichen Entwicklungsprozess (3).

Auf der **affektiven Ebene** sorgt der Geburtsschmerz dafür, dass sofort nach seinem Wegfallen, wenn das Kind geboren ist, durch sehr große Endorphin- und Oxytocinmengen im Blut von Mutter und Kind die Bindung und die Liebe zwischen den beiden gefördert wird. Wenn Mutter und Kind in dieser Phase nicht gestört werden und sich körperlich sehr nahe sind, erlebt die Mutter ein einmaliges Gefühl von Ekstase und Euphorie, mit dem sie ihrem Kind entgegentritt und ihre Erfahrung als Mutter beginnt (3).

> Jede Frau bringt zur Geburt eine andere Schmerzerfahrung und -bewertung mit und kann eben darum besser oder schlechter mit dem Wehenschmerz umgehen.

Durch ihr freudiges Ergebnis am Ende sind die Wehen eine **einzigartige Art von Schmerzen**. Eine weitere Besonderheit ist der Rhythmus. Der Schmerz dauert nicht stundenlang, sondern nach jeder Wehe kommt eine mindestens ebenso lange Pause, in der die Frau sich erholen und neue Kraft schöpfen kann.

Dennoch: Geburtsschmerzen sind „Extremschmerzen". Und gerade die Eröffnungsperiode – häufig die längste Zeit der Geburt – zerrt an den Nerven. So lange die körpereigenen Endorphine noch nicht in ausreichendem Maß ausgeschüttet werden, fühlen sich viele Frauen ausgeliefert und haben das Gefühl, die Wehen aushalten zu müssen, ohne groß mithelfen zu können. Dazu kommt die Angst vor den **unbekannten Schmerzen**, die da noch kommen mögen (die erzählten „Horrorgeschichten" von Freundinnen, Familienmitgliedern und flüchtig bekannten Frauen). Aufgrund der geringen kulturellen Akzeptanz des Schmerzes in unserer Gesellschaft fehlt oft die Motivation, dem Schmerz aktiv zu begegnen. Es ist ein schlichtes Abwarten und Draufhinarbeiten auf das Baby und manchmal dauert es eben auch länger, als Frau es erwartet hätte…

Schon in den Geburtsvorbereitungskursen sollte der Geburtsschmerz Thema sein – ohne Angst zu machen. Dennoch ist es unter der Geburt in manch einer Situation notwendig, nochmals zu erklären, welchen **Sinn** der Geburtsschmerz hat.

9.4.1 Diagnostik

> Äußert eine Frau unerträgliche Schmerzen, heißt die wichtigste Frage: Läuft alles physiologisch oder bahnt sich ein pathologischer Zustand an oder ist dieser bereits eingetreten?

Das erste diagnostische Mittel ist deshalb die **Befragung der Schwangeren**:
- Wo genau sind diese Schmerzen?
- Wann treten die Schmerzen auf?
- Sind sie immer da oder nur innerhalb oder außerhalb der Wehe?
- Strahlen sie in andere Bereiche (z. B. Beine, Rücken hoch) aus?
- Fühlen sie sich wie ein Stechen, Brennen oder Bohren an? (vor allem für die Anwendung von Homöopathika wichtig)

Als Nächstes folgt die **Beurteilung der Wehentätigkeit**:
- Wie sind Wehenfrequenz und -dauer?
- Gibt es richtige Wehenpausen, in denen die Frau sich vollkommen entspannen kann? Wie lange dauern sie?
- Wie fühlt sich der Bauch an, welche Form hat er?
- Haben sich die Schmerzen im Laufe der Zeit verändert?

Das Ergebnis einer **vaginalen Untersuchung** (VU) kann ebenfalls zu einer möglichen Diagnose der Schmerzursache führen. So ist z. B. ein voller Darm in Kombination mit Wehenschmerz sicherlich unangenehm. Aber auch ein falsch eingestellter Kopf, der mit aller Macht auf die Symphyse drückt, kann unerträgliche Schmerzen verursachen. Ebenso kann ein überraschend schneller Geburtsfortschritt für kurzfristig unerträgliche Schmerzen sorgen. In allen diesen Fällen sorgt die VU für Aufklärung

Weitere diagnostische Mittel um eine Pathologie auszuschließen, sind **CTG**, **Doptone** oder **Ultraschall**.

> Unerträgliche Schmerzen in Kombination mit Herztonabfall = Verdacht auf Uterusruptur

Je nach Situation muss **die Reihenfolge der diagnostischen Mittel** variiert werden! Bei unerträglichen Schmerzen in Kombination mit einer starken vaginalen Blutung wird man selbstverständlich nicht noch minutenlang Wehen tasten, sondern sofort handeln.

Ist eine **Pathologie ausgeschlossen**, können mögliche Ursachen für unerträgliche Schmerzen auch in der Anamnese liegen:
- Gibt es Vorerkrankungen, die diese Schmerzen verursachen könnten (z. B. Bandscheibenvorfall, Becken- oder Steißbeinbruch)?
- Hat die Frau Angst? Wenn ja, worin ist sie begründet? (Ist sie vielleicht völlig unvorbereitet in die Geburt gestartet?) Hat sie Angst vor einer „Wiederholung" der letzten Geburt?
- Liegt möglicherweise eine vorübergehende Überforderung oder Hilflosigkeit der Frau vor? Vielleicht ist die Gebärende gedanklich noch nicht so weit wie die Geburt selbst, wird überrollt von den Wehen und hat da „Nachholbedarf".
- Inwiefern ist die Geburtssituation für sie unerträglich?
- Wie ist die Beziehung zur Begleitperson?
- Fühlt sich die Frau von der Hebamme gut betreut und unterstützt?
- Wie sieht das persönliche Umfeld der Schwangeren aus?
- Welche Erfahrungen – vielleicht auch (sexuelle) Gewalterfahrungen – hat die Frau bisher mit Schmerzen gemacht?

Ob und in welchem Umfang mögliche Ursachen während der Geburt angesprochen werden können, ist individuell verschieden und hängt natürlich auch von der Erfahrung der Hebamme ab. Eine offene Frage wie z. B. „Gibt es etwas, an das dieser Schmerz Sie erinnert?" kann unter Umständen hilfreich sein (s. auch ▶ **Kap. 3.4**).

Besondere Schmerzsituationen

Bestimmte Situationen erfordern eine gesonderte Betrachtung des Geburtsschmerzes. Diese Frauen und Paare benötigen noch mehr Achtsamkeit bei der Betreuung und ggf. im Schmerzmanagement.

Bei **eingeleiteten Geburten** verstärkt sich der Geburtsschmerz häufig durch die hohen Gaben von Prostaglandinen. Hinzu kommt, dass die Frau aufgrund der Befunde, die die Einleitung veranlasst haben, häufig auch befürchtet, dass die Geburt nicht natürlich verlaufen wird.

Bei **pränatal gesicherten Fehlbildungen** des Kindes überwiegen während der Geburt Angst und Spannung, wie alles verläuft und wie es dem Kind geht (z. B. bei einem Herzfehler) oder wie es aussieht (z. B. bei einer Kippen-Kiefer-Gaumenspalte).

Beim **intrauterinen Fruchttod** steht der große Schmerz über den frühen und plötzlichen Verlust des Kindes im Vordergrund. Die emotionalen Schmerzen verstärken den körperlichen Wehenschmerz. Häufig wird die Geburt nach der Diagnosestellung auch eingeleitet. Viele Frauen/Paare können zunächst nicht verstehen, dass sie auch die Geburt des toten Kindes „durchmachen" müssen. Erfahrungsgemäß berichten die Frauen nach der Spontangeburt („aktiver Geburt") eines totgeborenen Kindes aber, dass ihnen die Erfahrung der Geburt bei der Verarbeitung des Verlustes geholfen hat.

9.4.2   **Therapiemöglichkeiten**

> Zuallererst muss immer eine Pathologie ausgeschlossen werden!

Erste Maßnahmen

- Es ist selbstverständlich, dass die Hebamme die Empfindungen der Frau wahr- und **ernstnimmt**!
- Für eine **ruhige Situation** sorgen, die Frau gegen sämtliche Reize abschirmen, ihr **Vertrauen** und **Geborgenheit** vermitteln, **Zeit** nehmen.
- Ist eine geburtshilfliche Pathologie oder Regelwidrigkeit ausgeschlossen, muss man weiter überlegen, warum die Frau unerträgliche Schmerzen äußert. Hier hilft ggf. eine **erneute Anamnese**.

Zu schnelle Geburt

Durch mehrere Maßnahmen kann man versuchen, das **Tempo** des Geburtsfortschritts zu **reduzieren**:

Physikalische Maßnahmen

- **Positionswechsel**

z. B. Knie-Ellenbogen-Lage oder Simslage (▶ **Abb. 9-6**) einnehmen

- **Bad mit Aromaölen**

▶ Tabelle 9-1 zeigt eine Übersicht über praktisch bewährte Aromaöle zur Entspannungsförderung bei besonderen Indikationen.

- **Wärme**

Feuchtwarme Rückenkompressen: eine Mullwindel wird in warmem Wasser und Tokolytikum nach Ingeborg Stadelmann getränkt (▶ **Tab. 9-2**), oder ein warmes Kirschkernkissen wird in den Kreuzbeinbereich gelegt.

- **Massagen**

Kreuzbeinmassage, evtl. einschließlich der Oberschenkel

- **Warme Getränke**

Gute Erfahrungen wurden mit dem Anbieten eines warmen Kakaogetränks gemacht (Energiezufuhr und beruhigende Erinnerung an die Kindheit). Auch der Hebammentee Baldrian nach Ingeborg Stadelmann ist praktisch bewährt.

9.4 Unerträgliche Schmerzen

▶ **Tab. 9-1** Praktisch bewährte Aromaöle bei besonderen Indikationen (Quelle: Kreißsaal der Frauenklinik Bad Cannstatt, Stuttgart)

Indikation	Jasmin	Muskatellersalbei	Myrrhe	Lavendel	Weihrauch	Eisenkraut	Rose	Nelke	Melisse	Pfefferminze
Primäre Wehenschwäche	X	X	X							
Sekundäre Wehenschwäche	X	X	X		X			X		
Vorzeitiger Blasensprung	X	X	X							
Geburtsschmerz		X		X		X	X			
Atemanregung für das Kind							X			
„Hysterische" Frau				X						
Eingeengtes CTG							X			
Tachykardes CTG				X			X			
Hypertonie									X	
Kopfschmerz **vor** Geburt										X

Zur Anwendung im Badewasser werden die Aromaöle zuvor gemischt und mit einem Schuss Sahne oder Milch oder 1 Essl. Meersalz hinzugefügt.

▶ **Tab. 9-2** Bewährte Aromaölmischungen (nach Ingeborg Stadelmann)

Präparat	Basisöl	Aromaöle
Uterustonikum	30 ml Jojobaöl	5 Tropfen Eisenkraut 100 % 5 Tropfen Ingwer 5 Tropfen Nelkenblätter 5 Tropfen Zimt
Tokolytikum	30 mal Jojobaöl	5 Tropfen Majoran 10 Tropfen Lavendel extra 1,5 Tropfen Rosenholz 1,5 Tropfen Lineolaholz

Medikamente

■ **Inhalations-Tokolyse**
Berotec®-Spray: zunächst 1 Hub

■ **Notfall-Tokolyse** („Intrapartale Tokolyse")
2 ml Partusisten® + 8 ml NaCl 0,9 %; davon 2-4 ml i. v. in der Notfallsituation.

■ **Dauer-Tokolyse**
500 ml Normofundin®/Ringerlösung + 2 Ampullen Partusisten® nach Anordnung i. v. über den Perfusor.

> Erkennt man einen bevorstehenden rasanten Geburtsverlauf, benötigt die Frau unbedingt eine Erklärung für ihre Situation und den Zuspruch, dass alles seinen guten Verlauf nimmt und die Geburt unmittelbar bevorsteht.
> Dann keine Medikamentengabe mehr!

Angst als Ursache

Psychosoziale Betreuung

Liegt pure Angst als Ursache vor, muss man versuchen, mit der Frau zusammen diese Angst anzugehen und zu bewältigen. Vielleicht hatte die Frau andere **Erwartungen** oder evtl. auch **Versagensängste** (z. B. es (wieder) nicht ohne Schmerzmittel zu schaffen). Werden die Ängste benannt, sind sie leichter anzupacken und zu verstehen und es kann entsprechend gehandelt werden.

Gute Erfahrungen gibt es damit, die Frau zu **halten** oder **hin- und herzuwiegen** (evtl. durch oder mithilfe des Partners). In dieser Situation ist es wichtig, dass die Hebamme der Frau versichert, dass alles gut ist und dass sie ihr erklärt, in welcher geburtshilflichen Phase sie steht, um so bei ihr Akzeptanz für den Schmerz zu gewinnen.

Gebären ist ein potenzieller Trigger für die **Reaktivierung von verdrängten Traumata** (11). Umso wichtiger ist es, die Frau in ihrem Schmerz und ihrer Angst ernst zu nehmen. Grundsätzlich bietet eine natürlich verlaufende Geburt eine einzigartige Möglichkeit und Chance, alte Traumata und Verletzungen zu heilen. Eine einfühlsame Betreuung, die der Frau dafür Raum und Zeit lässt und ihr nicht neue Verletzungen zufügt, ist dafür natürlich Voraussetzung (s. auch ▶ **Kap. 3.4**).

Komplementärmedizinische Methoden

■ **Polaritätsbehandlung (Polarity)**
Die Polaritätsbehandlung nach R. Stone hat das Ziel, den Fluss der Lebensenergie zu harmonisieren. Sie wirkt über das parasympathische Nervensystem und fördert so die Tiefenentspannung und das Wahrnehmen der eigenen Bedürfnisse. Erfahrene Hebammen berichten von erstaunlichen Erfolgen dieser Methode z. B. bei Dystokien, Geburtsschmerz und Fehleinstellungen des kindlichen Kopfes.

Die Behandlung erfolgt durch Berührung ohne Druck (s. Praxisanleitung, S. 189). Der Energiefluss findet zwischen den aufgelegten Händen der Hebamme statt. Voraussetzung sind Einverständnis und Aufklärung der Frau und Zeit und Ruhe für die Behandlung.

Probleme mit der Atmung, Hyperventilation

Die Angst vor jeder neuen Wehe geht meist einher mit einer flachen thorakalen und somit unzureichenden Atmung. Die Wehe kommt, mit ihr der Schmerz und die Angst und eine kurze, „verzweifelte" Atmung („es tut so weh, es tut so weh") folgt.

Hilfestellung bei der Atmung

■ **Zusammen atmen**
Genauso, wie die Gebärende aus der Wehe herausfinden muss, muss sie auch hineinfinden. **Die Wehe kommt**, sie konzentriert sich auf eine gute Atmung und eben nicht auf den eben noch so vorherrschenden Schmerz, sie atmet durch die Nase ein und lange durch den Mund wieder aus, ruhig laut tönend, z. B. auf „(m)aaa" oder „oooo" oder „jaaaa" (unterstreicht die positive Annahme der Wehen).

Erfahrungsgemäß hilft der Gebärenden die Aufforderung **„zum Kind zu atmen"**. Wenn sie dabei ihre Hände auf den Bauch legt, kann sie selbst spüren, wie sich die Bauchdecken heben und die Luft beim Kind ankommt.

9.4 Unerträgliche Schmerzen

Praxisanleitung: Einfache Polaritätsbehandlung während der Wehen nach Verena Schmid (3)

Ziele: Tiefenentspannung und Schmerzlinderung
Anleitung:
- Die rechte Hand der Hebamme liegt so auf dem Kreuzbein der Gebärenden, dass sich die Spitze des kleinen Fingers auf der Spitze des Kreuzbeins befindet.
- Die linke Hand der Hebamme sucht sich einen guten Platz auf dem Unterbauch oberhalb des Schambeins. Beide Hände liegen satt, aber nicht schwer auf.
- Die Hebamme nimmt sich Zeit, Kontakt aufzunehmen, spürt die Bewegungen unter ihren Händen und lässt den Atem ruhig fließen.
- Sie stellt sich dann vor, ihren eigenen Atem durch den Körper der anderen Frau strömen zu lassen, so dass sich ein **Atemkreis** ergibt (durch einen Arm, die Hand, Finger, Fingerspitzen, durch den Körper der Frau und über die andere Hand wieder zurück in den eigenen Körper). Genügend Zeit lassen, damit sich diese Vorstellung entwickeln kann.
- Der Atem beginnt zu kreisen. Die rechte Hand kann zur Unterstützung leicht schuckeln, abwechselnd mit ruhigem Nachspüren.
- Zum Abschluss werden beide Handflächen einige Minuten lang auf die Fußsohlen der Frau gelegt.
- Nachwirken lassen.

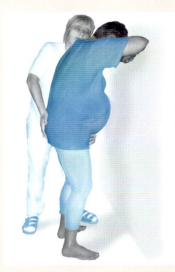

▶ **Abb. 9-3** Polaritätsmassage Kreuzbein – Bauch während der Wehen.

■ Aktive Entspannung in den Wehenpausen

Am Ende der Wehe kann die aktive Entspannung gefördert werden, indem die Hebamme die Konzentration der Frau auf schöne Musik, auf einen angenehmen Duft oder auf ein beruhigendes inneres Bild lenkt. Hierbei benötigen viele Frauen eine gute Anleitung und Begleitung. Es ist hilfreich, mitzuatmen oder mitzutönen und anwesend zu sein.

■ Langer Ausatem

Eine gute Möglichkeit ist es auch, die Frau zu motivieren, jede Wehe mit einem langen Ausatem zu begrüßen und ebenso wieder zu verabschieden. Das hilft ihr selbst, nicht zu sehr im Schmerz zu versinken, sonden der Wehe einen klaren Beginn und auch ein Ende zu geben. Darüber hinaus hilft es dem Partner, adäquat zu handeln, er muss sich dann z. B. nicht auf das CTG-Gerät konzentrieren, um zu erkennen, wann er z. B. das Kreuzbein seiner Frau massieren soll. Das Signal kommt hörbar von der Gebärenden.

Und zu guter Letzt kann dieses Atemmuster motivierend sein, wenn die Frau sich vorstellt, dem Kind mit der langen Ausatmung zu Beginn der Wehe eine Art „Marschgepäck" an Sauerstoff für die Wehe mitzugeben und nach dem Ende der Wehe sich selbst und das Kind mit einer Extraportion Sauerstoff zu erfrischen. (Ein langer Ausatem führt zu einer intensiven, tiefen Einatmung.)

■ Vergleich mit Meereswellen

Wenn die Hebamme nicht das vielleicht negativ besetzte Wort Wehen verwendet, sondern von kommenden und gehenden „Geburtswellen" spricht, entsteht bei den Frauen oft eine positive Assoziation mit Meereswellen: Wenn ich im Meer stehe und mich auf die kommende Welle vorbereite und aktiv mitgehe, wird sie mich nicht umwerfen und ich werde gut mit ihr zurechtkommen. Auch das Bild vom Surfen auf einer Welle kann manchen Frauen das Gefühl geben, jederzeit aktiv zu bleiben.

9 Aktive Eröffnungsphase

■ Atemschiffchen

Eine weitere Hilfe kann das „Atemschiffchen" von Gertrude Schümann (Atem-, Sprech- und Stimmlehrerin) sein (s. Praxisanleitung).

Gebärhaltungen

Möglicherweise befindet sich die Gebärende in einer Position, die die Wehenschmerzen verstärkt und zu unerträglichen Schmerzen führt. Dies kann z. B. der Fall sein, wenn der kindliche **Kopf auf die Symphyse** drückt. Dann muss ein Positionswechsel stattfinden, der dem Kind den Eintritt ins Becken ermöglicht. Vielleicht hilft es der Frau auch, sich an einem Tuch oder Seil festhalten zu können – so wird das Becken frei für Bewegung und Lockerung (Becken kreisen).

(Drohende) Pathologie

Bewegung

Liegt eine **geburtshilfliche Regelwidrigkeit** vor (z. B. Scheitelbeineinstellung mit Schmerzen tief unten im Becken, rechts oder links oder hintere Hinterhauptshaltung mit starken Rückenschmerzen), ist es besonders wichtig, die Frau in eine **andere Position** zu bringen bzw. bestimmte Bewegungsmuster vollziehen zu lassen.

- Beginnen kann die Frau zunächst mit einer **Wechsellagerung** rechts – links, z. B. alle 4 Wehen.
- Es kann hilfreich sein, die **Hüfte** wechselseitig **auf und ab zu bewegen** (Marschieren auf der Stelle; Bauchtanz) oder zu kreisen, um das Kind quasi ins Becken zu schaukeln (dies geht auch auf dem Ball sitzend).

Praxisanleitung: Atemschiffchen

Optimal ist es, wenn die Gebärende das Atemschiffchen schon in der Schwangerschaft kennen gelernt und es immer wieder gemalt hat. Aber es ist auch möglich, ihr in einer längeren Wehenpause ein Bild davon zu zeigen und es ihr zu erklären. Sie kann die Form dann selber auf ein Blatt Papier, in die Luft oder in Gedanken malen und durch ein Ausatmen auf „sch" oder „ffff" begleiten.

- Der **Ausatem** beginnt in der linken Ecke des „Atemschiffchens" und reicht über die Schleife bis zur rechten Ecke. Die Schleife sollte sich in der zweiten Hälfte befinden, weil so der Organismus besser zur Ruhe kommen kann.
- Kurz vor dem Erreichen der rechten Ecke geht der hörbare Ausatem in einen **geräuschlosen Nachhauch** über.
- Danach ruht sich der Atem einen kleinen (individuell dauernden) Moment aus, alles wird gelöst.
- Dann wird mit dem **passiven Einatem** der Schiffsbauch von rechts nach links unten gezeichnet.
- Am Ausgangspunkt beginnt dann wieder der nächste Ausatem.

Wichtig ist, dass die Frau die Form in dem Tempo zeichnet, die zu ihrem Atemrhythmus passt und nicht umgekehrt.

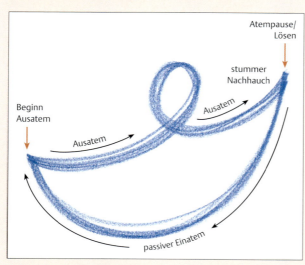

▶ Abb. 9-4 Atemschiffchen.

9.4 Unerträgliche Schmerzen

- Wirkungsvoll sind auch **asymmetrische Positionen**, indem die Frau einen Fuß (häufig entscheiden sich die Frauen intuitiv für den richtigen!) auf einen Hocker oder Bücherstapel hochstellt und in der Wehe noch in die Knie geht. Durch die Verschiebung der Hüftknochen und den dadurch gewonnenen „Mehr-Raum" rutscht das Kind richtig und tiefer ins Becken. Dies geht auch in kniender Position oder im Vierfüßlerstand (4).
- Auch **seitliches Treppensteigen** kann sehr wirkungsvoll sein.

Der **Kontakt zum Kind** sollte während der Geburt nie abreißen. Das Kind – als wichtigster Partner bei der Geburt – kann direkt angesprochen werden, sich in eine günstigere Position zu bewegen.

Kontinuierliche Anwesenheit der Hebamme

Sie hilft der Frau, Vertrauen zu haben, dass alles gut ist – trotz der heftigen Schmerzen – und dass sie kompetent auf ihrem Weg begleitet wird. Der Partner ist in solch einer „Schmerzsituation" häufig hilflos und überfordert und dankbar für eine anwesende Fachperson. Er hat selbstverständlich Angst um seine Frau und das Kind, wahrscheinlich hat er seine Partnerin noch nie in einer solchen Situation erlebt und vielleicht fühlt er sich auch von der noch nie zuvor miterlebten Kraft und Lautstärke, den ungebremsten und ungeschönten Gefühlsausbrüchen von Verzweiflung, Wut, Schmerz, Leiden bedroht.

Oft bedarf es der erneuten **Motivation** des Paares, die schwierige Situation auszuhalten und zu meistern, nicht zu verzagen und vom eigentlichen Ziel abbringen zu lassen.

Allgemeine Methoden der Schmerzlinderung

Komplementärmedizinische Methoden

■ **Aromaöle**
Entspannende Öle zur Anwendung in Duftlampe, Badewasser oder als Massageöl sind Lavendel, Rose, Muskatellersalbei, Eisenkraut, Kamille röm., Mandarine, Rosengeranie, Sandelholz, Zeder, Jasmin, Bergamotte oder ein Tokolytikum (nach Ingeborg Stadelmann). Die Gebärende sollte nach ihrer Vorliebe gefragt werden.

■ **Bachblüten**
Gute Erfolge werden von der Gabe von Rescuetropfen® berichtet. 2 Tropfen auf der Zunge zergehen lassen oder in einem Glas Wasser verrührt schluckweise trinken.

■ **Homöopathie**
Bei einer entsprechenden Ausbildung können je nach Symptomatik folgende Mittel eingesetzt werden: Belladonna, Chamomilla, Coffea, Kalium carbonicum, Nux vomica, Sepia sowie die Komplexmittel Spascupreel® und Sedaselect®.

Methoden zur sensorischen Schmerzbewältigung

■ **Heiße und kalte Anwendungen**
entweder im Wechsel oder – je nach Bedarf – feucht (z. B. Wickel) bzw. trocken (z. B. Eisbeutel, Kirschkernsäckchen).

■ **Quaddeln**
Subkutane Injektion von je 0,1 ml sterilem Wasser oder 0,9%iger Kochsalzlösung, eine Daumenbreite (Daumen der Frau) rechts und links des obersten Punktes der Michaelischen Raute (s. auch ▶ **Kap. 4.6.11**).

Ärztlich verantwortete Maßnahmen

■ **Schmerzmittel**
Ist mit konservativen Mitteln und Methoden keine Besserung erreicht worden, muss zu herkömmlichen Schmerzmitteln gegriffen werden – keine Frau toleriert Schmerzen ewig ohne einen erkennbaren Fortschritt zu erleben. Oftmals führt auch schon die Entscheidung für ein Schmerzmittel dazu, dass die Frau „loslassen" kann. Die Rangfolge und Auswahl der Präparate sind von Klinik zu Klinik unterschiedlich. Nach den Spasmolytika (z. B. Buscopan® supp. oder i. v.) folgen häufig Meptid® per Infusion oder i. m., evtl. auch Dolantin® i. m., die letzte Möglichkeit stellt die PDA dar (s. auch ▶ **Kap. 4**).

■ PDA

Wenn die Gebärende trotz Zuwendung, Gesprächen und dem Einsatz der genannten Maßnahmen immer noch sehr angespannt und ängstlich ist, hemmt die zunehmende Adrenalinausschüttung in dieser Stresssituation die Endorphinproduktion. Dadurch kommt es zu einer weiteren Schmerzsteigerung. Hier besteht die Gefahr, dass die Geburt stagniert und/oder die Frau die Geburt traumatisch erlebt. In diesem Fall ist die PDA eine gute Lösung.

Der **Zeitpunkt für eine PDA** sollte jedoch sorgfältig abgewogen werden. Nach Möglichkeit sollte sie erst bei guter Wehentätigkeit und ab einer MM-Eröffnung von 4–5 cm angelegt werden, da sonst häufig Wehenschwäche und eine vaginal-operative Geburt folgen (23) (s. auch ▶ **Kap. 4.6.15**).

9.5
Suspekte Herztöne

Viola Weiss

9.5.1 Diagnostik

Als diagnostische Mittel stehen hier **Pinard, Doptone und CTG** zur Verfügung. Zu klären ist, ob die Warnsymptome nur einmalig oder wiederholt, ggf. periodisch auftreten und ob eine echte Pathologie vorliegt. Dies gelingt durch eine konsequente und ggf. kontinuierliche Kontrolle und Dokumentation der Herztöne.

Sind die kindlichen Herztöne nicht eindeutig oder nur unzureichend über eine externe Ableitung zu erfassen (z. B. bei aktivem Kind oder adipöser Frau), ist es notwendig, eine **interne Ableitung (ECG)** über eine Spiralsonde direkt am kindlichen Kopf/Steiß anzulegen. Dies erfordert ein bisschen Übung und Mut, vor allem bei reichlicher Kopfbehaarung des Kindes. Sie macht aber in einer präpathologischen Situation Sinn, um eine hypoxische Gefährdung des Kindes rechtzeitig zu erkennen, u. a. aber auch wegen möglicher rechtlicher Folgen nach komplizierten Geburtsverläufen. Vorab muss eine **Information** der Eltern erfolgen!

Bei suspekten Herztönen kann eine **Mikroblutuntersuchung (MBU)** angezeigt sein. Nach der Inzision der Haut entnimmt man per (Saug-)Kapillare am vorangehenden Teil des Kindes (Kopf oder Po) einige Tropfen Blut ab, um so den pH-Wert zu bestimmen und den Azidose-Grad einteilen zu können. Ziel ist es, eine Hypoxie des Kindes durch rechtzeitige Geburtsbeendigung durch Sectio (zumindest in der EP, sonst auch per Zange oder VE) zu vermeiden. Bei einer geringgradigen Azidose sind eventuell mehrmalige Kontrollen notwendig, bevor eine Entscheidung fällt oder die Geburt „normal" weiterläuft.

> MBU: Die kritische Grenze liegt in der Eröffnungsphase bei pH 7,25 und macht ein geburtshilfliches Handeln notwendig.

Voraussetzungen für ECG und MBU sind:
- geöffnete Fruchtblase (bei noch geschlossener Fruchtblase sollte gut abgewogen werden, ob eine Eröffnung zur MBU dem weiteren Verlauf der Geburt dienlich ist!)
- MM-Eröffnung von mindestens 2 cm für Einlage des Amnioskopes

Kontraindiziert sind ECG und MBU:
- bei Fieber
- bei Infektionen (z. B. HIV, Hep.B)
- vor der abgeschlossenen 34. SSW
- bei Gesichtslage

9.5.2 Therapiemöglichkeiten

Zunächst ist die Situation zu erfassen:
- In welcher Position befindet sich die Frau?
- Hat sie Fieber?
- Hyperventiliert sie?
- Wie ist ihre Kreislaufsituation?
- Wie ist ihr aktueller Energie-/Ernährungszustand?
- Wie ist der geburtshilfliche Stand (ggf. VU)?
  - Ist die Fruchtblase gerade eben geplatzt?
  - Welche Farbe, welchen Geruch hat das Fruchtwasser?
  - Treten Blutungen auf?
  - Ist die Bandelsche Furche gestiegen?
- Wie ist die aktuelle Wehensituation?
- Reagiert das Kind auf Berührung/Ansprache?
- Steht die Mutter in gutem Kontakt mit dem Kind?

Obligat beim Auftreten von suspekten Herztönen ist eine **kontinuierliche Kontrolle und Dokumentation** und ein **sofortiges Handeln beim Auftreten einer echten Pathologie**. Jegliche wehenunterstützende Maßnahme ist beim Auftreten suspekter Herztöne zu unterlassen bzw. zu unterbrechen! Eine Eröffnung der Fruchtblase sollte gut überlegt sein.

> **Besondere Vorsicht** ist geboten beim gleichzeitigem Auftreten mit:
> - Blasensprung (Nabelschnurvorfall?)
> - grünem Fruchtwasser (akute Gefährdung des Kindes?)
> - Blutungen (Uterusruptur? Vorzeitige Plazentalösung?)
> - Kreislaufdekompensation der Frau (z. B. nach Spinalanästhesie bei Sectio)

Treten **suspekte Herztöne in der Badewanne** auf, muss die Frau baldmöglichst „an Land", da kritische Situationen außerhalb des Wassers besser beherrschbar sind (Ausnahme: wenn die Geburt unmittelbar bevorsteht!).

Physikalische Maßnahmen

Positionswechsel

Eine erste Maßnahme kann sein, die Frau einen Positionswechsel vollziehen zu lassen, um die Lage des Kindes und die Druckverhältnisse intrauterin zu ändern. Günstig ist normalerweise die linke Seitenlage, da hier die uteroplazentare Perfusion am besten ist. Ansonsten wird auf die Seite des kindlichen Rückens gelagert (Leopoldsche Handgriffe wiederholen: Wie liegt das Kind?). Selten kann auch die Rückenlage zu einer Besserung bzw. Erholung der kindlichen Herztöne führen (Vorsicht: Vena-cava-Syndrom). Die Knie-Ellenbogen-Lage nimmt den Druck vom kindlichen Kopf und vom Muttermund und bremst so das momentan vielleicht zu hohe Tempo für Mutter und Kind, ebenso eine generelle Beckenhochlagerung.

Flüssigkeits-/Energiezufuhr

Eine gute Flüssigkeitsversorgung der Frau sorgt für eine gute uteroplazentare Durchblutung und wirkt sich so direkt auf die kindlichen Herztöne aus. Vor allem bei steigender Temperatur der Frau ist eine ausreichende Flüssigkeitsversorgung wichtig. Dies kann durch das Reichen von Getränken oder ggf. durch eine intravenöse Infusion geschehen.

Schnelle **Energielieferanten** sind z. B. Traubenzucker, Bananen und Müsli-Riegel.

Atmung

Eine gute Atmung – d. h. eine tiefe Einatmung durch die Nase in den Bauch und eine längere Ausatmung durch den Mund – reichert das Blut mit genügend Sauerstoff an. Dies kommt sowohl dem Kind als auch der Frau zugute. Frauen, die zum Hyperventilieren neigen, benötigen eine gute Anleitung zum Wehenveratmen, ggf. in die eigenen Hände atmen lassen oder kurz auf „L" ausatmen lassen (die Zunge liegt dabei hinter der oberen Zahnreihe, statt „hecheln").

Tokolyse bei hyperfrequenten Wehen

Liegt die Ursache für die suspekten Herztöne in der Wehentätigkeit begründet, kann eine vorübergehende Tokolyse angebracht sein.

Tokolytikum nach I. Stadelmann

Möglich ist zunächst die Verwendung des Tokolytikums (▶ **Tab. 9-2**), auf dem Bauch der Frau verrieben.

Inhalations-Tokolyse

Berotec®-Spray: zunächst 1 Hub

i.v. Tokolyse

Zuweilen kann auch eine vorübergehende intravenöse Tokolyse mit Partusisten® notwendig werden. Diese wird bis zur Normalisierung der Herztöne eingesetzt. Dann können die spontan eintretenden Wehen abgewartet werden oder man steigt parallel dazu mit einem niedrig dosierten Oxytocintropf ein.

Bei **akut pathologischen Herztönen** wird Partusisten® als Notfall-Tokolyse im Verhältnis 2 ml zu 8 ml NaCl 0,9 % verwendet; je nach Situation werden 2–4 ml i. v. injiziert und im Bedarfsfall wiederholt.

Kontakt zum Kind halten

Wichtig ist es in einer solch „brisanten" Situation auch, den Kontakt zum Kind nicht abreißen zu lassen. Das Kind soll das Signal bekommen, dass es

9 Aktive Eröffnungsphase

auf seinem Weg unterstützt wird. Dieser muss gemeinsam gegangen werden, jeder „Partner" wird gehört und berücksichtigt! Manchmal genügt die Aufforderung an die Mutter: „Bring doch mal dein Kind zum Lächeln", damit sich die Herztöne normalisieren (12). Und manchmal sind die Signale des Kindes so eindeutig, dass eine baldige Sectio unumgänglich ist. Oft zeigt sich der Grund erst nachher, z. B. eine zu kurze Nabelschnur, Nabelschnurumschlingungen oder ein dünnes Uterinsegment.

> Die Therapiemöglichkeiten sind begrenzt. Wenn sich der Befund in Richtung Pathologie entwickelt, muss sofort gehandelt werden! In der außerklinischen Geburtshilfe ist immer der zusätzliche Zeitverlust für den Transfer in die Klinik zu berücksichtigen (nach jeweiligem Kriterienkatalog).

9.6 Wehenschwäche

Vera Luft und Viola Weiss

>> „Ich glaube, jetzt hört es wieder auf."

Von einer Wehenschwäche spricht man, wenn die Wehen in Stärke, Dauer oder Frequenz nicht ausreichen, um ein Fortschreiten der Geburt zu bewirken. Jedoch ist nicht jedes Nachlassen der Wehen gleichbedeutend mit einer Wehenschwäche. Solange die Fruchtblase steht, ist eine „Wehenschwäche" von zweitrangiger Bedeutung (23). Eine Wehenschwäche muss immer von einer physiologischen Ruhepause abgegrenzt werden (14).

> „Wehenschwäche" ist eine häufige Fehldiagnose. Oft liegt eine physiologische Wehenpause zugrunde (= konstruktive Wehenschwäche)

Physiologische längere Wehenpausen kommen vor:
- beim **Übergang** von der frühen/passiven EP **in die aktive EP**: Nach dem Erreichen der Zervixreife im Laufe der Latenzphase stellt sich sehr häufig eine Wehenflaute und gar nicht selten eine physiologische Wehenpause ein,

die bis zum Beginn der aktiven Eröffnungsphase eine ganze Woche, in seltenen Fällen bis zu 3 Wochen dauern kann. Oft wird aber schon aus relativ kurzen Pausen eine sekundäre Wehenschwäche konstruiert und versucht, den nicht wehenbereiten Uterus mit Wehenmitteln zu einem Geburtsfortschritt zu bringen. Viele protrahierten Geburten gehen auf fälschlicherweise als zu schwache Geburtswehen gedeutete Vorwehen und die dadurch zu früh verabreichten Wehenmittel zurück (13).
- bei **mütterlicher Erschöpfung**, z. B. wenn die Frau schon tage- bzw. nächtelang Vorwehen hatte und dann erschöpft in die Geburt startet
- bei Frauen mit **ungenügender Energiezufuhr**, z. B. bei ständigem Erbrechen oder Übelkeit

Physiologische, zeitlich kürzere Wehenpausen kommen vor:
- nach dem Blasensprung
- nach dem Legen einer PDA
- nach der Geburt des ersten Zwillings

> Wehenschwäche ist ein **Symptom**, dem häufig der Stellenwert einer Diagnose gegeben wird. Bei allen Störungen der Wehentätigkeit sollte unsere erste Frage die nach der Bedeutung des Symptoms, nach dessen wirklicher Ursache sein (11).

Mögliche psychische Ursachen:
- das Gefühl von Verlassenheit und Angst
- Verunsicherung, z. B. durch Schichtwechsel der „lieb gewonnenen" Hebamme, auch unterschiedliche Aussagen von Hebamme und Arzt oder medizinische Interventionen
- das „Sich-beobachtet-Fühlen" (möglicherweise auch durch das ständig laufende CTG oder häufige vaginale Untersuchungen)
- die Reaktivierung von Erinnerungen an die eigene traumatische Geburt (11)
- eine Beziehungsstörung zwischen Mutter und Kind
- eine Beziehungsstörung zwischen der Gebärenden und ihrem Partner
- eine zurückliegende sexuelle Traumatisierung

Der **Behebung der Ursachen** (soweit es uns zu diesem Zeitpunkt möglich ist!) kommt in der Therapie eine wesentlich größere Bedeutung zu als der Gabe von Wehenmitteln (11).

Mögliche geburtsmechanische Ursachen:
- **Haltungsregelwidrigkeiten** des kindlichen Köpfchens
- **Hochstehender oder fehlender vorangehender Teil**, z. B. Steißlage, Querlage, ungenügender Druck nach unten und dadurch unzureichende neurohormonale Stimulation (14)
- Überdehnung des Uterus bei Mehrlingsschwangerschaft, Makrosomie oder Hydramnion
- Intrauteriner Fruchttod
- Anatomische Ursachen, z. B. Uterusfehlbildungen, Myome
- Rasche Schwangerschaftsfolge

Gefahren einer Wehenschwäche:
- Begünstigung einer aufsteigenden Infektion durch eine lange Geburtsdauer, durch häufige vaginale Untersuchungen, vor allem nach einem vorzeitigen Blasensprung
- Atoniegefahr
- Rückbildungsstörungen im Wochenbett durch mangelnde Kontraktilität der Uterusmuskulatur

Einteilung:
- **Primäre** Wehenschwäche: Die Geburt kommt nicht recht in Gang.
- **Sekundäre** Wehenschwäche: „Ermüdungsschwäche", die Wehen lassen im Verlauf der Geburt nach (20).

9.6.1 Diagnostik

Äußerlich tastbar bzw. ggf. auf dem CTG sichtbar sind
- **seltene Wehen** bzw. lange Wehenpausen
- und/oder eine **kurze Wehendauer** (< 60 sec)
- Kontraktion (zu) **schwach tastbar**/niedrige Wehenamplitude, fehlende Steigerung der Wehentätigkeit
- Evtl. fällt ein niedriger Grundtonus in den Wehenpausen auf. (**Differenzialdiagnose**: Dies kann auch ein Zeichen für eine wünschenswerte tiefe Entspannung in der Wehenpause sein!)

Bei der vaginalen Untersuchung
- ist der Muttermund oft weich bis mittelsaumig und verändert sich in der Wehe kaum
- meist ist der vorangehende Teil noch gut abschiebbar (fehlender Druck)
- bei Blasensprung fließt oft auffallend viel Fruchtwasser ab

9.6.2 Therapiemöglichkeiten

Gute Erfahrungen bei der Therapie einer Wehenschwäche gibt es mit folgenden Maßnahmen:

„Recreation": Raum geben zum Kraftschöpfen

■ **Entspannte Haltung**
Ist die Frau einfach zu erschöpft, um „weiterzumachen", und die geburtshilfliche Situation lässt es zu, ist eine Pause in einer entspannten Position (z. B. Simslage, ▶ **Abb. 9-6**) das Mittel der Wahl.

■ **Tiefenentspannung**
Unterstützend wirkt eine tiefenentspannende Maßnahme, z. B. eine Phantasiereise, eine Polaritätsbehandlung (s. Praxisanleitung S. 188), eine Massage, Berührung, ein entspannender Tee (z. B. Hopfentee) oder ein Aromaöl. So kann die Gebärende wieder Kraft schöpfen, in ihren eigenen Rhythmus und ihre inneren Ressourcen finden.

■ **Ungestörte Zeit mit dem Partner**
Denkbar ist auch, dem Paar eine ungestörte Zeit zu zweit zu gönnen, ggf. mit der Anregung, intensiv zu kuscheln, schmusen und küssen. Die Hebamme kann sich z. B. für 30 Minuten zurückziehen und kündigt dies mit Minutenangabe an. Bei Bedarf kann das Paar klingeln.

■ **Schlafen**
Manchmal kann es auch hilfreich sein, die Gebärende einige Stunden schlafen zu lassen. Meist stellen sich die Wehen anschließend wieder ein. Die Erfahrung zeigt, dass es vielfach nach dieser Erholungsphase in kurzer Zeit zur Geburtsbeendigung kommt (14). Ggf. kann zur Unterstützung ein pflanzliches Sedativum oder eine Inhalations-Tokolyse eingesetzt werden.

"Activity"

■ Massage
Eine Massage kann den Schlusspunkt nach einer Ruhepause setzen, schließlich soll die Frau wieder aktiv werden.

■ Bewegung
Eine Möglichkeit, die Frau wieder zu **„rhythmisieren"**, besteht darin, ihr einen bestimmten „Takt" vorzugeben, z.B. durch einen Spaziergang oder Yogaübungen. Ein Positionswechsel alle 4 Wehen lässt die Frau und ihren Körper ebenfalls wieder in ihren Rhythmus finden. Je nach Temperament wird dabei anregende Musik (z.B. afrikanisch, orientalisch, Flamenco) und Tanzen von den Frauen als hilfreich empfunden.

■ Gebärhaltung
Generell ist darauf zu achten, dass die Frau – nach einer Pause – **wieder eine aktive Rolle** übernimmt, d.h. nach Möglichkeit in eine aufrechte, dem Geburtsverlauf dienliche, aber dennoch entspannte Position kommt (mit regelmäßigen Positionswechseln).

> Zeit lassen und Geduld haben sind zwei wichtige Elemente der Betreuung.

Physikalische Maßnahmen

■ Massagen
Eine Druckmassage der Michaelischen Raute, das Massieren des Bauches, des unteren Rückens oder der Oberschenkel mit Uterustonikum (nach Ingeborg Stadelmann) zeigt häufig Erfolg.

Entspannung

■ Wärme
Wärmeanwendungen, am besten ein **warmes Bad**, sind häufig erfolgversprechend. Im warmen Wasser kann die Frau loslassen, das Wasser trägt sie und das Kind, die Geburt schreitet voran.

■ Brustwarzenstimulation
Sie sollte nur unter Herztonkontrolle durchgeführt werden, weil sie auch zu einer Überstimulation führen kann. Die Frau/das Paar stimuliert beide Brustwarzen jeweils für die Dauer einer Minute und macht dann eine 2–3-minütige Pause (26).

Körperliche Bedürfnisse

■ Essen und Trinken
Eine mangelnde Energiezufuhr hemmt und bremst den Körper; schnelle Energielieferanten wie Bananen, Müsliriegel oder mit Traubenzucker gesüßte Tees sorgen für Abhilfe und schaffen gute Voraussetzungen für neue Höchstleistungen. Die Frau sollte während der Geburt immer wieder an Essen und Trinken erinnert und dazu angehalten werden, um Energiedefizite zu vermeiden.

■ Blase und Darm
Hinderlich für den Geburtsfortschritt ist natürlich auch immer eine volle Harnblase (volle Blase = Wehenbremse!). Die Gebärende sollte deshalb regelmäßig zum Wasserlassen auf die Toilette. Auch die Bewegung dorthin und die Drehung des Beckens auf das WC („schiefe Ebene") selbst kann förderlich sein. Nur wenn absolut kein Spontanurin möglich ist, wird eine Katheterisierung erwogen.

Auch ein voller Darm sollte entleert werden (zur Problematik des Einlaufs ▶ **Kap. 13.6**).

■ Warme Füße
Sie sind während der Geburt obligat!

Umfeld/Umgebung

Häufig spielen auch die **äußeren Umstände** eine entscheidende Rolle; dies kann z.B. der Fall sein, wenn das große Geschwisterkind bei Geburtsbeginn noch nicht versorgt ist, der Partner noch nicht anwesend oder die betreuende Hebamme noch bei einer anderen Geburt beschäftigt ist (s. Fallbeispiel 9-1). Wenn es andere Störfaktoren gibt und die Frau dadurch nicht in ihren Rhythmus finden kann, dann ist es die Aufgabe der Hebamme, diese störenden Ereignisse ausfindig zu machen und zu beheben (zu viel Personal, Geräusche aus Nebenräumen etc.).

Psychosoziale Betreuung

■ **Erwartungshaltung korrigieren**

Aber auch die eigene Erwartungshaltung der Gebärenden kann sich als hemmend erweisen („Freundin oder die eigene Mutter hat viel schneller geboren"…). Dann benötigt die Frau Zuspruch durch die Hebamme und die Zuversicht, dass die Geburt einen guten Weg geht, sie ihren eigenen Rhythmus und auch das Kind sein eigenes Temperament hat, dass sie sich also nicht mit anderen zu vergleichen braucht. Da jede Frau und jedes Kind anders sind, ist auch jede Geburt individuell mit eigenem Ablauf.

■ **Information**

Als Erklärung für das Paar hilft es, den Geburtsverlauf noch einmal **am Modell** zu zeigen und darüber zu sprechen, woran es jetzt gerade „hängt". Manchmal löst das Gespräch die Problematik. Zusammen mit der Gebärenden sollten dann die Therapiemöglichkeiten ausgeschöpft werden, bevor invasiv vorgegangen wird.

■ **Zeit lassen**

Häufig wird (zu) schnell zu einem Oxytocintropf gegriffen, der die Frau möglicherweise erst in eine Pathologie hineinmanövriert. Läuft alles physiologisch, kann und sollte man der Gebärenden die Zeit geben, die Situation aus eigener Kraft zu meistern. Oft ist eine solche Situation nicht leicht zu „ertragen", alle Beteiligten (Gebärende, Hebamme und Mann) fragen sich häufig, woran es liegt, dass es nicht vorwärts geht.

■ **Viel Zuspruch**

und immer wieder die Versicherung, dass eine Pause momentan in Ordnung ist und dass sonst alles normal läuft, sind hilfreich und unterstützen das Selbstvertrauen der Frau.

Kontakt zum Kind

■ **Haptonomie**

Begründet sich die Wehenschwäche in einem hochstehenden vorangehenden Teil, kann man das Kind mit den Händen auffordern, tiefer ins Becken zu treten. Der Mann kniet dabei vor der Gebärenden, seine Hände liegen unten am Bauch seiner Frau und beide laden gemeinsam ihr Kind ein, tiefer ins Becken zu treten. Diese einfach Maßnahme aus der Haptonomie ist erfahrungsgemäß verblüffend oft erfolgreich.

■ **Mit dem Kind reden**

Wichtig ist in dieser Situation auch, die Frau zu motivieren, mit dem Kind zu sprechen, ihm (und sich selbst) Mut zu machen, das Kind und sich selbst zu fragen, was es noch braucht, damit die Geburt weitergehen kann.

Komplementärmedizinische Methoden

■ **Aromaöle**

Entspannende und wehenanregende Öle für Duftlampe, Badewasser oder Massageöl sind Eisenkraut, Jasmin, Lavendel, Muskatellersalbei, Myrrhe, Nelke, Rose und Weihrauch. Man sollte die Frau aber unbedingt vorher „schnuppern" lassen, ob ihr der Duft angenehm ist! Bei einer angestrebten Wassergeburt werden die Aromaöle neben der Badewanne in einer Duftlampe verwendet.

■ **Fußreflexzonenmassage**

Bei einer entsprechenden Ausbildung kann eine anregende Fußreflexzonenmassage der Zonen Uterus, Geburtswege, Nebenniere, Hypohyse und Ovarien helfen.

■ **Akupunktur**

Als Akupunkturpunkte werden Le 3, Gb 21, 34, Di 4, MP 6 und Du Mai 3, 4, 20 empfohlen. Auch hier ist eine Ausbildung Voraussetzung (22).

Interventionen/ärztlich verantwortete Maßnahmen

■ **Eröffnung der Fruchtblase**

Nur nach sorgfältiger Abwägung!

■ **Oxytocintropf**

Als letzte Maßnahmen bleiben der Oxytocintropf, bei unkoordinierter Wehentätigkeit auch gleichzeitig mit einer i. v. Tokolyse eingesetzt.

> **Praxistipps aus der Kinästhetik**
> Andrea Mora
>
> Um Kraft zu sparen, sollte sich die Gebärende **in den Wehenpausen** so lagern, dass sie möglichst viel Gewicht über Knochen an die Unterlage abgeben kann.
> **Beispiel: Sitzende Position**
> Breitflächige Unterstützung des Oberschenkelknochens durch ein Lagerungskissen.
> **Beispiel: Nach hinten geneigte Seitenlage**
> In dieser Lage kann die Frau das Gewicht über ihren Brustkorb auf ein Lagerungskissen oder über ihre Wirbelsäule an das Becken weitergeben. Dies entlastet die Bauch- und Rückenmuskulatur.
>
>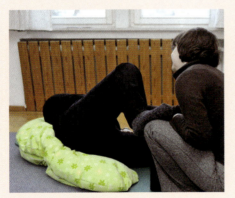
>
> ▶ **Abb. 9-5** Kräftesparende Gewichtsverlagerung in der nach hinten geneigten Seitenlage.

9.7 Geburtsstillstand/geringer Geburtsfortschritt

Viola Weiss und Vera Luft

❯❯ „Das war alles umsonst?!"

Von einem Geburtsstillstand spricht man, wenn – **unter guter Wehentätigkeit** – über eine bestimmte Zeitspanne **kein deutlicher Geburtsfortschritt** ersichtlich ist. Dies muss allerdings nicht gleich pathologisch sein, eine gewisse „Pause" kann vielmehr physiologisch, sinnvoll, gut und wichtig sein! Nach den aktuellen Lehrbüchern sollte sich der Muttermund in der Eröffnungsphase um ca. **1 cm pro Stunde** öffnen (s. auch ▶ Kap. 1.3).

> Bei diesen Angaben sollte man sich immer wieder bewusst machen, dass die Geburt ein komplexes und individuelles Geschehen ist! Die zeitlichen Angaben sind nur unter guter Wehentätigkeit als Richtschnur zu verstehen – es kann sowohl schneller als auch (deutlich) langsamer gehen.

Der Geburtsstillstand **zählt zu den häufigsten Komplikationen** in der modernen Geburtshilfe. Er ist zum einen ein Paradebeispiel für „hausgemachte" Geburtskomplikationen, wenn es durch ärztlich angeordnete Eingriffe in die natürliche Geburtsdynamik zu einem Geburtsstillstand kommt. Zum andern ist er in vielen Fällen die Folge eines z.T. sehr weit zurückliegenden Problems, welches im Rahmen der Geburtsvorbereitung und vor allem in der medizinisch-technisierten Schwangerenbetreuung übersehen oder zu wenig beachtet wurde. Diese Versäumnisse können in der Regel nicht während der Geburtsbegleitung nachgeholt werden (11).

9.7.1 Diagnostik

Die **vaginale Untersuchung** liefert – zusammen mit der **Beurteilung der Wehentätigkeit** – die Diagnose Geburtsstillstand. Ausschlaggebend ist, dass es **trotz** guter Wehentätigkeit zu einer mangelnden Eröffnung des Muttermundes kommt! Häufig ist auch eine meist zunehmende **Geburtsgeschwulst** zu tasten. „Die Geburtsgeschwulst zeigt uns in ihrer Größe, in der Dynamik ihres Wachsens und in der Dauer ihres Vorhandenseins den Schmerz und die Not des Kindes an. Ihr Fortbestehen kann auch bei unauffälligem CTG einen absoluten Notfall anzeigen!" (11).

> **Tipp**
>
> In der Kommunikation mit den werdenden Eltern sollte man besser vom „Geburtshäubchen" sprechen.

Ist die **Wehentätigkeit unzureichend**, muss man zunächst hier nach dem Grund suchen und ggf. nach genauer Abwägung für Unterstützung sorgen. Es kann vorläufig nicht von einem Geburtsstillstand gesprochen werden (▶ **Kap. 9.6**). In bestimmten Situationen bietet der Geburtsstillstand auch die Chance, den Geburtsweg zu optimieren (11).

> Die häufigste Ursache eines Geburtsstillstands ist eine unzureichende Wehentätigkeit. Zuallererst muss aber geprüft werden, ob es sich nicht um eine physiologische Wehenpause („konstruktiver Geburtsstillstand") handelt, weil die Gebärende und/oder das Kind erschöpft sind.

Eine erneute **Lagebestimmung des Kindes** mithilfe der Leopoldschen Handgriffe (▶ **Kap. 5**) und einer Ultraschalluntersuchung zeigt ggf. eine Einstellungsanomalie und somit die mögliche Ursache für einen vorübergehenden Geburtsstillstand. Der Zangemeister-Handgriff (▶ **Kap. 5.10**) ermöglicht die Diagnose eines Missverhältnisses zwischen dem kindlichen Kopf und dem mütterlichen Becken und liefert ggf. die Erklärung für den Geburtsstillstand (destruktiver Geburtsstillstand).

> **Cave:** Geburtsstillstand, Z.n. Sectio und Wehenmittelgabe = erhöhte Gefahr einer Uterusruptur!

9.7.2 Therapiemöglichkeiten

Physiologische Wehenpause („konstruktiver Geburtsstillstand")

■ **Psychosoziale Betreuung**
Diese physiologische Geburtspause bedarf keiner medizinischen Therapie, aber einer guten psychosozialen Betreuung der Frau/des Paares. Die Hebamme selbst kann der Frage nach möglichen Defiziten in der bisher geleisteten Geburtsbegleitung nachgehen.

Möglicherweise besteht bei der Gebärenden momentan körperlich oder psychisch **keine Bereitschaft**, den nächsten Schritt zu gehen und sich ganz und gar auf die Geburt einzulassen.

■ **Auch negativen Gefühlen Raum geben**
Häufig sind die Frauen/Paare enttäuscht über ein Nichtfortschreiten der Geburt („So lange Zeit, so viel Arbeit und Schmerzen für nichts!"). Auch solchen negativen Gefühlen muss man Raum, Zeit und Betreuung zukommen lassen. Viele Frauen weinen vor Enttäuschung und Angst, haben kein Vertrauen (mehr) in den eigenen Körper und stellen ihre Gebärfähigkeit infrage. Diese teilweise heftigen, häufig von Weinen begleiteten Gefühlsausbrüche sind jedoch hilfreich und führen nicht selten zu einem Fortschreiten der Geburt.

Es kommt durchaus vor, dass das geburtshilfliche Team aufgrund der Erwartungshaltung des Paares in einen gewissen Zugzwang gerät. Dann muss man für geduldiges Zuwarten und Vertrauen werben. Auch eine ehrliche **Aufklärung** über die Auswirkungen von weiteren Maßnahmen (z.B. Einleitung) kann notwendig sein und die Eltern vom Wunsch nach (oftmals) zu vielen Interventionen abbringen.

„Destruktiver Geburtsstillstand"

Diese pathologische Geburtspause oder -verzögerung muss nach ihren Ursachen behandelt werden. Diese können sein:

Muttermundsdystokie

▶ **Kap. 9.8**

Wehenschwäche

▶ **Kap. 9.6**

Haltungs- und Einstellungsanomalien

Nach der Diagnosestellung muss das Kind dazu bewegt werden, seine momentane Position zu ändern und sich richtig einzustellen (siehe auch ▶ **Kap. 9.11** bis **9.15**).

Ursache für eine Fehleinstellung kann eine **Blockade im Bereich des knöchernen Beckens** sein. Diese kann durch unterschiedliche Maßnahmen gelöst werden:

■ **Bewegung**
Bewegungen, die eine Beckenerweiterung und -lockerung fördern, z. B. Beckenkreisen, Beckenwiegen, Marschieren auf der Stelle, das Anstellen eines Beines (asymmetrische Position) oder Äp-

felschütteln im Vierfüßlerstand (▶ **Kap. 9.12**, S. 210).

- **Muskeldehnung oder -lockerung**

Eine andere Möglichkeit ist das Dehnen und Lockern der Muskulatur.

Muskeldehnung: Überstrecken des ganzen Körpers weit nach hinten gegen die Wand bzw. die Brust des Partners.

Eine Muskellockerung kann durch eine tiefe Hocke und ein „Nach-vorne-Rollen" des ganzen Oberkörpers erreicht werden (11).

- **Craniosakraltherapie**

Bei einer entsprechenden Ausbildung können Blockaden der Ileosakralgelenke durch Craniosacraltherapie gelöst werden (s. auch ▶ **Kap. 10**, S. 239).

Geburtshindernis

Liegt ein mechanisches Geburtshindernis vor (z. B. ein tief sitzendes Myom, ein enges mütterliches Becken, ein großer kindlicher Kopf, Fehlbildungen des Kindes am Hals), wird sehr bald ein Geburtsgeschwulst zu tasten sein. **„Die Geburtsgeschwulst ist die Uhr des Geburtshelfers"** (20). Dies bedeutet, dass bei einer wachsenden Geschwulst die Aussicht auf eine vaginale Geburt sinkt und ein Kaiserschnitt häufig unausweichlich ist. Auch eine an- oder vorliegende Hand oder ein vorliegender Arm kann ein Geburtshindernis darstellen.

> **Fallbeispiel 9-1: Geburtsstillstand**
>
> III Gravida, zwei problemlose Spontangeburten, jetzt ist eine Hausgeburt geplant. Die Schwangerenvorsorge erfolgte durch die Hebamme, man kennt sich gut.
> Wegen einer anderen Geburt muss die Vertretungs-Hebamme die Betreuung der Frau übernehmen. Stunden nach Wehenbeginn – nach Beendigung der anderen Geburt – kommt die Hebamme zu der Gebärenden und erlebt folgende Situation: Geburtsstillstand, kindlicher Kopf falsch eingestellt, die Frau ist kraftlos, die vertretende Hebamme ratlos.
> Die Frau sieht „ihre" Hebamme, Erleichterung, innige Umarmung, Wiegen und Zuspruch. Nach ein paar Wehen hat sich das Kind gedreht und kommt wenig später problemlos zur Welt.

9.8 Muttermundsdystokie

Viola Weiss

Bei der Muttermundsdystokie handelt es sich um eine psychisch bedingte, funktionelle oder anatomische Störung des Muttermundes, die verhindert, dass dieser sich öffnen kann.

Die **Ursachen** hierfür können Angst, Z.n. Konisation/Cerclage, Myome im Zervixbereich oder eine Wehenstörung (hypo-/hyperkinetische Wehen) sein. Der Muttermund zieht sich in der Wehe spastisch zusammen, kann sich nicht öffnen, (gute) Wehen bleiben „erfolglos". Das Fortschreiten der Geburt und das Tiefertreten des Kindes werden verhindert. Der Muttermund ist meist sehr empfindlich, was Schmerzen bei einer vaginalen Untersuchung und verstärkte Schmerzen in der Wehe durch das Tieferdrücken des Kindes verursacht.

> Ein „Verschluss" des Geburtsweges kann auch von einer (sexuellen) Traumatisierung der Frau herrühren.

Dies ist meistens nicht bekannt, da die Frauen sich evtl. nicht aktiv daran erinnern bzw. nicht darüber sprechen möchten. Diese Thematik unter der Geburt anzusprechen oder für die Frau gar zu lösen, erscheint unmöglich. Auch nur eine Verdachtsäußerung der Frau gegenüber bleibt schwierig, ist jedoch nicht undenkbar. Dies sollte dann aber mit allergrößter Vorsicht, Umsicht, ohne jeglichen Druck und alleine mit der Frau besprochen werden!

Kann sich die Frau (trotzdem) eine vaginale Geburt vorstellen, so sind dafür die wichtigsten Voraussetzungen Intimität, eine 1:1-Betreuung und äußerste Zurückhaltung der vaginalen Untersuchung und allen anderen Eingriffen.

Wenn aus personellen Gründen eine solche einfühlsame Begleitung nicht oder nur zum Teil möglich ist, ist eine großzügige Schmerzmittelgabe bzw. PDA zu überlegen. Mögliche Anzeichen für eine stattgefundene sexuelle Traumatisierung sind u. a.: Abwehr bei vaginalen Untersuchungen mit starker Verspannung, auffällig übersteigertes Schamgefühl, strikte Ablehnung von Suppositorien, Einlauf, Nelken-Tampons (11).

9.8.1 Diagnostik

Das diagnostische Mittel ist die **vaginale Untersuchung**, die zeigt, dass der Muttermund sich – gute Wehentätigkeit vorausgesetzt – nur unzureichend bis gar nicht öffnet. Er ist ringförmig zu tasten. Das Zusammenziehen des Muttermundes während einer Wehe spürt man bei der VU: der Muttermund „beißt".

9.8.2 Therapiemöglichkeiten

Liegt eine **Wehenstörung** vor, ist diese zu **beheben** (▶ Kap. 9.6 und 9.7).

Angstbewältigung

Bedingt **Angst** die Dystokie, muss versucht werden, die Frau aus dem Angst-Spannung-Schmerz-Kreis (D. Read) herauszuholen. Es muss eine **Vertrauensbasis** geschaffen werden, die es der Frau ermöglicht, loszulassen. Dies kann durch konsequente Anwesenheit der Hebamme, Körperkontakt, Mitveratmen der Wehen und Zuspruch erreicht werden. Die Frau darf sich nicht „alleine" und „ausgeliefert" fühlen, sondern kann darauf vertrauen, dass jemand da ist, der den Weg mit ihr geht und schaut, dass alles physiologisch und normal läuft.

Bei einer **Mehrgebärenden** kann die Ursache auch in einer Erfahrung aus der vorangegangenen Geburt liegen, welche die Frau so blockiert, dass sie sich nicht auf die Geburt einlassen kann und sie quasi „ausbremst". Auch hier ist ein gutes Vertrauensverhältnis zur Hebamme von Vorteil. In einem **Gespräch** kann diese Blockade oft gelöst werden und die Geburt kann dann ihren Lauf nehmen. Dies zeigt wiederum, welch große Rolle die psychische Verfassung der Frau in der Geburtshilfe spielt und wie viel unterbewusst gesteuert wird.

Entspannungsförderung

■ Achtung der Intimsphäre

Primär muss für Entspannung gesorgt werden. Dies kann z. B. geschehen, indem man der Frau **mehr Privatsphäre**/Platz für Intimität lässt. Es sollte generell der Anspruch sein, sich im Hintergrund zu halten und nicht die Gestalterin der Geburt zu sein. Das Paar hat in der Regel – in der passenden Situation – nichts dagegen, wenn sich die Hebamme für eine gewisse Zeit ganz zurückzieht, dies vielleicht auch mit Minutenangabe ankündigt. So haben Frau und Mann **Gelegenheit für unbeobachtete, innige Momente**. Oft kann sich die Frau dann besser öffnen und loslassen.

Geschützt sollte die Frau in jedem Fall auch sein, was die **Kleidung** angeht! Lässt es die Geburtssituation zu, kann die Frau Kleider ihrer Wahl anziehen. Ist es der Frau z. B. wegen Beobachtung einer Blutung nicht möglich, ihre Unterhose anzubehalten, muss darauf geachtet werden, dass die Gebärende zur Wahrung der Intimsphäre zumindest mit einem Tuch oder Handtuch bedeckt ist. Ein diskreter und vorsichtiger Blick darunter ist dann immer möglich!

■ Wärme

Oft hilft zusätzlich ein **warmes Bad** (evtl. mit entsprechend entspannenden Ölen). Die Frau spürt die Wehen dann nicht mehr so intensiv, ihr Körper wird vom Wasser getragen und wiegt nicht mehr so schwer. Sie kann sich fallen lassen und die ganze Situation entspannt sich.

■ Gebärhaltungen

Wichtig ist auch, eine **entspannte Position** zu finden. Die Frau muss in der Wehe gut arbeiten können, aber sich auch außerhalb der Wehe gut entspannen können. Dies gelingt nur, wenn nicht ständig die Position gewechselt werden muss und somit Unruhe herrscht. Die Präferenzen sind von Frau zu Frau unterschiedlich.

Zum Entspannen und gleichzeitig Raumgeben eignet sich z. B. die **Sims-Lage (asymmetrische Seitenlage)**: Die Frau befindet sich in Seitenlage (optimalerweise auf der Seite des kindlichen Rückens), das untere Bein ist gestreckt, das obere mehr als 90° angewinkelt und auf einem Kissen gut abgestützt. Die Hand der Hebamme kann unterstützend auf die obere Beckenschaufel gelegt werden und das Becken sachte vibrieren lassen zur weiteren Entspannung (▶ Abb. 9-6).

Bisweilen ist aber auch die **Knie-Ellenbogen-Lage** geeignet: der Muttermund findet so eine optimale Druckentlastung – und die Frau vielleicht auch.

9 Aktive Eröffnungsphase

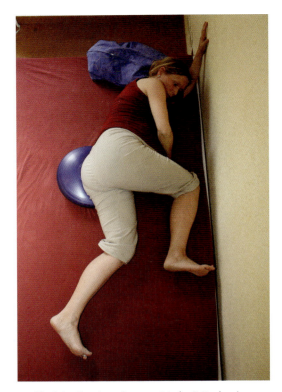

▶ **Abb. 9-6** Sims-Lage (asymmetrische Seitenlage) zum Entspannen und Öffnen.

Atmen und Tönen

Eine große Rolle für eine gute Muttermundseröffnung spielt auch die **Atmung**. Eine Frau, die permanent auf „iiiiii" oder „nein" ausatmet, wird sich wahrscheinlich schwerer tun, als eine auf „ aaa" oder „jaaaa" tönende Gebärende. Der A-Laut erfordert das tiefgreifendste innere Sichöffnen. Dazu ist nicht jede Frau bereit und in der Lage. Sinnvolle Alternativen können z. B. „ooo", „uuu" oder „mmmm" sein. Jedes **Tönen** verlängert die Ausatmung (und führt damit automatisch zu einer vertieften Einatmung), erhöht die Endorphinausschüttung und fördert das Empfinden, im Einklang mit den Vorgängen des Leibes und der Umgebung zu sein. Die Hirnaktivität wird dabei auf die rechte Hemisphäre verlagert (12).

Ebenfalls ausschlaggebend ist die **Tonlage** der tönenden Frau, da sich bei einer tiefen Tonlage der Mund und die Stimmbänder viel besser entspannen können, was auch einen weichen Beckenboden und ein entspanntes Zwerchfell zur Folge hat –

beste Voraussetzungen für eine gute Eröffnung des Muttermundes und ein bewegliches Becken. Der Mund der Gebärenden steht mit dem Muttermund in direkter Beziehung - ein lockerer, offener Mund führt zu einem lockeren Muttermund. Die Zunge sollte sich weitgehend im Mundboden befinden und nicht an den Gaumen gepresst werden.

Für die Frau ist es eine große Hilfe, wenn sie bei der Ausatmung „geführt" wird oder Töne vom Partner oder der Hebamme hört. Stimme (Großhirnrinde) und Gefühle (limbisches System) sind miteinander verschaltet und deshalb können Gefühle durch die Stimme beeinflusst werden. Mut und Hoffnung können entstehen und das Gefühl, dem Schmerz oder der Angst ausgeliefert zu sein, lässt nach, je mehr die Gebärende sich als Gestaltende empfindet.

Zur **Stärkung des Parasympathikus** (und damit einer tiefen Entspannung) tragen insbesondere bei: klingende Konsonanten (M, N, L, NG), dunkle Vokale (U, O, A), leises Singen, Tönen, Sprechen, tiefe Stimmlage, Aktivierung der Brustresonanzen, ruhige Rhythmen, Legato-Singen (gebundenes Singen, Tönen), viel Klang und wenig Artikulation (= viele Vokale und klingende Konsonanten) (13).

Trotz aller wohltuenden Wirkungen des Tönens kommen manche Frauen besser mit einem **geführten Ausatmen** klar. Töne zu produzieren ist für sie manchmal fremd und kann sie im Schmerz überfordern. Manchen Frauen genügt auch die innere Vorstellung ihres „Lieblingstones" oder sie können sich fallen lassen in die tiefen Töne des Partners und diesen aktiv lauschen.

Komplementärmedizinische Methoden

■ Aromaöle

Zur Entspannung eignen sich in Duftlampe, Badewasser oder Massageöl vor allem Lavendel, Muskatellersalbei, Rose oder ein Duft nach Vorliebe der Frau.

■ Homöopathie

Bewährte Mittel, die bei einer entsprechenden Ausbildung eingesetzt werden können, sind Caulophyllum, Chamomilla, Cimicifuga, Gelsemium (7). In Erwägung zu ziehen ist hier eine direkte Applikation am Muttermund, sonst – wie üblich – unter der Zunge.

Interventionen

■ **Lösen des Muttermundes**

Dies kann manchmal Mittel der Wahl sein. Cave: Es ist ziemlich schmerzhaft und deshalb nur nach vorheriger Information und mit dem Einverständnis der Frau! Dabei wird der innere Muttermund kreisförmig „massiert", ggf. auch mit Rescuecreme®.

■ **Medikamente und PDA**

Buscopan® supp. oder Meptid® i.v. wirken sich oft günstig auf den Muttermund aus. Der letzte, aber häufig einzige Ausweg ist die PDA.

9.9 Wehensturm, Polysystolie

Vera Luft

» „Hilfe, ich habe keine Pause mehr!"

> Zuallererst muss ein Geburtshindernis/Missverhältnis ausgeschlossen werden!

Mögliche Ursachen:
- „Typbedingte Wehentätigkeit", d.h. es gibt Frauen (häufig große, schlanke „Powerfrauen"), die ihre Kinder mit einer für sie typischen, laut Definition aber hyperfrequenten Wehentätigkeit gebären
- auch als **„Rettungsmechanismus"** der Natur, wenn die sehr rasche Geburt die einzige Möglichkeit ist, um eine (weitere) Schädigung des Kindes zu vermeiden, z.B. bei Nabelschnurvorfall oder Nabelschnurumschlingung (s. Fallbeispiel 9-2)
- häufige Begleiterscheinung von **Prostaglandinen**

9.9.1 Diagnostik

Typische Symptome und Befunde sind:
- **4 oder mehr Wehen in 10 Min.**
- oft erhöhter Basaltonus
- Schmerzempfinden auch in der Wehenpause, die kaum oder zu kurz stattfindet
- Die Wehen werden extrem schmerzhaft empfunden
- spastischer Charakter der Wehen
- VU: schmerzhaft, MM straff, sehr berührungsempfindlich

9.9.2 Therapiemöglichkeiten

siehe auch ▶ Kap. 9.9.4

Psychosoziale Betreuung

Wenn als **Ursache kein Geburtshindernis** vorliegt, sollte die Therapie zunächst in der intensiven Betreuung der Gebärenden liegen. Ihr muss Geborgenheit und Sicherheit vermittelt werden, sie braucht Anleitung zum **bewussten, verlangsamten Atmen** (▶ Kap 9.4, S. 188 f).

Physikalische Maßnahmen

■ **Kinästhetik**

Aus kinästethetischer Sicht werden instabile Bewegungen in Form von Transportbewegungen empfohlen, um den Muttermund lockerer zu machen (▶ **Kap. 7.4**)

Komplementärmedizinische Methoden

■ **Metamorphische Fußmassage**
(nach Erica C. Pichler ▶ **Kap. 10.4.2**, S. 221).

■ **Bachblüten**
1–2 Rescue®–Tropfen direkt auf die Zunge oder 4 Tropfen in einem Glas stillem Wasser, schluckweise trinken

■ **Tokolyticum**
Zunächst Toko-Öl (von Ingeborg Stadelmann) vorsichtig mit einer weichen Bewegung auf den Bauch geben.

■ **Pflanzliche Sedativa**
Gute praktische Erfahrungen gibt es mit Sedaselect®.

■ **Pflanzliche Spasmolytika**
Spascupreel®, Paverysat®, Belladonnysat®

Ärztlich verantwortete Maßnahmen

- **Spasmoanalgetika**

z. B. Buscopan plus®, Spasmo-CibalginS® oder Spasmo-Cibalgin® comp., machten die Wehenschmerzen erträglicher und therapierten ggf. die gleichzeitig bestehende Zervixdystokie.

- **Notfall- oder Dauertokolyse**

mit Partusisten®

- **PDA**

Die Indikation zur PDA kann beim Versagen der o. g. Möglichkeiten großzügig gestellt werden, da dadurch die Intensität der Wehen nachlässt und das Gewebe relaxiert wird (14).

> Besondere Vorsicht ist geboten bei einer über 4 Querfinger steigenden Bandelschen Furche und bei Z. n. Sectio wegen drohender Uterusruptur!

> **Fallbeispiel 9-2: Wehensturm als „Rettungsmechanismus"**
>
> Erstgebärende am Termin; nach beginnender leichter regelmäßiger Wehentätigkeit bei unreifem MM-Befund folgt eine Polysystolie, 4–5 kräftige Wehen in 10 Min. Die Frau hat keine Möglichkeit, sich zwischen den Wehen zu erholen, der MM öffnet sich unter den hyperfrequenten Wehen zügig.
>
> Nach knapp 2 Stunden Wehentätigkeit Blasensprung, nach zwei Presswehen Geburt eines leicht gestressten, sich aber zügig erholenden reifen Kindes, dessen Nabelschnur 5-mal straff um den Hals geschlungen ist. Apgar 8/10/10.
>
> **Nachbetrachtung:**
> Man hat fast den Eindruck, dass „die Natur" aufgrund der für das Kind lebensbedrohlichen Situation der Nabelschnurumschlingungen (die mit zunehmender Wehentätigkeit zunimmt) die Gefahrensituation (d. h. hier den Geburtsverlauf) so schnell wie möglich beenden wollte.

9.10 Drohende Pathologie

Viola Weiss

Hebammen ist es erlaubt physiologische Geburten eigenverantwortlich zu leiten. Umso wichtiger ist es, drohende Pathologien zu erkennen und die Geburt dann in ärztliche Verantwortung zu übergeben. Häufig ist es nicht einfach zu entscheiden, was **noch** physiologisch und was **schon** pathologisch ist.

Entscheidend für die Vorgehensweise ist, **welche Art von Pathologie** droht – entsprechend muss gehandelt werden!

- Ist das Kind oder die Frau gefährdet?
- Besteht momentan eine akute Gefährdung für Leib und Leben?
- Wie viel Zeit hat man?

Häufig gibt es **Warnzeichen**, die wieder verschwinden oder aber wieder auftreten und zu einer echten Pathologie werden, in der z. T. sehr schnell gehandelt werden muss. Hierzu zählen z. B.

- suspekte bis pathologische Herztöne
- (geringe) Blutungen
- Fehleinstellungen des Kindes
- das Steigen der Bandelschen Furche (Differenzialdiagnose: volle Harnblase)
- „destruktiver" Geburtsstillstand

> Wichtig sind
> - eine **engmaschige Kontrolle** (je nach Situation per CTG, MBU oder VU)
> - die **aufmerksame Beobachtung** der Situation (Gebärende, CTG, geburtshilflicher Stand) und dementsprechend eine **intensivere Betreuung**.
> - vor allem muss – trotz der möglichen Brisanz der Situation – **die Ruhe bewahrt** und nach den Richtlinien der jeweiligen Geburtsklinik verfahren werden.

In der **außerklinischen Geburtshilfe** ist der ggf. notwendige Transport in die nächste Klinik zeitlich einzuberechnen!

Die Frau/das Paar sollte zeitnah in Kenntnis gesetzt werden, warum wie gehandelt wird und was die möglichen Konsequenzen sein können (Beispiel Bradykardie: bei mehrmaligem Wiederkehren → Geburtsbeendigung per Sectio).

Ebenso müssen evtl. notwendige Maßnahmen vorbereitet (z. B. Richten der Sectioutensilien) und ggf. andere Berufsgruppen vorab informiert werden (Gynäkologe, Pädiater, Anästhesist).

9.10.1 Diagnostik

Die diagnostischen Mittel variieren je nach Art der drohenden Pathologie. Eines der häufigsten diagnostischen Mittel ist das **Pinard, Doptone oder CTG/ECG**, um suspekte Herztonmuster zu erkennen.

Die **vaginale Untersuchung** zeigt möglicherweise eine drohende Pathologie an, wenn es sich z. B. um eine falsche Einstellung des Kindes ins Becken handelt.

Auch die **MBU** ist als Diagnostikum zu sehen. Der ermittelte pH-Wert entscheidet über das weitere Vorgehen.

Häufig zeigt die **Kombination der diagnostischen Mittel** den Weg. Beispiel: starke Blutung + geringe MM-Eröffnung bei VU getastet + Bradykardie → Sectio.

Immer sind aber auch die **Sinne der Hebamme** gefragt, wenn es sich beispielsweise um die Einschätzung einer Blutung um grünes oder fötides Fruchtwasser, eine drohende Uterusruptur bei einem Missverhältnis oder um einen Blutdruckabfall bei der Frau handelt. **Erfahrung und Intuition** sind hierbei wichtige Parameter.

> Eine gute Beobachtungsgabe und die aufmerksame, kontinuierliche Betreuung der Gebärenden ermöglichen die frühzeitige Diagnose einer pathologischen Situation.

9.10.2 Therapiemöglichkeiten

Die Therapiemöglichkeiten sind begrenzt, dennoch ist es nicht unmöglich, eine Pathologie mit nicht-invasiven Mitteln vielleicht noch abzuwenden.

Physikalische Maßnahmen

■ **Lagerung**

Bei einer **Fehleinstellung des kindlichen Kopfes** kann mit entsprechender Lagerung etwas bewirkt werden (▶ Kap. 9.11 bis 9.13 und ▶ Kap. 6.8, S. 127 ff.).

■ **Flüssigkeitszufuhr**

Bei **suspekten oder präpathologischen Herztönen** kann man – je nach Ursache – durch Lagerung und Flüssigkeitssubstitution ggf. eine normofrequente Herztonlinie erreichen. Kann die Frau in der momentanen Situation nicht ausreichend Flüssigkeit zu sich nehmen, sind zügig einlaufende Infusionen angezeigt.

Ärztlich verantwortete Maßnahmen

■ **PDA**

Es kann in gewissen Situationen auch hilfreich sein, sich gemeinsam mit der Frau/dem Paar für eine PDA zu entscheiden. Diese sollte jedoch nicht als erstes Mittel der Wahl und nach Möglichkeit nicht vor einer MM-Eröffnung von 4 cm erfolgen, um weitere Komplikationen zu vermeiden. Die PDA ermöglicht der Frau meistens eine maximale Entspannung, was sich auf den weiteren Geburtsverlauf sehr positiv auswirken kann (23).

9.11 Hintere Hinterhauptshaltung

Viola Weiss

Definition: Trotz regelrechter Beugung dreht sich das Hinterhaupt regelwidrig in die Kreuzbeinhöhle.

Mögliche Ursachen:
- Myome im unteren Uterinsegment
- Ungünstige Kopfformen des Kindes (z. B. flacher Hinterkopf)
- Rotationsbehinderung durch Makrosomie des Kindes, Vorliegen eines Armes oder Nabelschnurumschlingung
- Beckenanomalien (insbesondere das androide Becken)

9.11.1 Diagnostik

- b-Stellung des kindlichen Rückens (beim 2. Leopoldschen Handgriff ist der Rücken erschwert tastbar)
- Kleine Teile lassen sich im Bereich des Bauchnabels der Frau tasten.
- VU: kleine Fontanelle hinten, große Fontanelle vermutet man vorne, ggf. ödematöse MM-Lippe vorne
- Andere Hinweiszeichen:
  - Rückenschmerzen der Frau
  - Sanduhrform des Bauches (ähnlich wie bei voller Harnblase)
  - verfrühter Pressdrang der Frau
  - Die kindlichen Herztöne sind flankenwärts am deutlichsten hörbar.

9.11.2 Prophylaxe- und Therapiemöglichkeiten

> Ist bei der Diagnosestellung noch Handlungsspielraum für eine Drehung des kindlichen Kopfes, muss diese unterstützt und versucht werden.
> Ist der Kopf in hiHHL eingestellt, muss versucht werden, Platz zu schaffen, da das Kind aufgrund des größeren geburtsmechanisch wirksamen Kopfumfangs mehr Platz benötigt und die Geburt protrahiert verläuft.

Unterstützung der Drehung des kindlichen Kopfes

■ **Demonstration am Modell**

Zunächst ist eine Demonstration am Modell (Puppe+Becken) sinnvoll, damit die Frau sich vorstellen kann, was passieren soll – sie soll es auch „verinnerlichen".

■ **Vierfüßlerstand**

Die Frau begibt sich in den Vierfüßlerstand und die Hebamme oder der Partner streicht mit der Hand vom kindlichen Rücken zur Bauchmitte der Frau hin. Ziel: das Kind soll sich mit dem Rücken in die Mitte orientieren und drehen. Unterstützend ist hierbei auch die Kommunikation mit dem Kind (sich zu drehen)!

■ **Beckenschaukeln mit Tuch**
(s. Praxisanleitung)

■ **Leichter Fingerdruck bei der vaginalen Untersuchung**

Möglich wird eine Drehung evtl. auch während der vaginalen Untersuchung: durch permanenten, leichten Druck der Finger der Hebamme wird dem Kind ein „falscher Beckenboden" simuliert und es dreht den Kopf gegen diesen Widerstand (4).

Mehr Platz schaffen

Um Platz zu schaffen, muss versucht werden, das Becken zu lockern, indem die Frau es z.B. hin- und herwiegt. Dies kann im Stehen, auf dem Ball sitzend oder abgestützt kniend (z.B. auf dem Ball) erfolgen. Praktisch bewährte Übungen dazu sind:

■ **Breites, tiefes Knien**, abgestützt am Bett oder Ball oder tiefe Hocke

■ **Äußerer Beckendruck**

Die Frau ist im Vierfüßlerstand, in der tiefen Hocke oder in Seitenlage. Über die Darmbeinkämme wird rechts und links (in SL nur von oben!) Druck über die gesamte Wehenlänge ausgeübt werden, hintereinander bei 1–3 Wehen.

> Die Stärke des ausgeübten Druckes muss unbedingt mit der Frau in einem Test außerhalb der Wehe abgestimmt werden (6).

■ **Kuh-Katze-Übung**

Die Frau befindet sich im Vierfüßlerstand, der Rücken ist gerade, ausatmend macht sie einen Katzenbuckel (Rundrücken), einatmend einen Kuhrücken (Hohlkreuz).

9.11 Hintere Hinterhauptshaltung

Praxisanleitung: Beckenschaukeln im Tuch

Das Tuch sollte zusammengelegt bis unter das Kinn der Hebamme reichen.

Anleitung
- Die Frau liegt auf dem Rücken und legt ihre **Hüfte** in eine Tuchschlinge.
- Die Hebamme, die mit gebeugten Knien über der Frau steht, legt sich das Tuch aufgefächert um die Schultern.
- Durch die Streckung der Hebammenknie wird die Frau leicht angehoben und kann geschaukelt werden. Das Becken ist so frei, die Frau kann entspannen (▶ **Abb. 9-7a**).

Variante
Die erweiterte Variante ist das **Hin- und Herrollen der Frau** (6).
- Hierzu zieht die Hebamme abwechselnd an einer Seite des Tuches, wobei sie die andere sinken lässt.
- Das Ziehen kann ruckartig geschehen und zwar **immer auf der Seite der kleinen Kindsteile**. Dadurch wird die Mutter um ihr Kind herum gedreht, die kleinen Teile bewegen sich nach hinten und der Rücken kommt auf der anderen Seite nach vorne (▶ **Abb. 9-7b**).

Diese Technik (Rebozo) wenden traditionelle mexikanische Hebammen an, um die Kindslage zu optimieren.

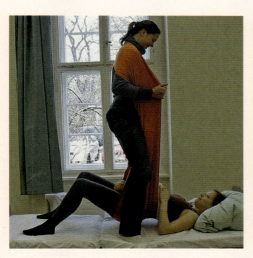

▶ Abb. 9-7a

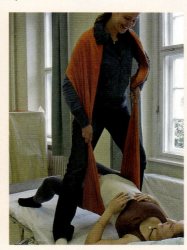

▶ Abb. 9-7b

■ Zilgrei-Übungen

Grundsätzlich kann man immer in dieser Reihenfolge beginnen (s. Praxisanleitung):
1. Übung **„Heckensänger"**: ½ Stunde lang
2. Übung **„Wachtel"**: ½ Stunde lang

Bei der anschließenden Untersuchung der Frau stellt man in der Regel danach fest, dass sich der Befund verändert hat.

Bei Bedarf kann man danach auch noch andere ähnliche Übungen versuchen, z. B. die „Spießente".

> Wichtig ist bei allen Zilgrei-Übungen, dass sie von der Zilgrei-Atmung begleitet werden.

Praxisanleitung: Zilgreiübungen

Zilgrei-Übungen können grundsätzlich **bei jeder regelwidrigen Kopfstellung** eingesetzt werden. Auch bei einer regelrechten Einstellung, wenn das Köpfchen aber noch relativ hoch ist, sind diese Übungen erfolgreich.

Die **Zilgrei-Atmung** unterscheidet sich von der vertieften Bauchatmung durch das bewusste Hinzufügen einer **Atempause von 5 Sekunden** am Ende jeder Einatmungs- und Ausatmungsphase. Diese Pause beugt dem Schwindelgefühl vor, das sich leicht bei bewusstem tiefem Atmen einstellt und fördert gleichzeitig die Entspannung. Diese Pause wird von Frauen, die nicht mit der Zilgrei-Atmung vertraut sind, als sehr lang empfunden. Da die Übungen aber langsam ausgeführt werden, kommen wir bei ruhigem Sprechen automatisch auf eine Pause von mindestens 3 Sekunden.

Die Übungen werden bei den Wehen ausgeführt und zwar über den Höhepunkt der Wehe hinweg. Das heißt, die Frau beginnt beim Ansteigen der Wehe nach dem 1. Drittel und beendet die Übung beim Nachlassen der Wehe nach dem 2. Drittel.

Übung „Der Heckensänger"

Die Beckenbewegung findet dynamisch auf der Frontalebene statt.

Anleitung:
- Lagerung der Gebärenden in einer leicht erhöhten Rückenlage mit gestreckten Beinen.
- Einatmend (die Luft durch die Nase einströmen lassen) ein Bein gestreckt in die Hüfte ziehen
- Pause
- Ausatmend (die Luft durch die Lippen ausströmen lassen) in die Ausgangsstellung zurückgehen
- Pause
- Einatmend das andere Bein gestreckt in die Hüfte ziehen
- Pause
- Ausatmend in die Ausgangsstellung zurückgehen
- Pause
- Mehrfach wiederholen (insgesamt ca. eine halbe Stunde lang).

Die Beine können vom Partner sanft geführt werden.

Dem Heckensänger folgt immer die Wachtel.

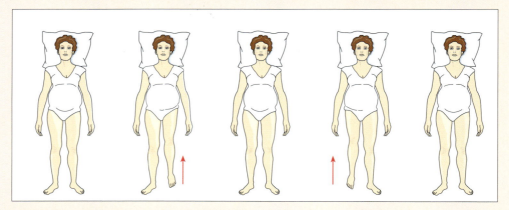

▶ **Abb. 9-8** Der Heckensänger.

9.11 Hintere Hinterhauptshaltung

Übung „Die Wachtel"

Die Beckenbewegung erfolgt dynamisch auf der Sagittalebene.

Anleitung:
- Lagerung auf die Seite, auf die der führende Teil des Kopfes sich drehen soll
- Einatmend mit leichter Streckung des Kopfes und des Oberkörpers ins Hohlkreuz geben
- Pause
- Ausatmend das Becken nach vorne ziehen (runden), den Oberkörper auch leicht runden und den Kopf auf die Brust beugen
- Pause
- Die Übung wird mehrfach wiederholt, insgesamt etwa eine halbe Stunde lang.

Der Partner kann die Beckenbewegung sanft unterstützen und das oben liegende Bein in der Bewegung führen.
Wirkung: Beckenerweiterung

Übung „Die Spießente"

Die Beckenbewegung erfolgt dynamisch auf der Sagittalebene, die Beine bewegen sich auf der Horizontalebene.

Anleitung:
- Lagerung in leicht erhöhter Rückenlage, die Beine sind angestellt
- Einatmend die Beine öffnen und ein Hohlkreuz machen
- Pause
- Ausatmend die Beine bis auf Beckenbreite schließen und einen runden Rücken machen
- Pause
- Die Übung wird mehrfach wiederholt, insgesamt eine halbe Stunde lang.

Auch diese Übung kann von der Gebärenden ohne Unterstützung ausgeführt werden. Hebamme oder Partner können dabei aber die Führung der Beine unterstützen. Diese Übung kann auch gut in der Badewanne angewandt werden.

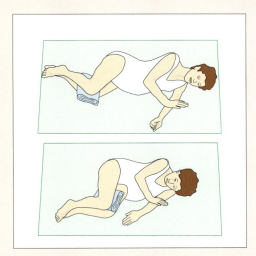

▶ **Abb. 9-9** Die Wachtel.

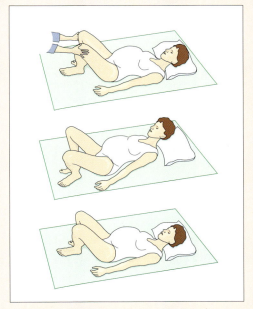

▶ **Abb. 9-10** Die Spießente.

9.12

Deflexionshaltungen

Viola Weiss

9.12.1 Diagnostik

Definition: Die Beugung des Kopfes bleibt aus und/oder der Kopf streckt sich nach hinten (10).

Scheitelhaltung

Definition: leichte Streckung des kindlichen Kopfes statt indifferenter Haltung
Diagnose: Pfeilnaht im entgegengesetzten Durchmesser, frühzeitiger Pressdrang

Vorderhauptshaltung

Definition: Zunehmende Streckung des kindlichen Kopfes statt indifferenter Haltung
Diagnose: Große Fontanelle führt, protrahierte EP bei größerem geburtsmechanisch wirksamem Kopfumfang

Stirnhaltung

Definition: Stärkere Streckung des kindlichen Kopfes statt indifferenter Haltung
Diagnose: Die Stirn übernimmt die Führung, geht meist in eine Gesichtslage über, sehr protrahierte EP, der Nacken dreht sich nach hinten, Augenhöhle oder Nasenwurzel sind mit der untersuchenden Hand erreichbar.

Gesichtshaltung

Definition: Maximale Streckung des kindlichen Kopfes statt indifferenter Haltung
Diagnose: Ertasten des Mundes und der Nase, das Kind macht ggf. schon Saugbewegungen

> dorsoposterior/mentoanterior: geburtsmöglich
> dorsoanterior/mentoposterior: geburtsunmöglich

Mögliche Ursachen:
- kleines Kind
- kindliche Fehlbildungen (z. B. Anenzephalie)
- Intrauteriner Kindstod
- ungünstige Kopfformen (Kurz-, Langkopf; Halstumore)
- Vorliegen/Anliegen einer Handfläche
- Nabelschnurumschlingungen, die eine Beugung verhindern
- Anteflektierter Uterus (z. B. bei Mehrgebärenden mit mäßiger Bauchmuskulatur)
- Beckenanomalien (androides Becken)

9.12.2 Therapiemöglichkeiten

> Generell muss – bei frühzeitiger Diagnose – versucht werden, den kindlichen Rücken nach dorsoanterior zu bewegen, um noch eine regelrechte Haltung des Kopfes zu erreichen.

Information der Gebärenden

Die Frau braucht eine innere Vorstellung davon, wie sich das Kind drehen soll, eventuell mit einer Puppe demonstrieren.

Gebärhaltungen

■ **Knie-Ellenbogen-Lage**
Die Gebärende geht in Knie-Ellenbogen-Lage, um den Kopf nochmals vom Becken zu lösen und ihm die Möglichkeit der Drehung zu bieten. Ist das Köpfchen hochgerutscht, dann wird sie auf die Seite des kindlichen Rückens gelagert (Ausgangslage – Lagerungsregel)

■ **Vierfüßlerstand**
Bei Bedarf mit „Äpfelschütteln" (= Lockerung der Beckenknochen und -gelenke) kombiniert: Die Frau befindet sich in einer knienden Position. Die Hebamme nimmt beide Pobacken unter ihre Hände und „schüttelt" diese. Günstig ist es, dabei auch die Sitzbeinhöcker zu „greifen", um eine Lockerung des Beckens zu erzielen. Geschüttelt wird in Absprache mit der Frau während der Wehe.

■ **Asymmetrische Position**
Das Bein auf der Seite des kindlichen Rückens wird angestellt – im Stehen oder Knien.

- **Seiten-Bauch-Lage/Sims-Lage**
Die Frau liegt auf die Seite der kleinen kindlichen Teile.

Beckenbewegungen

- **Rhythmische Bewegungen mit dem Becken**
Schnell oder langsam – im Stehen, im Knien, in Seitenlage, evtl. mit Musikunterstützung (gut geeignet ist z. B. orientalische oder afrikanische Musik)

- **Beckenkreisen**
Stehend, auf dem Ball sitzend, mit Partner

- **Streichen**
Auch ein Streichen über den Bauch der Gebärenden vom Rücken des Kindes in Richtung Bauchmitte der Frau fördert manchmal die Drehung des Kindes von dorsoposterior nach dorsoanterior.

- **„Kuh-Katze"-Übung**

- **Zilgrei-Übungen**
1. Heckensänger, 2. Wachtel (Praxisanleitung siehe S. 208-209).

9.13
Hoher Geradstand

Viola Weiss

Definition: Der kindliche Kopf ist dem Becken gerade (statt queroval) aufgesetzt, der kindliche Rücken steht dabei vorne oder hinten.

Mögliche Ursachen:
- Spasmus im unteren Uterinsegment
- Myome im unteren Uterinsegment
- Beckenanomalien
- Kindliche Fehlbildungen (Hydrozephalus)
- Vorliegen einer Hand

9.13.1 Diagnostik

- **3. Leopoldscher Handgriff**: Der Kopf erscheint sehr schmal (s. auch ▶ **Kap. 5.8**)
- **Vaginale Untersuchung**: Die Pfeilnaht steht gerade auf oder über BE
- ggf. Ultraschalluntersuchung
- Häufig kommt es zu einem verfrühten Pressdrang oder zu Stuhlabgang.

9.13.2 Therapiemöglichkeiten

Das Tempo der Geburt reduzieren

z.B. mit dem Tokolytikum (nach I. Stadelmann), einem warmen Bad oder Hebammentee Baldrian nach Stadelmann. Ggf. ist auch nach ärztlicher Anordnung eine vorübergehende i.v.-Tokolyse sinnvoll.

Gebärhaltungen und Beckenbewegungen

- **Knie-Ellenbogen-Lage**
ggf. mit Äpfelschütteln (d.h. Lockerung der Beckenknochen und Gesäßmuskeln durch Schütteln). Ziel: die Schultern liegen weit unter Beckenniveau, der kindliche Kopf verliert den Kontakt mit dem mütterlichen Becken und kann sich so neu orientieren.

- **Knie-Kopf-Lage**
vor allem beim dorsoposterioren Hohen Geradstand. Durch das extreme Nach-vorne-Sinken des Uterus rutscht das Kind weg vom Becken und kann sich dann in eine bequeme Position, nämlich mit dem Rücken nach vorne, in die mütterliche „Bauch-Hängematte" legen. Die Frau benötigt hierfür ausreichende Unterstützung unter der Brust und dem Kopf mittels Kissen (6).

- **Wechsellagerung**
Die Frau alle 3 – 4 Wehen zu einer anderen Position motivieren – am besten rechts/links.

- **Indische Brücke**
Versuch mit der Indischen Brücke: durch Beckenhochlagerung und Abwinkeln der hochgelegten Unterschenkel entsteht ein Hohlkreuz der Frau; das Kind rutscht vom Becken weg und kann sich mit dem Kopf neu orientieren (CAVE: Vena-cava-Syndrom). Diese Übung ist mit dem Partner oder mit geeigneten Hilfsmitteln umsetzbar.

- **Zilgrei-Übungen**
Die Übungen beginnen immer mit 1. Heckensänger, 2. Wachtel, jeweils eine halbe Stunde. Sie erzielen einen deutlichen Platzgewinn und unterstützen das Tiefertreten durch die Bewegungen) (s. Praxisanleitung S. 208-209).

9.14
Scheitelbeineinstellung

Viola Weiss

Definition: Abweichung der Pfeilnaht symphysen- (vordere-) oder kreuzbeinwärts (hintere Scheitelbeineinstellung) im Beckeneingang, das Kind neigt seinen Kopf zur Schulter.

Mögliche Ursachen:
- Beckenanomalien
- Hydrozephalus
- ungünstige Kopfformen
- Makrosomie

9.14.1 Diagnostik

- **Vaginale Untersuchung**: Das in Führung gegangene Scheitelbein und die nach vorn oder hinten abgewichene Pfeilnaht sind (nicht immer) zu tasten. Überprüfen, ob der Kopf sich bereits konfiguriert, was eine Umfangsverringerung von 1–2 cm mit sich bringt.
- evtl. Beckenaustastung, um sich ein Bild über die räumlichen Verhältnisse machen zu können
- Protrahierte EP
- evtl. verfrühter Pressdrang

9.14.2 Therapiemöglichkeiten

Beckenbewegungen

- **(Reduzierte) Beckenuhr**
Das Becken kippen – im Stehen, in Seitenlage, im Vierfüßlerstand, auf dem Ball, an die Wand gelehnt. Einatmend zurück-, ausatmend vorkippen (nur von 6 nach 12 Uhr)

- **Becken kreisen**
eventuell als Tanz mit dem Partner

- **Treppensteigen**

- **Kuh-Katze-Übung** im Vierfüßlerstand

> Die hintere Scheitelbeineinstellung ist schier geburtsunmöglich, da das vordere Scheitelbein immer mehr auf die Symphyse gedrängt wird, bis keine Flexion mehr möglich ist – also auch kein Tiefertreten! D. h. Geburtsbeendigung per Sectio.
> **CAVE:** Wehentätigkeit beachten. Bei hyperkinetischen Wehen muss die Bandelsche Furche kontrolliert werden, die Uterusrupturgefahr ist hier erhöht!

9.15
Roederer-Kopfhaltung

Viola Weiss

Definition: Beugung des Köpfchens schon im Beckeneingang zur Überwindung eines Geburtshindernisses. Die kleine Fontanelle ist schon in Führung, der geburtsmechanisch wirksame Kopfumfang ist von 35 auf 32 – 33 cm verringert.

Mögliche Ursachen:
- Allgemein oder querverengtes Becken
- Myome
- Dystokien
- Ungünstige kindliche Kopfformen (z.B. Langkopf und dadurch fehlende Formanpassung des Köpfchens) oder Fehlbildungen
- Missverhältnis zwischen mütterlichem Becken und kindlichem Kopf oder Körper

9.15.1 Diagnostik

- **Vaginale Untersuchung**: die kleine Fontanelle hat bereits im Beckeneingang die Führung übernommen, eventuell Konfiguration.
- **3. und 4. Leopoldscher Handgriff**: Anstelle des im queren Durchmesser eingestellten Kopfes ist das schmalere Hinterhaupt (bei Ia-

oder IIa-Stellung) oder das ebenfalls schmalere Gesicht zu tasten.
- evtl. Beckenaustastung zur Feststellung eines engen Beckens.

9.15.2 Therapiemöglichkeiten

Gebärhaltungen

- **Lagerung**

Lagerung auf die Seite des kindlichen Rückens (Lagerungsregel)

- **Vierfüßlerstand**

Die Frau geht in den Vierfüßlerstand, damit das Becken frei beweglich bleibt. Durch Bewegung kann der Kopf sich evtl. neu positionieren.

- **Asymmetrische Position**

im Stehen oder Knien: ein Bein anstellen – abwechselnd

Beckenbewegungen

- **Beckenkreisen** im Stehen oder auf dem Ball sitzend

- **Beckenuhr im Vierfüßlerstand**

Man stellt sich an der Wand hinter sich ein Zifferblatt vor und kreist so das Becken im Uhrzeigersinn.

- **Äpfelschütteln**

Lockerung der Beckenknochen, -gelenke und der Gesäßmuskulatur durch Schütteln (am besten in Knieellenbogenlage, Vierfüßlerstand oder kniend)

- **Bauchtanzschimmis**

horizontale Zitterbewegungen mit dem Becken

- **Äußerer Beckendruck** auf die Sitzbeinknochen, damit der Beckeneingang sich öffnet

Entspannung

Entspannung fördern, z. B. durch ein warmes Bad, Spasmolytika, ggf. auch durch eine PDA.

Bei Dystokie

Behandlung je nach Ursache (▶ **Kap. 9.8**)

9.16 Angst der Betreuer

Vera Luft

» **„Ist alles okay?"**

Hebammen und GeburtshelferInnen begleiten existenziell gefährdende Lebensprozesse, in denen sie sich selbst für Leben und Gesundheit von zwei fremden Menschen verantwortlich fühlen. Dabei sind sie einerseits die Wächter der Bedrohungen, welche in den Vorgängen der Geburt für Mutter und Kind lauern. Andererseits dienen sie als BeschwichtigerInnen der Ängste, die bei der Mutter, dem Kind und den Begleitpersonen ausgelöst werden (19). Hier ist es grundsätzlich hilfreich, wenn wir unsere **eigene Unvollkommenheit akzeptieren lernen** und erkennen, dass auch dann, wenn wir **unser Bestes geben**, nicht garantiert ist, dass alles gut geht, sondern immer zusätzlich noch ein „Geschenk von oben" benötigt wird (Schicksalsbegleitung).

Da eine Frau sich bei der Geburt sehr weit öffnet, besitzt sie eine sehr feine Wahrnehmung. Sie spürt auch die Angst von Hebamme und/oder Arzt, (aber auch des Partners/der begleitenden Person) bewusst und/oder unbewusst. Die Angst der Betreuenden wird so zu einem **Störfaktor im Geburtsprozess**. Im ungünstigsten Fall kann alleine die Angst (ganz zu schweigen von den Handlungen, die dieser Angst entspringen) des geburtshilflichen Personals zu einer Störung der Wehentätigkeit (Stärke, Frequenz) führen und sogar einen Geburtsstillstand bewirken. Unsere Angst und die daraus entspringenden Handlungen können als einer der Hauptrisikofaktoren der modernen Geburtshilfe betrachtet werden (11).

> Im Mittelpunkt all unseres Handelns muss immer und ausschließlich das Wohl und die Gesundheit von Mutter und Kind stehen. Deshalb ist es unsere Pflicht, alle Verhaltensweisen, die sich aus unserer Angst ableiten und für die Geburt ein zusätzliches Risiko darstellen, konsequent aufzudecken und zu überwinden (11).

9.16.1 Mögliche Ursachen

Was ist Angst? Angst dient seit Urzeiten dem Überleben. Als angeborenes Reaktionsmuster bereitet Angst den Körper durch das Ausschütten von Hormonen (u. a. Adrenalin, Cortisol) auf Flucht oder Angriff vor, mit den uns allen bekannten, unangenehmen Körperreaktionen (Puls- und Blutdruckerhöhung, Muskelzittern, Schwitzen u. a.). Die Sinneswahrnehmungen werden geschärft, Denkprozesse werden beschleunigt und auf den Gefahrenherd konzentriert (19).

Ohne Anspruch auf Vollständigkeit können folgende Ängste den Geburtsvorgang in der Eröffnungsphase (aber auch zu jedem anderen Zeitpunkt der Geburt) beeinträchtigen:

■ **Die vorausahnende Angst**

> Beschleicht die Hebamme ein ungutes Gefühl, bzw. eine Angst, obwohl zunächst keine sichtbare Pathologie vorliegt, ist es immer sinnvoll, diesem inneren Gefühl nachzugehen und den Verlauf der Geburt und die eigene Arbeit mit allen erforderlichen Parametern zu überprüfen.

Hier ist es wichtig, sich **nicht** vom „logischen Verstand" überzeugen zu lassen, dass doch alles in bester Ordnung sei. Die **Intuition** hat oft Recht.

■ **Die begründete akute Angst** (Furcht)
Aufgrund einer tatsächlich vorliegenden Pathologie.

■ **Die chronische Angst**
Die ständige Angst vor einer jederzeit möglichen, akut bedrohlichen Situation (z. B. einer vorzeitigen Plazentalösung, einer Uterusruptur), die wie ein Damokles-Schwert ständig über mir schwebt, und die sich scheinbar immer wieder (in meinem Dienst) verwirklichen will.

■ **Die traumabedingte Angst**
Aufgrund einer traumatischen Erfahrung bei einer zurückliegenden Geburtsbegleitung oder auch bei der Geburt des eigenen Kindes.

■ **Die Angst der/des Unerfahrenen**
Es liegt in der Natur der Dinge, dass die Sicherheit in der Begleitung von Gebärenden mit der Erfahrung wächst. Günstig wäre natürlich ein Lernmodell, nach dem in den ersten Berufsjahren immer eine geburtshilflich erfahrene Person in „Reichweite" ist, um diese Form der Angst weitgehend zu minimieren.

Mangelnde Erfahrung führt auch häufig zu dem Phänomen, dass man sich gegen die Angst der Gebärenden nicht genug abgrenzen kann und diese letztendlich zu seiner eigenen Angst macht (Ping-Pong-Effekt).

■ **Die forensische Angst**
Die auf die eigene Sicherheit orientierte Angst ist ein ständig zunehmendes Phänomen aufgrund der zunehmenden Klagebereitschaft gegen Hebammen und GeburtshelferInnen, welches sich u. a. auch in der steigenden Sectiorate widerspiegelt. Viele Entscheidungen in der Klinik werden, gerade in der aktiven Eröffnungsphase und in der Geburtsphase davon maßgeblich beeinflusst

Unter diesem Aspekt ist auch die verbreitete (Dauer-)CTG-Ableitung zu betrachten: Das CTG steht im Mittelpunkt der Aufmerksamkeit, weil ja die Herztöne jederzeit „schlecht" werden und ein schnelles Eingreifen erfordern könnten.

■ **Die hierarchische Angst**
Dieser Angst-Typus kann innerhalb der gleichen Berufsgruppe (Hebamme – Leitung; Assistenzarzt/in - Oberarzt/in), oder zwischen den Berufsgruppen Hebamme - Arzt auftreten (wobei hier nur beim Vorliegen einer Pathologie von Hierarchie zu sprechen ist).

Hier führt die vorliegende Angst zu ungünstigen Spannungen zwischen den beteiligten Berufsgruppen und nicht selten auch zu Fehlhandlungen durch ein zu schnelles oder unnötiges/unsinniges Eingreifen in den Geburtsverlauf.

■ **Die interkollegiale Angst**
Auch Kolleginnen untereinander können sich das Leben schwer machen. Oft sind junge Hebammen oder auch neu im Team eingestellte Hebammen betroffen. Hier kann die Angst, deren Grund sich eigentlich außerhalb des Geburtsraumes befindet (nämlich, den Ansprüchen der Kolleginnen nicht zu genügen, aus deren Sicht zu langsam, zu schnell oder wie auch immer falsch zu handeln), durch innere Anspannung mit in den Kreißsaal gebracht

9.16.2 Angstmanagement

Einige dieser Angsttypen haben wir alle schon erlebt. Doch schon in der Ausbildung wurde uns bewusst, Hebammen können sich Angst eigentlich nicht leisten. Wir sollen „cool" wirken und müssen in plötzlich eintretenden Gefahrensituationen komplex denken und entsprechend handeln.

Die **eigene Angst** einzudämmen, zu überspielen und günstigenfalls zu verarbeiten, gelingt jedem Menschen auf unterschiedliche Art mehr oder weniger gut. Bei geburtshilflich unerfahrenen Ärzten, die nicht permanent den Geburtsverlauf mitverfolgt haben, besteht insbesondere die Gefahr, dass sie von den sich überstürzenden Eindrücken in eine Angstsituation geraten und dann mit „Angriff" (Interventionen) oder „Flucht" (unruhiges Herumirren im Raum) zu reagieren.

Auch uns Hebammen gelingt es nicht immer gleich gut, einerseits mit unserer eigenen Angst umzugehen und andererseits uns gegen die von anderen Teammitgliedern in die Situation hineingetragene Panik abzuschirmen (19). ▶ **Abb. 9-11** stellt den Teufelskreis dar, der sich aus dieser Situation entwickeln kann.

9.16.3 Folgen

Dauerhafte, unbearbeitete Ängste führen u. a. zu chronischer Unzufriedenheit, Spannungen/Verspannungen und in der Folge zu Symptomen wie Nacken- und Schulterschmerzen, aber auch zu Konzentrationsstörungen, Nervosität oder Müdigkeit. Im schlimmsten Fall kommt es zum **Burnout-Syndrom**.

Auf der anderen Seite belohnt uns unser Körper nach der **erfolgreichen Bewältigung** einer Herausforderung mit „Glückshormonen" (körpereigene Endorphine).

9.16.4 Bewältigungsstrategien im Geburtshilfeteam

■ **Offene Konfliktbesprechungen im Team**

■ **Supervisionen**
als Pflicht für alle Teammitglieder

■ **Fallbesprechungen im Team**
Fallbesprechungen mit Supervision in den Klinikalltag einbauen, die einerseits die Abläufe und Interventionen auf den Grad ihrer Zwangsläufigkeit und Berechtigung prüfen, andererseits mit dem Thema der menschlichen Angst nachsichtig umgehen und nach gesunden und stützenden Hilfen suchen (19).

9.17 Ungeduldiger Partner

Vera Luft

> „Wie lange geht das denn noch?"

Für das Paar ist es wichtig zu wissen, dass ein guter Vater sich nicht dadurch auszeichnet, dass er bei der Geburt seines Kindes anwesend ist. Viel wichtiger ist es, dass er den **„äußeren Rahmen"** geben kann, seiner Partnerin den **Freiraum** und

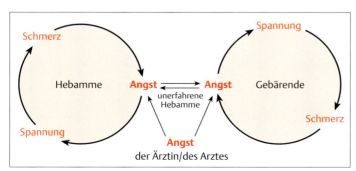

▶ **Abb. 9-11** Erweiterter Angst-Spannungskreislauf.

9 Aktive Eröffnungsphase

die **Sicherheit** gibt, um ungestört gebären zu können. Wenn man von einer guten Beziehung ausgeht, dann ist der Partner derjenige, der am besten weiß, was seiner Frau beim **„Sich Öffnen"** hilft. So hat er als Mann seine eigene, sehr wichtige Aufgabe bei der Geburt.

> Die Ungeduld des Partners resultiert in den meisten Fällen aus der **Kombination von Angst und Ohnmacht**, evtl. verbunden mit einer falschen (Zeit-)Vorstellung vom Geburtsverlauf.

> **Tipp**
>
> Die Hebamme sollte zu keinem Zeitpunkt konkrete **Voraussagen über den Geburtszeitpunkt** des Kindes oder einen bestimmten Geburtsfortschritt machen, solange dieser nicht absolut sicher absehbar ist, da sich die werdenden Eltern sonst zu sehr darauf fixieren.

9.17.1 Therapiemöglichkeiten

Psychosoziale Betreuung

■ **Ruhe ausstrahlen**
Als Hebamme selbst die „Ruhe in Person" sein, bzw. diese ausstrahlen.

■ **Informieren und aufklären**
über den Stand der Geburt und die Funktion des Geburtsschmerzes

■ **Normalität bescheinigen**
(sofern dies der Realität entspricht)

■ **Den Partner einbeziehen**
Den Partner anleiten, wie er seine Partnerin bestmöglichst unterstützen/halten kann, bzw. evtl. „nur" „behandeln", d.h. die Hand auf den Bauch legen kann. Ihm vermitteln, dass er **gebraucht wird** und wichtig ist. Dies kann auch in einem Gespräch vor der Tür des Geburtsraums erfolgen.
 Dabei kann man auf das Bild von Beppo, dem Straßenkehrer aus dem **Buch Momo** von Michael Ende hinweisen, um mit dem Partner ins Gespräch über das Thema Geduld zu kommen.

> **Praxisanleitung:**
> **Beppo, der Straßenkehrer**
>
> Eine Geschichte zum Thema Geduld aus dem Buch Momo von Michael Ende (S. 36–37):
> Beppo, der Straßenkehrer tut seine Arbeit gerne und gründlich. Wenn er die Straßen kehrt, tut er dies langsam und stetig – bei jedem Schritt ein Atemzug und bei jedem Atemzug ein Besenstrich. Wenn er eine sehr lange Straße vor sich hat, denkt er jedoch oft, sie ist so schrecklich lang, das kann ich niemals schaffen und fängt an, sich zu beeilen. Und jedes Mal, wenn er aufblickt, hat er den Eindruck, dass die Strecke, die vor ihm liegt, gar nicht abnimmt. Und so strengt er sich noch mehr an, bekommt Angst, ist zum Schluss außer Puste und kann nicht mehr. Und die Straße liegt immer noch vor ihm.
> Durch diese Beobachtung erkennt Beppo: Man darf nie an die ganze Straße auf einmal denken – immer nur an den nächsten Schritt, den nächsten Atemzug, den nächsten Besenstrich. Mit dieser Methode merkt man dann plötzlich, dass man – Schritt für Schritt – die ganze Straße gekehrt hat.

■ **Mit Essen und Trinken versorgen**
Hungrige Partner sind ungeduldiger....

■ **Den Partner beschäftigen**
Der Partner kann z.B. gebeten werden, selbst Essen und Trinken zu organisieren, in der außerklinischen Geburtshilfe: Tee/Kaffee kochen, evtl. noch die Wickelkommode zusammenschrauben...

■ **Dem Partner eine Pause gönnen**
Ihm oder ihr versichern, dass man für diese Zeit bei der Gebärenden bleibt
 Ist die Ungeduld des Partners **therapieresistent**, dann kann es sehr sinnvoll sein, einen ungeduldigen Partner zu der Einsicht zu bringen, lieber **den Kreißsaal zu verlassen**!!
 Dies muss vor allem geschehen, wenn er nicht mehr Herr seiner Gefühle ist und die Situation zu eskalieren droht (manche werden in ihrer Not auch mal handgreiflich!)

9.18
Ungeduldiges Kreißsaalteam

Vera Luft

> Ruhe und Geduld sind bei der Begleitung einer physiologischen Geburt unverzichtbar.

9.18.1 Mögliche Ursachen

Das **eng gesteckte Zeitfenster**, in welchem Zeitraum die Geburt verlaufen soll (vor Jahrzehnten festgelegt und unhinterfragt in den Standards der Klinik fixiert), bringt automatisch die Ungeduld in den Kreißsaal.

Ebenso können (bzw. müssen fast zwangsläufig) eine **schlechte personelle Besetzung** und **räumliche Gegebenheiten** (z. B. zu wenige Kreißsäle) zu ungeduldigem Handeln führen.

Ungeduld im Kreißsaal resultiert nicht selten aus einer **Prägung** durch die Ausbildung und/oder die langjährige Arbeitsweise in Unterbesetzung.

Auch die Geburtsdokumentation in Form eines **Partogramms** kann aufgrund ihrer schematischen Struktur gerade das ärztliche Personal zur Ungeduld verleiten.

In großen geburtshilflichen Abteilungen stellt die notwendige **Abstimmung mit anderen Berufsgruppen** (Anästhesisten, Pädiater u. a.) und deren OP-Plänen ein gewisses Problem dar, das eine spezielle Ungeduld und medizinische Interventionen begünstigt.

9.18.2 Prophylaxe

- Geburtshilfliche Standards in den Kliniken sollten immer wieder durch Hebammen überarbeitet werden!
- Zeitliche Vorgaben zum Geburtsfortschritt dürften generell nur Kann- und **keinen Muss-Charakter** besitzen!
- Eine 1:1-Betreuung sollte angestrebt werden!

Wenn die Gebärende „ihre" Hebamme/n und den Arzt/die Ärztin bereits vor der Geburt kennengelernt und ein Vertrauensverhältnis aufgebaut hat, ist die Hemmschwelle für forcierende Interventionen erfahrungsgemäß höher.

Literatur

[1] **Klaus Goeschen:** Kardiotokographie Praxis, Thieme: Stuttgart. 1997
[2] **Ilona Schwägerl:** Geburt in Geborgenheit und Würde, irisana: 1999
[3] **Verena Schmid:** Der Geburtsschmerz, Hippokrates: Stuttgart. 2005
[4] **Jean Sutton/Pauline Scott:** Die Optimierung der Kindslage, Hippokrates: Stuttgart. 2005
[5] **Dagmar Imhorst:** Management der Geburtsleitung bei regelwidrigen Kopfeinstellungen unter Anwendung von Zilgrei (unveröffentlichtes Script)
[6] **Ulrike Harder:** Bildbeiträge in: Hebammenforum Juni 2008
[7] **Friedrich P. Graf:** Homöopathie für Hebammen und Geburtshelfer, Repetitorium, E. Staude Verlag. 2000
[8] **Hanna Fischer:** Atlas der Gebärhaltungen, Hippokrates Stuttgart. 2003
[9] **F. Hatch, L. Maietta:** Kinaesthetik, Urban & Fischer. München. 2003
[10] **C. Geist, U. Harder, A. Stiefel:** Hebammenkunde, Hippokrates: Stuttgart. 2007
[11] **S. Hildebrandt, E. Goebel:** Geburtshilfliche Notfälle, Hippokrates: Stuttgart. 2008
[12] **Jutta Haag:** Tönend kannst du gebären, Hebammenforum Juli 2006
[13] **A. Roggenschaub:** Gebären ohne Aberglaube, Aleanor-Verlag: 1998
[14] **Mändle et al:** Das Hebammenbuch, Schattauer: Stuttgart. 2007
[15] **De Jong:** Im Dialog mit dem Ungeborenen, Verlag Via Nova: 2004
[16] Zitat aus einer Gesprächsrunde mit **Dr. M. Djalali,** Düsseldorf
[17] **Janus:** Wie die Seele entsteht, Mattes Verlag: 1997
[18] **Knie, C.:** Hände, die zuhören. Hebammenforum 11/2008
[19] **Kirchner, S.:** Ohne Furcht und Schrecken? Hebammenforum 9/2006
[20] **Pschyrembel, Dudenhausen:** Praktische Geburtshilfe, de Gruyter, 18. Aufl. 1994

[21] **Braun, B.:** Geburten und Geburtshilfe in Deutschland, GEK Schriftenreihe zur Gesundheitsanalyse Band 43 (2006)

[22] **Römer:** Akupunktur für Hebammen, Geburtshelfer und Gynäkologen, 4. Aufl., Hippokrates: Stuttgart. 2008

[23] **Anna Margareta Neff Seitz:** PDA – Segen oder Fluch für die Frau? Berner FH Gesundheit, Hebammen, 2007

[24] **J. Schmolling, E. Alberty:** Kaiserschnittrisiko bei neuroaxialer Analgesie in der frühen Eröffnungsperiode, Der Gynäkologe 12, 2005: 1108-1112

[25] **Stadelmann, Ingeborg:** Aromatherapie von der Schwangerschaft bis zur Stillzeit, 2. Aufl., Stadelmann Verlag: 2007

[26] **Stadelmann, Ingeborg:** Hebammensprechstunde, Stadelmann Verlag, 6. Aufl. 2007

10 Übergangsphase

Esther Göbel und Gerlinde Schmidt

10.1 Definition

>> „Abgerechnet wird zum Schluss."

Die Gebärende hat den Muttermund (MM) durch Wehentätigkeit 8 cm bis vollständig eröffnet. Das Kind steht mit seinem vorangehenden Teil bis tief und fest im Eingang des knöchernen Beckens der Mutter. Es kann sich um eine **aktive oder inaktive Phase** handeln, dementsprechend kann die Übergangsphase zwischen 5 Minuten und mehreren Stunden dauern.

Dies ist **die schwierigste Zeit während der Geburt**. Sie ist geprägt von unerwarteten Gefühlen und Kräften, die Angst auslösen können. Themen wie Kontrollverlust, Erschöpfung, Schmerzintensität, traumatische Erinnerungen, die Sorge um sich und das Kind und vieles andere mehr sind jetzt präsent. Viele Frauen erreichen jetzt ihre Leistungsgrenze. Sie können aber auch ein Glücksgefühl erleben, wenn sie diese überschreiten können.

In der Übergangsphase werden die Wehen oft am schmerzhaftesten erlebt. Sie können auch ein starkes Druckgefühl (Pressdrang) auslösen, dabei sollte die Gebärende jetzt **loslassen** und sich in das Gebären „hineinfallen" lassen.

Das **Kind** muss stärkere Wehen aushalten und empfindet diese Phase ebenfalls als einen Übergang. Es wird hormonell durch die Mutter unterstützt und emphatisch von Mutter/Vater begleitet. Sein Kopf kann sich den veränderten Druckverhältnissen anpassen in Form von Hautfältelungen, Konfiguration und als letzte Möglichkeit in Form der „Geburtsgeschwulst".

Oft haben auch die **Begleitenden** (Partner, Freundin) Angst und Sorge, dass die Geburt nicht gut ausgehen könnte. Sie können „das Leiden" der Mutter oft nicht aushalten, es geht ihnen sehr nahe. Auch die Hebammen und Ärzte können Sorge und Angst haben, die Situation nicht zu beherrschen.

10.2 Was braucht die Gebärende?

>> „Bleib bei mir!"

In dieser Phase braucht die Gebärende viel Hebammenpräsenz, Begleitung und positive Motivation. Die **Hebamme** unterstützt die Mutter in ihren Gefühlsäußerungen und in ihrem Bewegungsdrang. Sie geht achtsam mit dem Regressionsbedürfnis der Gebärenden um. Die Hebamme gibt Raum und baut Vertrauen bei der Gebärenden sowie deren Begleitung auf.

Das **Kind** braucht viel Kontakt mit der Mutter: Durch Sprechen mit dem Kind und Körperkontakt über die Hände auf dem Bauch der Mutter kann das Kind aktiviert werden. Dies lässt sich an den lebhaften Kindsbewegungen dann von allen Anwesenden wahrnehmen. In den Wehenpausen ist ein leichtes Streicheln oder Kreisen auf dem Rücken des Kindes durch die Bauchdecken hindurch für alle angenehm.

Mutter und Kind benötigen die Unterstützung des **Partners**/der Begleiterin. Dazu gehören auch zuversichtliche Blicke und Gesichtsausdrücke des Partners. Die Berührung ihres Körpers sollte sanft und angstfrei erfolgen, sonst verstärkt oder erweckt sie die Angst der Frau. Sätze, die allen Mut machen, dürfen gedacht und laut gesagt werden: Ich liebe Dich, Du hast Kraft.

Viele Frauen finden in dieser Phase einen kalten Waschlappen auf der Stirn, warme Hände an den Füßen und eine vertraute Hand auf dem Kreuzbein als sehr hilfreich.

10.3
Betreuungsschwerpunkte in der Übergangsphase

❯❯ „Die Gebärende ist die Kaiserin, der alle zu dienen haben."

- Die Gebärende und ihr Begleiter brauchen die **Anwesenheit einer Hebamme** mit offenem Herzen und wachem Verstand.
- Die Hebamme ermittelt beobachtend die **Bedürfnisse der Frau** und unterstützt sie darin, diese mitzuteilen.
- Anvertrautes Wissen über die **Wünsche und Vorstellungen der Gebärenden** (z. B. aus der Schwangerenvorsorge, der Geburtsvorbereitung oder im einführenden Gespräch erworben) ist in diesen Situationen natürlich sehr nützlich.
- Motivierend wirkt auf viele Gebärende auch, wenn sie **sich selbst untersuchen** können, wie tief das Köpfchen schon gekommen ist.
- Hat die Gebärende das Gefühl, **den Verstand zu verlieren**, wird sie bei diesem „inneren Quantensprung" von der Hebamme begleitet. Die Frau darf jetzt nicht allein gelassen werden, auch nicht mit dem Partner.
- Für das Loslassen sind **Entspannungsmaßnahmen** sehr hilfreich.

10.4
Muttermund nicht vollständig und massives Druckgefühl

❯❯ „Ich schaffe das nicht!"

10.4.1 Diagnostik

- Bei der **vaginalen Untersuchung** wird noch ein Rand des Muttermundes getastet. Der vorangehende Teil des Kindes ist nicht im Beckeneingang.
- Der **4. Leopold'sche Handgriff** (▶ Kap. 5.9) zeigt an, der Kopf steht fest auf dem Becken. Trotzdem verspürt die Gebärende einen deutlichen Pressdrang.
- Beim **Abhören der kindlichen Herztöne** (durch Herztonrohr, Doptone oder CTG) zeigt sich ein Absinken der Herztonfrequenz während der Wehe, besonders beim unwillkürlichen Pressen.

10.4.2 Therapiemöglichkeiten

> Der Gebärenden muss die Situation deutlich erklärt werden. Sie darf jetzt nicht mitpressen.

Physikalische Maßnahmen

■ **Lagebestimmung des kindlichen Kopfes und Rückens**
Dadurch ist eine Auswahl der Gebärposition mit Berücksichtigung der Intuition der Gebärenden, was sie tun möchte, möglich. Wenn die Gebärende auf die dem kindlichen Rücken gegenüberliegende Seite gelagert wird, kann der Kopf besser vom Beckeneingang rutschen.

■ **Bewegung**
Den Bewegungsdrang der Gebärenden zulassen und ihr einen Lagerungswechsel vorschlagen: z. B. in den Vierfüßlerstand helfen, den Ball dafür anbieten. So drückt das Köpfen nicht auf das Promontorium und der Pressdrang wird gelindert.

■ **Zusammen atmen**
Mit der Gebärenden zusammen atmen, die Wehe verhecheln.
  Alternative: Während der Wehenpause die Gebärende zur **Zilgrei-Atmung** anleiten:
- Einatmend den Bauch weiten, die Luft 5 Sekunden halten (von 21 bis 25 zählen)
- Ausatmen, den Bauch nach innen (nur die Luft aus dem Bauch herauspusten)
- 5-Sekunden-Pause
- 5-mal wiederholen

Bei der Zilgrei-Atmung darf nicht zu tief eingeatmet und nicht zu lange ausgeatmet werden, dann lassen sich die 5-Sekunden-Pausen gut einhalten. Die Zilgrei-Atmung aktiviert die Kinder erfahrungsgemäß sehr deutlich.

10.4 Muttermund nicht vollständig und massives Druckgefühl

■ **Rückenmassage**
- Das **Kreuzbein** massieren mit Druck oder nur leicht – je nach Wunsch der Gebärenden.
- Den **Rücken stützen**: Das Kreuzbein mit der flachen Hand oder mit beiden Händen halten.

Beides lindert das Druckgefühl und kann sehr gut vom Partner übernommen werden.

■ **Das Becken schütteln**
- Die Frau befindet sich im **Vierfüßlerstand**, die Hebamme legt die Hände auf das Kreuzbein und macht leichte vibrierende oder schüttelnde Bewegungen – je nachdem, was von der Gebärenden als angenehmer empfunden wird.
- Liegt die Frau **auf der Seite**, fasst die Hebamme die obere Hüfte (Darmbein der freiliegenden Hüfte) an und macht in Richtung Kopf oder zur anderen Hüfte hin weiche, liebevolle Schüttelbewegungen. Ein Kissen kann dabei unter das obere Knie gelegt werden.

Die Beckenbewegungen helfen dem Kind, ins Becken hineinzurutschen. Wenn die Gebärende die Bewegungen als sehr unangenehm empfindet, sollte ihr die Bedeutung erklärt und die Schüttelbewegungen nur in der Wehenpause ausgeführt werden.

> Wenn das Kind ins Becken gerutscht ist, hört der vorzeitige Pressdrang vorerst auf und die kindlichen Herztöne erholen sich.

■ **Fußmassage**
Die metamorphische Fußmassage lockert den Muttermund und auch das Becken (s. Praxisanleitung).

■ **Halten der Zehen**
Von den Frauen wird es oft auch als entspannend und hilfreich erlebt, wenn die **großen Zehen** von der Hebamme oder dem Partner mit den Fingern leicht gehalten werden.

Auch das Halten und leichte Schütteln der beiden **kleinen Zehen** außen unterhalb des Zehnagels mit den Fingern, am Akupunktur-Punkt Blase 67, wird als sehr entspannend beschrieben (▶ Abb. 10-2).

Praxisanleitung: Fußmassage (Metamorphische Methode)

Eine Fußmassage ist entspannend und fördert auch die Öffnung des Muttermundes.
Dauer: 5 Minuten pro Fuß, nur in der Wehenpause.
- Das untere Bein oder den Fuß so lagern, dass der Fuß entspannt, aber frei liegt.
- Daumen oder Zeigefinger locker auf die große Zehe legen.
- Den anderen Daumen oder Zeigefinger locker an die Mitte der Ferse legen.
- 1 Minute halten, dann den Finger von der Ferse nehmen.
- Nun vom großen Zeh mit dem Zeigefinger seitwärts an der Innenkante des Fußes Knöchelchen für Knöchelchen leicht kreisend entlang massieren (nur leicht, nicht mit Kraft, wie auf einem Luftballon) bis zur hinteren Fersenmitte.
- Dann von der Fußinnenkante leicht kreisend über den Fußrücken zur äußeren Fußmitte massieren.
- Die Massage beim anderen Fuß wiederholen.
- Zum Abschluss beide große Zehen mit den Fingern halten, bis die Frau beide Zehen gleich deutlich spürt.

Wiederholung nach ½ Stunde möglich.

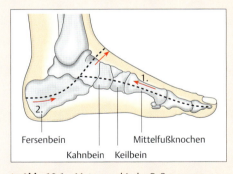

▶ Abb. 10-1 Metamorphische Fußmassage.

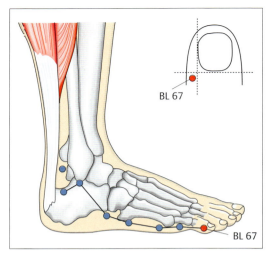

▶ **Abb. 10-2** Halten der kleinen Zehen am Akupunkturpunkt Bl 67.

Komplementärmedizinische Methoden

■ Homöopathie

Mit entsprechender Weiterbildung können zusätzlich auch homöopathische Mittel eingesetzt werden: Nux vomica C 200/C 30 bessert häufig ein eingeschränktes CTG. In mehrmaligen Gaben verkleppert geben (5 Globuli in 1 Glas Wasser verrühren) und in kleinen Schlucken einnehmen lassen.

Auch Arnika C 200/C 30, verkleppert, ist ein erfolgversprechendes Mittel, um die Herzfrequenz zu bessern und dem Kind zu helfen, tiefer zu treten, insbesondere wenn der Wehenschmerz und der Pressdrang als nicht aushaltbar beschrieben werden.

> **Fallbeispiel 10-1: MM nicht vollständig und massives Druckgefühl**
>
> Frau A., 21 Jahre, I. Gravida, Betreuung durch Arzt und Hebamme, unkomplizierte Schwangerschaft, jedoch deutliches Hohlkreuz, Gewichtszunahme 24 kg aufgrund eines reichhaltigen Süßigkeitsverzehrs, Geburtsvorbereitungskurs war eher eine komische Veranstaltung für sie; Herr A., 25 Jahre, taucht erst zur Geburt mit auf.

Die MM-Eröffnung geht bis 8 cm langsam (16 Stunden), aber stetig. Das Kind liegt in einer I. HHL. Frau A. freut sich sehr über den nun einsetzenden Pressdrang, da sie auf ein schnelles Ende der anstrengenden Geburt hofft. Die vaginale Untersuchung ergibt: MM Saum vollständig, sehr wulstig. Der Kopf ist im Beckeneingang fest in einer II. hinteren HHL. Frau A. ist sehr traurig über die Mitteilung, will aber nicht aufgeben. Sie hätte noch Kraft und bräuchte nur jede Menge Cola. Damit würde sie es schaffen.

Frau A. willigt in eine Sims-Lagerung links ein. Dadurch ist ihre „Mobilität und Freiheit" deutlich eingeschränkt, aber das Druck- und Pressgefühl viel geringer. Sie entspannt sich und kann in den Pausen ruhen, reden und Cola trinken. Die kindlichen Herztöne sind unauffällig. Nach 1 Stunde ist der MM immer noch Saum vollständig, aber dünnsäumig. Der Rücken hat sich nach vorn begeben. Frau A. begibt sich in den Vierfüßlerstand im Wechsel mit der geschlossenen Knie-Ellenbogen-Lage zum Ausgleich des Hohlkreuzes. (Bei einer geschlossenen Knie-Ellenbogen-Lage beträgt der Winkel der Beine zum Becken ca. 90°. Die Symphyse „fängt" hier den Kopf des Kindes ein. Diese Position verändert ein Hohlkreuz.)

Nach 30 Min. spürt sie einen anderen Pressdrang als bisher. Sie geht mit ihrer Hand zum Köpfchen des Kindes und von da an weiß sie, dass ihr Kind bald geboren werden wird. Der Kopf schiebt sich mühsam über den Damm. Danach erfolgt eine Lockerung des Beckens durch sanften „Bauchtanz". Frau A. begibt sich in die Hirtenposition, umfasst mit den Händen das Seil über ihr zum kräftigen Zug und mit der nächsten Wehe kommt der kindliche Kopf deutlich tiefer. Nach einem schnellen Seitenwechsel mit Aufstellen des rechten Beines und erneuter Beckenlockerung wird ein 3800 g schweres Mädchen geboren.

Sehr deutlich konnte Frau A. im **Nachgespräch** die beiden unterschiedlichen Druckarten beschreiben: „Das 1. Mal drückte es so, dass man nichts machen konnte und fast blöde wurde. Dann drückte es viel tiefer in mir, richtig genial und wie sonst immer, nur eben stärker. Den Kopf dabei zu spüren war spitze."

10.5
Schwer aushaltbare Wehen in der Phase kurz vor dem Loslassen, starke Schmerzen

>> „Du hast gesagt, es wird nicht schlimmer!"

10.5.1 Diagnostik

Wenn die Gebärende schwer aushaltbare Wehen angibt, ist die Hebamme **mit allen Sinnen** gefordert, mit Empathie, Sprache und Körpergefühl. Sie muss insbesondere eine Abgrenzung vornehmen zu Wehen und Wehenschmerz, die keinen Geburtsfortschritt ergeben.
- Zur **Wehenbeobachtung** die Hand auf den Bauch halten und per Uhr den Abstand messen oder per CTG aufzeichnen lassen. Letzteres zeichnet aber nur die Häufigkeit der Wehen auf. Besser kann die Wehentätigkeit per Hand wahrgenommen und in der Stärke beurteilt werden. So bekommt die Hebamme ein besseres Gefühl für die Art der Wehen.
- Gleichzeitig wird das **Verhalten** der Gebärenden beobachtet.
- Den **Atemfluss** der Frau beobachten.
- Das **Kind** beobachten: kindliche Herztonkontrolle mittels Doptone, Herztonrohr oder CTG.
- Bei der **vaginalen Untersuchung** kann die Muttermundseröffnung und eine eventuelle Geburtsgeschwulst ermittelt werden. Auf die Bandl'sche Furche und auf die Gebärmutterwanddicke achten (als Differenzialdiagnose immer auch an die Uterusruptur denken!).

10.5.2 Therapiemöglichkeiten

Erklärung und Zuspruch

Der Gebärenden sollte diese Phase der Geburt erklärt werden. Dabei ist immer zu bedenken: die Begleitperson hört mit. Mit dem positiven Zuspruch nicht nachlassen.

Positionswechsel

Den Bewegungsdrang zum Positionswechsel der Gebärenden nutzen, sie anregen, in den **Vierfüßlerstand** oder auch in den **Knie-Ellenbogen-Stand** zu kommen. So wird der Druck auf den Gebärmutterrand gemildert.

Getränke

Die Gebärende braucht **Energie**. Spätestens jetzt ist die Zeit für kraftspendende Fruchtsäfte u. Ä., da eine Dehydrierung die Schmerzintensität erheblich steigert. In der fortgeschrittenen Übergangsphase möchten die Frauen oft nur Wasser trinken. Bei Kraftmangel ist eine Infusionstherapie mit Glukose sehr hilfreich.

Entspannungsförderung

■ **Warmes Bad**
Zur Entspannung kann die Gebärende in die Badewanne mit nicht zu heißem Wasser (ca. 34°-36° C) steigen. Dieses Bad regt die Wehen nicht an und macht munter. Gleichzeitig entspannt es die Muskulatur.

■ **Metamorphische Fußmassage**
(s. S. 221).

■ **Massage des Akupunktur-Punktes Blase 67**
(▶ Abb. 10-2).

■ **Das Becken schütteln**
Diese Maßnahmen fördern das Entspannen des inneren Beckenraums und lockern den Beckenboden. Sie können sowohl im Wasser als auch an Land durchgeführt werden.

Komplementärmedizinische Methoden

■ **Bachblüten**
Zur Schmerzlinderung haben sich die **Notfalltropfen** bewährt (Orginal-Bachblüten-Rescue®-Tropfen): 10 Tropfen auf ein Wasserglas, 1 Schluck kurz vor dem Wehenbeginn einnehmen lassen.
Alternative: Die Notfallsalbe (Rescue-Salbe®) kann direkt auf die Lippen gegeben oder auf den Bauch gerieben werden.

Pflanzliche Sedativa

Ein Tee oder Dragees mit Hopfen, Baldrian oder Melisse (z.B. Sedaselect®) bringen gedankliche Entspannung und damit oft auch eine muskuläre Entspannung, welche die Schmerzintensität subjektiv verringert.

> **Fallbeispiel 10-2: Schwer aushaltbare Wehen**
>
> Frau D., 42 Jahre, bekommt ihr 5. Kind. Für Herrn D. ist es die Geburt seines 2. gemeinsamen Kindes. Die Schwangerschaft empfindet Frau D. als mühsam und anstrengend. Eine Kur lehnt sie ab. Sie wird von Arzt und Hebamme gemeinsam betreut. Ab der 38. SSW hat sie regelmäßig Wehen, die ihr die Kraft und nachts den Schlaf rauben. In der Familie ist in dieser Zeit immer jemand mit Husten und Schnupfen erkrankt, sodass sie sich außer Stande sieht, die Geburt zu bewältigen.
>
> In der 42+1 Woche startet Frau D. gegen 19.00 Uhr mit Blasensprung, helles Fruchtwasser. Leichte Wehen stellen sich nach 5 Stunden ein. Sie will von zu Hause weg und kommt ins Geburtshaus. Das CTG ist unauffällig, der MM ist 2 cm und wulstig.
>
> Frau D. möchte ruhen und nimmt 3 Dragees Sedaselect® zum Entspannen. Nach einer Stunde beginnen kräftige Wehen, die sie schwer annehmen kann, da alles anders läuft als sie es will. Sie möchte nun umhergehen und kommt dabei gut mit den Wehen zurecht.
>
> Nach 2 Stunden ist der MM noch unverändert. Die Hebamme versucht, ihr dies nicht so direkt zu sagen und beschreibt den Befund des Köpfchens. Es ist eine II. HHL. Das Kind drückt nur leicht auf den MM. Sie kann Frau D. überzeugen, nach vorn abgestützte Positionen im Knien zu wählen, um so in den Wehenpausen auszuruhen. Die Wehen nehmen an Intensität in diesen Positionen zu. Der Partner muss ihr dabei ununterbrochen den Rücken massieren. Frau D. schimpft und jammert die ganze Zeit über ihren Zustand. Es kommt keine Gebärfreude auf. Die Hebamme akupunktiert Entspannungspunkte und Kraftpunkte am Ohr.
>
> Nach 3 Stunden ist der MM 6 cm offen, stark wulstig. Frau D. fühlt sich kraftlos. Sie will nichts essen und trinken, da sie bei den anderen Geburten immer erbrochen hat. Sie bekommt zwei Infusionen Glukose, die erste schnell und die zweite langsam. Diese bringen ihre Kräfte wieder und sie entschließt sich, die Gebärwanne auszuprobieren, da ihr letztes Kind dort geboren wurde. Sie empfindet das Wasser als sehr angenehm und möchte eine Pause machen und in der Wanne ausruhen.
>
> Nach 30 Min. im Wasser setzen kräftige Wehen im Abstand von 3–5 Min. ein. Das Kind beginnt stark auf den MM zu drücken. Frau D. schreit, dass sie das nicht noch mal aushalten kann und möchte eine PDA. Sie flüchtet aus dem Wasser auf die daneben befindliche Toilette. Ihr Partner stellt sich vor sie und wärmt sie mit einem großen Badehandtuch. Frau D. schimpft: „Jetzt muss ich auch noch. Ich halte das alles nicht aus." Sie möchte nicht zurück ins Wasser und kniet sich aufs Bett und weint stark. Es ist ihr alles zu viel.
>
> Fast teilnahmslos lässt sie sich von der Hebamme untersuchen. MM: Saum vollständig. An der rechten Seite ist ein großer wulstiger Rand. Die Hebamme bettet die Gebärende 3 Wehen lang auf die linke Seite, dadurch verschwindet der Rand des MM. Die Nachricht, dass der MM jetzt ganz geöffnet ist, nimmt Frau D. ohne sichtbare freudige Reaktion auf. Das Schlimmste käme ja noch.
>
> Da verliert der Partner die Nerven und beginnt laut zu weinen. Als Frau D. dies sieht, kniet sie sich zu ihm und ist wie ausgewechselt. Sie geht selbst nach dem Kind mit ihrer Hand spüren und fordert den Mann auf, dies ebenfalls zu tun. Einige Wehen später ist der stramme Junge geboren. Das CTG war lautlos gestellt und nur in Intervallen eingeschaltet worden. Es war eingeengt ohne Dezelerationen. Frau D. war bei der Geburt nicht zu motivieren gewesen, speziell an ihr Kind zu denken.
>
> Im **Nachgespräch** versteht Frau D. sich selbst nicht. Sie denkt aber, dass sie diesmal keine Kraft für die Geburt gehabt hatte und dadurch die Wehen so unaushaltbar schmerzhaft empfand. Sie hätte eher gebären wollen, es sei aber immer einer krank gewesen, für den sie da sein wollte. Eine Haushaltshilfe im Wochenbett lehnt sie ab, das schaffe ihr Mann schon alleine.

10.6
Schnell aufeinander folgende Wehen, wenig Erholungsmöglichkeiten für Frau und Kind

>> „Es raubt mir den Verstand!"

10.6.1 Diagnostik

- Die **Wehen beobachten** per Hand oder mittels des CTG, einen Wehensturm ausschließen.
- Die **Frage klären**: Muss das Kind rasch geboren werden? Entsteht eine Amnioninfektion?
- Die **Gebärende beobachten**: Wie sieht sie aus? Ist sie sehr blass? Macht sie einen ausgelaugten Eindruck?

10.6.2 Therapiemöglichkeiten

Für eine **Wehenberuhigung** sorgen:

Psychosoziale Betreuung

■ **Erklärung und Zuspruch**

Der Gebärenden erklären, warum die Gebärmutter so fleißig arbeitet: sie möchte das Kind entlassen, herauslassen. Nun braucht die Gebärende viel positiven Zuspruch.

Physikalische Maßnahmen

■ **Atmung**

Mit der Mutter zusammen atmen, stöhnen, tönen und Laute formen (z. B. den Buchstaben E um bei sich zu bleiben, A um sich zu öffnen, O um rund zu werden).

■ **Entspannungsbad**

Ein kühleres Entspannungsbad anbieten (Wassertemperatur: 34–36 °C). Dieses Bad regt die Wehen nicht an und macht munter.

■ **Massagen**

Die Gebärende braucht Körperkontakt, vom Partner oder von der Hebamme, z. B. in Form einer Massage:

- Den **unteren Rücken stützen** mit einer oder mit beiden Händen – je nach Bedürfnis der Frau – mit viel oder wenig Kraft, mit Massageöl massieren. Der Kreuzbeinbereich kann mit dem Handballen auch vibriert werden.
- Den **ganzen Rücken** liebevoll massieren, dies kann eine wichtige Aufgabe für den Partner sein.

Dabei ist es wichtig, die Reaktionen der Gebärenden darauf zu beachten und nachzufragen, wie die Berührungen empfunden werden.

■ **Gebärhaltungen**

Gebärhaltungen mit der Frau suchen, die die Dynamik bremsen, z. B. flache Seitenlage, offene Knie-Ellenbogen-Lage (▶ **Abb. 10-3** bis ▶ **Abb. 10-6**).

■ **Getränke**

Die Gebärende braucht **Energie**. Spätestens jetzt ist die Zeit für kraftspendende Fruchtsäfte u. Ä., da eine Dehydrierung die Schmerzintensität erheblich steigert. In der fortgeschrittenen Übergangsphase möchten die Frauen oft nur Wasser trinken. Bei Kraftmangel ist eine Infusionstherapie mit Glukose sehr hilfreich.

Komplementärmedizinische Methoden

■ **Bachblüten**

Die Notfalltropfen (Bachblüten-Orginal-Rescue®-Tropfen) – 10 Tropfen auf ein Wasserglas, schluckweise nehmen – können für Erholung von Mutter und Kind sorgen.

■ **Visualisierung**

Mit einer Visualisierung in der Wehenpause kann eine tiefere Entspannung erreicht werden (s. Praxisanleitung, S. 228).

Gebärhaltungen, welche die Dynamik bremsen

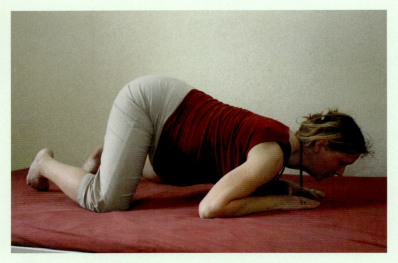

▶ **Abb. 10-3** Offene Knie-Ellenbogenlage: **leichte Dynamik-Bremse**, anstrengende Haltung.

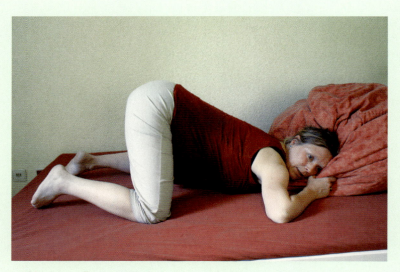

▶ **Abb. 10-4** Offene Knie-Ellenbogenlage: **starke Bremse**, entspannende Haltung.

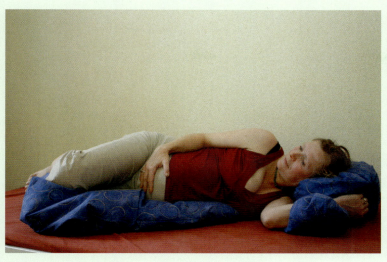

▶ **Abb. 10-5** Flache Seitenlage zur Bremsung der Dynamik.

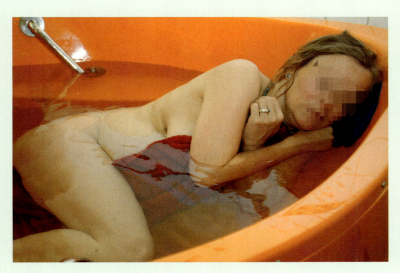

▶ **Abb. 10-6** Entspannungsbad, 34–36 °C.

Praxisanleitung:
Eine Visualisierung anregen

Die Hebamme kann mit der Mutter ein inneres Kraftbild erstellen, warum es sich lohnt, diesen Weg zu gehen, diesen Sprung zu machen. Sie vermittelt der Frau, dass sie ihr die Kraft für die Geburt zutraut. Das Ziel ist es, Kind und Mutter möglichst in Einklang mit dem Gebären zu bringen, so dass beide im gleichen Tempo den Geburtsweg gehen.

Die Gebärende kann sich z. B. vorstellen, wie sie mit ihrem Kind an einer belebten Straße steht. Sie wird es an der Hand nehmen und schauen, wann die beste Zeit zum Überqueren der Straße ist. Sie wird darauf achten, dass das Kind auch bereit ist, loszugehen, damit sie es nicht hinter sich herzerren muss. Sie wird es auch zurückhalten, damit es nicht allein geht, während sie noch nicht bereit zum Gehen ist. – Genauso ist es bei der Geburt.

Fallbeispiel 10-3: Schnell aufeinander folgende Wehen

Frau B., 28 Jahre, 1. Kind, unkomplizierte Schwangerschaft, hauptsächlich durch die Geburtshebamme betreut. Sie meldet sich in der 37. SSW um 23.00 Uhr mit Wehen alle 3 Min. und einem mächtigen Druck nach unten. Die Wehen hätten vor einer halben Stunde sofort so angefangen. Sie atmet sehr laut und wuchtig. Die Autofahrt zur Praxis absolviert sie auf der Rückbank in Knie-Ellenbogen-Lage.

Das Aufnahme-CTG ist eingeengt mit wehensynchronen Dezelerationen bis 90 in jeder Wehe. Der MM ist 6 cm offen und sehr straff, der Kopf fast in Beckenmitte.

Frau B. bekommt Rescue®-Tropfen. Sie will in die Gebärwanne, da sie dort ihr Kind bekommen möchte. Die Wassertemperatur wählt die Hebamme bei 34 °C. In der großen Wanne legt sich Frau B. auf eine Schwimmnudel in Bauchlage. Die Pausen verlängern sich auf 5 Min., was für sie eine große Erholung bedeutet. Sie gewinnt so Zeit, um in Gedanken zu ihrem Kind zu gehen und den Wehenschmerz in den Pausen loszulassen. Das CTG bleibt eingeengt, ohne Dezelerationen. Es ist leise gestellt als Dauerüberwachung ohne Tokometrie.

Nach 20 Min. ist der MM bis auf einen sehr straffen Saum vollständig. Die vaginale Untersuchung ist für Frau B. unaushaltbar und sie verbietet sich so etwas in Zukunft. Jedes Gespräch ist ihr zu viel. Sie begibt sich ins Knien, fühlt selbst nach dem Saum und atmet ihn schreiend mit dem Wort „auf" weg. Dabei springt die Fruchtblase und wenig hellgrünes Fruchtwasser ist zu sehen.

Frau B. stellt ein Bein an und lässt sehr langsam das Köpfchen über den Damm. Die Hebamme spürt am Hals des Kindes nach der Nabelschnur und fühlt zwei straffe Umschlingungen. Durch sanftes Stützen des Uterusfundus durch die Hand des Vaters kommt in der nächsten Wehe der Körper.

Das Kind macht einen deprimierten Eindruck, so dass es sofort über Wasser genommen wird. Durch Trockenreiben des Gesichtes und Anpusten durch die Mutter, Rescue®-Tropfen der Hebamme und eine Fußmassage auf dem Akupunkturpunkt Ni 1 durch den Vater erholt sich das Mädchen und badet danach bei 37 °C neben der Schüssel mit ihrer Plazenta ca. 20 Min. den ganzen Stress weg. Aufgrund der straffen Nabelschnurumschlingung erhält es noch das homöopathische Mittel Lachesis C 30. An Land geht das Kind unkompliziert an die Brust. Der Damm ist intakt und die Plazenta vollständig.

Im **Nachgespräch** erzählt Herr B., dass seine Frau immer so arbeiten würde. Er hätte sich nicht gewundert. Das Kind nach außen zu lassen, hätte ihr fast den Verstand geraubt, so sehr hat alles gespannt und innerlich gebrannt, deshalb hat sie dann so langsam gemacht. Sie hätte überhaupt keine Zeit gehabt, auf jemanden zu hören.

Dass ihr Kind Stress mit der Geschwindigkeit hat, habe sie gespürt, hätte aber nichts anders machen können. Sie wusste als Einzige, dass sie ein Mädchen bekommt. Innerlich hat sie gedacht: Die ist wie ich, die schafft das.

10.7 Wehenschwäche

> „Ich kann nicht mehr!"

Sie zeigt sich mit seltenen, kurzen Wehen. Die Wehenpausen dauern evtl. 7–10 Minuten. Als Ergebnis lässt sich über 2 Stunden kein Geburtsfortschritt, diagnostiziert durch eine vaginale Untersuchung, feststellen.

> Häufig handelt es sich in der Übergangsphase aber nur um eine Wehenpause. Diese brauchen Mutter und Kind vor dem Endspurt. Diese nicht aktive Geburtszeit ist physiologisch.

10.7.1 Diagnostik

- Bei der **Beobachtung der Gebärenden** ist die Wehenpause leicht erkennbar. Mit der Hand kann die Wehenstärke ertastet werden. Per Hand und Uhr lässt sich die Wehenhäufigkeit ermitteln. Das CTG zeichnet die Wehenhäufigkeit auf, kann aber über die Intensität der Wehen keine deutliche Aussage machen.
- Ein Geburtsstillstand lässt sich am genauesten durch eine **vaginale Untersuchung** belegen.
- Der **4. Leopoldsche Handgriff** (▶ Kap. 5.9) zeigt, ob das Kind tiefer ins Becken getreten ist.

10.7.2 Therapiemöglichkeiten

Psychosoziale Betreuung

■ **Erklärung und Zuspruch**
Über diese Phase mit der Gebärenden und ihrer Begleitung sprechen: **Mutter und Kind** brauchen diese Erholungsphase.
- Der Gebärenden sowie ihrer Begleitung Mut zusprechen und alle positiv für die weitere Geburtsarbeit motivieren.
- Die Gebärende anregen, auch **dem Kind** Mut zuzusprechen.

■ **Abwarten, diese Pausen aushalten!**
Wenn es dem Kind und der Mutter gut geht, kann über viele Stunden abgewartet werden. Gleichzeitig muss jedoch immer auch die Frage im Hintergrund stehen und beobachtet werden: Wird die Kraft der Mutter von dieser Wehenschwäche verbraucht, weil sie trotzdem nicht zur Ruhe kommt? Wenn die Mutter erschöpft wird, leidet auch das Kind.

■ **An psychosoziale Ursachen denken**
Auch psychosoziale Gründe können eine Wehenschwäche auslösen. Wenn die Hebamme die Frau schon vor der Geburt kennt, ist es natürlich einfacher, mögliche Gründe zu erfassen, z. B. die Sorge vor einem kranken Kind, der Gedanke an die letzte Geburt, ein Paarkonflikt, die Sorge vor der „schlimmen Phase", eine Störung im Geburtsrhythmus und vieles mehr.
Wenn die Hebamme die Gebärende nicht kennt, kann sie evtl. durch folgende oder ähnliche Fragen der Frau Hinweise entlocken:
- Haben Sie eine Idee, warum die Wehen nachlassen?
- Woran haben Sie in den letzten Wochen gedacht?
- Was stört Sie hier?
- Soll es Ihr letztes Kind sein?
- Was würden Sie jetzt im Urwald machen, wenn Sie ganz alleine wären?
- Machen Sie sich Sorgen um Ihr Kind und seine Gesundheit?
- Denken Sie, dass das Anstrengendste schon hinter Ihnen liegt?

■ **Getränke**
Die Gebärende braucht **Energie**. Spätestens jetzt ist die Zeit für kraftspendende Fruchtsäfte u. Ä., da eine Dehydrierung die Schmerzintensität erheblich steigert. In der fortgeschrittenen Übergangsphase möchten die Frauen oft nur Wasser trinken. Bei Kraftmangel ist eine Infusionstherapie mit Glukose sehr hilfreich.

Komplementärmedizinische Methoden

■ **Noreia-Essenzen von Erika Pichler**
In der Praxis hat sich folgende Mischung bewährt:
- 5. Becken-Eingangs-Ebene: Prachtnelke + Mondraute und
- 6. Becken-Boden-Ebene: Silberdistel + Lärche + Schafsgarbe
- in Öl = 10 Tropfen auf 10 ml.

Mit dieser Ölmischung den unteren Rücken oder den unteren Bauch massieren. Dies bewirkt erfahrungsgemäß eine deutliche Beschleunigung der Geburt.

■ Homöopathie
Bei einer entsprechenden Weiterbildung der Hebamme können auch homöopathische Mittel zur Anregung der Wehen eingesetzt werden: Cimicifuga, Caulophyllum, Gelsenium, Pulsatilla, Secale (1).

> **Fallbeispiel 10-4: Wehenschwäche**
>
> Frau F., 43 Jahre, erwartet ihr 2. Kind, unkomplizierte Schwangerschaft, von Arzt und Hebamme gemeinsam betreut. Die 1. Geburt vor 10 Jahren war eine abgebrochene Hausgeburt wegen Wehenschwäche. Es erfolgte damals eine Oxytocininfusion, der Junge wurde mithilfe des Kristeller-Handgriffs und einer BB-Zange geboren.
> Die 2. Geburt soll im Geburtshaus stattfinden. Die Familie soll dabei sein, außerdem noch zwei Freundinnen, die die Gebärende kräftemäßig unterstützen sollen. Herr F. ist 48 Jahre. Die erste Geburt hat er gut verarbeitet, wie er sagt, aber falls sein Sohn während der Geburt rausgehen wolle, würde er mitgehen, damit er nicht alleine sei.
> Frau F. startet in der 41+5 SSW gegen 20.00 Uhr mit Blasensprung, hellem Fruchtwasser. Das Kind strampelt kräftig und sie fühlt sich wohl, so dass sie so lange wie möglich zu Hause bleiben möchte. Um 8.00 Uhr war spätestens ein Treffen im Geburtshaus verabredet. Sie kommt erst zu diesem Zeitpunkt, mit guten Wehen seit 3 Stunden. Das CTG ist unauffällig, es läuft reichlich helles Fruchtwasser ab, das Kind liegt in einer I. HHL. Im Geburtsraum befinden sich Frau F., ihre beiden Freundinnen, ihre „beiden Männer" und die Hebamme.
> Nach einer Stunde lassen die Wehen nach. Frau F. wünscht die 1. vaginale Untersuchung: Der MM ist 4 cm, weich, der Kopf ist gut im Becken eingestellt. Sie freut sich und möchte ruhen. Die Hebamme verlässt den Raum, sie hat das Gefühl, dass sie jetzt nicht gebraucht wird.
> Nach 2 Stunden wünscht Frau F. die Anwesenheit der Hebamme, weil sie traurig ist, dass die Wehen nicht wieder anfangen. Sie entscheidet sich für einen Spaziergang mit ihrem „Gefolge". Nach 1 ½ Stunden kommt sie mit guten Wehen zurück und meint, sie wolle ihr Kind im Wald kriegen, wo viel Platz sei. Daraufhin macht die Hebamme den Vorschlag, ihren Mann und Sohn zum Essen zu schicken und immer nur eine Freundin bei sich zu haben. Die andere kann im Geburtshaus die Bibliothek oder ein Ruhzimmer nutzen. Schweren Herzens trennt sich Frau F. von ihrem Gefolge.
> Erst jetzt zieht eine Gebärruhe im Raum ein. Frau F. schließt die Augen und ist die nächsten 2 Stunden sehr konzentriert. In den Pausen weint sie manchmal leise. Sie spürt, sie muss es alleine machen. Niemand könne ihr helfen, sagt sie. Die nächste VU ist ihr sehr unangenehm, da der MM sehr empfindlich geworden ist, 7 cm offen, das Kind steht fest im Beckeneingang in einer I. HHL. Sie bekommt das homöopathische Mittel Arnica C 200.
> Kurz danach kommen Mann und Sohn wieder zurück und Frau F. will wissen, was sie gegessen haben und wie es beiden geht. Sie erzählt vom Geburtsfortschritt. Darauf sagt der Mann, dass er nicht unbedingt dabei sein muss. Die Zeit mit dem Sohn, in dem Wissen, dass das Kind bald kommt, ist auch draußen schön. Frau F. möchte aber, dass beide dableiben.
> Die Hebamme bleibt im Raum und beschäftigt sich mit dem Sohn, während Herr F. seine Frau an den Händen festhält. Die Wehen sind durch diese Unterbrechung aus dem Rhythmus gekommen und die Gebärende macht wieder die Augen zu und konzentriert sich auf sich. Herr F. muss unbedingt auf die Toilette, was heute den ganzen Tag schon so geht, laut seiner Aussage. Als er wieder kommt, sagt sie, dass er auch gehen könne. Es kommen sowieso keine Wehen, wenn er da ist. Sie ist frustriert. Er ist völlig entsetzt.
> Der Sohn möchte mit dem Vater gehen. Frau F. weint. Die Hebamme sagt in den Wehenpausen folgende Sätze immer wieder: „Die Kraft zum Gebären steckt in dir. Dein Kind und du, ihr seid stark."
> Nach 2 Stunden ist der MM nur noch ein kleiner Saum, den sich Frau F. selbst innerhalb von 15 Min. wegmassiert mit Jasminöl an ihren Fingerspitzen. Sie hat alle Scheu verloren und fühlt oft nach ihrem Kind. Sie beauftragt die
> ▼

▼
Hebamme, ihren Mann anzurufen. Auf die Rückfrage, ob sie das wirklich will, sagt sie, er solle aber vor der Tür bleiben und warten. Die Hebamme solle viele Fotos von der Geburt machen.

Frau F. wählt intuitiv mit ihrer Freundin zusammen Gebärpositionen, bei denen sie selbst kontrolliert, ob das Kind dabei tiefer kommt. Die Herztöne des Kindes sind unauffällig und werden periodisch leise kontrolliert. 1 Stunde nach vollständig geöffnetem MM hat sie ihre Tochter alleine in ihre Hand geboren. Sie weint ganz leise vor Glück und keiner traut sich, die restliche Familie hereinzuholen. Nach 10 Min. sagt Frau F.: „Jetzt sollen sie kommen und mich feiern."

Die **Nachbesprechung** ist sehr lang und es ist für die Hebamme schwierig, die richtigen Worte zu finden. Frau F. sagt, sie wollte allen ihr wichtigen Menschen zeigen, dass sie gebären kann. Aber erst als sie nur für sich und ihr Baby gebären wollte, hat es geklappt. Das selbst herauszufinden, war anstrengender als manche Wehen. Für die 140 Fotos, die die Hebamme während der Geburt auf Wunsch von Frau F. gemacht hatte, war sie sehr dankbar.

10.8 Nichttiefertreten des vorangehenden Teils

>> „Warum kommt es denn nicht?"

10.8.1 Therapiemöglichkeiten

Die Ursache einer Wehenschwäche kann auch der nicht tiefertretende vorangehende Teil des Kindes sein.

Bewegung und Lagerung

Durch **Bewegung der Gebärenden** kann ein Tiefertreten des Kindes bewirkt werden.
- Zuerst empfiehlt es sich, die Mutter **ruhen zu lassen**. Sie sollte sich möglichst auf die Seite des kindlichen Rückens lagern, das Bein gestreckt, das obere Knie zum Bauch ziehen.

Unter das obere Knie kann ein Kissen gelegt werden.
- Macht die Gebärende einen munteren Eindruck, wird sie **zum Gehen angeregt** und ihr ein Ball angeboten.
- Möchte sie liegen bleiben, dann sollte sie dabei die **Seiten wechseln** und mal das eine oder andere Bein strecken und wieder anziehen.
- Auch in dieser Situation kann man die **obere Hüfte in Längsrichtung wiegen**, bis der Kopf der Mutter sich mitbewegt, oder die Hüfte in Richtung der anderen Hüfte weich schütteln. Das Hüftewiegen lockert unwillkürlich das Becken und den Beckenboden.

Liegt die Gebärende auf dem Rücken oder hat sie eine halbsitzende Lage eingenommen, kann folgende Maßnahme hilfreich sein: **Wichtig**: Der untere Rücken muss dabei gut gestützt sein! Er braucht eine feste Unterlage. In Seitenlagerung wird der Bauch mit einem Kissen gut abgestützt.
- Die Hüftbeinstachel werden in der Wehenpause von der Hebamme mit dem Zeigefinger oder Daumen leicht gehalten (leicht = wie wenn man einem Kleinkind vorsichtig auf die Nase stupst), beide Seiten gleichzeitig für 3–5 Minuten.
- Wiederholung nach jeder Wehe möglich.
- Die Hüftbeinstachel können auch während der Wehen gehalten werden, dann in der Wehenpause die Finger wegnehmen.

Durch diese Maßnahmen (auch in der Badewanne möglich) öffnet sich das Becken leicht, der kindliche Kopf kann tiefer treten. Die Wehen werden dabei aber nicht angeregt.

Zilgrei-Übungen
- Übung Heckensänger (30 Minuten lang)
- Anschließend Übung Wachtel (30 Minuten lang)

Praxisanleitung siehe S. 208-209

Ärztlich verantwortete Maßnahmen

■ Oxytocin-Infusion

In der Klinik kann bei einem Geburtsstillstand als letzte Maßnahme auch eine wehenanregende Infusion mit Oxytocin angelegt werden. Hat die Mutter eine Periduralanästhesie, sollte die Infusion schon nach einer Stunde Geburtsstillstand oder noch früher angeordnet werden. Der Entspannungseffekt der **PDA** ist am stärksten in der 1. Stunde. Bei guter Wehentätigkeit sollte diese Schmerzfreiheit genutzt werden, sonst kann die Gebärende leicht in eine große Müdigkeit fallen.

> **Fallbeispiel 10-5: Nichttiefertreten des Kindes**
>
> Frau E., 30 Jahre, bekommt ihr 2. Kind. Die erste Geburt liegt 2 Jahre zurück. Die Schwangerschaft verlief normal. Sie empfindet diesmal den Bauch als viel größer und denkt daher, dass das Kind auch viel größer wird. Sie hofft, dass es nicht die „viereckige Kopfform" ihres Mannes geerbt hat. Er ist mit „einer Zange" geboren worden. Die Geburtsvorbereitung nimmt aufgrund des ersten Kindes nur wenig Raum ein, „es ist ja alles auch noch nicht so lange her". Herr E. hat die erste Geburt als sehr schönes Erlebnis in Erinnerung und kommt deswegen nicht mit zum Kurs, sondern passt lieber auf das große Kind auf.
>
> Die Geburt startet mit Wehen alle 10 Min. gegen 2.00 Uhr. Die werdenden Eltern bestellen die Großmutter und machen sich zügig auf den Weg. Frau E. will an Ort und Stelle sein, um sich aufs laute Atmen einlassen zu können. Als sie in der Klinik ankommen, sind alle Wehen weg und die Hebamme schlägt Nachtruhe für alle vor. Am Morgen gegen 7.00 fahren alle wieder nach Hause.
>
> Zwei Nächte später startet die Wehenarbeit erneut und das Paar wartet 2 Stunden zu Hause ab, bevor es erneut in die Geburtsklinik geht. Diesmal bleiben die Wehen kräftig und die vaginale Untersuchung ergibt eine I. HHL und einen MM von 3 cm, dünnsäumig. Nach der „Verkündigung" dieses guten Startes lassen die Wehen nach und Frau E. will schlafen. Geweckt wird die Gebärende nach 2 Stunden von einem Blasensprung mit hellem Fruchtwasser. Frau E. freut sich über die nun endgültige Entscheidung. Es setzen sofort kräftige Wehen ein, im CTG sind variable Dezelerationen. Die vaginale Untersuchung ergibt: MM 6 cm, Kopf stark konfiguriert, aufs Becken aufgepresst.
>
> Die Knie-Ellenbogen-Lage bringt Entspannung für die Mutter und auch die kindlichen Herztöne normalisieren sich dabei. Frau E. nimmt nun einen normalen Vierfüßlerstand ein und beginnt mit Zilgrei-Atmung. Dabei bewegt sie ihr Becken vom Hohlkreuz zum Katzenbuckel. Nach 30 Min. verspürt sie Pressdrang. Der MM ist bis auf einen kleinen Saum vollständig und der Kopf stark konfiguriert, aber regelrecht eingestellt. Die Hebamme teilt dies mit dem Satz mit: „Jetzt hat das Kind nicht mehr Papas, sondern Mamas Kopf, hübsch klein und gebärwillig." Frau E. schaut ihren Mann an und sagt: „Dann schaffe ich es."
>
> Es dauerte noch 1 ½ Stunden, in denen ständig die Geburtsposition geändert werden muss, als ob das Köpfchen sich durch das Becken hebelt. Geboren wird ein Mädchen mit 3600 g und einem Kopfumfang von 39 cm. Frau E.s Intuition hatte sie nicht betrogen, aber erst als sie die Angst davor losgelassen hatte, konnte sie die Kraft aufbringen, die für die Geburt nötig war. Das CTG war unauffällig. Die Plazenta kam problemlos. Es war ein DR II zu nähen.
>
> Im **Nachgespräch** konnte Frau E. einen „Goldenen Satz" als Schlüssel für das Tieferlassen des Kindes ausmachen („...Mamas Kopf, hübsch klein und gebärwillig"). Sie fühlte sich vorher von der Hebamme nicht wahrgenommen in ihrer Sorge um den zu großen Kopf des Kindes. Das hatte ihr viel Mut genommen für die Geburt.

10.9 Psychische Probleme der Frau beim Übergang von Passivität zu Aktivität

❯❯ „Ich gebe mir doch solche Mühe!"

10.9.1 Diagnostik

In dieser Phase der Geburt ist eine kontinuierliche Betreuung durch mindestens eine Hebamme unbedingt notwendig, um die **ersten Anzeichen von Problemen** zu erkennen. Diese können u. a. sein:
- Der kindliche Rücken/Kopf begibt sich in eine ungünstige Position
- Ängste in Bezug auf Partnerschaft, Elternschaft, Mutterschaft, Gesundheit des Kindes, Kraftpotenzial werden massiver, die Frau muss ständig daran denken und ist dadurch von der Geburt abgelenkt
- Abbruch der Verbindung zwischen Mutter und Kind
- Große Unzufriedenheit der Frau mit den Wehen: zu häufig, zu schmerzhaft
- MM wird straffer, wulstiger, ist unsymmetrisch geöffnet
- Verständigungsprobleme in Bezug auf die Wunschvorstellung von der Geburt und die nun erlebte Realität (anwesende Menschen, geschützter Raum, erlebte Interventionen und Maßnahmen, Geburtsdauer)
- Kind und Mutter befinden sich nicht in der „gleichen Zeitschiene". Einer von beiden ist weiter voran. Dadurch ist kein optimales Zusammenwirken von Wehenkraft und Position des Kindes möglich.
- Gebärfreude und Freude auf das Kind gehen verloren, stattdessen zieht Frustration oder Lethargie mit geistiger Abwesenheit ein.
- Geburtsstillstand

10.9.2 Therapiemöglichkeiten

Psychosoziale Betreuung

■ **Kontinuierliche Anwesenheit der Hebamme**
Totale Präsenz einer Hebamme, welche Freiheit für eigene Entscheidungen der Gebärenden lässt, aber auch wie ein Fels in der Brandung steht.

■ **Totale Präsenz des Partners**
Ist der Partner destruktiv oder angsterfüllt, sollten Gespräche mit ihm außerhalb des Geburtsraumes geführt werden. Dabei sollte die Bedeutung seiner positiven Kraft hervorgehoben werden. Förderlich wirkt an dieser Stelle oft auch ein „Mann-zu-Mann-Gespräch", wofür z. B. ein Arzt zuständig sein kann.

■ **Negative Grundstimmung im Geburtsraum auflösen (… das wird eh nichts …)**
Eine zweite Hebamme oder weiteres positiv gestimmtes Personal bringen „frische Kraft", neue Ideen und positive Energie mit.

■ **Strenge Kontrolle der Wortwahl durch die Hebamme**
Der Ausspruch der Hebamme: „Es schmerzt nicht" oder „dann tut es nicht mehr weh" wird oft anders wahrgenommen. In dieser Belastungsphase wird das Wort „nicht" vom Bewusstsein häufig nicht mehr aufgenommen. Dadurch verändert sich der Satz zu: „es schmerzt, tut mehr weh" mit all den dazugehörigen angetriggerten Bildern.
   Die Hebamme sollte bereits bestehende negative Bilder in starke positive verwandeln, z. B.: „Sie haben Angst, dass das große Köpfchen bei Ihnen alles kaputtmacht? Das Köpfchen macht sich ganz klein und Sie sich ganz weich und weit. Das passt gut durch. Wir passen gemeinsam auf und machen ganz langsam."

■ **Fragen an die Frau stellen**
- Was ist mit Ihnen?
- Was wünschen Sie sich?
- Was macht Ihnen Angst/Sorgen?
- Woran denken Sie in der Wehe/Pause?
- Was macht Ihr Kind? Können Sie es mal lächeln lassen?

10 Übergangsphase

■ **„Kraftbild" und „Zieleinlaufbild" aktivieren**

Mit Fragen wie „Was machen Sie sonst, wenn Sie nicht mehr können?" und „Auf was freuen Sie sich am meisten, wenn das Baby gekommen ist?" werden eigene Ressourcen gestärkt und aktiviert, wodurch die Geburt einen neuen Impuls erfährt.

■ **Erklären des Standes der Geburt**

Die Hebamme zeigt an Puppe und Becken mit mutmachenden Worten, was alles schon gut bewältigt wurde. Daran schließt sich eine Vorausschau über den weiteren Geburtsverlauf an, z. B. dass sich die Fruchtblase öffnet, der Druck sich verändert und die Frau das Köpfchen bald selbst mit der Hand spüren kann.

Gebärhaltungen

Eine genaue Kenntnis der Position des Kindes und der dazu passenden Gebärposition ermöglicht eine positive Einwirkung auf die Gebärsituation. Dabei sollte von einem „Ausprobieren" abgesehen werden, da dieses oft Zeit und Kraft kostet und die Situation dadurch verschlimmern kann (s. auch ▶ Tab. 6-1).

> Gebärhaltungen sind das Partusisten und Oxytocin der Hebamme.

Gebärhaltungen unterstützen das Kind dabei, tiefer ins Becken einzutreten. Sie können auf die Geburt beschleunigend oder auch bremsend wirken:

- Der **Vierfüßlerstand** nimmt den Druck des Kindes vom Muttermund und wirkt deshalb bremsend.
- **Lagerung zur Geburtsbeschleunigung**: Auf der Seite, auf der der vorangehende, kindliche Teil tiefer treten soll, muss das Bein gestreckt und die Leiste weit sein. Auf der anderen Seite soll das Knie zum Bauch gezogen werden, die Leiste muss eng sein (▶ **Abb. 10-7**).

Diese Haltung kann eingenommen werden
- **im Stehen** (das andere Bein auf einen Stuhl stellen)
- **im Sitzen** (das andere Bein aufstützen)
- **auf dem Ball** (das entsprechende Knie herunterhalten)
- **im Liegen in der Seitenlage**: Hier sollte sich die Gebärende auf die Seite des kindlichen Rückens legen, das obere Bein anwinkeln und das untere Bein ausstrecken. Der Bauch muss durch Kissen abgestützt werden, sonst muss die Gebärmutter noch mehr arbeiten, um ihre Position zu halten.

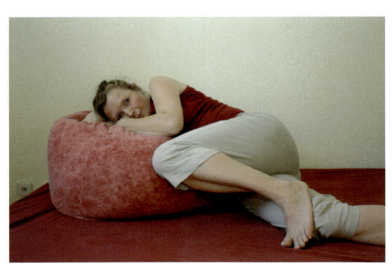

▶ **Abb. 10-7** Lagerung zur Geburtsbeschleunigung.

Komplementärmedizinische Methoden

■ Pflanzliches Sedativum

Wer arbeitet, darf auch Pause machen und Kräfte sammeln. Sedaselect® ist ein pflanzliches Sedidativum, welches erfahrungsgemäß sehr gut entspannt, dadurch die Angst nimmt und die Verkrampfung löst. Es lässt die Gebärende zur Ruhe kommen und entspannt den „Kopf". Nach 3 Dragees Sedaselect® ergeben sich 15 Minuten später häufig ganz neue Facetten der Situation.

Den für die Frau möglichen Geburtsweg finden

Für viele **traumatisierte Frauen** geht der Geburtsweg nur bis zu diesem Punkt. Mehr ist nicht möglich (s. auch ▶ **Kap. 3.4**). Oft hilft hier auch keine PDA mehr, wenn das Angstsystem schon auf Hochtouren läuft. Es sollte also nicht um jeden Preis vaginal geboren werden, da die Retraumatisierung danach viel größere Probleme bereiten kann, als wenn an dieser Stelle der Kaiserschnitt mit seiner „Rettung aus der Not" kommt.

> **Fallbeispiel 10-6: Warten auf Erlösung**
>
> Elternpaar: Sie 28 Jahre, I. Gravida; Er 32 Jahre, sein 2. Kind, keine Beziehung zum 1. Kind. Im Geburtsvorbereitungskurs teilte Frau P. mit, dass sie und ihr Partner nach der Geburt keine Paarbeziehung mehr führen werden, aber die Elternschaft für dieses Kind bewusst beide übernehmen.
>
> Die EP verläuft bis 8 cm MM unkompliziert, aber mit viel gewünschter Nähe und Präsenz der Hebamme. Der Vater des Kindes ist die ganze Zeit im Raum anwesend, wird von der Gebärenden aber nicht in ihrer Nähe gewünscht, auch keine körperlichen Berührungen.
>
> Die Wehen lassen allmählich nach und Frau P. klagt über einen Symphysenschmerz. Die vaginale Untersuchung ergibt einen hohen Geradstand, Rücken vorn. Eine Erläuterung der Situation an Puppe und Beckenmodell bringt Verständnis für den fehlenden Geburtsfortschritt und für die nun konsequente flache Seitenlagerung, die das Drehen des kindlichen Rückens zur Seite erleichtern soll.
>
> Die Wehen setzen wieder ein. Das Kind bleibt in seiner Position und beginnt mit variablen Dezelerationen auf den erhöhten Druck zu reagieren. Ein Positionswechsel in die Knie-Ellenbogenlagerung mit Druckentlastung stabilisiert das CTG sofort. In dieser Lage entspannen sich die Bauchdecken, die Wehen hören wieder auf und durch ein Ruckeln am kindlichen Rücken versucht die Hebamme nun, das Kind zur Seitdrehung zu animieren.
>
> Frau P. reagiert mit dem Satz: „Das Kind ist genauso stur wie sein Vater." Bei diesem Satz kommt der Vater aus dem Korbsessel und Frau P. legt sich wieder in die flache Seitenlagerung. Sie hat keine Wehen mehr. Die Hebamme erklärt beiden noch einmal die Situation und begibt sich bei angelehnter Tür für einige Zeit aus dem Geburtsraum, bleibt jedoch jederzeit in Rufweite.
>
> 20 Minuten nach dem Verlassen des Raumes hört die Hebamme Wehenatmung mit Druckgefühl. Sie trifft Eltern an, die beide weinen. Der Vater hat die Hände unter die Bauchseite gelegt und die Gebärende hält sich an seinen Oberamen fest. Das Kind wird unkompliziert einige Wehen später geboren.
>
> Auf die Frage der Hebamme, was sie denn in dieser Zeit Tolles gemacht hätten, antwortete Frau P.: „Ich habe ihm versprochen, dass er immer sein Vater sein darf." „Und ich werde immer sein Vater sein und mich um ihn kümmern, er soll sich jetzt in meine Hände fallen lassen."
>
> **Analyse der Situation:**
> Die Gebärende hatte das Empfinden, die Geburt nicht zu schaffen. Sie gerät in Verzweiflung und gibt auf. Alles ist ihr zu schwer. Sie sieht ihre Rettung aus der Situation durch Menschen von außen. Sie möchte erlöst werden, auch das Kind soll erlöst werden.

10.10
Suspekte kindliche Herztöne ab der 1. Presswehe

Kommt der kindliche Kopf auf dem Beckenboden an, reagiert das Kind häufig auf die neuen Druckverhältnisse im Kopfbereich mit einem Abfallen der Herzfrequenz. Als Ursache wird ein Vagusreiz angenommen. Nach 3 Wehen sollte dieser Zustand aber behoben sein.

10.10.1 Diagnostik

Die kindlichen Herztöne werden mit dem Herztonrohr, dem Doptone oder dem CTG beurteilt. Das CTG zeigt eine eingeschränkte oder verengte Kurve der fetalen Herzfrequenz oder einen Herztonabfall nach jeder Wehe.

10.10.2 Therapiemöglichkeiten

Physikalische Maßnahmen

■ **Positionswechsel**
Durch einen Positionswechsel kann der Druck vom kindlichen Kopf genommen werden. Dann erholen sich die Herztöne in der Regel wieder. Empfehlenswert ist hier die **Knie-Ellenbogen-Lagerung** der Gebärenden. Sie lässt das Kind noch deutlich vom Becken rutschen.

■ **Atemanleitung**
Eine Atemanleitung der Mutter kann gut helfen. Sie darf nicht mitpressen!
- Mit ihr zusammen in der Wehe pusten, **jede Ausatmung herauspusten**.

Oder die Mutter zur **Zilgrei-Atmung** anleiten:
- Die Mutter soll die Einatmung in den Bauch nehmen und den Bauch weiten.
- Dann 5 Sekunden nichts tun, die Luft im Bauch lassen.
- Ausatmen.
- Wieder 5 Sekunden Pause.
- Das Ein- und Ausatmen ca. 5-mal wiederholen.

Ist diese Atmung während der Wehe nicht möglich, hilft sie auch noch in der Wehenpause. Hier genügt es, 5-mal hin und her zu atmen. Diese Atmung reanimiert das Kind erfahrungsgemäß deutlich.

Psychosoziale Betreuung

■ **Auf die eigenen Formulierungen achten**
Die auftretende Angst der Mutter und auch ihrer Begleitung dürfen nie außer Acht gelassen werden. Vorsichtig mit den Formulierungen sein, alle Erklärungen positiv formulieren, z. B.: „Dem Kind wird ein wenig eng. Es braucht nun Unterstützung von uns."

Kontaktaufnahme mit dem Kind

■ **Visualisierung: Das Kind zum Lächeln bringen**
Einfache Sätze, z. B.: „Bitte bringen Sie mal Ihr Kind zum Lächeln. Sagen Sie ihm, dass Sie es sehr lieb haben und dass es gleich da ist" stellen den Kontakt zum Kind her. Es fühlt sich dann nicht mehr **mutterseelenallein**.

■ **Streicheln des kindlichen Kopfes**
Erfahrungsgemäß hilfreich ist auch eine liebevolle Massage oder das Streicheln des kindlichen Kopfes. Mit der Bitte um Erlaubnis für eine „Streichel-Untersuchung" des Kindes ist dies auch für die Gebärende nicht zu anstrengend. Die Kinder erholen sich dabei oft erstaunlich schnell.

Wehenhemmende Medikamente

Ein Partusisten®-Bolus (Fenoterol) kann bei Bedarf als letztes Mittel i. v. gespritzt werden.

10.11
Angst der Frau, weiterzugehen (starkes Halten)

>> „Das mache ich nicht mehr mit!"

10.11.1 Diagnostik

- **Wehen sind sehr unterschiedlich**: Ist eine Gebärende „bei sich", sind einige Wehen gut und schaffen etwas. Ist die Frau „außer sich" und in Gedanken bei ihrem Problem/ihren Sorgen, sind die Wehen ohne Kraft und Richtung. Zwischen diesen beiden Wehenarten wechseln die Frauen oft hin und her.
- Das **Kind** geht nicht weiter im Geburtsweg oder es „verliert die Geduld mit der Mutter" und geht wieder in Beckeneingang zurück.
- Der **Partner** nimmt oft die gleiche Meinung an, dass es nicht weitergehen kann, und wird mit dem Personal unzufrieden.
- Eine PDA wird stark erwogen.
- **VU**: Der Muttermundsbefund wird eher ungünstiger als besser, d. h. er wird wulstig, straffer und ist unsymmetrisch geöffnet.
- Die **Beckenbodenmuskulatur** verkrampft sich.
- Kontrolle der **Ileosakralgelenke** (ISG) auf ihre Beweglichkeit hin, um körperliche Stopps auszuschalten (s. Praxisanleitung).
- Das Kind reagiert in Form von **CTG-Veränderungen** auf das „Mutterseelenalleinsein", d. h. es zeigt oft ein eingeengtes bis silentes CTG und/oder Dezelerationen in der Wehe.

Differenzialdiagnose: konstruktiver oder destruktiver Geburtsstillstand

Bei einem Geburtsstillstand muss immer überlegt werden, ob dieser konstruktiv oder destruktiv ist (3).
  Destruktiver Geburtsstillstand: Hier ist keine Lösung des zum Stillstand führenden Problems möglich. Beispiel: Das Kind wird mit kräftigen Wehen gegen ein geburtsmechanisches Hindernis gepresst, dem es nicht ausweichen kann. Beim Kind zeigt die **Geburtsgeschwulst** den Grad von Schmerz und Leiden an. Ein destruktiver Geburts-

Praxisanleitung: Prüfung der Beweglichkeit des Iliosakralgelenks

1. Methode: Vorlauftest nach Angela Heller (8)
Diese Methode ist am einfachsten, die Untersuchung kann leicht in der Wehenpause durchgeführt werden.
- Die Frau steht vor der Hebamme.
- Die Hebamme legt beide Hände seitlich an die Hüften der Frau, die Daumen liegen an den beiden äußeren Punkten der Michaelis-Raute.
- Die Frau beugt sich leicht nach vorne.
- Wenn beide Eckpunkte noch parallel stehen: keine Blockierung.
- Ab einer Seitendifferenz von 0,5 cm: Blockade im Iliosakralgelenk.

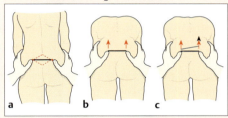

▶ **Abb. 10-8** Vorlauftest zur Kontrolle des Iliosakralgelenks. **a** Parallelstehende ISG-Rautengrübchen, **b** keine Blockierung, **c** Blockierung ab einer Differenz von 0,5 cm.

2. Methode: Drucktest im Sitzen nach Penny Simkin (6)
- Die Frau sitzt auf einem Stuhl mit dem Becken fest an der Stuhllehne.
- Die Hebamme kniet vor der Frau und drückt mit ihren Händen auf beide Knie.
- Sowohl die Frau als auch die Hebamme nehmen die blockierte Seite als „fester" wahr.

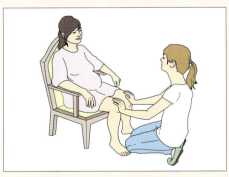

▶ **Abb. 10-9** Drucktest im Sitzen.

stillstand ist immer gefährlich für Mutter und Kind.

> Die **zunehmende Größe der Geburtsgeschwulst** ist immer ein Alarmsignal und die dringende Aufforderung, die „Therapie" zu ändern. Das Fortbestehen der Geburtsgeschwulst kann auch bei einem unauffälligen CTG einen Notfall anzeigen.

Durch das Drücken gegen einen Widerstand ist z.B. die **Gefahr einer Uterusruptur** erhöht. So kann der Geburtsstillstand auch für die Mutter zum Notfall werden.

Konstruktiver Geburtsstillstand: Hier ist eine Lösung des zum Stillstand führenden Problems möglich. Es ist Zeit vorhanden, um nach den Ursachen zu suchen. Diese können u.a.
- im mütterlichen Becken und der Beckenmuskulatur liegen (Blockaden und Fehlspannungen)
- im seelischen Zustand (traumatische Erlebnisse in der Vergangenheit)
- im körperlichen Zustand (Erschöpfung)
- in kindlichen Faktoren (Platzmangel, Bewegungseinschränkung, mangelnde plazentare Ressourcen)
- in geburtshilflichen Faktoren (ungeeignete Gebärhaltungen)
- in Beziehungsstörungen liegen

10.11.2 Therapiemöglichkeiten

Psychosoziale Betreuung

■ **Kontinuierliche Betreuung**
Die Präsenz einer Hebamme, welche Vertrauen und Glauben an die Kraft der Frau vermittelt, ist in dieser Situation obligat. Es empfiehlt sich auch, immer wieder die Stimmung im Kreißsaal zu überprüfen. Ziel ist die Einheitsmeinung und -stimmung: Sie schafft es!

■ **Mut machen**
Mit Mut machenden Berichten über leichte Geburten kann die Aufmerksamkeit der Frau gefesselt werden. So kann sie häufig ihre Schmerzen teilweise „vergessen".

■ **Gespräch mit Verankerung positiver Sätze gegen Ängste**
Solche Sätze können z.B. sein: „Pausen sind gut. Ihr Körper macht nur, was Sie sich zutrauen. Sie sind kraftvoll, Ihr Kind ist stark."

Ressourcen stärken durch Entspannung

Die Frau darf anhalten und aus der Geburt herausgehen mit dem Wissen, dass dieses „Hinausgehen" wie eine Bank bei einer Wanderung ist. Es ist noch nicht das vorgenommene Ziel, jedoch eine Zeit, in welcher die Ressourcen der Frau/des Paares/des Kindes gestärkt werden durch:

■ **Fußmassage (Metamorphose-Methode)**
Dauer: 5 Min. pro Fuß, nur in der Wehenpause. (Anleitung siehe S. 221).

■ **Fußreflexzonenmassage**
Dauer 10 Min., den gesamten Bereich der Ferse und der Fußspanne mit dem Daumen in raupenartigen Bewegungen massieren.

■ **Einfache Methode aus der Cranio-Sacraltherapie:**
- Die Hebamme umfasst beide Füße der Frau an den Fersen und nimmt den Körperrhythmus wahr. Leichte Bewegungen kann jeder mit etwas Übung erspüren.
- Man hält die Füße so lange, bis Synchronizität vorhanden ist. Dies beruhigt und entspannt gleichermaßen. Es geht auch ausgezeichnet, wenn die Frau dabei in der Wanne liegt und entspannt.

■ **Rückenmassage**
Mit warmen Händen vom Nacken bis zum Steißbein die Wirbelsäule entlangstreichen, im Wechsel mit schleifenförmige Bewegungen.

■ **Änderung des Aufenthaltsortes**
Neue Eindrücke bei einem Gang durch den Flur oder das Bad etc. bringen die Gebärende auf andere Gedanken. Sie lösen „festgefahrene", immer wiederkehrende Gedanken ab. So entsteht wieder Raum für neue Lösungen, neue Gefühle und neue Impulse für den Geburtsfortschritt.

Entspannungsbad/langes Duschen

Zur Entspannung kann die Mutter ein Bad nehmen und sich dabei in der Wanne bewegen, wie sie möchte:
- **Bei zu kräftigen Wehen**: kühleres (34°-36° C) Wasser, dieses Bad regt die Wehen nicht an und macht munter.
- Warmes Wasser (37- 38° C) **regt Wehen an**, macht aber auch müde und zehrt an der Kraft der Mutter und des Kindes.

Essen/Trinken

Frisches Obst (z. B. Weintrauben, kleine Ananasstücke, Apfelstücke), Rosinen oder Traubenzucker-Bonbons bringen schnelle Energie. Dadurch werden auch andere Sinne angeregt und ein Gefühl von Normalität stellt sich ein.

Auch die Einnahme von **reichlich Flüssigkeit** trägt zur Entspannung bei und verringert die Wahrnehmung des Schmerzes. Geeignet sind Mineralwasser, verdünnte Cola und verdünnte Fruchtsäfte. Wenn die Gebärende nichts trinken möchte, sollte ihr die Bedeutung des Trinkens erklärt werden. Außerdem gilt erfahrungsgemäß: Mit dem Trinken kommt der Durst.

Schlafen

Beim Ausruhen werden die Muskeln entspannt, die Blutversorgung der inneren Organe verbessert sich, viele Situationen sehen hinterher ganz anders aus (... einfach mal darüber schlafen). Schon 30 Minuten Ruhe bringen oft viel. Unterstützend wirken eine beruhigende Musik, das Abdunkeln des Raumes und ein beruhigender Kräutertee.

Kontaktaufnahme mit dem Kind

Die Verbindung zwischen Mutter und Kind sollte während der Geburt nie abreißen. Sie lässt sich z. B. mit Sätzen wie: „Wie geht es Ihrem Kind?", „Was macht es?" „Gehen Sie es mal besuchen. Bringen Sie es zum Lächeln. Pusten Sie ihm mal über seinen Kopf, wie Sie es dann später tun werden" herstellen oder festigen.

Blockierungen im Iliosakralgelenk lösen

Blockierungen im Iliosakralgelenk (s. ▶ **Kap. 6.2.1**) können oft durch einfache Maßnahmen gelockert werden:
- Seitenlage: Die Hand darf nur vorsichtig auf das Kreuzbein aufgelegt werden, so als ob man eine weiche Schneedecke berühren möchte, ohne einen Abdruck darauf zu hinterlassen. Dann kann jeder eine Bewegung spüren, die sich mit der Ein- und Ausatmung verändert.
- Durch sanftes Mitgehen in die Bewegung kommt eine leichte Verstärkung der Bewegung zustande und damit eine langsame Lösung der festen Stelle im Iliosakralgelenk. Dies ist oft von dauerhaftem Erfolg gekrönt, da gleichzeitig eine Entspannung der Muskulatur und des Bandapparates erreicht wird.

Dehnung von verspannten Muskeln

Verkürzte Muskeln, z. B. M. psoas major und M. piriformis, können gedehnt werden, um eine größere Bewegungsfreiheit zu erreichen und die Schmerzen zu minimieren (s. auch ▶ **Kap. 6.2**).

M. piriformis

Dieser Muskel benötigt eine gute Elastizität, weil er wie Leitplanken für das Köpfchen des Kindes wirkt. Durch seinen Ursprung an der Vorderfläche des unteren Kreuzbeins und seinem queren Verlauf unter dem M. glutaeus maximus zum Trochanter major erfährt der M. piriformis bei einer Störung im Iliosakralgelenk eine starke Tonusveränderung, er wird hyperton. Das nimmt ihm seine Elastizität (▶ **Kap. 6.2.2**).

Manuelle Dehnung des M. piriformis (in Seitenlage)
- Den Muskel in seinem Verlauf ertasten und auf Schmerzhaftigkeit und Strukturveränderung palpieren.
- Mit gebeugten Fingern einige Zeit lang einen dosierten Druck auf den Muskel geben. Daraufhin erfolgt eine Tonusregulierung.

M. psoas major

Der M. psoas major gehört zu den hinteren tiefen Bauchwandmuskeln. Er erstreckt sich von der 12. Rippe abwärts über das Becken zum Trochanter minor. Durch eine Fehlspannung kommt es zu

10 Übergangsphase

Veränderungen der muskulären Führungslinie des Uterus. Die Folge können Lageanomalien des kindlichen Kopfes und Rückens sein (▶ **Kap. 6.2.3** und ▶ **Abb. 6-15**).

Manuelle Dehnung des M. psoas major:
- Die Gebärende stellt sich zwischen zwei große feststehende Stühle, macht einen großen Ausfallschritt und lehnt sich dabei weit nach hinten. Sie wird dabei das dehnende Gefühl wahrnehmen.
- Im Liegen während der Wehenpause: Durch leichtes „Wackeln" der Oberschenkel wird der Muskel an einem seiner Ansatzpunkte entspannt (▶ **Abb. 6-21**).

Gebärhaltungen (Festhalten)

> Gebärhaltungen, welche Autonomie, Schutz und Kraft ermöglichen, sind in dieser Situation besonders wichtig. Gut geeignet ist hier z. B. die „Hirtenposition" oder kniende Position.

■ **„Hirtenposition"**
Dabei kniet oder steht die Frau mit einem angestellten oder erhöhten Bein, wodurch die Beckenebene eine Schräglage erfährt. Dabei hält sie sich über dem Kopf mit ihren Händen am Tuch o. Ä. fest, wodurch der M. pectoralis major aktiviert wird, was über Muskelketten eine Öffnung des Beckens bewirkt (▶ **Abb. 10-12**).

■ **Fassen der Hände des Partners**
Eine zweite Möglichkeit des Festhaltens ist das Fassen der Hände des Partners/der Hebamme in Höhe der Brust mit Zug in Richtung Körper. Dadurch kommt es zu einer starken Kraftübertragung über die Rückenmuskulatur nach unten. Bei gleichzeitigem Druck des Kopfes nach hinten, wird der M. psoas major aktiviert (▶ **Abb. 10-10**).

■ **Druck der Hände auf das angestellte Knie**
Eine dritte Möglichkeit ist der Druck der Hände auf das angestellte Knie, wodurch das Höchstmaß der Beckenbeweglichkeit erreicht wird (▶ **Abb. 10-11**).

Bei allen **Varianten des Festhaltens** in den Positionen spürt die Frau die verbesserten Kraft- und Druckmöglichkeiten und kann so ihre Autonomie zurückgewinnen.

Schmerzlinderung

■ **Tiefenentspannung**
(s. Praxisanleitung, S. 242)

■ **Visualisierung**
Eine Visualisierung von Bildern, die gute Kräfte wecken, z. B. warmer Sommerregen, klare Sternennacht, eine Blüte, die sich öffnet, morgendliches Duschen, kann bei der Gebärenden innere Ressourcen mobilisieren.

■ **Pflanzliches Sedativum**
Gute praktische Erfahrungen gibt es mit Sedaselect®.

■ **Homöopathie**
Bei einer entsprechenden Ausbildung können homöopathische Arzneimittel eingesetzt werden. Gute Erfahrungen gibt es z. B. mit Arnica (Cervix abnorm empfindlich), Belladonna (krampfende Schmerzen mit Opisthotonus), Chamonilla (frühzeitiger Schmerz mit schlechter Laune), Gelsenium (quälender Schmerz), Kalium carbonicum (heftiger Rückenschmerz).

■ **Akupunktur**
Bei einer entsprechenden Ausbildung kann eine Ohrakupunktur mit Dauernadeln auf den psychovegetativen Entspannungspunkten eine große Hilfe sein.

Bei der Körperakupunktur lassen sich Rückenschmerzen durch die „Da-Wos-(weh-tut-)Punkte" im Blasenmeridian mit den kleinen Dauernadeln gut und unkompliziert behandeln, z. B. Bl 23, Bl 11, Bl 52. Allgemeine schmerzausleitende Punkte sind z. B. Di 4, Le 2, Le 3, Mi 6.

■ **Quaddeln**
Die intrakutane Injektion von jeweils 0,1 ml sterilem Wasser an mindestens 4 Punkten am Rücken (äußere Punkte der Michaelis-Raute und 2–3 cm tiefer und 1–2 cm weiter zur Wirbelsäule hin) wird von vielen Gebärenden bei Schmerzen im unteren Rücken als hilfreich empfunden (s. auch ▶ **Kap. 4, 6.11** und ▶ **Abb. 4-2**).

Gebärhaltungen, die Autonomie, Schutz und Kraft ermöglichen

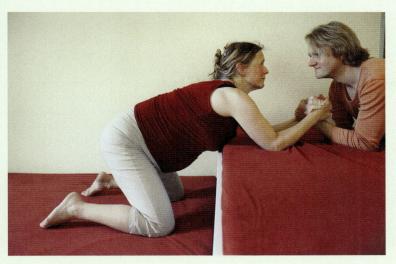

▶ **Abb. 10-10** Kniende Position mit Zug der Hände in Brusthöhe; Kraftübertragung auf die Rückenmuskulatur.

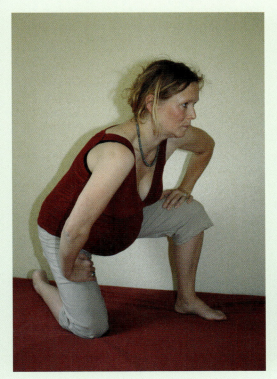

▶ **Abb. 10-11** Hirtenposition mit Druck der Hände auf das angestellte Knie.

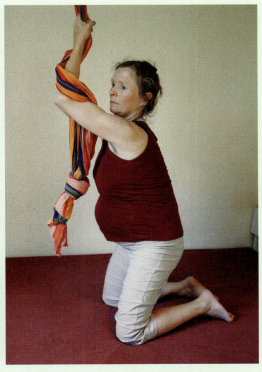

▶ **Abb. 10-12** Kniende Position mit Fassen am Seil.

■ **Periduralanästhesie**

PDA bedeutet in dieser Situation aus der Sicht der Frau: „Helft mir, ich kann nicht mehr, meine Kraft reicht nicht."

Praxisanleitung: Tiefenentspannung

Anleitung:
Mit der Erlaubnis der Gebärenden legt die Hebamme eine Hand sanft über die Augen der Frau, die andere Hand auf ihren Bauch. Die Frau schließt die Augen.

Die Hebamme spricht leise, langsam und eindringlich, aber ohne den Anschein zu erwecken, dass sie der Gebärenden einen Gedanken aufdrängen möchte. Mögliche Sätze können sein:
- Die Kraft zum Gebären ist in Dir.
- Dein Körper ist wunderbar für die Geburt geschaffen.
- Pause und Anstrengung legst Du selbst fest.
- Ich habe Zeit zum Gebären. Mir und meinem Kind geht es gut.

Die Worte schleichen sich fast unbemerkt ein, werden angenommen und realisiert, ohne dass die Gebärende wahrnimmt, dass es sich dabei um Suggestion und Tiefenentspannung handelt.

Fallbeispiel 10-7: Angst vor dem Unbekannten

Frau H., 39 jährige I. Gravida, unauffällige Schwangerschaft, 4 Wochen vor ET Umzug zum Partner und damit erste gemeinsame Wohnung in einer für sie fremden Umgebung. Eine sexuelle Traumatisierung in der Kindheit wurde mithilfe einer 5-jährigen Therapie bearbeitet.

Ein Termin für ein Geburtsgespräch mit „Planung der Geburt" war von ihrer Seite aus sehr schwer zu finden. An diesem Termin kommt Frau H. aus für sie unerklärlichen Gründen eine dreiviertel Stunde zu spät. Dabei wirkt sie sehr aufgeregt und schwitzt stark. Der Partner hingegen wirkt sehr ruhig und zurückhaltend, lässt sie viel reden. Im Gespräch ergeben sich zwei für Frau H. sehr wichtige Punkte: Sie möchte unbedingt eine Wassergeburt erleben und kann sich nicht vorstellen, wie es sein soll, wenn Stuhlgang während der Geburt kommt. Daher möchte sie sich selbst frühzeitig einen Einlauf machen, welchen sie mit nach Hause bekommt.

Nach 4 Wehen im Abstand von 25 Minuten meldet sich Frau H. um 1.00 Uhr zum Treffen im Geburtshaus, da sie nicht länger zu Hause bleiben könne. Bei einem anschließenden gemeinsamen Gespräch sind keine Wehen mehr vorhanden und Frau H. wünscht keine VU. Sie möchte jedoch bleiben und die Hebamme dabei in ihrer Nähe wissen. Daher legt sich die Hebamme, jederzeit rufbar, in das Hebammenzimmer und das Paar übernachtet im Geburtszimmer, mit der Vereinbarung gegen 7.00 Uhr darüber zu entscheiden, wie es weitergehen soll.

Um 6.50 Uhr kommt es zu einem spontanen Blasensprung mit wenig hellem Fruchtwasser, worüber die Gebärende sehr froh ist. Um 9.00 Uhr beginnen langsam leichte, regelmäßige Wehen. Das CTG ist unauffällig, das Kind liegt in einer I. HHL. Um 10.30 Uhr gibt Frau H. die Erlaubnis zur vaginalen Untersuchung: MM 1 cm zentriert, wulstig, der Kopf ist gut dahinter.

Die Hebamme informiert die Gebärende über den Stand der Geburt und stellt die gute Möglichkeit für einen Spaziergang dar. Nach 10 Min kehrt Frau H. mit den Worten: „Ich kann nicht rausgehen." zurück. Daraufhin wird sie warm in Kirschkernsäckchen und Decken eingepackt und schräg auf die Seite an einen Sitzsack gelagert. Der Raum wird abgedunkelt, leise Musik mit tiefen Tönen wird eingelegt und die Hebamme atmet in jeder Wehe mit. Es erfolgt eine Massage der Füße. Daraufhin nimmt die Geburtsdynamik zu. Die Hebamme spürt die große Sehnsucht der Frau nach dem Wasser, wartet jedoch auf den eigenen Impuls der Gebärenden.

Gegen 12.00 Uhr platzt diese mit dem Satz heraus: „Ich will schon lange in die Wanne, aber ich habe mir keinen Einlauf gemacht.", woraufhin über das Für und Wider des Einlaufes an dieser Stelle gesprochen wird. Frau H. fürchtet sich mehr davor und will eine Weile auf der Toilette sitzen, um danach ohne einen Einlauf ins Wasser zu gehen. Gegen 13.00 Uhr steigt sie in die Badewanne, wo sie kräftige
▼

10.12 Todesangst der Frau

▼
und effektive Wehen hat. Um 14.00 Uhr gibt sie dann die Erlaubnis zur 2. VU: MM 7 cm, Kopf fest im Becken.

Das Mitteilen des Befundes löst große Freude und eine sofortige Stagnation der Wehen aus. Frau H. bekommt Angst vor dem Unbekannten. Eine erneute „Toilettenrunde" bleibt ohne Erfolg, jedoch nehmen die Wehen wieder zu und sie geht in ihr Wasser zurück. Dort ist sie vorwiegend kniend und erreicht so einen vollständig geöffneten MM. Daraufhin kommt es zu einer erneuten Stagnation und Einstellung der Wehentätigkeit. Frau H. fasst jetzt jedoch Mut zum selbständigen Spüren des Köpfchens und entdeckt die große Weite in ihr. Dabei drückt sie sich auf den Darm und stellt fest, dass da gar kein Stuhlgang ist. Diese Technik wendet sie sonst auch immer an, da sie nie von selbst Stuhlgang hat und sich so bei der Entleerung des Darmes hilft.

Nach diesem Wissen geht sie von alleine in jeder Wehe mit dem Finger ihrem Kind entgegen und um 15.40 Uhr hat sie so ihrem Sohn ganz allein den Weg zu ihr gezeigt. Sie hat ihn kniend mit einem Bein angestellt in ihre Hand geboren. Die Dammverletzung DR I kann vorsichtig und problemlos genäht werden.

10.12 Todesangst der Frau

» „... und wenn ich dann gestorben bin"

10.12.1 Diagnostik

Die Hebamme muss anwesend sein, um die ersten Anzeichen zu erkennen. Es kommt auf die Schwere der **Symptome** an, ob noch Zeit und Wissen ausreichen, diese zu bearbeiten.
- Die Frau benennt klar ihre Todesangst.
- Oder sie „geht weg" und flüchtet so vor ihrer Todesangst.

10.12.2 Therapiemöglichkeiten

Wehen ausschalten, um Zeit zu gewinnen

- **Knie-Ellenbogen-Lage**

- **Kühles (31–34 °C) Bad**

- **Partusisten® intrapartal**

Die Ängste ernst nehmen

- **Positive Sätze**

Ängste dürfen keineswegs bagatellisiert werden. Oft wird eine Entspannung erreicht, wenn es der Hebamme gelingt, die Ängste in positive Sätze zu verwandeln, z. B.
- „Das Kind bleibt stecken" in: „Die Kraft dehnt die Geburtswege, das spüren Sie so sehr."
- „Ich bekomme keine Luft." In: „Sie brauchen jetzt nur wenig Luft."

- **Zusätzliches Personal**

In dieser Geburtssituation sollte die betreuende Hebamme unbedingt zusätzliches Personal holen. Dies sollte möglichst angstfrei geschehen. Sie vermittelt der Gebärenden, dass die Hebamme sie mit trägt und dass solche Gedanken auch zu einer Geburt gehören können.

- **Die Angst in Teilängste zerlegen**

Wenn die Hebamme die Angst gemeinsam mit der Frau genau ansehen und in kleine Teilängste zerlegen kann, verliert eine übergroße Angst in der Regel an Kraft und ist zu überstehen.

Beispiel 1: **Todesangst**: Steht die Angst um sich selbst in diesem Moment oder um das Kind im Mittelpunkt? Oder die Angst, die die Frau immer um ihren Mann hat, weil er so verrückt Motorrad fährt? Oder um das ältere Kind zu Hause, das gerade einen fieberhaften Infekt hat?

Beispiel 2: **Behinderung**: Ist es die große Angst, ein krankes Kind zu bekommen, weil die Frau sich Vorwürfe macht, dass sie in der Schwangerschaft oder bei der Geburt etwas falsch gemacht hat? Weil sie denkt, dass es dann in der Familie zu viel für alle wird? Dass die Partnerschaft dies nicht aushält? Weil sie nicht will, dass alle Leute auf sie sehen?

Wenn möglich sollte erworbenes Wissen aus der Schwangerenvorsorge oder der Geburtsvorbereitung eingesetzt werden, um der Frau diese Ängste zu erklären.

■ **Das Kind im Blick behalten**
Wenn auch das Kind große Angst bekommt, stellt es sich oft quer und die Geburt wird noch schwieriger. Viel Berührung des Bauches ist nun wichtig, um das Kind zu erreichen und zu beruhigen. Dafür sollte der Vater gewonnen werden.

Beruhigenden Körperkontakt halten

Körperkontakt über die Füße, am Becken und am Kopf kann von der Hebamme oder vom Partner gehalten werden.

> **Tipp**
>
> **Praxistipps aus der Kinästhetik:**
> Andrea Mora
>
> Todesangst ist immer mit einer unvorstellbar hohen Anspannung gepaart. Deshalb gilt auch hier der Grundsatz aus der Kinästhetik: **Jeder Mensch kann seine Spannung nur selbst kontrollieren.**
>
> In dieser Situation helfen der Frau alle Aktivitäten, die sie selbst ausführen kann, z. B. etwas trinken, sich halten, sich auf die Atmung konzentrieren.
>
> Dabei kann es entscheidend sein, dass die Gebärende sich in diesem Moment professionell und persönlich begleitet fühlt. Deshalb kann die Hebamme überlegen, ob es nicht bestimmte **„low-effort-activities"** (▶ Kap. 7.2.2, S. 144) gibt, die sogar noch einen positiven Effekt auf den Verlauf der Geburt haben (z. B. Lagewechsel bei hyperfrequenten Wehen).
>
> Auch hier gilt: Je klarer unsere Absicht, desto leichter kann die bestmögliche Lösung gefunden werden.

Schmerzlinderung

Über weitere Möglichkeiten der Schmerzlinderung wie PDA, Medikamente u. a. mit der Gebärenden reden.

Den für die Frau möglichen Geburtsweg finden

Dabei sollte man jedoch keine Zusatztraumatisierung riskieren. Der Kaiserschnitt ist auch eine Entbindungsart.

Viele Dinge, die eine Geburt so stark belasten können, hätten außerhalb der Schwangerschaft angesehen werden müssen oder es hätte zumindest die Bereitschaft während der Schwangerschaft existieren müssen, sich dieser Angst zu stellen und damit zu arbeiten. Oft ist die Lösung des Dilemmas im Kreißsaal nicht mehr möglich.

> **Fallbeispiel 10-8: Todesangst**
>
> Frau I. begegnete ihrem Partner mit 38 Jahren. Es ist die Liebe ihres Lebens. Nach 6 Monaten Zweisamkeit wird sie schwanger und die Schwangerschaft verläuft unkompliziert. Sie strahlt Kraft und Zuversicht für die Geburt aus. Der einzige Wermutstropfen ist der Tod ihrer alten Großeltern, die mit 89 und 91 Jahren in kurzem zeitlichem Abstand sterben. Frau I. sagt: „Sie hatten ihre Zeit, es kam aber trotzdem plötzlich. Ich hätte ihnen nur sehr gerne noch den Urenkel gezeigt." Ihr Onkel verunglückt kurze Zeit darauf tödlich bei einem Verkehrsunfall.
>
> **Erste Geburt**
> Die Geburt beginnt um 2.00 Uhr nachts mit Blasensprung, helles Fruchtwasser, 40+4. Um 4.00 Uhr kommt Frau I. mit regelmäßigen kräftigen Wehen, die sie im Stehen und Laufen gut bewältigt, in die Klinik. Die vaginale Untersuchung ergibt einen MM von 3 cm und der Kopf ist fest im Becken.
>
> Die Wehen nehmen an Intensität schnell zu und die Pausen werden kurz. Dadurch kann sich Frau I. kaum noch entspannen und Kraft sammeln. Sie möchte nicht ins Wasser, da sie Angst hat, sich zu verlieren. Von den Gebärhaltungen sind der Vierfüßlerstand und die Knie-Ellenbogen-Lage die ihr noch möglichen Positionen.
>
> Bei „MM: Saum vollständig" hat sie das Gefühl für sich und die Geburt völlig verloren und gerät in Panik. Sie sagt immer wieder: „Hilf mir, ich sterbe." Die Gabe von Partusisten® intrapartal lässt die Wehen für 10 Minuten aufhören, danach setzen sie mit gleicher Intensität und Häufigkeit wieder ein. Frau I.
> ▼

ist verbal nicht mehr erreichbar und sagt: „Ich sterbe, ich sterbe." Das Kind hat sich mit seinem Kopf in eine hintere Scheitelbeineinstellung begeben.

Eine Notsectio rettet diese Frau wirklich aus ihrer Todesnot. Sie akzeptiert den Kaiserschnitt sehr gut. Beim Gespräch im Wochenbett hält sie die ausgeschlagene Entspannung in der Badewanne für die Ursache des „Dramas".

Zweite Geburt:
2 ½ Jahre später ist Frau I. wieder schwanger. Die Schwangerschaft verläuft unproblematisch. Die Geburt beginnt bei 41+5 mit regelmäßigen Wehen. Frau I. braucht viel Bewegung. In dem Augenblick, in dem die Wehen für sie zu stark werden, will sie in die Badewanne mit kühlem Wasser. Die Wehen sind für sie dort gut zu bewältigen und sie kann sich ganz öffnen. Das Kind ist noch nicht fest im Becken, die Fruchtblase steht noch. Der Erfolg, den MM ganz offen zu haben, gibt ihr viel Mut.

Die Fruchtblase ist prall und drückt stark nach unten, was ein sehr unangenehmes Gefühl für sie ist. Die Wehen werden nun auch im Wasser stärker und die Fruchtblase springt, helles Fruchtwasser. Mit dem Blasensprung kommt das Kind fest ins Becken. Die Wehen werden häufiger und kräftiger. Die Pausen dazwischen sind sehr kurz.

Das Kind begibt sich nun in I.s hintere HHL. Dieser Druck macht Frau I. Angst. Als ob jemand einen Schalter bedient hätte, ruft sie in gleicher Tonhöhe wie bei der letzten Geburt: „Hilf mir, ich sterbe, ich sterbe." Sie ist für alle Interventionen nicht mehr erreichbar.

Der Notkaiserschnitt ist auch diesmal ihre Rettung aus der Situation. Im Nachgespräch im Wochenbett macht sie die dorsoposteriore Einstellung des Kindes für das Scheitern der Spontangeburt verantwortlich.

Dritte Geburt
2 Jahre später bekommt Frau I. in der 36. SSW beim Verdacht auf eine drohende Uterusruptur eine primäre Sectio.

Im **Nachgespräch** im Wochenbett sagt Frau I., dass sie bei der Geburt beinahe gestorben wäre. Im Hinblick auf alle drei Geburten fasst sie als Erkenntnis zusammen, dass es schon möglich gewesen wäre, zu sterben. Frau I. glaubt, wenn die erste Geburt kein Kaiserschnitt geworden wäre, hätte sie normal gebären können. Ansonsten freut sie sich jetzt an ihren Kindern und beschließt, „nicht mehr länger in alten Geschichten zu wühlen".

Literatur

[1] **Graf, Friedrich:** Homöopathie für Hebammen und Geburtshelfer, Teil 1, Elwin Staude Verlag: 2006

[2] **Römer, Ansgar:** Akupunktur für Hebammen, Geburtshelfer und Gynäkologen, 4. Aufl., Hippokrates: Stuttgart. 2008

[3] **Hildebrandt, Sven, Göbel, Esther:** Geburtshilfliche Notfälle, Hippokrates: Stuttgart. 2007

[4] **Lorenz-Wallacher, Liz:** Schwangerschaft, Geburt und Hypnose, Carl-Auer-Systeme Verlag: 2003

[5] **Saint-Pierre, Gaston, Shapiro, Debbie:** Die Metamorphische Methode, Verlag Neue Erde: 2000

[6] **Simkin, Penny, Anchetta, Ruth, Myers, Suzy:** Schwierige Geburten leicht gemacht, 2. Aufl., Verlag Hans Huber: Bern. 2006

[7] **Janus, Ludwig, Haibach, Sigrun:** Seelisches Erleben vor und während der Geburt, LinguaMed Verlag: 1997

[8] **Heller, Angela:** Nach der Geburt: Wochenbett und Rückbildung, Thieme: Stuttgart. 2002

[9] **Fischer, Hanna:** Atlas der Gebärhaltungen, 2. Aufl., Hippokrates: Stuttgart. 2007

[10] **Zillo, Adriana, Greissing, Hans:** Neue Hoffnung: Zilgrei, Mosaikverlag,1995

[11] **Pichler, Erika:** Noreia Blüten-Essenzen, Stärken und Behüten mit den Gaben der Natur, Eigenverlag

[12] **Geist, Christine, Harder, Ulrike, Stiefel, Andrea (Hrsg.):** Hebammenkunde, 4. Aufl., Hippokrates: Stuttgart. 2007

[13] **Jüngling, W.A.:** Handbuch der Geburtshilfe. O. Verlag Berg, 1985

[14] **Imhorst, Dagmar:** Management der Geburtsleitung bei regelwidrigen Kopfeinstellungen unter Anwendung von Zilgrei (unveröffentlichtes Script)

11 Geburt

Renate Meyer und Astrid Olshausen

11.1 Definition

> „Ich hab doch gemerkt, dass mein Kind jetzt kommt!"

Die Geburt beginnt mit dem **vollständig eröffneten Muttermund** und dem **aktiven Drücken der Frau** – auch ohne Anleitung der Hebamme. Dabei wird das Kind im Becken der Gebärenden voran geschoben, es kommt tiefer bis zur vollständigen Geburt des Kindes. Bei einer Erstgebärenden kann dies 2 – 3 Stunden, bei einer Mehrgebärenden eine halbe bis eine Stunde dauern (7).

Der **Beginn dieser Phase** der Geburt kann an einigen typischen Symptomen erkennbar sein:
- Die Frau verspürt Pressdrang.
- Die Wehen werden als unerträglich empfunden.
- Die Frau äußert Druck auf den Darm, den Wunsch zur Toilette zu gehen.
- Sie hat ein weißes oder blaues Munddreieck
- und Schweißperlen auf der Oberlippe.

Diese typischen Zeichen sind gelegentlich aber auch schon bei einem nicht vollständig eröffneten Muttermund vorhanden, in anderen Fällen bleibt der Pressdrang trotz vollständigem Muttermund aus. Eine **genaue Festlegung**, wann die Geburt oder die „Austreibungsphase" des Kindes nun beginnt, ist deshalb **nicht immer möglich**.

Die **physiologische Dauer dieser Geburtsphase** festzulegen, ist ebenfalls nicht möglich (s. auch ▶ Kap. 1). Rigide Zeitvorgaben verbessern das Fetal-Outcome nicht. Die Leitung dieser Phase muss sich am Befinden von Mutter und Kind orientieren. Mitpressen oder Schieben ohne Geburtsfortschritt führt auf die Dauer zur Erschöpfung der Gebärenden, ohne die Geburt voranzubringen. Wenn kein Geburtsfortschritt zu erkennen ist, muss die Ursache diagnostiziert und behandelt werden.

Die sog. **Austreibungswehen** werden durch den Druck des tiefer tretenden Kopfes auf den Beckenboden ausgelöst. Die Gebärende muss in dieser Phase behutsam pressen, damit Muskeln und Gewebe ausreichend Zeit haben, sich zu dehnen und damit den Platz für den austretenden Kopf des Neugeborenen zu schaffen. Mit jeder Presswehe gelangt ein größerer Anteil des kindlichen Kopfes in die Scheidenöffnung, bis er nicht mehr zurückgleiten kann.

Nach dem Austritt des Kopfes erfolgt zunächst eine **kurze Wehenpause**, danach werden nacheinander die beiden Schultern geboren, anschließend gleitet der restliche Körper hinaus, die Frau hat ihr Kind geboren.

11.2 Was braucht die Gebärende?

Jede Gebärende braucht jetzt ganz besonders **Intimität und Ruhe**. Ihre Hebamme muss körperlich und geistig präsent sein. Das heißt, sie lässt die Frau in dieser Phase der Geburt nicht mehr allein, sondern gibt ihr Schutz vor Einflüssen von außen, aber auch Schutz für ihre Intimität. Denn spätestens jetzt muss die Gebärende sich öffnen, um ihrem Kind den Weg nach außen frei zu geben.

Die Frau braucht jetzt **Halt**, nicht nur körperlich, sondern auch emotional. Die Hebamme muss jetzt herausfinden, welche besonderen Bedürfnisse die Frau in dieser Phase der Geburt hat. Dazu gehört auch, dass die Hebamme sich in ihrem eigenen Mitteilungsbedürfnis zurücknimmt, nicht unnützerweise alltägliche Themen anspricht, um eigene Unsicherheiten zu überspielen oder den anwesenden Arzt zu unterhalten. Die Gebärende braucht verbale Ruhe, damit sie in ihrer inneren Konzentration bleibt.

Eine **Erstgebärende** benötigt häufiger eine Unterstützung, um die Richtung zu finden, in die sie drücken soll. Sie braucht Vorschläge, um die beste Gebärhaltung zu finden, sie braucht Anleitung oder auch Führung und häufig auch die Ermutigung, zum ersten Mal ihr Kind zu berühren.

Mehrgebärende benötigen eher die Bestätigung, dass das, was sie tun, richtig ist.

> Dieses **Fühlen, wieweit das Kind schon geboren ist**, ermutigt die Gebärende und motiviert sie enorm.

Alle Gebärenden brauchen **Achtung, Respekt** und auch **Autonomie** in der Auswahl der Gebärposition. Störungen bringen sie aus ihrem individuellen Rhythmus, machen Angst und werden mit Sicherheit diese Phase der Geburt verlängern.

> **Achtung bedeutet**
> - Aufmerksamkeit
> - Obacht geben
> - Beobachten
> - Wachsamkeit
>
> **Respekt bedeutet**
> - Zuschauen
> - Rücksicht nehmen
> - Berücksichtigung
>
> **Vertrauen bedeutet**
> - Glaube an positive Entwicklung von Ereignissen,
> - dort, wo Abwägungen von Informationen nicht möglich sind, befähigt Vertrauen zu einer auf **Intuition** gestützten Entscheidung.

Störungen können auch daraus resultieren, dass die **Hebamme** eigene, persönliche Erfahrungen auf die laufende Geburt überträgt, z.B. Umgang mit Schmerz, Schreien und Stöhnen, Umgang mit der eigenen Sexualität und persönliche Partnerschaftserfahrungen. Es ist deshalb wichtig, die eigene Befindlichkeit im Hinblick auf die Geburtsposition oder Geburtsgeräusche völlig auszuklammern.

Auch die aktive **Einbeziehung des Partners/** werdenden Vaters gehört zu den Aufgaben der Hebamme. Auch er braucht Anleitung und Führung, seine Partnerin jetzt gut und richtig zu unterstützen.

Alle Frauen brauchen besonders in dieser Phase **Klarheit und Deutlichkeit**, verbal und nonverbal, durch ihre betreuende Hebamme. Fast alle Frauen sind „tief in sich versunken", als wollten sie sich in ihre Höhle zurückziehen (8, 9). Dies gilt es zu akzeptieren und zu schützen. Sie benötigen verbale Ansprache in einer entsprechenden Lautstärke. Die Hebamme muss gehört werden.

Frauen, die „außer sich" sind, verlieren sich im Schmerz, verlieren dadurch das Gefühl für ihren Körper und für die Bodenhaftung. Es gilt, die Frauen wieder zurückzuholen, indem die Hebamme sie wieder an ihr Körpergefühl heranführt. Dies ist einerseits möglich durch deutliche Worte wie: „Ihnen und Ihrem Baby geht es gut, wir veratmen die nächste Wehe gemeinsam". Weiterhin muss die **Körperwahrnehmung gestärkt** werden, z.B. durch Ausstreichen von Armen, Beinen und Rücken. Die Frau wird aufgefordert, ihre Füße komplett auf den Boden zu stellen und ihr Gewicht darauf zu verlagern. Dadurch wird das Gefühl von Körperlichkeit und Bodenhaftung bei der Gebärenden wiederhergestellt. Die Hebamme sollte unbedingt bei der Frau bleiben und sich nicht durch andere Tätigkeiten ablenken lassen. So kann sie Stärke und Vertrauen vermitteln, dass dies ein vorübergehender Zustand ist, der gemeinsam bewältigt werden kann.

11.3 Betreuungsschwerpunkte

» „Eine Geburt ist wie die Schaffung eines Kunstwerkes – für die Gebärende und für die Hebamme."

Während der gesamten Geburtsphase steht die **Hebamme** der Gebärenden betreuend zur Seite und unterstützt den Vorgang, weil auch in dieser Phase noch Probleme und Komplikationen auftreten können. Ob und wie die Hebamme in den Vorgang eingreifen sollte, hängt von mehreren Faktoren ab, z.B. vom Alter und von der Erfahrung der werdenden Mutter, vom Verlauf der vorherigen Geburtsphasen und von der Berufserfahrung der Hebamme und ihrer Einschätzung der Situation. Die Hebamme kann einen wesentlichen Beitrag zu einer harmonischen Geburt leisten, indem sie eine ruhige, entspannte Umgebung schafft und die werdende Mutter über jede ihrer Handlungen und den Fortschritt der Geburt informiert und ihr immer wieder versichert, dass alles richtig ist.

Hebammen müssen in der Lage sein, in **verschiedene Rollen** zu schlüpfen. Manche Frauen brauchen eine mütterliche Hebamme, andere wieder eher eine freundschaftliche Beziehung. Andere Gebärende brauchen Distanz, wollen nicht berührt werden. Wieder andere benötigen eine echte Anleitung und Führung durch diesen Abschnitt der Geburt. Das tatsächlich richtige Handeln der Hebamme beruht auf ihren Erfahrungen und auf ihren vorhandenen und erworbenen Kompetenzen.

Die Hebamme muss das **Vertrauen der Frau** gewonnen haben, damit sich die Gebärende fallen lassen und sich dem Gebären hingeben kann. Zum Ende der Gebärarbeit muss sie noch einmal tiefste Kräfte mobilisieren. Auch muss die Hebamme mit persönlichen Antipathien professionell umgehen können, eine Gebärende und ihr Partner dürfen nicht darunter leiden, wenn die „Chemie" nicht stimmt. Wir sind die Profis und sollten jeder Frau ermöglichen, ihr eigenes Empowerment zu entwickeln und bei der Geburt über sich selbst hinauszuwachsen. Das wird im weiteren Leben die mütterlichen Kompetenzen, die Stillbeziehung und nicht zuletzt die Selbstliebe der Frau stärken.

> Die Hebamme unterstützt die Geburtsarbeit, indem sie auf ein gutes **Haushalten mit den Ressourcen der Gebärenden** achtet. Sie tut dies, indem sie die Frau darin unterstützt, die optimale Gebärposition zu finden und indem sie die Frau darin bestärkt, nur dann mitzuschieben, wenn ihr Körper dies signalisiert.

11.4

Fehlendes Tiefertreten des Köpfchens

Astrid Olshausen

>> „Ich spür doch, dass das Köpfchen nicht weiterrutscht."

11.4.1 Diagnostik

Wenn sich das Tiefertreten des Köpfchens verzögert, müssen zunächst die **Ursachen** gefunden werden; in Frage kommen z. B.
- pralle Fruchtblase
- Wehenschwäche (gute Wehen brauchen Wärme)
- Fehleinstellungen des kindlichen Kopfes
- volle Harnblase
- Querlage
- Gemini
- Regelwidrigkeiten der Kopfeinstellung und -haltung
    - Hintere Hinterhauptshaltung
    - tiefer Querstand
    - Deflexionshaltungen (Scheitelbeineinstellung, Vorderhauptslage, Stirnlage, Gesichtslage)
- Missverhältnis zwischen dem mütterlichen Becken und dem kindlichen Kopf
    - Makrosomie
    - Besonderheiten des kindlichen Kopfes (Turmschädel, Kurzkopf)
    - Besonderheiten des mütterlichen Beckens (vorspringendes Steißbein, spitzer Schambogenwinkel, verengter Beckenausgang, Kanalbecken, langes Becken, schräg verengtes Becken)

Als diagnostische Mittel stehen uns neben der vaginalen Untersuchung mehrere **Handgriffe** zur Verfügung:
- 4. Leopoldscher Handgriff (▶ **Kap. 5.9**)
- Zangemeister-Handgriff (▶ **Kap. 5.10**)
- Schwarzenbach-Handgriff (▶ **Abb. 11-1**a)
- Handgriff nach de Lee (▶ **Abb. 11-1**b)

11.4.2 Therapiemöglichkeiten

> Auf keinen Fall darf die Gebärende jetzt mitpressen. Die Hebamme sollte die Situation ruhig und sachlich erklären und die Frau anleiten, den Pressdrang zu veratmen.

■ Für das **Entleeren der Harnblase** sorgen

■ **Atemtechniken nach Zilgrei (Kuh-Katze):**
- Einatmen
- Nach der vollständigen Einatmung die Luft für 5 Sekunden anhalten.
- Ausatmen
- Nach der vollständigen Ausatmung 5 Sekunden lang nicht atmen.

11.4 Fehlendes Tiefertreten des Köpfchens

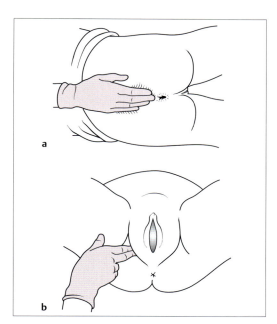

▶ **Abb. 11-1** Ob der vorangehende Teil den Beckenboden erreicht hat, kann mit zwei Handgriffen kontrolliert werden. Der Kopf steht auf Beckenboden, wenn er von außen zu tasten ist (harter, breiter Widerstand fühlbar).
a Schwarzenbach-Handgriff: Tasten zwischen Steißbeinspitze und After.
b Handgriff nach de Lee: neben einer großen Labie etwas in die Tiefe tasten.

Änderung der Gebärhaltung

■ Bei Fehleinstellungen des Köpfchens muss die Körperhaltung der Gebärenden verändert werden. Empfehlenswert ist vor allem der Übergang in eine senkrechte **(vertikale) Geburtsposition** oder in den **Vierfüßlerstand** (▶ Tab. 6-1, S. 101).

■ Wenn die Gebärende liegen möchte, wird sie **auf eine Seite** gelagert und das obere Knie in Bauchnabelhöhe mit einem Kissen abgestützt. Die Ein- und Ausatmung erfolgt nach einem bestimmten Rhythmus, während der untere Rücken gestützt wird.

■ Auch das **Wiegen der Hüfte** kann helfen. Dabei wird abwechselnd jeweils ein Bein auf einen Hocker gestellt. Man beginnt mit der Seite, auf der der kindliche Rücken liegt. Die Frau verbleibt 2 bis 3 Wehen in dieser Position und stellt dann das andere Bein hoch. Der Effekt ähnelt einer klemmenden Schublade, die durch abwechselndes Ruckeln nach und nach in den Schub rutscht.

■ Auch die drei **Beckenmobilisationen nach Ulrike Harder** (12) führen häufig zum Erfolg (s. Praxisanleitung, S. 250).

■ **Beckenkreisen mithilfe des Pezzi-Balles**
Die Frau sitzt auf dem Ball und lässt ihr Becken in alle Richtungen kreisen. Oder sie hängt sich mit ihrem Oberkörper über den Ball und stützt sich mit den Knien am Boden ab. Die Oberschenkel sind etwa hüftbreit geöffnet und die Frau wiegt ihr Becken hin und her.

Komplementärmedizinische Methoden

■ **Homöopathie**
Medikamentös können bei einer entsprechenden Ausbildung **homöopathische Mittel** eingesetzt werden. Gute Erfahrungen gibt es z. B. mit Pulsatilla C6, C30 und Arnika C6, Belladonna C30, Caulophyllum D4, C6 oder C30, Cimicifuga D1, C6, C30, Kalium carbonicum C6, C30 (2).

■ **Bachblüten**
Gute praktische Erfahrungen gibt es auch mit der Einnahme von **Notfalltropfen** (Original Bachblüten-Rescue) kurz vor dem Wehenbeginn (10 Tropfen auf ein Wasserglas) oder für das Auftragen von Rescue-Tropfen oder -salbe auf die Lippen.

> **Fallbeispiel 11-1:**
> **Fehlendes Tiefertreten des Köpfchens**
>
> Frau S., eine 34-jährige II. Grav., I. Para, ET +2, mit Status nach sekundärer Sectio wegen protrahiertem Geburtsverlauf und Verdacht auf Missverhältnis, wünscht sich unbedingt eine Spontangeburt. Mit ca. 160 cm Körpergröße ist sie eine eher kleine, schmale Frau. Ihr Mann ist ca. 180 cm groß und von kräftiger Statur.
>
> **Bisheriger Geburtsverlauf:**
> Wehenbeginn um 5 Uhr morgens, Aufnahme im Kreißsaal gegen 10 Uhr mit Portio 1/3 erhalten, mediosacral, MM 2-3 cm, Fruchtblase erhalten, Kopf fest auf Beckeneingang.
> ▼

Praxisanleitung: Beckenmobilisation nach Ulrike Harder

In Seitenlage: Vor- und Zurückkippen des Beckens. Die Hebamme steht hinter der Frau.
- Sie nimmt das obere Bein auf ihren Oberarm (Hand unterm Knie, Fuß in die Ellenbeuge – wie ein Baby) und streckt das Bein weit nach hinten, während sie mit der anderen Hand das Becken etwas nach vorne schiebt. Dies hat eine Erweiterung des Beckeneingangs zur Folge. Die Frau sollte dabei einatmen.
- Anschließend bittet die Hebamme die Frau, ihr Bein nahe heranzuziehen. Sie bewegt es dicht an den Bauch der Frau (evtl. etwas andrücken), während diese ihren Rücken ganz rund macht. Jetzt erweitert sich der Beckenausgang, die Frau sollte dabei ausatmen. (▶ Abb. 11-2)

1. In Rückenlage: Anheben und Absetzen des Beckens (wie beim Moltex-Wechsel)
- Beim Einatmen hebt die Frau ihr Becken und geht in die Überstreckung
- Beim Ausatmen senkt sie ihr Becken. Das kann sowohl während der Wehenpause oder besser noch während der Wehe geschehen. (▶ Abb. 11-3)

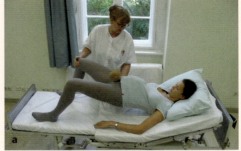
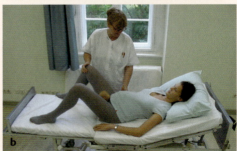

▶ Abb. 11-3ab

2. In Rückenlage: Beine anbeugen und abstellen
- Die Frau geht in der Wehe mit aufgestellten Beinen einatmend leicht ins Hohlkreuz.
- Dann, mit der Ausatmung, beugt sie ihre Beine maximal an und macht einen runden Rücken. (▶ Abb. 11-4)

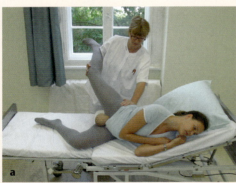
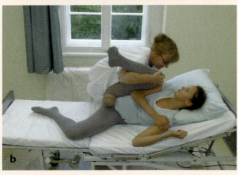

▶ Abb. 11-2ab

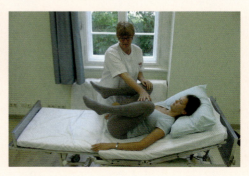

▶ Abb. 11-4

▼
Die Geburt verläuft eher langsam, aber immer noch im physiologischen Rahmen. Die Frau ist motiviert, die Herztöne des Kindes sind unauffällig.

Frau S. macht Spaziergänge mit ihrem Mann, geht für 2 Stunden in die Badewanne, nimmt eine kleine Mittagsmahlzeit ein, trinkt reichlich Wasser und ruht sich zwischenzeitlich im breiten Kreißbett etwas aus.

Um 19 Uhr wird nach einigen Stunden ohne großen Geburtsfortschritt von der Gebärenden, der Hebamme und der Ärztin gemeinsam der Entschluss getroffen, einen Oxytocin-Tropf anzuhängen. Frau S. fordert auch ein Schmerzmittel und bekommt bei einer MM-Eröffnung von ca. 5 cm Meptid® i.m. gespritzt. Vorher geht sie auf die Toilette, um spontan Wasser zu lassen.

Frau S. ruht zwischen den Wehen und kann sich jetzt wieder etwas entspannen. Bei MM 6–7 cm kommt es zu einem spontanen Blasensprung. Das Fruchtwasser ist klar und die kindlichen Herztöne weiterhin unauffällig.

22 Uhr: Schichtwechsel
Der MM ist jetzt bis auf Saum vollständig, der Wehentropf wird weiterhin nach Standard gesteigert, der MM-Saum verschwindet zügig. Der kindliche Kopf ist tief und fest. Frau S. verspürt ein leichtes Druckgefühl und gibt diesem Gefühl nach. Das Köpfchen tritt bis BM/BB tief. Dann gibt es keinen Fortschritt mehr.

Die Hebamme leitet Frau S. zum vorsichtigen Schieben an. Der Kopf kommt in der Wehe tiefer, zieht sich dann aber wieder zurück. Kein Geburtsfortschritt. Die fetale Herzfrequenz ist unauffällig.

Die Hebamme leitet die Gebärende an, instinktiv mitzuschieben: 2 Wehen auf dem Hocker, 2 Wehen im Vierfüßlerstand, 2 Wehen in der rechten Seitenlage (II. Lage, durch Leopold-Handgriff bekannt), 2 Wehen im Stehen. So tritt der Kopf Stück für Stück tiefer.

Um 23:05 Uhr wird dann ein vitaler Junge mit einem Gewicht von 3680g auf dem Gebär-Hocker geboren. Frau S. hat einen kleinen DR I. Grades.

Kontinuierliche Fragen der Hebamme innerhalb des Geburtsprozesses:
Wann ist ein abwartendes Verhalten angezeigt?
- Die Frau ist motiviert. Sie wünscht sich eine Spontangeburt.
- Dem Kind geht es während der gesamten Geburtsarbeit gut.
- Es gibt außer der Sectio in der Vorgeschichte keine weiteren Risikofaktoren.

Wann sind Interventionen erforderlich und welche Maßnahmen?
Der schleppende Geburtsverlauf und das Abwägen (Risiko eines Kaiserschnitts aufgrund der mütterlichen Erschöpfung) führen zu der Entscheidung und Empfehlung, einen Wehentropf und ein Schmerzmittel einzusetzen.

Welche ungünstigen Maßnahmen und Einflussfaktoren sind zu vermeiden?
- Ungeduld im Geburtshilfeteam
- Der Wunsch der Hebamme, die Geburt zu forcieren, damit das Kind (vielleicht) schneller kommt, noch in ihrer Schicht.
- Der Frau die Zuversicht zu nehmen, dass sie ihr Kind aus eigener Kraft gebären kann.
- Überschnelles Anlegen und dann Steigern des Oxytocin-Tropfes
- Den Moment zu verpassen, ab wann die Frau zu erschöpft ist

Welche diagnostischen und therapeutischen Fähigkeiten und Fertigkeiten sind einzusetzen?
- Immer wieder wägt die Hebamme die körperliche Konstitution der Eltern ab.
- Der Status nach sekundärer Sectio bleibt immer beachtet. Es wird kontinuierlich nach Anzeichen einer Uterusruptur geforscht, ohne dies mit der Gebärenden zu besprechen.
- Nach den Leopoldschen Handgriffen wird ein Kind mit einem Geburtsgewicht von ca. 3500 g erwartet, also normalgewichtig. Der kindliche Rücken liegt rechts und das kindliche Köpfchen ist bereits in das mütterliche Becken eingetreten.
- Das rechtzeitige Erkennen, dass die Wehenschwäche und die Schmerzen auch die Gebärende auf die Dauer schwächen und die Situation eher verschlechtern.

▼

▼
- Die Hebamme motiviert die Gebärende in der Schlussphase der Geburt, ständig ihre Position zu wechseln. Somit wird dem Kind im Becken immer wieder neuer Raum geboten, um sein Köpfchen durch das Becken hindurchzudrehen.
- Wissen über aufrechte Gebärhaltungen und Geburtsmechanismus.

11.5 Stagnation, fehlende Kraft und Erschöpfung der Mutter

Astrid Olshausen

„Endspurt! Du schaffst den Rest auch noch!"

Kommt es während der Austreibungsphase zu einer Erschöpfung der Mutter, muss die Gebärende sorgfältig beobachtet werden. Es sollte eher abgewartet als eingegriffen werden. Die Latenzphase ist ohnehin individuell verschieden, bei Zweitgebärenden kaum vorhanden, kann sie dagegen bei Vielgebärenden lange anhalten.

Eine Pause von 30–40 Minuten kann in Ordnung sein. Man muss dabei jedoch immer den gesamten Geburtsverlauf beurteilen (Ende der Prostaglandinphasen, Beginn der Oxytocinphase). Eine Wehenschwäche kann die Geburt verschleppen und so die Kräfte der Gebärenden unnötig aufzehren.

Eine Stagnation als „Ruhe vor dem Sturm" kann man unter folgenden Voraussetzungen zulassen:
- Unauffällige kindliche Herzfrequenz
- Die Gebärende findet die nötige Ruhe und kann ihre Kräfte sammeln.

11.5.1 Therapiemöglichkeiten

Die **Wehen lassen sich anregen** durch
- Bewegung
- eine aufrechte Körperhaltung
- Flüssigkeitsgabe
- die Gabe von Traubenzucker oder Honig
- eine Calcium-Brausetablette (Der Einstrom von Calcium-Ionen in die Muskelzellen führt zur Kontraktion der Muskulatur.)
- Frischluftzufuhr
- Brustwarzen-Stimulation
- Fußreflexzonenmassage (innerer Knöchel)

Wenn der Geburtsvorgang trotz dieser Maßnahmen weiter stagniert, stellt die **Eröffnung der Fruchtblase** eine geeignete Maßnahme dar, ggf. muss ein Wehentropf eingesetzt werden.

Fallbeispiel 11-2: Erschöpfung der Gebärenden

Frau T. ist eine 28-jährige I. Grav., 0 Para, in der 38. SSW. Sie ist angemeldet im Betreuungskonzept „Hebammenkreißsaal". Die Schwangerschaftsanamnese ist komplett unauffällig.

Frau T. wird mit regelmäßigen Wehen alle 3–4 Minuten aufgenommen, die sie als schmerzhaft empfindet und die sich dann zur Polysystolie entwickeln.

Geburtsverlauf:
Status idem über 4 Std. trotz Wehen, Wanne und intensiver Hebammen-Betreuung. Frau T.s Motivation kippt, sie ist aufgrund der häufigen schmerzhaften Wehen und des protrahierten Geburtsverlaufes erschöpft.

Nach Einschätzung der erstbetreuenden Hebamme ist Frau T. unter der Geburt. Sie akupunktiert die Gebärende an den Punkten: Le 3, Di 4, LG 20, Gb 34.

Die zweitbetreuende Hebamme kommt zu der Einschätzung, dass Frau T. noch nicht unter der Geburt ist, sondern sich in einer Latenzphase befindet. Sie empfiehlt, Frau T. ein starkes Schmerzmittel i. m. zu spritzen, damit die Wehen nachlassen und die Gebärende sich erholen kann. Dazu muss Frau T. in das Arzt/Hebammen-Betreuungskonzept übergeleitet werden.

Frau T. schläft nach der Akupunktur eine Stunde. Bei einem Muttermundsbefund von straffen 4 cm, akupunktiert die erstbetreuende Hebamme erneut LG 20. Frau T. döst weiter.

▼

▼
Schichtwechsel 2 Stunden später:
Frau T. fordert eine PDA, wenn weiterhin kein Geburtsfortschritt stattgefunden hat. Für alle unerwartet ist der Muttermund jetzt 7 cm eröffnet. Eine Stunde später bringt Frau T. ihr Kind spontan im Hebammenkreißsaal zur Welt.

Kontinuierliche Fragen der Hebamme innerhalb des Geburtsprozesses:
Wann ist ein abwartendes Verhalten angezeigt?
- Die Frau ist motiviert. Sie wünscht sich eine Spontangeburt.
- Dem Kind geht es während der gesamten Geburtsarbeit gut.

Wann sind Interventionen erforderlich und welche Maßnahmen?
- Die Gebärende gibt auf. Sie ist erschöpft. Sie braucht Hilfe.
- Reduzierung der Wehentätigkeit, da häufig aufeinander folgende Wehen meistens keinen Geburtsfortschritt bringen, aber die Frau völlig erschöpfen.
- Primär Ruhe in die Situation bringen, deshalb die Akupunktur.

Welche ungünstigen Maßnahmen und Einflussfaktoren sind zu vermeiden?
- Erschöpfte Hebamme
- Ungeduld im Geburtshilfeteam
- Vorzeitige Amniotomie
- Einsatz von Medikamenten, wenn noch nicht alle Alternativen ausgeschöpft wurden.

Welche diagnostischen und therapeutischen Fähigkeiten und Fertigkeiten sind einzusetzen?
- Einschätzung: Geburtsbeginn oder Latenzphase (Erfahrungswissen)
- Motivation der Gebärenden, alternative Methoden auszuprobieren (z. B. Akupunktur), mit der Option, ggf. doch auf Medikamente zurückzugreifen.
- Der Frau Gelegenheit geben, sich auszuruhen.
- Das Konzept der hebammengeleiteten Geburt
- Eins-zu-Eins-Betreuung.

11.6 Wehenschwäche

Astrid Olshausen

> „Ist denn alles umsonst?"

11.6.1 Diagnostik

Von einer Wehenschwäche spricht man in dieser Geburtsphase, wenn seltene oder kurze Wehen vorliegen oder wenn seit über einer Stunde kein Geburtsfortschritt zu verzeichnen ist.

Eine Wehenschwäche sollte ständig mittels **Hand** = Fühlen (Wehenlänge, Wehenintervalle), **Ohr** = Hören (Pausen länger, Wehenveratmen kürzer) und **Uhr** überwacht und beobachtet werden. Das CTG kann einen Teil der Beobachtung abnehmen, es kann aber auch ohne Aussagekraft sein.

Ggf. ist eine vaginale Untersuchung und ein 4. Leopoldscher Handgriff durchzuführen.

> Eine Wehenschwäche kann auch immer eine Folge von Stress sein.

Mögliche Ursachen für Stress in der Geburtsphase
- Leistungsdruck
- Angst der Gebärenden
- Traumatische Erfahrungen bei einer früheren Geburt
- Streit mit dem Partner/Familienangehörigen
- Gewalt-/Missbrauchserfahrung (▶ **Kap. 3.4**)
- Nicht harmonierendes geburtshilfliches Team
- Voller Kreißsaal
- Gestresstes Personal
- Nicht versorgtes Geschwisterkind
- Sich nicht ernst genommen fühlen
- Andere kulturelle Prägungen und Erwartungen von Migrantinnen

Emotionaler Stress führt zu einer Überproduktion von Kathecholaminen, beeinträchtigt dadurch die Durchblutung des Uterus und der Plazenta und kann so eine Wehenschwäche auslösen.

Das größte Problem bei der **Betreuung von Migrantinnen** ist in der Regel die sprachliche Barriere. Wenn die Gebärende nicht versteht, ob und was über sie gesprochen wird, führt dies zu einer großen Verunsicherung. Dazu kommt, dass viele Frauen aus anderen Kulturen ein selbstbewusstes Handeln und eigenständiges Entscheiden nicht gelernt haben. Sie begeben sich in ihr Schicksal und sind ausgesprochen bescheiden, aber dennoch sehr von Angst besetzt. Bei anderen Migrantinnen liegt das Problem an fehlenden Informationen über die Geburt und an falschen Vorstellungen von der Geburt. Halbwissen und Ammenmärchen verstärken die Angst.

Häufig üben auch die **Begleitpersonen** Druck auf die Gebärende aus, z. B. Schwiegermütter, die „wissen, wie eine Geburt geht" und ihrer Schwiegertochter indirekt das Gefühl vermitteln, unfähig zu sein. Aber auch Partner, Ehemänner, Tanten oder Laienhebammen versuchen manchmal, auf den Geburtsverlauf Einfluss zu nehmen und werden ungeduldig oder ängstlich.

11.6.2 Therapiemöglichkeiten

Die betreuende Hebamme sollte der Mutter die Wehenschwäche als **Erholung vor der Geburt** erklären und deutlich machen, dass es Mutter und Kind gut tut, eine Pause einzulegen. Wichtig ist es auch, der Mutter die Angst zu nehmen und ihr klar zu machen, dass man ruhig abwarten kann, solange es ihr und dem Kind gut geht.

Psychosoziale Betreuung

Wenn der Verdacht besteht, dass psychosoziale Gründe für die Wehenschwäche verantwortlich sein könnten, kann diese Möglichkeit behutsam mit der Gebärenden angesprochen werden.

> Die Gebärende sollte immer wieder dazu motiviert werden, auch ihrem Kind Mut für den letzten Abschnitt der Geburt zuzusprechen.

Physikalische Maßnahmen

■ **Entleeren von Blase und Darm**
Erfahrungsgemäß wirkt sich das regelmäßige Entleeren der Harnblase und des Darmes günstig auf die Wehentätigkeit aus.

■ **Gebärhaltungen**
Positionswechsel, Schwerkraft ausnutzen und vertikale Gebärhaltungen bevorzugen (▶ **Kap. 6**)

■ **Warmes Bad**
mit anregenden Ölen, z. B. Rosmarin, Zitrusfrüchte (6)

■ **Brustwarzenstimulation**

Komplementärmedizinische Methoden

■ **Homöopathie**
Bei einer entsprechenden Ausbildung können homöopathische Mittel eingesetzt werden. Gute Erfahrungen gibt es mit Cimifuga D1 und C6, Kalium carbonicum C6, Pulsatilla C6, Arnika C6, Belladonna C30, Caulophyllum D4 und C6, Chamonilla C30 (2).

■ **Noreia-Essenzen (von Erika Pichler)**
Noreia-Essenzen werden in den unteren Rücken und den unteren Bauch einmassiert. In der Beckenbodenebene werden Silberdistel, Lärche und Schafsgarbe in Öl empfohlen, jeweils 10 Tropfen auf 10 ml.

■ **Uterustonikum (von Ingeborg Stadelmann)**
Bauchmassage im Bereich des Uterusfundus. Das Öl enthält Eisenkraut, Nelke, Ingwer und Zimt (6).

■ **Fußreflexzonenmassage**
Massage am inneren Knöchel

■ **Akupunktur**
Bei einer entsprechenden Ausbildung werden die Punkte Gb 34 und Le 3 empfohlen (3). Auch mit einer Ohrakupunktur gibt es gute praktische Erfahrungen (4):
- Rechtes Ohr: Uterus 58 und He 100
- Linkes Ohr: Becken 56 und Shen Men
- Bei Linkshänderinnen umgekehrt.

Interventionen/ärztlich verantwortete Maßnahmen

Die letzte Möglichkeit zur Anregung der Wehentätigkeit stellen die **Öffnung der Fruchtblase** und der **Wehentropf** dar.

11.7 Starke Schmerzen

Renate Meyer

» „Ich kann nicht mehr, ich will nicht mehr. Tun Sie endlich etwas!"

Das Schmerzempfinden ist individuell sehr unterschiedlich. Viele Faktoren verstärken den Schmerz. Wenn eine Frau bei der Geburt äußert, dass die Schmerzen jetzt zu stark sind, muss diese Angabe unbedingt ernst genommen werden.

11.7.1 Diagnostik

Als diagnostisches Mittel bleibt nur die Äußerung der Frau. Um der Gebärenden zu helfen, muss zuerst die **Ursache geklärt** werden.

> **Starke Schmerzen über der Symphyse** können als Ursache eine volle Harnblase oder eine Einstellungsproblematik des Köpfchens haben.

Eine **gefüllte Harnblase** lässt sich äußerlich gut erkennen. Der Unterbauch ist tatsächlich gewölbt. Es sieht so aus, als ob ein Wasserkissen unter der Haut liegen würde. **Einstellungsprobleme** lassen sich über eine äußere (Leopoldsche Handgriffe, Zangemeister-Handgriff) und eine innere Untersuchung klären. Ursachen für Einstellungsanomalien können auch sein:
- eine besondere Form des kindlichen Kopfes
- eine Beckenanomalie
- zu großes Kind
- zu kleines Kind
- eine regelwidrige kindliche Kopfhaltung

> **Leopoldsche Handgriffe:** Ein schmaler Kopf kann ein Hinweis auf einen hohen Gradstand, ein beweglicher Kopf über dem Beckeneingang kann zu diesem Zeitpunkt der Geburt, besonders bei den Erstgebärenden, auf ein relatives Missverhältnis hinweisen.

Die starken Schmerzen entstehen in diesen Fällen dadurch, dass der Uterus das Kind **gegen ein Hindernis** schiebt, entweder gegen die empfindliche Harnblase oder gegen den Beckenring der Mutter. Gebärende spüren in der Regel ganz genau, ob es einen Geburtsfortschritt gibt oder nicht. Geht es nicht voran, dann äußern sie ganz klar, dass ihr Tun nichts bewirkt und damit auch ihre Kräfte übersteigt. Dies ist meist mit starken Schmerzen kombiniert.

Allgemein starke Schmerzen können ein Hinweis darauf sein, dass die Gebärende **am Ende ihrer Kraft** ist. Gerade Frauen, die während des Gebärens eher die Stillen und Ertragenden sind, äußern erst zu diesem Geburtsabschnitt, dass sie jetzt nicht mehr können. Für sie ist quasi das „Fass übergelaufen".

11.7.2 Therapiemöglichkeiten

Volle Harnblase

Sinnvoll ist immer, der Frau ein spontanes Wasserlassen zu ermöglichen. Die Gefahr eines Harnweginfektes durch das Katheterisieren ist einfach zu hoch. Deshalb muss ein Weg gefunden werden, um der Gebärenden Zeit und Raum zum ungestörten, spontanen Wasserlassen zu geben. Nur wenn der Gebärenden dies nicht mehr gelingt, muss die Harnblase katheterisiert werden.

> **Tipp**
>
> **Praxistipps aus der Kinästhetik**
>
> *Andrea Mora*
>
> Eine Erklärungsmöglichkeit, warum eine Gebärende manchmal Schwierigkeiten hat, ihre Blase zu leeren, liegt darin, dass die Spannung in ihrem Körper in einem ihr unbekannten Niveau liegt. Dies kann sehr viel höher oder niedriger als das ihr geläufige sein.
>
> Eine Frau **ohne Schmerzmittel** wird wahrscheinlich einen zu hohen Tonus haben, um wie gewohnt Wasser lassen zu können. In diesem Fall lohnt es sich, sie zu **Bewegungen** anzuleiten, **die ihre Spannung reduzieren**:
> - Haltungsbewegungen von den Füßen ausgehend
> - ihr die Möglichkeit geben, den Oberkörper gut abzustützen, um lockernde Bewegungen auszuführen (oft weiß die Frau dann auch, was ihr am besten hilft).
>
> ▼

▼
Nach einer PDA kommt es gelegentlich vor, dass die Gebärende zu wenig Kontrolle hat, um das nötige Spannungsnetz aufzubauen. Dies kann auch bei einer subjektiv uneingeschränkten Beinmotorik der Fall sein. Diesen Frauen hilft es sehr gut, wenn sie die Möglichkeit bekommen, über die Hände einen leichten Zug aufzubauen (z. B. über ein Tuch, auf das sie sich stellen kann). Da das Körpergefühl des Oberkörpers durch die PDA nicht beeinflusst ist, kann sie hier intuitiv das richtige Maß an Spannung aufbauen, um die Blase zu entleeren.

Verdacht auf hohen Geradstand und geburtsmögliche Einstellungsanomalien

Bei **Einstellungsanomalien** ist ein Verstärken der Wehentätigkeit und sogenanntes „Powerpressen" kontraindiziert. Damit würde man die Situation nur verschlimmern.

■ Gebärhaltungen
Der Bewegungsdrang der Gebärenden und ein Positionswechsel sollten unterstützt werden (s.a. ▶ **Kap. 6.7**)

■ Wechsellagerung alle drei Wehen
linke Seite – Vierfüßlerstand - rechte Seite
   Beim vorderen hohen Geradstand (dorsoanterior): Rückenlage statt Vierfüßlerstand

■ Becken schütteln
Hilfreich ist es auch, das Becken zu schütteln. Die Mutter liegt dabei auf der Seite, die obere Hüfte wird leicht angefasst und geschüttelt. Hier sollte unbedingt darauf geachtet werden, wie die Gebärende reagiert. Davon hängt es ab, ob eingestellt oder fortgesetzt wird.

■ Becken schaukeln
Das mütterliche Becken mit einem Tragetuch anheben, die Frau liegt dabei mit angewinkelten Beinen auf dem Rücken. Sanft schaukeln und dann die Gebärende zügig auf eine Seite drehen. Ein Schaukeln ist auch ohne Tuch möglich, wenn die Frau ihre Beine auf den Schoß des Partners ablegt.

■ Köpfchen leicht hochschieben
In Rückenlage mit höher gelagertem Becken während der Wehenpause den kindlichen Kopf mit dem 3. Leopold-Handgriff umfassen und leicht rüttelnd hochschieben. Dem Kind sagen, dass es sich jetzt nur noch zu drehen braucht, um ins Becken eintreten zu können. Mit Wehenbeginn den Kopf herunterlassen, eventuell mit einem Finger seitlich drücken und zusätzlich von der gleichen Seite über den Bauch streichen (nach Ulrike Harder).

■ Offene Knie-Ellenbogen-Lage
Die Gebärende kniet und stützt sich mit den Händen ab. Sie bewegt den Oberkörper nach unten, bis das Becken höher steht als der Oberkörper. Die Hüfte ist 90° gebeugt (▶ **Abb. 10-3,** S. 226).

■ Zilgrei-Übungen
Es empfiehlt sich, die Übungen immer in dieser Reihenfolge zu beginnen, jeweils ½ Stunde lang:
1. Übung „Heckensänger" (s. S. 208)
2. Übung „Wachtel" (s. S. 209)

Insbesondere wenn der **Muttermund noch einen Saum** hat, bietet sich anschließend auch die Übung „Krähe" an (s. Praxisanleitung). Die Frauen spüren in der Regel deutlich, dass sich etwas verändert hat. Dies motiviert für den weiteren Geburtsverlauf.

■ Warmes Bad
Eine weitere Therapiemöglichkeit ist das Entspannen in der Badewanne.

Starke Schmerzen ohne erkennbare Ursache

■ Zuwendung und Zuspruch
In dieser Situation muss die Hebamme für die Frau da sein, den Blickkontakt halten und sie beruhigen (Hand halten). Mit sanften Worten und mit einer positiven Wortwahl wird die Frau ermutigt, auch diesen Abschnitt der Geburt zu bewältigen, in dem Bewusstsein, dass diese Schmerzen nicht unbegrenzt sind und dass die Geburt des Kindes jetzt

Praxisanleitung: Zilgrei-Übungen

Die **Zilgrei-Atmung** unterscheidet sich von der vertieften Bauchatmung durch das bewusste Hinzufügen einer **Atempause von 5 Sekunden** am Ende jeder Einatmungs- und Ausatmungsphase. Diese Pause beugt dem Schwindelgefühl vor, das sich leicht bei bewusstem tiefem Atmen einstellt, und fördert gleichzeitig die Entspannung. Diese Pause wird von den Frauen, die nicht mit der Zilgrei-Atmung vertraut sind, als sehr lang empfunden. Da die Übungen aber langsam ausgeführt werden, kommen wir bei ruhigem Sprechen automatisch auf eine Pause von mindestens 3 Sekunden.

Die Übungen werden **bei den Wehen** ausgeführt und zwar über den Höhepunkt der Wehe hinweg. Das heißt, die Frau beginnt beim Ansteigen der Wehe nach dem 1. Drittel und beendet die Übung beim Nachlassen der Wehe nach dem 2. Drittel.

Übung „Die Krähe"

Die Beckenbewegung findet dynamisch nach oben und unten auf der Sagittalebene statt.

Anleitung:
- Vierfüßlerstand, Rücken und Kopf sind gerade, die Knie sind beckenbreit
- Einatmend ein Hohlkreuz machen und den Kopf leicht strecken
- Pause
- Ausatmend das Kreuz runden und den Kopf leicht beugen
- Pause
- Mehrfach wiederholen (insgesamt ca. 30 Minuten)

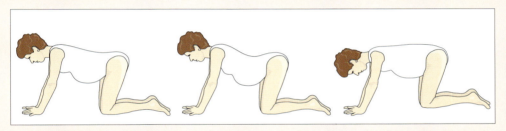

▶ **Abb. 11-5** Zilgrei-Übung „Die Krähe"

tatsächlich absehbar ist. Auch dem Partner sollte die Situation erklärt werden.

> Der Kontakt zwischen Mutter und Kind ist unverändert wichtig. Das Kind benötigt ebenfalls Zuspruch!

■ Beobachtung von Mutter und Kind

Uterustonus und Wehen werden durch Handauflegen (Wehensturm oder Dauerkontraktion?) beurteilt, die Vitalzeichen der Frau, ihre Gebärden und die Herztöne des Kindes überwacht.

> Ein Hochsteigen der Bandelschen Furche in kurzer Zeit bis auf Nabelhöhe und darüber hinaus (meist nur bei schlanken Frauen feststellbar) ist ein Zeichen für eine drohende Uterusruptur.

■ Atemtechnik

Wichtig ist eine Atemtechnik, die gewährleistet, dass die Frau ihre Muskulatur entspannen kann, denn Verspannung verstärkt den Schmerz. Viele Gebärende benötigen keine Anleitung zum „richtigen" Atmen, da sie ihren eigenen Rhythmus gefunden haben. Wenn eine Frau dagegen mit der Situation überfordert ist, benötigt sie Anleitung:

- Ruhiges und tiefes Einatmen „in den Bauch", hin zum Kind
- gleichmäßiges Ausatmen
- kurze Atempause

Die Hebamme sollte mit der Gebärenden einige Wehen lang gemeinsam in diesem Rhythmus atmen. Entscheidend ist, dass Rhythmus und Geschwindigkeit für die Frau angenehm sind. Gemeinsames Stöhnen während der Ausatmung

11 Geburt

kann der Frau helfen, evtl. Hemmschwellen zu überwinden.

- **Wärme**

Warme Tücher bringen Linderung für schmerzhafte Bereiche. Ein Entspannungsbad oder Duschstrahl auf den unteren Rücken bei einer leicht vornüber geneigten Sitzposition werden von vielen Frauen als angenehm empfunden. Wärme kann auch als wärmendes Getränk zugeführt werden.

- **Kreuzbeinmassage**

Eine liegende Acht über beide Pobacken oder kontinuierlicher Gegendruck auf das Kreuzbein werden von den Gebärenden in der Regel als wohltuend empfunden.

- **Positionswechsel**

- **Akupunktur**

Bei einer entsprechenden Ausbildung gibt es gute Erfahrungen mit der Nadelung der Akupunkturpunkte LG 20, Di 4, Di 10, evtl. zusätzlich noch Ma 36 und MP 6 (3).

- **Quaddeln**

Bei Schmerzen im unteren Rücken können Quaddeln mit sterilem Wasser (Aqua ad injectabile) am unteren Rücken gesetzt werden (s. auch ▶ **Kap. 4.6.11**).

- **Bachblüten**

Auch die Gabe von Rescue-Tropfen (10 Tropfen auf ein Glas Wasser) kann die Situation entschärfen.

> Andererseits ist es aber auch erforderlich, dass die Gebärende in dieser Phase über die subjektiven Grenzen ihrer Belastbarkeit hinausgeht. Schmerzmittel kommen jetzt nicht mehr in Frage. Ihre Wirkung würde zu spät eintreten.
> Mit **Verständnis, Mitgefühl und Respekt** für den Schmerz wird die Frau motiviert, trotzdem ihr Kind aktiv voranzuschieben.

11.8 Suspekte Herztöne

Renate Meyer

11.8.1 Diagnostik

Die Herzton-Beurteilung erfolgt durch Auskultation mit **Hörrohr**, **Dopton** oder mit dem **CTG**. Hörrohr und Dopton sollten nach der Wehe eingesetzt werden, um die mütterliche Beweglichkeit nicht einzuschränken und weil die Beurteilung der kindlichen Herztöne dann am aussagekräftigsten ist. Die kindlichen Herztöne werden dann in Relation zum Schwangerschafts- und Geburtsverlauf bewertet. Entscheidend ist z. B.,

- ob das Kind normalgewichtig ist,
- wie die Gebärende atmet, ob sie genügend Flüssigkeit getrunken hat,
- ob das Fruchtwasser grün ist,
- ob sich ein Amnioninfektionssyndrom entwickelt oder
- ob die Mutter Fieber hat.

> Immer prüfen, ob der mütterliche oder kindliche Puls gehört wird!
> Dazu zählt man den mütterlichen Puls über mindestens 15 Sekunden und vergleicht das Ergebnis mit den kindlichen Herztönen.

Sich **verändernde kindliche Herztöne** können auch von einem Nabelschnurvorfall oder von einer vorzeitigen Plazentalösung herrühren. **Dip 1** lassen in dieser Phase der Geburt häufig eine Nabelschnurumschlingung vermuten.

> Für eine Dezeleration über 1–2 Minuten kann der „Eintrittseffekt" des kindlichen Köpfchens verantwortlich sein.

Beim Verdacht auf einen **Nabelschnurvorfall** ist eine vaginale Untersuchung, beim Verdacht auf eine **vorzeitige Plazentaablösung** eine Ultraschalluntersuchung angezeigt.

Zur tatsächlichen Bewertung, die dann auch eine Handlung auslöst, ist es sinnvoll, sich mit einer Kollegin oder mit der Ärztin zu beraten. Die neutrale Beurteilung durch eine **2. Fachperson** kann Fehlinterpretationen vermeiden.

Die **Übergänge von suspekten zu pathologischen Herztönen** sind nicht wirklich klar abgrenzbar und immer auch von den Erfahrungen der Betreuenden abhängig. Deshalb muss bei der Beurteilung der kindlichen Herztöne immer die Geburt als Ganzes gesehen werden (s. auch ▶ **Kap. 13.1**, S. XX).

> **Suspektes CTG:**
> - Erneute Beurteilung nach 30 Minuten
> - Konservative Maßnahmen
>
> **Pathologisches CTG:**
> - Ständige Beurteilung und Dokumentation alle 10 Minuten
> - Wenn möglich MBU
> - ggf. Geburtsbeendigung anstreben.

11.8.2 Therapiemöglichkeiten

Atmung anpassen

Sind die suspekten Herztöne durch die Atmung der Mutter ausgelöst, muss spätestens dann der **Atemrhythmus angepasst** oder korrigiert werden. Sehr hilfreich ist es für die Frau dann, gemeinsam mit der Hebamme in die richtige Atmung zu finden.

Tief in den Bauch zu atmen, ermöglicht ihr eine größere Sauerstoffaufnahme.

Ein- und Ausatmung sollten gleich lang sein und nach der Ausatmung ist eine kurze Atempause physiologisch.

Hyperventiliert die Frau jedoch, ist es wichtig, dass sie weniger Sauerstoff einatmet. Als Erstes sollte sie in ihre eigenen hohlen Hände atmen. Reicht dies nicht aus, braucht sie eine Plastiktüte zum Ein- und Ausatmen.

Auch **beim „Schieben"** spielt die Atmung eine wichtige Rolle. Dabei die Luft anzuhalten und den Mund zu schließen, ist nicht physiologisch. Deshalb kann es eine Form der Therapie von suspekten Herztönen sein, die Gebärende anzuleiten, mit geöffnetem Mund und ausatmend zu pressen.

Physikalische Maßnahmen

■ **Positionswechsel**

Eine Veränderung der Gebärposition oder ein Lagewechsel kann ebenfalls eine Verbesserung der Herztöne bewirken. Eine feste Regel, was hilft, gibt es nicht. Es muss also experimentiert werden.

Ist ein Lagewechsel nicht möglich, hilft gelegentlich auch ein **Schieben des Uterus** in eine andere Position.

■ **Flüssigkeit**

Bei auffälligen kindlichen Herztönen sollte die Gebärende immer mit Flüssigkeit substituiert werden.

> Sind alle Möglichkeiten ausgeschöpft und die Herztöne werden nicht besser, hilft manchmal nur, die Geburt zu forcieren. Wann der richtige Zeitpunkt für dieses Vorgehen ist, kann leider nicht definiert werden. Er ist sicher auch abhängig von der Erfahrung und der Geduld der betreuenden Personen.

11.9 Schieben versus Pressen

Astrid Olshausen

» „Vertrauen in die eigene Kraft."

Die Gebärenden finden in der Regel diesen aktiven Teil der Geburt angenehmer als die Eröffnungsphase. Die Hebamme sollte die Frau beobachten und feststellen, was sie von alleine tut. Wenn der **Pressdrang ausbleibt**, sollten ähnliche Therapiemaßnahmen eingeleitet werden wie bei der Stagnation der Geburt (▶ **Kap. 11.5**) oder der Wehenschwäche (▶ **Kap. 11.6**).

Grundsätzlich soll die Gebärende so lange weiter die Wehen ruhig veratmen, bis sich ein spontaner Pressdrang einstellt. Dabei muss das individuelle Tempo der Frau beachtet werden. Jede Frau entwickelt ihren **eigenen Rhythmus**.

Das Wort „**Pressen**" ist negativ besetzt (z. B. Zerpressen oder Auspressen), daher sollte man es bei einer Geburt nicht benutzen. Beim Pressen holt die Frau tief Luft und hält diese dann für ca. 10 Sekunden an, um mithilfe der Bauchmuskelpresse ihr Kind herauszudrücken. Als Folge kommt es zu einem O_2-

11 Geburt

Abfall im mütterlichen und kindlichen Blut (kindliche Bradykardien, venöser Rückstau bei der Mutter, roter Kopf, Petechien). Die Reflexzonen des Beckenbodens sind angespannt, ebenso wie die mütterliche Zunge und die Kiefergelenke. Die Kraft kann den Geburtsvorgang nicht optimal unterstützen.

> Pressen = Kraftverschwendung

Beim **Schieben** atmet die Frau zunächst ruhig mit der Wehe, bis auf dem Wehengipfel der Wunsch nach Unterstützung des starken Druckes durch einen Ausatemschrei entsteht. Dabei bleibt der Mund geöffnet (offener Mund – offener Muttermund, offene Lippen – offene Labien). Die nächste Folge des Ausatemschreies ist, dass die Kiefergelenke locker und der Zungengrund entspannt bleiben.

> **Tipp**
>
> Das Schieben kann effektiver werden, wenn die Frau ihre **Augen zum Scheidenausgang** lenkt („selbstgesteuertes Pressen"), evtl. mithilfe eines Spiegels den Fortschritt selbst beobachtet oder wenn sie das „Einschneiden" des Köpfchens mit der eigenen Hand spürt und lenkt.

Die Frau sollte ihr individuelles Tempo beim Schieben entwickeln und nur bei Bedarf mit drücken. Wenn Anleitungen erforderlich sind, müssen sie mit **klaren und einfachen Worten** formuliert werden. Bei nicht erkennbarem Geburtsfortschritt ist es wichtig, als Hebamme glaubwürdig zu bleiben. Die Situation muss erklärt werden, ohne dass etwas beschönigt wird und ohne dass Ängste erzeugt werden.

11.10 Angst vor Dehnungsschmerz

Renate Meyer

» „Habe Vertrauen, dass es passt!"

Der Dehnungsschmerz kündigt das Ende der Geburt an, das freudige Ereignis steht kurz bevor. In dieser Situation kann man erklären, dass die Geburt bald vorüber ist und dass das Gewebe sich langsam daran gewöhnen wird.

Diese Angst wird von der Frau nicht befürchtet, sondern in der konkreten Situation von der Gebärenden beschrieben. Jahrelang hat man geglaubt, dieser Schmerz sei für eine Gebärende so unermesslich, dass in der Geburtshilfe verschiedene Methoden entwickelt wurden, um diesen Schmerz auszuschalten (z. B. Durchtrittsnarkose, Pudendusblock).

11.10.1 Diagnostik

Die Angst zeigt sich daran, dass die Frau mitdrückt, aber nicht über einen bestimmten Punkt hinaus, nämlich dann, wenn das Dehnungsgefühl am stärksten ist. Die Gebärenden beschreiben diesen Dehnungsschmerz häufig als **hellen, brennenden Zerreißschmerz**. Häufig geben sie in dieser Phase auch einen starken Schmerz am äußeren Anus an. Es bildet sich evtl. eine starke äußere Hämorrhoide.

11.10.2 Therapiemöglichkeiten

Die Angst vor diesem Schmerz ist physiologisch. Dennoch muss die Frau motiviert werden, den Schmerz auszuhalten und ihn ggf. durch ihr aktives Voranschieben des Köpfchens sogar noch zu verstärken. Andererseits kann der Schmerz erträglicher sein, wenn die Frau weniger forciert mitschiebt und das Gewebe und die Beckenbodenmuskulatur sich langsamer und somit sanfter dehnen. Bei Wassergeburten äußern die Frauen deutlich seltener diesen Dehnungsschmerz.

Psychosoziale Betreuung

■ Die Hebamme sollte der Gebärenden vermitteln, dass die **Angst normal** ist, aber dass sie jetzt sorgfältig und vorsichtig schieben soll. Es ist eine gute Körperwahrnehmung der Frau erforderlich, damit der Druck nicht zu groß wird (Dammschonung).

■ Die Gebärende sollte in ihrem **eigenen Rhythmus** schieben und ggf. das Kind „heraushecheln".

Motivieren lässt sich die Frau vielleicht mit Sätzen wie: „Das ist gut ausgetüftelt von der Natur, damit die Gebärende nicht zu viel schiebt."

- Wenn der Frau die Möglichkeit eröffnet wird, in dieser Phase das **Köpfchen** zu **berühren**, führt dies in der Regel zu einem Motivationsschub. Mag die Frau ihr Kind noch nicht berühren, dann kann sie mithilfe eines Spiegels sehen, wie weit sie ihr Kind schon vorangeschoben hat.

- Die Hebamme kann die Frau ermutigen, das **Tempo des Kindes selbst** zu **regulieren** (Hand auflegen) und die Wehenpause für ihre Erholung optimal zu nutzen.

Physikalische Maßnahmen

- **Warme Auflagen oder Kompressen**

Sie lindern den Schmerz am äußeren Damm und an den Schamlippen und fördern die Durchblutung. Dammschutztücher können dazu auch mit einer Lösung aus warmem Wasser und Coffeagloboli getränkt werden.

- **Kühlung**

Bei **Hämorrhoiden** oder **starkem Brennen** wirkt eine Kühlung lindernd, z. B. mit „Installigel", welches kühlt und gleichzeitig lokal betäubt.

Komplementärmedizinische Methoden

- **Akupunktur**

Durch Akupunktur kann dieser Schmerz gelindert werden. Empfohlener Punkt ist Ren Mai 1 (Huiyin, KG1) (3).

- **Homöopathie**

Auch der Einsatz homöopathischer Mittel, z. B. Coffea C200, 2 Globuli oral, kann in dieser Situation eine Linderung verschaffen und die Dehnfähigkeit des Dammes optimieren (2).

- **Dammmassage**

Eine vorsichtige Massage mit Damm-Massageöl, z. B. Cuprum metallicum der Fa. Weleda, kann ebenfalls bei Dehnungsschmerz angewendet werden.

Fallbeispiel 11-3: Angst vor Dehnungsschmerz

Frau A. ist 31 Jahre alt, 154 cm groß, VI. Grav., II. Para, ET + 8.

Anamnese: Status nach VE mit großer mediolateraler Episiotomie.

Beim 2. Kind traumatische Geburt in Rückenlage und mit Kristeller-Hilfe, Gewicht 4130 g, DR II.

Bisheriger Geburtsverlauf:
Gute MM-Eröffnung, nach 2–3 Std. ist der MM vollständig, der Kopf steht BM, Pressdrang, die Frau ist in der Badewanne.

Das kindliche Köpfchen kommt schnell tiefer auf den Beckenboden und drückt auf den Damm. In diesem Moment gerät Frau A. außer sich, presst die Knie zusammen, hebt den Po hoch und ruft: „Nein, es zerreißt mich, es reißt wieder alles!"

Die betreuende Hebamme redet beruhigend auf die Gebärende ein, damit sie sich wieder öffnen und die Geburt aktiv gestalten kann. Damit der Damm etwa entlastet wird, fordert die Hebamme Frau A. auf, in eine Vierfüßlerposition über den Wannenrand hängend zu gehen. So kann die Hebamme beginnen, den Damm vorsichtig mit einem Massageöl zu massieren und somit zu lockern.

Die Gebärende ist jedoch inzwischen gedanklich so blockiert, dass die Wehen ausbleiben. Die Hebamme spricht der Frau Mut zu und lenkt die Gedanken der Gebärenden auf ihr zu erwartendes Kind. Die Frau wird motiviert, in der Vierfüßlerposition ihr Becken hin und her zu schaukeln.

Nach ca. 10 Minuten ohne Wehen trotz Uterusmassage entschließt sich die Hebamme, für den Endspurt einen Wehentropf mit Oxytocin vorzubereiten. Sie sagt dabei immer wieder mit ruhiger Stimme: „Wir sind alle da, wir unterstützen Sie. Wir machen jetzt einen Tropf dran. Das Kind wird eh kommen, dann lieber aus eigener Kraft und nicht wieder so traumatisch."

Noch bevor der Wehentropf angeschlossen ist, kommt plötzlich **eine** Wehe und mit dieser einen Wehe kommt auch das Kind zur Welt. Es hat die Nabelschnur dreimal um den Hals geschlungen und wiegt 3860g. Der Damm der Gebärenden ist intakt geblieben.

▼

> **Kontinuierliche Fragen der Hebamme innerhalb des Geburtsprozesses:**
> **Wann ist ein abwartendes Verhalten angezeigt?**
> - Unauffällige fetale Herzfrequenz
> - Die Gebärende ist motiviert.
> - Das erwartete Kind ist nicht schwerer als das letzte Kind dieser Frau.
> - Die Frau arbeitet trotz ihrer Angst wieder gut mit und vertraut der Hebamme.
>
> **Wann sind Interventionen erforderlich und welche Maßnahmen?**
> Nachdem das kindliche Köpfchen bereits am Beckenboden steht und von da an keine Wehe mehr kommt, werden wehenfördernde Maßnahmen erforderlich. Zuerst werden nichtmedikamentöse Methoden (Uterusmassage, Dammmassage) eingesetzt. Erst als diese Maßnahmen keinen Erfolg zeigen, wird ein Wehentropf erforderlich (bzw. dann eben doch nicht).
>
> **Welche ungünstigen Maßnahmen und Einflussfaktoren sind zu vermeiden?**
> - Ungeduld im Geburtshilfeteam
> - Unsensible Kommunikation
> - Die Frau auch ohne Wehe zum „Pressen" anzuleiten.
> - Die Frau in ein Kreißbett zu bringen.
>
> **Welche diagnostischen und therapeutischen Fähigkeiten und Fertigkeiten sind einzusetzen?**
> - Leopold-Handgriffe, um sich ein Bild von der Lage des Kindes und dem zu erwartenden Gewicht zu machen.
> - Aufgrund der traumatischen Erfahrungen braucht diese Frau einen besonders geschützten Rahmen. Dafür eignet sich die Badewanne. Sie ist wie ein Nest, Hebammen und Geburtshelfer können nicht wirklich direkt an der Gebärenden aktiv werden.
> - Die Frau braucht Ruhe und eine stärkende Kommunikation.
> - In dem Moment, in dem die Gebärende außer sich gerät, braucht sie sehr viel Zuspruch und auch Verständnis. Jetzt gilt die komplette Aufmerksamkeit der Hebamme der Frau. Die Gebärende muss geschützt werden und sie braucht die Gelegenheit, dieses Kind aus eigener Kraft zu gebären.
> - Die Hebamme muss über Kenntnisse verfügen, wie sie der Frau den Dehnungsschmerz erleichtern kann, z. B. durch Positionswechsel, warmes Badewasser und eine sanfte Dammmassage.
> - Die Hebamme muss die Kompetenz haben, in dieser Situation gelassen zu bleiben, die Frau zu beruhigen und zu ermutigen.

11.11

Angst der Frau, die Scham loszulassen

Renate Meyer

>> „Es fühlt sich an, als ob das Kind durch den Po kommt."

Spätestens jetzt muss die Frau bereit sein, sich zu **öffnen und loszulassen** – eben auch Urin und Stuhl. Das antrainierte Verhalten um den „Toilettengang" beeinflusst mit Sicherheit das Verhalten der Gebärenden. Die meisten Frauen empfinden es als sehr unangenehm, wenn Urin oder Stuhl während der Geburt abgehen. Oftmals wird von den Frauen aber nur so empfunden, ohne dass es tatsächlich geschieht.

Wichtig ist es, dass die **Hebamme** ihren eigenen Ekel vor fremden Ausscheidungen unter Kontrolle hält. Wenn Ausscheidungen abgehen, sollte sie diese schnell und unauffällig beseitigen, um das Schamgefühl der Frau zu schützen. Gleichzeitig sollte sie der Gebärenden vermitteln, dass es ein positives Zeichen ist, weil es den Geburtsfortschritt anzeigt. Zur Neutralisierung von Gerüchen kann gelüftet, ein Streichholz angezündet oder ein Raumduft verwendet werden.

Eine geringfügige Kontamination des Kindes mit Kolibakterien (E. coli), welche auch bei sorgfältigster und hygienisch einwandfreier Arbeit der Hebamme passiert, hat nach neuesten Erkenntnissen keine schädlichen Auswirkungen. Sie ist vielmehr **bedeutsam für die Entwicklung des Immunsystems** des Säuglings (11).

11.11.1 Diagnostik

Die Frau äußert ihre Befürchtung. Sie mag nicht mit schieben, sie öffnet sich nicht.

Die Hebamme sollte durch Beobachtung und ein klärendes Gespräch versuchen herauszufinden, welche Hemmnisse vorliegen.

11.11.2 Therapiemöglichkeiten

■ **Mut zusprechen**
Bei dieser Form der Angst ist es wichtig, die Gebärende zu ermuntern, ihr Mut zuzusprechen und die Neugier auf ihr Kind zu wecken. Es muss ihr das Gefühl vermittelt werden, dass sie mit ihrer Angst nicht allein ist und dass diese völlig normal ist.

■ **Ggf. Klistier anbieten**
Die meisten Frauen haben mit Geburtsbeginn **Durchfall** oder müssen häufig zur **Toilette**. Befürchtet die Gebärende jedoch, dass sie, wenn das Kind kommt, Stuhl absetzt, kann es sinnvoll sein, ihr bereits in der Eröffnungsphase ein Klistier anzubieten.

> Routinemäßige Einläufe haben keinen Nutzen. Im Gegenteil, sie entziehen der Frau Wasser und Mineralstoffe und sind deshalb eine zusätzliche Belastung (s. auch Kap. 13).

■ **Homoöpathie**
Zur Prophylaxe kann der Frau das homöopathische Mittel Nux vomica C6 oder C30 gegeben werden.

■ **Professionelles Handeln**
Hat die Frau während dieser Geburtsphase Stuhlgang in Gegenwart der Betreuenden und des Partners, ist es besonders wichtig, für eine zügige, unauffällige und geruchsarme Beseitigung zu sorgen.

Wenn die Frau bemerkt, dass sie Stuhl herausschiebt, sollte die Hebamme nicht so tun, als ob dies nicht der Fall wäre. Ein respektvoller Umgang mit den Wahrnehmungen der Frau ist auch hier der Schlüssel zu ihrem Vertrauen. Zu unserem professionellen Umgang mit der Situation gehört auch, der Frau dafür keinen Vorwurf (auch nicht nonverbal!) zu machen und ihr die Situation so angenehm wie irgendwie möglich zu gestalten.

> **Tipp**
> Wenn die Gebärende bei der Geburt unbekleidet sein möchte, kann man die Geburtsregion mit **warmen Dammkompressen** abdecken.
> Abgehender Stuhl wird so weniger sichtbar und kann sanft abgewischt und geruchsarm mitsamt der Kompresse entsorgt werden. So fühlt sich die Frau weniger beschmutzt.

11.12 Drohender Dammriss

Astrid Olshausen

» „Es kommt einfach nicht um die Kurve."

Ein drohender Dammriss ist erkennbar an einem dünnen, blassen Damm. Das Kind befindet sich lange in der Vulva, ohne voranzukommen.

11.12.1 Therapiemöglichkeiten

■ Es ist wichtig, das Köpfchen **langsam** aus der Scheide heraustreten zu lassen, d.h. das Tempo zu regulieren, indem die Frau vorsichtig schiebt (▶ **Kap. 11.9**), eventuell das Köpfchen selbst hält oder die Hebamme den Damm schützt. In der Wehenpause sollte sich das Köpfchen wieder zurückziehen. Dies ist sehr wichtig für die Massage des Gewebes im Geburtsweg und für die Dehnfähigkeit des Dammes.

■ **Mehrgebärende** drücken häufiger das kindliche Köpfchen mit einer Wehe bis zum Sichtbarwerden auf den Beckenboden. Dann zieht sich das Köpfchen auch in der Wehenpause nicht mehr zurück und massiert somit auch nicht das Dammgewebe. In diesem Fall ist es tatsächlich hilfreich, dass die Frau auch ohne Wehe ihr Kind voranschiebt, da so die Uteruskontraktion das Schieben nicht noch verstärkt.

■ Das kindliche Tempo lässt sich auch durch **gezielte Atemtechnik** regulieren, indem die Frau angeleitet wird zu hecheln oder das Kind „herauszuatmen".

Gebärhaltungen

- Eine **aufrechte Geburtsposition**, z.B. im Seil hängend, hat ein mobiles Becken zur Folge; entsprechend wird die Mutter ihr Becken immer so einstellen, dass die Dammbelastung am geringsten ist. Dies ist bei einer Geburt in Rückenlage in keinster Weise möglich.

- Auch der **Vierfüßlerstand** oder die **Wannengeburt** erlaubt viel Beckenmobilität. Bei der Wassergeburt wird zusätzlich das Dammgewebe besser durchblutet und erhält dadurch mehr Stabilität.

Komplementärmedizinische Methoden

- **Homöopathie**

Erfahrungswissen gibt es für die Anwendung des homöopathischen Arzneimittels Coffea C200, 2 Globuli oral.

> **Eindeutig schädlich oder ineffektiv** sind Massagen zur Dehnung des Dammgewebes während der Austreibungsphase (5).

11.13 Angst der Betreuer

Renate Meyer

» „Geburt ist Teamwork."

Positive, aber auch negative Erlebnisse bei Geburten prägen unser Handeln. Sie berühren uns auf der emotionalen Ebene und sind daher nur schwer auf der Sachebene zu verarbeiten. Berufserfahrung, der Ort der Ausbildung, also welche Form der Geburtshilfe oder etwa Geburtsmedizin die Betreuer gelernt haben, aber auch die eigene Kompetenz im Umgang mit kritischen Situationen beeinflussen das Handeln von Hebammen.

Auch der **interdisziplinäre Umgang mit Fehlern**, also die „Fehlerkultur" eines Geburtshilflichen Teams ist entscheidend für die Risikobereitschaft im Gebärprozess. Macht und Hierarchie prägen häufig das Geburtshilfliche Team. Daraus resultieren nicht selten fehlende Harmonie und Verlässlichkeit, die immer auch die Gebärende spüren wird (siehe auch ▶ **Kap. 9.16**).

11.13.1 Therapiemöglichkeiten

> Oberste Gebote während des gesamten Geburtsvorganges sind **Ruhe und Professionalität** der begleitenden Hebamme.

- **Über die Angst reden**

Die Hebamme muss ihre eigene Angst im Kollegenkreis äußern dürfen.

- **Supervisionsangebote**

Sie können als Maßnahme der Stärkung dienen und sollten nach Möglichkeit in Anspruch genommen werden.

- **Fallbesprechungen**

In regelmäßigen Fallbesprechungen können Geburten aus den verschiedenen Sichtweisen besprochen, Fehler aufgedeckt und in einer wertschätzenden und respektvollen Art gemeinsam nach Lösungen gesucht werden.

- **Selbstannahme und Selbstpflege**

sind weitere wichtige Säulen der Burnoutprophylaxe.

Literatur

[1] **Simkin, P. Ancheta, R.:** „Schwierige Geburten leicht gemacht", 2. Aufl., Verlag Hans Huber: Bern. 2006

[2] **Speck G., Graf, F.:** „Homöopathie für Hebammen und Geburtshelfer" Einführung. Verlag Elwin Staude: 1989

[3] **Römer, A.:** „Akupunktur für Hebammen, Geburtshelfer und Gynäkologen, 4. Aufl., Hippokrates: Stuttgart. 2008

[4] **Gomaa, S.:** „Leitfaden Hebammen Akupunktur Ausbildung, H.A.A., Bremer Ärztegesellschaft für Akupunktur und Schmerztherapie e.V. (B.Ä.F.A.S. e.V.

[5] **WHO:** „Care in Normal Birth" 1996, deutsche Ausgabe: Betreuung der normalen Geburt, Ein praktischer Leitfaden

[6] **Ingeborg Stadelmann:** „Die Hebammen-Sprechstunde", Stadelmann Verlag: 6. Aufl. 2007

[7] **Dudenhausen J.W.:** Praktische Geburtshilfe, 20. Aufl., de Gruyter: 2008

[8] **Leboyer, Frédérick:** Weg ins Licht, Geburt ohne Gewalt, 12. Aufl., Kösel: 1998

[9] **Odent, Michel:** Die sanfte Geburt, Kösel: 1993

[10] **Fischer, Hanna:** Atlas der Gebärhaltungen, 2. Aufl., Hippokrates: Stuttgart. 2007

[11] **Schmidt-Fuchs, R.:** www.AMT-Herborn.de

[12] **Geist, C., Harder, U., Stiefel, A.:** Hebammenkunde, 4. Aufl., Hippokrates: Stuttgart. 2007

12 Nachgeburtsphase

Petra Schönberner

12.1
Definition

> „In jedem Anfang wohnt ein Zauber inne, der uns beschützt und der uns hilft zu leben." (Hermann Hesse)

Die letzte Phase der Geburt umfasst die Plazentarperiode, also die Zeit nach der Geburt des Kindes bis zur Geburt der vollständigen Plazenta, und die Postplazentarperiode, d. h. die ersten zwei Stunden nach der Geburt der vollständigen Plazenta.
Siehe auch ▶ **Kap. 12.8.1**

12.2
Was braucht die Gebärende?

> „Wenn die Liebe fehlt, dann kann der Entbindungsraum noch so perfekt sein."
> (Frédérick Leboyer)

Zeit zum gemeinsamen Kennenlernen und Achtung der Intimsphäre: Die Zeit direkt nach der Geburt ist eine sehr intime und verletzliche Phase. Mutter und Kind haben die Geburtsarbeit hinter sich, sind sehr sensibilisiert und besonders anfällig für störende Reize. Sie benötigen Ruhe und einen achtsamen Umgang, der der intimen Situation gerecht wird. Die Wahrung der Intimsphäre der körperlich und psychisch beanspruchten Frau ist unerlässlich für ein gutes Geburtserlebnis.

Für den Moment, in dem die drei Menschen sich in dieser Konstellation zum ersten Mal sehen und „beschnuppern", erhoffen sich die Eltern in der Regel Ruhe und Zurückhaltung durch das medizinische Personal. Dies gibt ihnen einen Freiraum, sich unbeobachtet in ihren entwickelnden elterlichen Kompetenzen erleben zu können: als Mutter, Vater und Familie.

Bestätigung und Unterstützung: Frauen wünschen sich während der Geburt Bestätigung in dem, was sie tun. Sie möchten versichert bekommen, dass sie es „gut" machen und dass alles in Ordnung ist. Um den für sie optimalen Weg finden zu können, erwarten sie in der Regel Unterstützung durch die Hebamme. Der Partner hofft, seine Frau hilfreich unterstützen zu können und mit einbezogen zu werden.

Unterstützung beim Stillen: Beobachtungen aus der Hebammenpraxis zeigen, dass nach einer Spontangeburt ohne Schmerzmittelgabe die meisten Kinder von selbst an die Brust finden. Diese Erfahrung bestärkt die Mutter in ihrer Eigenkompetenz. Wenn es beim ersten Anlegen Probleme gibt, kann die Hebamme Unterstützung anbieten. Wird der Partner mit einbezogen, kann dies für die zukünftige Stilltätigkeit seiner Frau eine gute Unterstützung sein. Der Vater kann z. B. beim Seitenwechsel seiner Frau das Kind reichen oder dem Neugeborenen den Rücken stützen.

Unterstützung des körperlichen Wohlbefindens: Durch die Geburtsarbeit und die Wärme im Raum haben viele Eltern postpartal Durst, aber auch Hunger und ein Bedürfnis nach frischer Luft. Körperliche Stärkung und Ausruhen werden nach der Geburt als sehr wohltuend empfunden.

12.3
Betreuungsschwerpunkte

> „Mit ein wenig Verständnis ist alles so einfach." (Frédérick Leboyer)

Die Betreuungsschwerpunkte ergeben sich aus den Bedürfnissen von Mutter, Kind und Vater:
- Förderung der Mutter-/Eltern-Kind-Beziehung
- Bestätigen und Unterstützen der Frau
- Beobachtung der körperlichen Vorgänge und fachkompetentes Handeln
- Hilfe bei der Plazentageburt
- Inspektion des Dammes und eventuelle Naht
- Für körperliches Wohlbefinden sorgen
- Ggf. Unterstützung beim ersten Anlegen des Kindes

- Untersuchung des Neugeborenen (nach Möglichkeit erst eine Stunde p. p., damit der Bonding-Prozess nicht gestört wird)

12.4 Unterstützung beim Erstkontakt mit dem Neugeborenen

> „Die eigenen Augen müssen wir öffnen. Die eigene Blindheit muss aufhören." (Frédérick Leboyer)

Ist das Kind geboren, sollte die Hebamme der Mutter ermöglichen, **das Kind selbst anzunehmen**. Hierzu kann sie bei einer Geburt im Vierfüßlerstand das Kind zwischen den Beinen der Frau hindurchschieben. Hat die Frau in der Hocke oder auf einem Hocker sitzend geboren, setzt die Frau sich ganz auf den Boden, um ihr Kind leichter aufnehmen zu können. Hat sie eine stehende Gebärhaltung eingenommen, kann sie sich entweder auf den Boden setzen oder die Hebamme hält der Frau das Neugeborene so hin, dass sie es aus ihren Händen nehmen kann. Lag die Gebärende auf der Seite, kann ihr die Hebamme helfen, sich hinzusetzen, so dass das Kind zwischen ihren Beinen liegt. Bei einer Wassergeburt kann die Frau das Neugeborene entweder selbst aus dem Wasser nehmen oder die Hebamme hält es ihr so hin, dass sie es ihr aus den Händen nehmen kann.

> Das Privileg der ersten Berührung gehört der Mutter oder dem Vater.

Wenn sich die Mutter in einer Position befindet, aus der sie das Kind gut annehmen kann und ihr Partner nah bei ihr ist, kann sich die **Hebamme** etwas zurückziehen, nachdem sie durch Beobachten des Neugeborenen festgestellt hat, dass es keine Hilfe braucht. Bei ruhigen Neugeborenen kann sie die Nabelschnur fühlen, um die Herzfrequenz festzustellen. Ist der Raum nicht warm genug, kann sie das Neugeborene mit einem warmen Tuch etwas bedecken, damit es nicht auskühlt, ein unauffälliges Kind muss nicht mit dem Handtuch abgerubbelt werden. Lediglich ein stark blutverschmiertes Gesicht des Kindes sollte kurz abgewischt werden.

> Oberflächliches Absaugen ist lediglich bei dickgrünem Fruchtwasser indiziert, um eine Mekoniumaspiration zu vermeiden. In solch einem Fall sollte nicht endotrachial abgesaugt werden, da dies die Gefahr einer Mekoniumaspiration erhöht.

Wesentlich in dieser Situation sind **Ruhe und Geduld**. Viele Frauen trauen sich erstmal nicht, das Kind anzunehmen. Hier ist es sinnvoll, sie zu ermuntern und ihnen Zeit zu lassen. Auch das Geschlecht des Kindes können sie selbst entdecken. Somit kann die Hebamme die Frau bereits in ihrer Kompetenz als Mutter stärken und sich selbst zurücknehmen. Wichtig ist, dass dies als Selbstverständlichkeit vermittelt wird – auch das Zögern der Frau – und nicht als erste Leistungsprüfung.

In der Regel nehmen die Frauen ihre Kinder innerhalb der ersten Minute hoch. Sollte es länger dauern, sollte die Hebamme dafür sorgen, dass das Kind nicht auskühlt, in dem sie es mit einem warmen Tuch zudeckt, und die Frau sich nicht zu stark beobachtet fühlt. Gelegentlich unterstützt der Vater diesen Prozess, indem er seiner Frau das Kind in den Arm legt.

In Ausnahmefällen, in denen die Frau zögert, kann der Vater natürlich auch das Kind in Absprache mit und für seine Frau hochnehmen und sich ggf. mit ihm hinlegen. Von Bedeutung ist hier, dass die Frau nicht übergangen oder zeitlich unter Druck gesetzt wird. Manche Frauen brauchen etwas Zeit zum Realisieren der Situation. Auch sollten sie selbst entscheiden, ob sie das Neugeborene auf die nackte Haut nehmen wollen oder nicht.

Hier ist das Fingerspitzengefühl der Hebamme gefragt, der Frau den benötigten Raum zu geben. Die Hebamme kann die Eltern auch ermuntern, **ihr Kind anzusprechen**. Gerade bei anpassungsgestörten Kindern kann dies eine gute Unterstützung sein. Die selbstbestimmte erste Kontaktaufnahme mit dem Kind wird von den meisten Eltern im Nachhinein als etwas sehr Schönes und Einmaliges geschildert.

Aus der Forschung ist bekannt, dass Frauen direkt nach der Geburt als Erstes Blickkontakt zu ihrem Kind aufnehmen und es betrachten, es

12 Nachgeburtsphase

dann mit den Fingerspitzen sacht berühren und anschließend erst mit der ganzen Hand. Dieser Moment wird auch als **Beginn des Bondings** bezeichnet (9). Es empfiehlt sich deshalb, das Kind der Mutter nicht auf den Bauch zu legen, sondern in eine Position zu bringen, die diesen Vorgang unterstützt.

> Sobald das Kind geboren ist, achtet das Geburtshilfeteam in diesem Moment der „Menschwerdung" darauf, dass sich alle ruhig verhalten, keine unnötigen oder lauten Geräusche verursachen. Es hält in seiner geschäftigen Routine inne und gibt dem Neugeborenen und seinen Eltern Raum und Zeit.

Je nach Paar kann diese Situation ganz „heilig", beschaulich, sachlich oder fröhlich und manchmal auch schmerzlich sein. Um dies nicht zu stören, sollte auch bei Komplikationen Hektik vermieden werden.

> **Fallbeispiel 12-1:**
> **Erste Kontaktaufnahme**
>
> Frau A. hat ihre Tochter auf einem kleinen Hocker geboren. Die Hebamme schaut auf die Uhr und schweigt. Sie bittet die Frau sich kurz anzuheben, damit sie den Hocker wegnehmen und die Frau sich auf den Boden begeben kann, wo sie auf sauberen Vorlagen sitzt, damit der Blutverlust diskret beurteilbar ist.
> Die Mutter schaut ihr Kind an, ihr Partner sitzt hinter ihr. Die Hebamme ermuntert Frau A., ihre Tochter, die abgesehen von einer leichten Stauungszyanose vital und unauffällig ist, aufzunehmen. Frau A. erwidert: „Nein, das traue ich mich nicht. Geben Sie sie mir!". Die Hebamme ermuntert Frau A. erneut und erklärt ihr, dass sie Zeit habe und dass sie das könne. Sie solle es einfach versuchen, sie (die Hebamme) bleibe ja im Hintergrund dabei.
> Daraufhin berührt Frau A. vorsichtig die Händchen ihrer Tochter, versucht Blickkontakt zu ihr aufzunehmen und nimmt sie dann unsicher, aber zügig zu sich auf den Arm. Die Hebamme deckt das Neugeborene mit warmen Handtüchern zu und ermuntert den Vater, das Köpfchen seiner Tochter mit seiner Hand zu wärmen.

Die **Untersuchung des Neugeborenen** kann auf einem Handtuch auf dem Bett der Eltern oder auf dem Körper eines der Eltern erfolgen. Wenn sie auf einer Wickelkommode erfolgt, sollte die Mutter nach Möglichkeit Sicht auf diese haben und der Vater dabei sein. Hier können die Eltern einbezogen werden, indem sie die Möglichkeit bekommen, die Herztöne mit dem Stethoskop abzuhören. Der Vater kann das Kind nach der Geburt baden und/oder anziehen. Der Umgang mit dem Neugeborenen ist respektvoll und zugewandt.

12.5 Anpassungsstörung des Neugeborenen

» „Das Kind ist auf der Schwelle zwischen zwei Welten. Es zögert." (Frédérick Leboyer)

Weist das Neugeborene nach der Geburt Anpassungsstörungen auf, haben sich folgende Maßnahmen praktisch bewährt:

Apgar-Kontrolle

Die Apgarwerte werden nach 1, 5 und 10 Minuten ermittelt, d. h. der erste Wert wird erst nach 60 Sekunden vergeben. Hier sollte eine Uhr mit Sekundenzeiger verwendet werden, damit nicht zu vorzeitig eingegriffen wird.

Physikalische Maßnahmen

■ **Wärme**

Beim Körperkontakt mit der Mutter profitiert das Kind von ihrer Körperwärme. Der Vater kann das Neugeborene zusätzlich mit seinen Händen wärmen. Als weitere Wärmemöglichkeit können warme Tücher aufgelegt werden.

■ **Äußere Reize und Ansprechen des Kindes**

Beide Eltern werden ermuntert, mit ihrem Kind zu reden. Als äußere Reize können ein Abrubbeln des Kindes und ein oberflächliches Absaugen versucht werden. Bei verkrampft („knörksend") atmenden Kindern kann der Vater das angenabelte Kind auch in einer kleinen Wanne zwischen den Beinen seiner Frau baden.

■ Sauerstoffzufuhr

Sauerstoffgabe und -messung erfolgen am angenabelten Kind, das in Körperkontakt mit der Mutter steht.

■ Möglichst späte Abnabelung

Die Sauerstoffzufuhr über die pulsierende Nabelschnur sollte nicht frühzeitig durch Abnabeln unterbrochen werden, egal wie schwach sie pulsiert.

> Die Nabelschnur sollte erst dann durchtrennt werden, wenn sie eindeutig auspulsiert ist.

Komplementärmedizinische Methoden

■ Bachblüten
Erfahrungswissen gibt es mit dem Einsatz von Rescue-Notfalltropfen. Sie werden auf der großen Fontanelle verteilt.

■ Homöopathie
Bei einer entsprechenden Ausbildung können homöopathische Mittel wie Aconitum, Antimonium, Camphora oder Opium in der Dosierung C30 oder C200 als Globuli in die Wangen des Neugeborenen gegeben werden.

> Wichtig sind dabei immer (angepasst an den Zustand des Neugeborenen) eine angemessene Information der Eltern und die Vermittlung von Ruhe und Zuversicht.

12.6 Abnabelung

» „Das Kind verlässt die Ewigkeit und springt in die Zeitlichkeit." (Frédérick Leboyer)

12.6.1 Zeitpunkt

Die Abnabelung des Neugeborenen kann einige Minuten nach der Geburt, nach dem Auspulsieren der Nabelschnur oder nach der Plazentageburt (▶ **Abb. 12-1**) erfolgen. Sie sollte zum Schutz des Neugeborenen **auf keinen Fall frühzeitig** durchgeführt werden. Ein frühes Abnabeln stellt einen

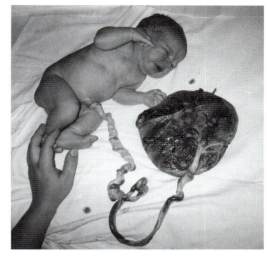

▶ **Abb. 12-1** Die Abnabelung kann auch erst nach der Geburt der Plazenta erfolgen.

medizinischen Eingriff dar, der gerechtfertigt werden muss. Ein sofortiges oder frühzeitiges Abklemmen oder Abbinden der Nabelschnur unterbricht die Sauerstoffversorgung zu dem Neugeborenen, was sich besonders bei anpassungsgestörten Kindern als nachteilig erweist.

Ein **spätes Abnabeln** gewährt dem Neugeborenen ein ausreichendes Blutvolumen. Die Erythrozyten werden durch Hämolyse zerstört und führen zu einer Anreicherung der Eisendepots, was einer Eisenmangelanämie im Säuglingsalter vorbeugt. Dies ist besonders bei Frühgeborenen von Bedeutung. Der Effekt tritt schon nach mindestens 30 Sekunden ein. Das Neugeborene befindet sich p. p. idealerweise 3 Minuten auf oder unter Vulvahöhe der Mutter (2, 3). Bei rh-negativen Müttern verringert ein spätes Abnabeln die fetomaternale Transfusionswahrscheinlichkeit (2).

12.6.2 Technik

Die Abnabelung kann mit einer **Klemme** oder einem **Bändchen** erfolgen. Je weiter die Nabelschnur vom Körper des Kindes entfernt durchtrennt wird, desto geringer ist die Gefahr des Verblutens bei einer fehlerhaften Abnabelung, da auch ein stark schreiendes Neugeborenes nicht so viel Druck aufbauen kann, dass die 10 cm langen kollabierten Gefäße wieder entfaltet werden. Vermutlich ist auch die Infektionsgefahr geringer, da das Nabelschnurende mit Bändchen oder Klemme nicht direkt auf dem Nabelgrund liegt. Außerdem kann ein längerer Nabelschnurrest gut über die Windel gelegt werden und drückt nicht auf den Bauch des Neugeborenen. Er kann später gekürzt werden.

Die Abnabelung erfolgt erst dann, wenn die **Eltern informiert** wurden. Sie entscheiden darüber, wer die Nabelschnur durchtrennt: Mutter, Vater oder auch Geschwisterkind oder Hebamme.

In der Hausgeburtshilfe erfolgt die Abnabelung manchmal auch mit einem sterilen **Baumwollbändchen** (aus dem Kurzwarenladen). Das Bändchen wird ca. 10 cm vom Bauch des Kindes entfernt sehr fest und doppelt um die Nabelschnur gebunden. An einigen Nabelschnüren ist eine „Sollbruchstelle" zu erkennen, in der die Whartonsche Sulze weniger ausgeprägt ist und die Nabelschnur vermutlich in natura irgendwann abbrechen würde. Die Nabelschnur wird ca. 1 cm vom Bändchen entfernt durchtrennt. Die Hebamme legt dann etwa 3 cm vom ersten Knoten entfernt einen zweiten Knoten an, so dass eine kleine Schlaufe entsteht. Wichtig ist hierbei, beide Knoten mit viel Kraft festzuziehen, da der Durchmesser der Nabelschnur durch das Trocknen der Whartonschen Sulze abnimmt. Durch das zweifache Knoten und die Länge der Nabelschnur ist ein stärkeres Nachbluten unwahrscheinlich. Etwas Blut kann allerdings am ersten Tag noch auf dem Nabelschnurrest austreten.

In der Praxis wurde beobachtet, dass bei Kindern, bei denen die **Whartonsche Sulze** der Nabelschnur so dick ist, dass sie fast über die Klemmenlänge hinausragt, so dass die Klemme nur knapp schließen kann, häufiger Darmfehlbildungen aufweisen. In diesem Fall ist es wichtig, die Darmtätigkeit des Kindes zu beobachten. Zur Unterstützung sollte der Mutter geraten werden, möglichst häufig zu stillen.

12.7 Probleme beim ersten Stillen

> „Ein Baby alleine gibt es nicht, es ist immer mit jemandem verbunden." (Winnicott)

Das erste Anlegen des Kindes nach der Geburt funktioniert in der Regel von alleine. Die meisten Neugeborenen signalisieren, wann sie trinken möchten und finden, wenn sie Bauch an Bauch mit ihrer Mutter liegen, nach kurzer Zeit von ganz allein ihren Weg zur Brust. Hier kann sich die Hebamme beobachtend im Hintergrund halten.

12.7.1 Betreuung

Wenn es Probleme beim ersten Anlegen gibt, z. B. nach einer Schmerzmittelgabe während der Geburt, kann eine Unterstützung durch die Hebamme notwendig sein.

■ **Position von Mutter und Kind optimieren**
Ist die Position der Mutter unbequem oder kann das Neugeborene die Brustwarze nicht gut erreichen, kann die Hebamme die Frau unterstützen, eine bessere Lage für beide zu finden, und/oder ihr ein Stillkissen anbieten.

■ **Kind motivieren**
Drückt die Frau einen Tropfen Vormilch aus der Brust, an dem das Neugeborene schmecken kann, öffnen die meisten Kinder den Mund weit, wodurch sie die Brustwarze optimal umfassen können. Notfalls kann das Kolostrum mit der Fingerspitze dem Neugeborenen auf die Lippen oder die Zunge geträufelt werden.

Der sogenannte **Nackengriff** (das Kind wird im Nacken gefasst und an die Brust gedrückt, wenn es den Mund öffnet) sollte **vermieden** werden, da das Kind durch diesen unangenehmen Griff die Brust für längere Zeit verweigern kann. Stattdessen sollte der Körper des Kindes in die richtige Position gebracht werden, was auch der Vater übernehmen kann. Das Kind sollte den Kopf beim Ansaugen und Trinken bewegen können.

■ **Saughilfe anbieten**
Haben Neugeborene Probleme zu saugen, besteht die Möglichkeit, ihnen den kleinen Finger als Saugmotivation anzubieten. Diesen sollten Mutter oder Vater – sauber, kurz und unlackiert – ihrem Kind reichen: Der kleine Finger wird mit der Fingerkuppe nach oben vorsichtig in den Mund des Kindes geschoben und unter Zug gehalten, so dass es kräftig saugen kann. Wichtig ist hierbei, dass der kindliche Gaumen nicht manipuliert wird.

- **Hautkontakt fördern**

Die Mutter kann das Kind auf ihre nackte Brust legen. Müde Kinder werden dadurch häufig wacher und hungrig.

> Die Gebärmutter sollte so wenig wie möglich manipuliert werden: jeder Druck, noch mehr jedes Umfassen, Reiben oder Kneten des Uterus ist schädlich (4).

Das **Tasten des Gebärmutterfundus** sollte kurz und sanft – mit leichter Hand – erfolgen. Ist der Fundus nach der Geburt kugelig am Nabel sichtbar bzw. tastbar und die Frau vital und nicht stark blutend, besteht kein Handlungsbedarf und es kann in Ruhe abgewartet werden.

> **Fallbeispiel 12-2: Erstes Stillen**
>
> Frau K. bekommt ihr erstes Kind problemlos zu Hause in hockender Position. Nach wenigen Sekunden nimmt die Mutter ihr Kind auf den Arm. Als das Neugeborene suchende Bewegungen macht, versucht sie, ihr Kind anzulegen, aber es rutscht immer wieder von der Brustwarze ab, die recht flach ist.
>
> Die Hebamme wartet zunächst ab und beobachtet, ob Mutter und Kind alleine zueinander finden. Als sie bemerkt, dass das Anlegen so nicht funktioniert, rät sie Frau K., sich bequem ins Bett zu legen und es in einer anderen Position erneut zu versuchen.
>
> Frau K. legt sich mit ihrem Kind auf dem Arm auf die Seite ins Bett. Das Neugeborene wird vom Partner mit einem neuen warmen Tuch zugedeckt. Es liegt nun direkt vor der Brustwarze mit seinem Bauch am Körper der Mutter. Das Kind macht weiterhin Saugbewegungen, bekommt aber die Brustwarze immer noch nicht zu fassen.
>
> Die Hebamme demonstriert nun der Mutter, wie sie einen Tropfen Vormilch aus der Brust drücken kann. Das Kind leckt daran und öffnet weit den Mund. Gleichzeitig zeigt sie der Mutter, wie diese die Brustwarze mit dem C-Griff formen kann, um dem Kind das Fassen der Brustwarze zu erleichtern. Das Stillen klappt mit dieser Unterstützung problemlos und Frau K. ist stolz und glücklich.

12.8.1 Dauer der Plazentarphase

> In der Regel löst sich die Plazenta ohne Interventionen innerhalb der ersten 5–30 Minuten post partum. Gelegentlich kann dies aber auch 1 bis 2 oder mehrere Stunden dauern.

Bei einer **nicht blutenden, gesunden Frau** gibt es keinen Grund, die Plazentarperiode zeitlich zu beschränken. Allerdings kann – wie noch in alten Lehrbüchern erwähnt – bei mehrtägigem Abwarten die psychische Belastung für die Frau und die Infektionsgefahr nicht unbedeutend sein. Stoeckel (4) berichtet von Frauen, deren Plazenten bei jeder ihrer Geburten immer erst nach 22 Stunden geboren werden. Die meisten Plazenten lösen sich allerdings innerhalb der ersten Stunden nach der Geburt des Kindes problemlos ab.

Das **Warten auf die Plazenta** stellt eine besondere Herausforderung für das Geburtshilfeteam dar, das gewohnt ist, zu handeln.

12.8 Begleitung der Plazentalösung

> „Die Sprache der Gabba hat für die Begriffe Plazenta und Hebamme nur ein Wort – aku – denn beide helfen dir auf deinem Weg ins Leben." (Mamatoto)

Wieder sind **Geduld und Ruhe** von großer Bedeutung.

12.8.2 Lösungszeichen der Plazenta

- Beobachtet die Hebamme, dass die Gebärmutter etwas ansteigt und sich leicht nach rechts verkantet darstellt (**Lösungszeichen nach Schröder**), scheint die Plazenta sich gelöst zu haben.
- Ebenso spricht eine **kollabierte Nabelschnur** für eine gelöste Plazenta.

Bei allen weiteren Lösungszeichen informiert die Hebamme die Frau selbst über ihr Vorgehen, da

sie diese nicht ohne Körperkontakt durchführen kann.
- Ebenfalls gelöst ist die Plazenta, wenn die Hebamme mit der Handkante die Bauchdecke der Frau leicht oberhalb der Symphyse eindrückt und sich die Nabelschnur dabei nicht in die Scheide zurückzieht, sondern unbeweglich bleibt (**Lösungszeichen nach Küstner**).
- Die Hebamme kann ein Bändchen an der direkt vor der Scheide liegenden Nabelschnur befestigen. Für eine gelöste Plazenta spricht, wenn das Bändchen nach einiger Zeit weiter von der Frau weggerückt ist (**Lösungszeichen nach Ahlfeldt**).
- Nimmt die Frau ihre Nabelschnur in die Hand und klopft mit der anderen Hand leicht auf den Gebärmutterfundus, setzt sich das **Klopfen** bei einer nicht gelösten Plazenta in die Nabelschnur fort, bei einer gelösten Plazenta nicht (nach Strassmann).
- Beim Lösen der Plazenta verspüren die Frauen oftmals eine **kräftigere Wehe** und dann einen **Druck auf den Darm** oder sie haben das Bedürfnis, ihre Position zu verändern. Drückt die Frau einmal, während sie gleichzeitig ihre Hände auf ihren Bauch hält, um den Bauchraum beim Drücken zu verkleinern, folgt die Plazenta in der Regel problemlos und ohne weitere Unterstützung. Folgt sie nicht, ist sie vermutlich nicht gelöst.

> Wichtig ist, bei allen Lösungszeichen darauf zu achten, dass die Gebärmutter nicht zusätzlich manipuliert und dass nicht an der Nabelschnur gezogen wird.

Cave: Durch eine **Uterusmassage vor der Plazentalösung** kann es durch die nur partiell ausgelösten Kontraktionen zur Ablösung einiger Plazentaabschnitte kommen, während andere Abschnitte noch fest am Uterus anhaften. Durch die fehlende Kontraktion in toto kommt es zu einer stärkeren Blutung an der Haftfläche der abgelösten Stellen. Dies wird dann fälschlicherweise als atonische Nachblutung klassifiziert, die weitere Manipulationen nach sich zieht und am Ende zu einer unvollständigen Plazenta führt.

Beginnt relativ zügig nach der Geburt des Kindes eine **stetige uterine Blutung**, so liegt mit großer Wahrscheinlichkeit eine **laterale Plazentalösung** (**nach Duncan**) vor, wodurch der Blutverlust physiologisch etwas erhöht ist. Wird nicht weiter interveniert, z.B. durch Zug an der Nabelschnur, erscheint bei einer vollständigen Ablösung zuerst die mütterliche Seite der Plazenta in der Scheide. Dieser Lösungsmodus kommt bei ca. 20% der Geburten vor. Auch hier bedarf es keinerlei Interventionen.

Löst sich die **Plazenta zentral** (**nach Schultze**), ist die Blutung meist geringer und erfolgt bei einer vollständigen Plazentalösung eher auf einmal. Hier erscheint zuerst die kindliche Seite der Plazenta in der Scheide.

Grundsätzlich kann man bei einer Mutter mit einem **kräftigen und annähernd normfrequenten Radialispuls** auf weitere Maßnahmen verzichten und in Ruhe abwarten. Auch kann davon ausgegangen werden, dass eine Frau, die sich munter mit ihrem Partner unterhält und/oder vital aussieht, zunächst keine weitere Hilfe benötigt, auch wenn sie etwas blutet. Jede voreilige Intervention verbessert den Zustand der Mutter meist nicht, sondern verschlechtert ihn.

Die Hebamme wird erst aktiv, wenn die **Plazenta in der Scheide** liegt. Während die Frau mit ihren Händen durch Druck auf ihren Bauchraum selbigen verringert (entspricht in etwa dem Handgriff nach Baer) und mitschiebt, kann die Hebamme die Nabelschnur in Führungslinie halten und die Plazenta mit den Händen aufnehmen, so dass die Eihäute nicht abreißen.

Folgen die **Eihäute** nicht gänzlich, drückt die Hebamme vorsichtig mit den Fingerspitzen über der Symphyse in kurzen und sanften Intervallen ein, um die Eihäute zum Herausrutschen zu bewegen, oder sie fasst im Wechsel mit zwei Klemmen die Eihäute direkt vor der Vulva und zieht sie vorsichtig heraus. Hockt oder kniet die Frau, hilft die Schwerkraft bei der Plazentageburt.

12.8.3 Blutverlust

Eine Aufgabe der Hebamme ist es, dafür Sorge zu tragen, dass die Frau nicht so viel Blut verliert. Allerdings sind die üblichen Grenzwerte meist willkürlich festgelegt und orientieren sich an einer medikamentös geleiteten Plazentarperiode. Dazu kommt, dass die **Schätzung von größeren Blutmengen** in der Praxis oft sehr ungenau ist. Es kann davon ausgegangen werden, dass der Blutverlust in der Plazentarperiode sehr individuell ist und u.a. auch dazu dient, das in der Schwangerschaft erhöhte Blutvolumen zu reduzieren (5).

Von Bedeutung in der Hebammenarbeit ist:
- einerseits die Blutungsmenge nicht durch unnötige Interventionen, z.B. Reiben der Gebärmutter, künstlich zu erhöhen und
- andererseits die Frauen, die ein Blutverlust schwächen würde, z.B. Frauen mit Anämie, entsprechend mit physikalischen und/oder Kontraktionsmitteln zu behandeln.

> Ein Blutverlust bis 500 ml kann grundsätzlich als physiologisch betrachtet werden, nach den Empfehlungen der WHO in gesunden Bevölkerungen wie in Deutschland mitunter sogar bis zu 1000 ml.

Die **erreichte Grenze von 500 ml** wird nach der WHO-Definition als Warnsignal betrachtet. Erst ab dieser Grenze sollten Maßnahmen eingeleitet werden. Hierzu zählen natürlich auch die weniger invasiven Maßnahmen wie Kühlen, Spontanurin und Stillen.

> Eine Gefährdung der Vitalfunktion ist bei gesunden Frauen erst ab 1000 ml Blutverlust zu erwarten.

Die Hebamme berücksichtigt neben der Blutungsmenge den Uterusstand und das Wohlbefinden sowie den Allgemeinzustand der Frau (Radialispuls, Blutdruck). Die Selbsteinschätzung der Frau sollte mit in die Beurteilung einbezogen werden.

> **Fallbeispiel 12-3:**
> **Eine stürmische Geburt**
>
> Frau B. hat ihren Sohn in einer stürmischen Geburt auf die Welt gebracht. In jeder Wehe musste sie sich wild bewegen und die Kissen nebst Partner schütteln. Die Wehenpausen konnte sie gut zum Erholen nutzen. Nach der Geburt auf dem Hocker nimmt sie zügig, fast schon stürmisch ihren Sohn auf den Arm. Wenige Minuten später legt sie sich mit ihrem Kind auf der Brust ins Bett.
>
> Nach ca. 15 Minuten verspürt sie ein Ziehen. Die Hebamme stellt positive Lösungszeichen fest. Sie nimmt die Nabelschnur locker in die linke Hand und legt, da die Frau selbst ihren Sohn hält, die rechte Hand flach auf den Bauch der Mutter, um beim Drücken das Vorwölben der Bauchdecken zu verringern und die Gebärmutter so in Führungslinie zu belassen. Nun drückt die Frau einmal mit und die Plazenta „fliegt" mit einem Schwall Blut, den die Hebamme auf gut 500 – 700 ml schätzt, an der Hebamme vorbei. Sie kann die Plazenta gerade noch an der Nabelschnur festhalten. Selbst die gegenüberliegende Wand, die gut 1,5 m vom Bettende entfernt ist, ist blutbespritzt.
>
> Die Blutung sistiert sofort. Der Fundus ist 2 – 3 Querfinger über der Symphyse und gut kontrahiert. Die Frau redet munter und sieht vital aus. Die Blutung nach der Plazentageburt ist sehr gering, der Fundusstand unverändert. Das nachfolgende Duschen und der Spontanurin klappen problemlos.
>
> **Nachbetrachtung:** Es war ein insgesamt stürmischer, aber physiologischer Geburtsverlauf.

12.8.4 Inspektion der Plazenta

Nach der Geburt inspiziert die Hebamme die Plazenta mit ihren Eihäuten und erklärt währenddessen ihr Vorgehen den Eltern. Sie achtet auf den intakten perlmuttgrauen Schimmer der mütterlichen Plazentaseite und auf Plazentaabweichungen, z.B. Nebenplazenten oder abnorme Gefäßverläufe.

Besonders bei unvollständigen Eihäuten ist die **Begutachtung des Plazentarandes** wichtig, um diese Abweichungen auszuschließen zu können. An der Stelle der mütterlichen Seite, wo die Plazenta begonnen hat, sich zu lösen, finden sich meist viele Blutkoagel. Hier kann in der Regel von einer intakten Plazentalösung ausgegangen werden.

Ist die **Plazenta fraglich vollständig**, wird sie erneut sorgsam inspiziert:
- Das Aufsuchen einer **besseren Lichtquelle** kann die Inspektion erleichtern.
- Durch **Abwaschen der Plazenta** mit Wasser ohne harten Strahl, um die Oberfläche nicht aufzubrechen, kann sie genauer betrachtet werden.

12 Nachgeburtsphase

- **Milchprobe**: Nach Abwaschen und Ausdrücken des Blutes aus der Nabelschnur kann Milch in die Nabelvene gespritzt werden. Läuft die Milch an einer Stelle der mütterlichen Seite heraus, spricht dies für eine Gefäßverletzung und somit für die Unvollständigkeit der Plazenta (s. Praxisanleitung).
- Wird **Luft in die Nabelvene** injiziert und die Plazenta dann in ein Wasserbad gegeben, schwimmt die intakte Plazenta horizontal oder leicht schräg, während die unvollständige Plazenta senkrecht oder überhaupt nicht schwimmt (sehr empfindliche Methode) (4).

> Die Plazenta sollte gerade im Zweifelsfall gründlich inspiziert werden, um eine unnötige Curretage zu vermeiden.

- Ist die **Plazenta nur „aufgebrochen"**, d. h. zerklüftet, blutet es in der Regel nicht aus den betroffenen Stellen heraus, die Plazenta ist vollständig.
- Fehlt weniger Plazentagewebe als ein etwa **bohnengroßes Stück** oder fehlen nur Eihäute, ist eine Curretage nicht erforderlich. Die Hebamme beobachtet in diesem Fall sorgsam das Befinden und die Blutung der Frau in der Postplazentarperiode und dokumentiert die entsprechenden Befunde, so dass die weiter betreuende Hebamme besonders auf die Gebärmutterrückbildung achten kann. Ebenso wird die Frau über den Befund und die Bedeutung informiert.

Verbliebene Eihäute können im Frühwochenbett zu einem kurzfristigen Temperaturanstieg der Frau führen.

> **Praxisanleitung: Milchprobe**
> - Mindestens 10 ml Milch luftfrei mit einer Spritze aufziehen und eine 2-er-Kanüle aufstecken.
> - Die Nabelarterie punktieren und die Milch sehr sensibel und langsam in die Plazenta injizieren, damit das Gefäß den Druck aushält und die Milch sich in der Plazenta verteilt.
> - Wenn die Plazenta nur zum Teil gelöst ist, tritt die injizierte Milch sichtbar aus den zerrissenen Kotyledonen aus.

12.9
Verzögerte Plazentalösung

» „Alles braucht seine Zeit."

Die **physiologische Plazentarphase** kann bei gutem Allgemeinzustand der Mutter auch problemlos 1–2 Stunden dauern. Von daher sind die meisten verzögerten Plazentalösungen ganz physiologisch und stellen für die **Geduld** der Hebammen eine wesentlich größere Herausforderung dar als für die Frau. In der Regel braucht die Hebamme in dieser Zeit erst einmal nichts zu unternehmen, sondern abwarten.

12.9.1 Therapiemöglichkeiten

Das kritiklose, unnütze prophylaktische Verabreichen von Wehenmitteln bei einem völlig normalen Verlauf sollte vermieden werden. Dadurch wird die Nachgeburtsphase zwar verkürzt, aber Unannehmlichkeiten und sogar Komplikationen verursacht (4).

Nicht-invasive Maßnahmen

Zur Unterstützung der Plazentalösung bei fehlender oder mäßiger Blutung sind folgende nicht-invasive Maßnahmen möglich:

- **Förderung der natürlichen Oxytocinausschüttung**
durch Stillen oder Küssen mit dem Partner

- **Informationen**
über die Notwendigkeit der Platentageburt

- **Leeren der Harnblase**
Hat die Frau schon länger kein Wasser gelassen und sieht die Hebamme die sich wölbende Harnblase über der Symphyse, so bittet sie die Frau vermutlich schon nach einer halben Stunde, Wasser zu lassen, im Idealfall auf der Toilette oder kniend auf der Krankenunterlage.
Zur Unterstützung kann der Wasserhahn und Musik zum „Geräusche-Auffangen" angestellt werden. Hilfreich können auch ein kurzes Lüften zur Kreislaufanregung und ein Glass Wasser sein.

Das Kind sollte während des Lüftens beim Vater schön eingekuschelt liegen.

- **Nutzen der Schwerkraft**

durch Knien oder auf der Toilette sitzen

- **Visualisierung**

der Plazentalösung und des Durchrutschens durch den Muttermund.
  Forumlierungshilfe:
- „Schließen Sie die Augen. Legen Sie nach Möglichkeit die Hände auf den Unterbauch und atmen Sie entspannt ein und aus.
- Nun stellen Sie sich vor, wie die Plazenta sich von Ihrer Gebärmutter ablöst und durch den entspannten Muttermund hindurchrutscht, um geboren zu werden.

> Regel: Hände weg von der Gebärmutter!

Wann die Hebamme mit den einzelnen Maßnahmen anfängt, hängt vom Geburtsverlauf ab. Gerade **nach einer sehr schnellen Geburt** benötigen einige Frauen manchmal besonders viel Zeit für die Nachgeburtsphase. Diese Zeit sollte ihnen auch gegeben werden, damit sie die Gesamtsituation realisieren können und sich im Nachhinein nicht übergangen fühlen.

Stärker unterstützende Maßnahmen

- **Kühlen des Uterus**

z.B. mit einem Eisbeutel oder einer eingefrorenen Wärmflasche, die in eine Windel eingeschlagen wurde.

- **Pusten in eine Flasche**

Die Frau holt tief Luft und pustet lange und fest in eine Plastikflasche hinein. Besonders hilfreich ist dies im Knien, es funktioniert aber auch im Liegen. Durch das Pusten in die Flasche drückt die Frau automatisch nach unten, der Beckenbodenbereich entspannt sich und so kann die Plazenta herausrutschen. Dies ist besonders wirksam bei einer bereits gelösten Plazenta.

- **Abklemmen der Nabelschnur nach dem Auspulsieren**

Durch den erhöhten Druck in den Plazentagefäßen wird die Flächenverschiebung der Gebärmutterkontraktion unterstützt.

- **Akupunktur**

Bei einer entsprechenden Ausbildung wird die Nadelung des Punktes Ni 16 zur Plazentalösung empfohlen (8).

- **Homöopathie**

Je nach vorliegendem Arzneimittelbild, z.B. Arnica

> Geburt ist ein physiologischer Vorgang, den die meisten Frauen auch ohne medizinische Hilfe meistern würden. Unter diesem Aspekt ist es wichtig, sich bei allen Maßnahmen immer wieder zu fragen, ob eine Intervention überhaupt nötig ist und Geduld nicht einfach ausreichen würde.

Manualhilfe

Sie kann als letzter Versuch zum Einsatz kommen, wenn – trotz langen Wartens – als nächster Schritt eine manuelle Plazentalösung geplant ist. Beide folgenden Maßnahmen dürfen **nur während einer Kontraktion des ganzen Uterus** und bei leerer Harnblase angewandt werden. Sie sollten der Frau vorher erklärt werden, da sie mit größeren Schmerzen verbunden sind und die Mutter-Kind-Interaktion stören.

- **Cord-traction**

Nach der Gabe von 3 IE Oxytocin i.v. liegt eine Hand der Hebamme flach auf dem Uterusfundus und wartet auf die Kontraktion (meist 2–5 Minuten nach Medikamentengabe). Bei einsetzender Kontraktion drückt die auf dem Unterbauch liegende Hand die Gebärmutter nach hinten und oben, während die andere Hand die Nabelschnur kontinuierlich in Führungslinie zieht.

- **Credéscher Handgriff**

Ist der Uterus gut kontrahiert, geht die Hebamme mit 4 Fingern an der Hinterwand der Gebärmutter nach unten und legt den Daumen auf die Gebärmuttervorderwand. Der Uterus liegt so in der Hand der Hebamme und wird von ihr während der Kontraktion stetig nach unten und hinten geschoben. Der Handgriff kann auch zum Halten der Gebärmutter bei einer starken Blutung nach der Plazentageburt angewandt werden.

> **Fallbeispiel 12-4:**
> **Verzögerte Plazentalösung**
>
> Frau B. hat ihre Tochter problemlos zu Hause geboren. Nach der Geburt liegen Mutter, Vater und Kind zufrieden und erschöpft im Bett und sind froh und glücklich über die gute Geburt. Der Fundus ist am Nabel und gut sichtbar kontrahiert. Die Hebamme zieht sich etwas zurück, damit die drei ungestört kuscheln können und beobachtet aus der Ferne die Situation.
>   Nach ca. ½ Stunde schaut sie wieder auf den Fundus. Der Befund ist idem, die Frau blutet nicht, es geht ihr gut. Sie trinkt etwas. Die Hebamme hilft der Mutter erneut, ihre Tochter anzulegen, um die Oxytocinausschüttung zu unterstützen. Das Neugeborene wird an beiden Seiten angelegt. Der Uterusbefund ist unverändert. Nun ermuntert die Hebamme die Eltern, sich zu küssen, um eine weitere Oxytocinausschüttung zu fördern, was sie den Eltern auch erklärt.
>   Die Hebamme verlässt solange den Raum. Nach einer guten Stunde bei gleich bleibendem Befund bittet sie die Frau, auf die Toilette zu gehen. Da sie gut getrunken hat, ist sie abgesehen von etwas wackeligen Beinen kreislaufstabil mit gutem Puls. Die Hebamme begleitet sie, während der Vater bei seiner Tochter bleibt.
>   Während parallel Wasser ins Waschbecken läuft, klappt der Spontanurin. Auf der Toilette bittet die Hebamme Frau B. nach dem Wasserlassen, ausatmend mit beiden Händen von oben nach unten auf den Bauch zu drücken. Es blutet leicht. Aber die Plazenta folgt nicht.
>   Zurück im Bett wirkt der Uterus rechts verkantet und die Nabelschnur kollabiert. Die Frau drückt einmal mit, aber nichts passiert. Sie kniet sich ins Bett, während sie mit Unterstützung der Hebamme ihre Hände fest gegen ihren Bauch drückt, um beim Drücken die Gebärmutter in Führungslinie zu belassen. Wieder passiert nichts. Sie probiert es erneut ohne Erfolg. Dann legt sie sich wieder hin.
>   Mittlerweile sind 1 ½ Stunden vergangen. Allen geht es gut, nur die – mittlerweile vermutlich gelöste – Plazenta kommt nicht. Die Hebamme erklärt der Frau, dass zwar soweit alles in Ordnung sei und sie weiter warten könnten, dass die Plazenta aber trotzdem irgendwann kommen sollte. Sie bittet die Frau, sich noch einmal darauf zu konzentrieren, dass sie die Geburt jetzt noch mit der Plazentageburt beenden muss und weist darauf hin, dass sie sonst irgendwann vielleicht in die Klinik verlegt werden müsse.
>   Ca. 20 Minuten später drückt die Frau kniend ihre Plazenta heraus. Zwei Stunden nach der Geburt des Kindes mit geringem Blutverlust wird die Plazenta spontan und vollständig geboren.
>
>   Im **Nachgespräch** sagte Frau B., dass sie nach der Geburt an einem Punkt war, an dem sie einfach eine lange Pause brauchte und keine „Lust" mehr hatte, weiterzumachen. Durch das Gespräch mit der Hebamme sei ihr aber klar geworden, dass sie doch noch einmal ihre Kräfte mobilisieren muss, um die Geburt zu vollenden.

12.10
Postpartale Blutungen

>> „Bitte helft mir doch endlich!"

Physiologischer Blutverlust ▶ **Kap. 12.8.3**.
  Pathologische Blutungen nach der Geburt können aus den Geburtsverletzungen stammen (▶ **Kap. 12.11**) oder aus der Gebärmutter. Uterine Blutungen treten entweder vor der Geburt der Plazenta auf, bei unvollständiger Plazentageburt oder auch nach der Geburt der vollständigen Plazenta.
  ▶ **Tab. 12-1** fasst Faktoren zusammen, die die Entstehung einer pathologischen Blutung begünstigen können.

12.10.1 Diagnostik

Blutmengen bis zu 300 ml können relativ zuverlässig geschätzt werden. So entspricht z. B. ein Volumen von **250 ml** einem handelsüblichen Wasser-

12.10 Postpartale Blutungen

▶ **Tab. 12-1** Begünstigende Faktoren einer postpartalen Blutung

Anamnese	• Überdehnung der Gebärmutter z. B. durch Mehrlingsschwangerschaft. • Vorausgegangene Gebärmutterverletzungen, z. B. Kürettagen (besonders wenn diese zu aggressiv durchgeführt wurden) oder Kaiserschnitte. • Internistische Erkrankungen oder blutgerinnungshemmende Medikamente, z. B. Acetylsalicylsäure (ASS). • u. a.
Geburt	• Überstimulation der Gebärmutter durch den Einsatz von Wehenmitteln. • Gabe von wehenhemmenden Medikamenten. • Traumatisierung der Gebärmutter durch Kristellerhilfe. • Traumatisierung der Gebärmutter durch vaginal-operative Geburten • u. a.
Nachgeburtsphase	• Mangelnde Geduld des Geburtshelferteams – zu frühe Intervention zur Geburt der Plazenta. • Manipulationen an der Gebärmutter vor der Plazentageburt. • Unkontrollierter Zug an der Nabelschnur. • Abweichende Plazentaformen wie z. B. Plazenta mit Nebenplazenten. • u. a.

glas. Ab einem Blutverlust von **500 ml** empfiehlt es sich, den Blutverlust durch Wiegen der Vorlagen zu ermitteln, da Schätzungen bei einem Verlust über 500 ml erfahrungsgemäß ungenau sind (6).

12.10.2 Therapiemöglichkeiten

Alle Maßnahmen, die angewendet werden, um den Blutverlust zu begrenzen, dienen der **Unterstützung der Uteruskontraktion**. Hierdurch wird zum einen eine Verschiebung der Haftfläche der Plazenta an der Gebärmutter erreicht und somit ihre Lösung unterstützt und zum anderen eine Gefäßkompression erzielt. Die Maßnahmen

selbst, ebenso deren Reihenfolge, sind sowohl bei einer stark verzögerten oder unvollständigen Plazentageburt als auch bei Blutungen vor oder nach der Plazentageburt annähernd identisch (s. auch ▶ **Kap. 12.9**). Es gibt lediglich einen wesentlichen Unterschied:

> Ist die **Plazenta noch nicht vollständig geboren**,
> - darf **nicht** an der Gebärmutter manipuliert werden (durch Reiben, Kneten etc.), da dies partielle Lösungen fördert oder und damit die Blutungsgefahr erhöht.
> - darf **nicht** Ergotamin verabreicht werden, da dies zu einer Kontraktion des inneren Muttermundes mit Inkarzerierung der Plazenta führen kann!

Bei allen Interventionen sollten die Vor- und Nachteile genau abgewogen werden. Besonders in „Notfallsituationen" ist es sehr wichtig, der Frau und ihrem Partner entsprechende Informationen zu geben, damit sie sich sicher fühlen und sich nicht unnötig ängstigen.

Der **Partner** sollte auf alle Fälle einen Platz neben seiner Frau zugewiesen bekommen, damit er sich nicht verloren fühlt oder einen Blickwinkel einnimmt, der von der Frau als unangenehm empfunden wird.

Die **Wahrung der Intimsphäre** vermittelt ebenfalls ein Gefühl des „Aufgehobenseins", d. h. der Intimbereich der Frau wird nach Möglichkeit abgedeckt, niemand stellt sich zwischen die Beine der Frau, die OP-Lampe wird nur für Eingriffe verwendet und nicht direkt benötigte Personen werden aus dem Raum geschickt.

Die Hebamme vermittelt den Eltern damit das Gefühl, **sicher, geachtet und gut umsorgt** zu sein. Stress und Angst dienen mit großer Wahrscheinlichkeit nicht dem Reduzieren des Blutverlustes.

Klinische Beobachtung und physikalische Maßnahmen

■ **Allgemeinbefinden der Frau und Gebärmutterstand beobachten**
Postpartale Blutungen können sich schnell zu einem lebensbedrohlichen Zustand entwickeln.

12 Nachgeburtsphase

Deshalb ist es wichtig, trotz aller Freude über die Geburt des Kindes, die Mutter aufmerksam zu beobachten. Die Hebamme beurteilt das allgemeine Befinden der Frau: Gesichtsfarbe, Redseligkeit, Menge des Blutverlustes, Fundusstand und Vitalzeichen (Puls und Blutdruck). Je vitaler die Frau und je kräftiger der Radialispuls, desto physiologischer ist der Blutverlust für diese Frau.

> Wird der Puls schneller und flacher oder die Frau etwas apathischer, ist ein zügiges – nicht hektisches – Handeln geboten: In der Klinik wird der Arzt gerufen, in der außerklinischen Geburtshilfe die Verlegung in die Klinik vorbereitet.

■ Kälte
Ein Eisbeutel wird auf den Unterbauch der Frau gelegt.

> **Tipp**
>
> In der Hausgeburtshilfe kann als **Alternative** auch ein Beutel mit eingefrorenen Erbsen oder eine eingefrorene Wärmflasche, in eine Mullwindel oder ein T-Shirt gehüllt, verwendet werden. Die eingefrorene gefüllte Wärmflasche übt durch ihr Gewicht gleichzeitig noch einen gleichmäßigen Druck aus. Frieren die Eltern zu Hause eine solche ein, sollte sie in einer Tüte in das Gefrierfach gegeben werden, da sie sonst an diesem festfrieren könnte.

■ Blasenentleerung
Im Idealfall kann die Frau bei stabilem Kreislauf auf die Toilette gehen. Ist die Blutung so stark, dass ihr Kreislauf instabil ist oder zu werden droht, sollte sie lieber im Bett kniend oder sitzend auf einer Krankenunterlage Wasser lassen. Zur Unterstützung des Spontanurins können ähnliche Maßnahmen wie beim Harnverhalt (s. u.) angewandt werden. Als letzte Maßnahme kann die Frau steril katheterisiert werden. Hier ist natürlich auf die Wahrung der Intimsphäre zu achten, d. h. es sollten so wenige Personen wie möglich im Raum sein und niemand zwischen den Beinen der Frau stehen.

■ Stillen, Küssen, Brustwarzenstimulation
Wenn es die Situation erlaubt, kann die natürliche Oxytocinausschüttung durch Stillen, Küssen oder Brustwarzenstimulation angeregt werden.

Komplementärmedizinische Methoden

■ Homöopathie
Je nach Blutungsstärke und Eindeutigkeit der Symptome werden verschiedene homöopathische Mittel in Hochpotenzen empfohlen, z. B. Aconitum, Arnica, Belladonna, China, Crocus, Erigeron, Ferrum, Hamamelis, Sabina, Pecacuana, Secale in C30 oder C200 und höher. Eine entsprechende Ausbildung ist Voraussetzung.

■ Ätherische Öle
Ein mit ätherischen Ölen (Zimt, Nelken und Eisenkraut) getränktes Tuch kann unter den Eisbeutel oder die eingefrorene Wärmflasche gelegt werden.

■ Fußreflexzonenmassage
Auch kann der Partner mit dem Öl den gesamten Fuß seiner Partnerin massieren. Der Mittelpunkt der Diagonale zwischen Knöchel und Fersenkante an der Fußinnenseite entspricht dem Gebärmutterpunkt in der Fußreflexzonenmassage.

Medikamente

■ Oxytocin
Sind diese Maßnahmen nicht ausreichend, empfiehlt es sich **3 IE Oxytocin i. m. oder i. v.** zu injizieren. Die Injektionsart ist abhängig von dem gewünschten Zeitpunkt des Wirkeintrittes, d. h. ist eine schnelle Wirkung erwünscht, wird i. v. injiziert. Für die Frau ist in der Regel eine intramuskuläre Injektion schonender, da die schnelle i. v.-Wirkung meist auch heftigere Kontraktionen auslöst, was bei einigen Frauen zu Kreislaufschwierigkeiten führen kann.

Der nächste Schritt bei einer nicht sistierenden Blutung oder beginnenden Kreislaufschwierigkeiten ist ein **venöser Zugang** und die Verabreichung von 500 ml Infusionsflüssigkeit (z. B. isotonische Kochsalzlösung) mit 3–6 IE Oxytocin.

> Wird die Blutung nicht zum Stillstand gebracht, ist dies in der Hausgeburtshilfe auf alle Fälle der Zeitpunkt für eine Verlegung in die Klinik.

Wenn die Plazenta noch nicht geboren ist, sollte in der Hausgeburtshilfe die Verlegung in die Klinik

12.10 Postpartale Blutungen

noch vor dem Beginn der Infusionstherapie organisiert werden.

■ **Ergotamin**

Kommt die Blutung nach den genannten Maßnahmen nicht zufriedenstellend zum Stillstand, kann **eine Ampulle Methergin**® i.m. verabreicht werden. Dies sollte allerdings nur geschehen, wenn die Plazenta sicher vollständig ist. Durch die Gabe von Mutterkornpräparaten kann sich der innere Muttermund kontrahieren und somit eine eventuelle manuelle Lösung der Plazenta oder eine instrumentelle Nachtastung erschweren (6, 10).

Sollte nach der Gabe dieses Wirkstoffes die Blutung nicht sistieren, werden **in der Klinik** weitere Maßnahmen, z.B. eine Therapie mit Prostaglandinen, eingeleitet.

12.10.3 Komplikationen

> Die meisten Komplikationen entstehen durch ein zu aggressives oder nicht-korrektes Vorgehen bei der Plazentageburt wie Zug an der Nabelschnur und Manipulation an der Gebärmutter.

Beides kann zu einem iatrogen verursachten hohen Blutverlust führen.

Abriss der Nabelschnur

Reißt die Nabelschnur ab, wurde zu gewaltsam gezogen. Dies ist z.B. bei ca. 3% der Cord-traction-Versuche der Fall (s. S. 275).
- Bei einem nicht pathologischen Blutverlust kann erst einmal beobachtend abgewartet werden.
- Maßnahmen zur Unterstützung der Plazentageburt wie Kühlen, natürliche Oxytocinausschüttung, Ausnutzen der Schwerkraft durch Knien und Blasenentleerung können in Ruhe und ohne Hektik angewandt werden.
- Reichen diese Therapien nicht aus, kann **Oxytocin** verabreicht und schließlich der **Credésche Handgriff** durchgeführt werden.

- Eine **manuelle Lösung** der Plazenta ist auch in solch einem Fall nur selten erforderlich, wenn nicht noch zusätzlich unverhältnismäßig und hektisch manipuliert wird.

Unvollständige Plazenta

Hierzu kommt es meist durch zu grobe Manipulation am Uterus. In diesem Fall sollte zügig - aber ohne Hektik –
- die Gebärmutter gekühlt,
- ein venöser Zugang mit Oxytocininfusion angelegt,
- die Blase entleert und eine instrumentelle Nachtastung in die Wege geleitet werden.

Bei einer **Hausgeburt** sollte die Geburtsklinik vorher benachrichtigt werden, so dass das benötigte Team bereits beim Eintreffen der Frau (mit dem Rettungswagen) anwesend ist.

Schocksymptomatik

Die Therapie eines durch die postpartale Blutung verursachten Schocks entspricht dem üblichen Vorgehen bei einer uterinen Blutung:
- venöser Zugang mit Oxytocininfusion als Volumensubstitution,
- Kühlen der Gebärmutter, Blasenentleerung,
- evtl. Halten der Gebärmutter und Beinhochlagerung,
- parallel Kontrolle der Vitalzeichen.
- Ist die **Gebärmutter atonisch**, muss sie z.B. mit dem Credéschen Handgriff gehalten werden, so dass sie nicht weiter hochsteigen kann.

Wichtig ist in solch einem Fall, die Frau immer wieder laut anzusprechen oder von ihrem Partner ansprechen zu lassen, damit sie nicht das Bewusstsein verliert. Einige Frauen müssen regelrecht „zurückgerufen" werden.

12.11
Geburtsverletzungen

> „Wahrhaftig, wie die Schalen einer Waage hängt ihr zwischen eurem Leid und eurer Freude." (Khalil Gibran)

Bei der Versorgung von Geburtsverletzungen sollte besonderer Wert auf die **Wahrung der Intimsphäre** und ein einvernehmliches Handeln mit der Frau gelegt werden. Das heißt: Die Inspektion des Genitalbereiches und die Naht werden so durchgeführt, dass keine anderen Personen mehr im Raum sind oder zwischen den Beinen der Frau stehen oder sitzen. Die Frau entscheidet darüber, ob der Partner ihren verletzten Genitalbereich betrachten darf oder nicht. Wünscht sie dies nicht, ermöglicht die Hebamme dem Partner, dort Platz zu nehmen, wo die Frau sich nicht gestört fühlt. In der Regel ist dies neben ihr auf dem Bett oder neben dem Kopfende ihres Bettes.

Um Verspannungen zu vermeiden, sollte die Frau eine **bequeme Position** einnehmen, in der die Inspektion und die Naht korrekt durchgeführt werden können. Möchte die Frau nicht liegen, kann die Inspektion (nicht die Naht!) auch auf dem Gebärhocker erfolgen, wenn sich die Frau gut nach hinten lehnen kann.

Eine wichtige Voraussetzung sind **gute Lichtverhältnisse** durch eine Stehlampe, einen Klemmspott, eine Stirnlampe oder eine OP-Lampe. Einigen Frauen hilft es, wenn sie bei der Inspektion und Naht ihr Kind auf ihrer Brust liegen haben.

Empfindet die Frau die Berührung ihres Genitalbereichs als sehr unangenehm, kann die Hebamme den Bereich zuvor kühlen oder eine mit Xylonest-Gel® getränkte Kompresse auflegen.

12.11.1 Fördernde Faktoren

Das Auftreten von Geburtsverletzungen ist von der Gewebebeschaffenheit der Frau, der kindlichen Statur, der Dynamik der Geburt und von der Art der Geburtshilfe abhängig:
- **Zervixrisse** werden durch digitale Dilatierung des Muttermundes, forcierte Wehenintensität, aktives Anleiten zum Pressen, bevor der Muttermund vollständig ist, Kristellerhilfe oder vaginal-operative Geburten begünstigt.
- **Damm- und Scheidenrisse** werden durch forcierte Wehenintensität, aktives Anleiten zum Pressen, Kristellerhilfe, Dammmassage während der Geburt, Rückenlage, einen ödematösen Genitalbereich, Episiotomien (DR III) und langes Verharren in einer hockenden Position oder auf einem Gebärhocker provoziert.
- **Labienrisse** werden oft durch unnötige Manipulationen bei der Kopfgeburt verursacht.

Die **Grundregel** zur Vermeidung von Geburtsverletzungen lautet:

> Je langsamer die Frau ihr Kind im eigenen Tempo in vertikale, flexible Positionen gebären kann und je weniger von Seiten der Hebamme/Ärztin manipuliert wird, desto größer ist die Chance für einen unverletzten Genitalbereich.

12.11.2 Versorgung der Geburtsverletzungen

Die Verletzungen sollten innerhalb von 6–8 Stunden p. p. chirurgisch versorgt werden. Eine Versorgung nach 12 Stunden kann als Kunstfehler betrachtet werden. Je früher die Geburtsverletzungen versorgt werden, desto stärker ist der Damm noch von der Geburt betäubt und die Frau noch unter dem Einfluss der Endorphine, was das Schmerzempfinden positiv beeinflusst.

Die Hebamme kündigt jeden ihrer Schritte an und vermittelt der Frau die Gewissheit, jederzeit eine Pause einlegen zu können.

Anästhesie

Wird ausreichend lange (ca. 10 bis 15 Min.) auf das Eintreten der anästhesierenden Wirkung gewartet, reicht die Anwendung von **Pumpspray** und die Kühlung in der Regel aus. Falls nicht, kann die Hebamme erneut Xylocain®-Pumpspray oder bei äußeren Verletzungen Xylonest®-Gel auftragen und mindestens 5 Minuten warten.

Infiltrationen sind nur selten nötig. Hierzu eignet sich 2-5ml Xylocain® 2 %. Evtl. kann die Einstichstelle vorher mit Xylonest®-Gel betäubt werden. Als Grundregel gilt: Je weniger infiltriert wird, desto weniger quillt das Gewebe auf, desto leichter ist es zu nähen und desto besser heilt es.

Nahtmaterial und Nahttechnik

Bei der Durchführung der Naht kommt es auch auf den sorgfältigen Umgang mit den Instrumenten und dem Nahtmaterial an. Hierzu gehört das korrekte Einspannen der Nadel und den richtigen Einstichwinkel in das Gewebe. Die Nadel sollte immer am Anfang des letzten Drittels gefasst werden (▶ **Abb. 12-2**). Informationsmaterial gibt es häufig kostenlos von den Firmen, die Nahtmaterial herstellen (11).

Als **atraumatisches Nahtmaterial** eignen sich schnell (rapid) resorbierbare Fäden mit passender Nadelgröße. Um das Gewebe nicht zusätzlich zu traumatisieren, sollten Rundnadeln ausgewählt werden in angemessener Größe. Die Fadenstärke wurde von der Europäischen Pharmakopöe (Ph. Eur.) festgelegt, die früher üblichen Angaben (z.B. 2-0) gelten als zu ungenau.

> Je tiefer die Wunde, desto größer die Nadel.
> Je härter das Gewebe, desto dünner der Faden.

D.h. Beckenbodenmuskulatur wird mit größeren Nadeln und dickeren Fäden und Haut mit kleineren Nadeln und dünneren Fäden genäht. Grundsätzlich sollte der Abstand zwischen den einzelnen Einstichen 1–1,5 cm betragen, um das Gewebe nicht mit zu viel Nahtmaterial zu belasten und nicht zu stark unter Zug zu bringen. Ausreichend Tupfer sind unerlässlich für gute Sichtverhältnisse. Als Knotentechnik empfiehlt sich der Instrumentenknoten, der nur wenig Nahtmaterial erfordert.

Als **Nahttechnik** stehen eine fortlaufende Naht oder Einzelknopfnähte zur Verfügung. Einzelknopfnähte haben den Vorteil, dass alle Fäden nach ca. 7 Tagen entfernt werden können und somit das Nahtmaterial nicht durch das Wundgewebe resorbiert werden muss. Bei einer Hautnaht empfinden die meisten Frauen allerdings Einzelknopfnähte in den ersten Tagen (vermutlich aufgrund des Zuges) unangenehmer als intrakutane Nähte. Viele Frauen fühlen sich nach der Entfernung der Fäden „entlastet". Grundsätzlich sollte aber die Technik ausgewählt werden, die die Hebamme gut beherrscht.

> **Wichtige Regeln für das Gelingen einer Naht:**
> - Gute Sicht- und Lichtverhältnisse
> - Gründliche Inspektion des Genitalbereiches
> - Sorgsame anatomische „Klärung" der Verletzungen (Orientierungspunkt: Farbe des Gewebes)
> - Angenehme Position für die Frau und die Hebamme
> - Zeit
> - Sterilität
> - Gute Anästhesie
> - Auswahl des geeigneten Nahtmaterials: Größe der Rundnadeln und Stärke des Fadens (▶ **Tab. 12-2**)
> - Auswahl einer vertrauten Nahttechnik
> - So wenig Nahtmaterial und Stiche wie nötig: Stichabstand immer 1–1,5 cm
>
> **Reihenfolge der Naht** beachten:
> 1. Scheidennaht (von hinten nach vorn)
> 2. Tiefe Dammnaht (von oben nach unten)
> 3. Hautnaht (von unten nach oben)

▶ **Abb. 12-2** Korrektes Fassen der Nadel: Die Nadel sollte immer am Anfang des letzten Drittels gefasst werden.

▶ **Tab. 12-2** Auswahl des Nahtmaterials

Scheide und Damm	
Nadel	Rundkörpernadel (Halbkreis)
Nadelgröße	z. B. 37 oder 48 bei tiefem Riss
Fadenstärke	3–3,5 metric (1 metric = 0,1 mm)
Haut	
Nadel	schneidende Nadel
Nadelgröße	z. B. 24
Fadenstärke	2 metric

In der Praxis sind einige Hebammen dazu übergegangen, Damm- und Hautnaht nicht gesondert, sondern in einem Schritt mit Einzelknopfnähten zu versorgen. Dies hat den Vorteil, dass die Fäden später vollständig entfernt werden können.

Labienverletzungen

An den Labien sollte so wenig wie möglich genäht werden. Labienschürfungen können in der Regel unversorgt bleiben. Labienrisse sollten minimal versorgt werden. Hier sollte auf keinen Fall der Schwellkörper durchstochen werden. Zur Positionierung der Wundränder kann stattdessen die Haut von innen nach außen mit wenigen Einzelknopfnähten adaptiert werden, so dass die Labie stabilisiert wird.

Wird durch den Schwellköper der Labien gestochen, leiden Frauen gelegentlich beim Geschlechtsverkehr unter Empfindlichkeiten oder Schmerzen, da die Narbe sich beim Anschwellen der Labien nicht mitdehnt. Ähnliches kann nach dem Nähen der Schürfungen passieren, da auch hier die Narben sich nicht ausreichend dehnen können.

Scheidenrisse

Scheidenrisse, die **bis zu 2-mal 2 cm** groß sind, müssen nicht versorgt werden. Bluten sie stärker, kann ein Tupfer mit adstringierender Blutwurztinktur für ca. 1 Stunde in die Wunde gelegt werden. Hier sollte die Frau vorgewarnt werden, dass die Tinktur kurzfristig brennt. In der Regel sistiert die Blutung nach dieser Maßnahme.

Größere Risse sollten chirurgisch versorgt werden unter Berücksichtigung des unteren Wundrandes und der Gefahr einer Darmperforation!

Dammrisse

Dammrisse II. Grades (Dammrisse mit Muskelbeteiligung) sollten chirurgisch versorgt werden.

Dammrisse I. Grades (ohne Muskelbeteiligung) können unversorgt bleiben. Hier sollte die Frau über die Möglichkeiten (Einzelknopfnaht, Intrakutannaht oder keine Naht) aufgeklärt werden und sich entscheiden.

Klitorisrisse

Ist nur das **Häutchen der Klitoris** verletzt, kann man – abhängig von der Adaptation – nach einer ausreichenden Kühlung – die Wunde mit 1 bis 2 Einzelknopfnähten adaptieren.

Ist die **Klitoris** verletzt, was sich meist durch eine stärkere Blutung äußert, sollte die Hebamme bei einer Hausgeburt das Wundgebiet gut kühlen und abhängig von der Blutungsstärke zügig oder in Ruhe die Frau zur Naht in eine Klinik verlegen. Bei einer Verletzung der Arteria clitoridis, was sich in stark spritzender Blutung äußert, sollte diese für den Transport in die Klinik abgeklemmt oder unterbunden werden.

Sphinkterverletzungen

Ist **nur die Haut** des Sphinkters verletzt und der intakte Ringmuskel gut sichtbar oder sind nur 1–2 Fasern gerissen, kann die Haut adaptiert werden, um die Wunde sauber zu schließen. Auf keinen Fall sollte dabei durch den Ringmuskel gestochen werden, da dies seine Kontraktilität negativ beeinflussen kann.

Sind mehrere Fasern oder der ganze Sphinkter gerissen (**Dammriss III. Grades**), organisiert die Hebamme in der Hausgeburtshilfe in aller Ruhe eine Verlegung in eine Klinik mit auf diesem Gebiet erfahrenen Fachärzten. Durch Kühlung kann sie das Wundgebiet gut vorbereiten.

Blutungen aus Geburtsverletzungen

Die Ursache einer verstärkten Blutung bei einem kontrahierten Uterus kann ein **hoher Scheiden- oder Zervixriss** sein. Die Blutung sollte durch die Versorgung der Wunde so schnell wie möglich zum Stillstand gebracht werden:
- Eine Spiegeleinstellung verschafft einen Überblick über den Blutungsherd.
- Liegt ein **Zervixriss** vor, müssen blutende Gefäße abgeklemmt oder mit einer Naht umstochen werden.
- Zur **Kreislaufstabilisierung** sollte die Frau einen venösen Zugang und Volumensubstitution erhalten.
- **Vitalzeichen-Kontrollen** und Überprüfen der Ansprechbarkeit geben Aufschluss über die Kreislaufsituation.

- Bei einer **außerklinischen Geburt** organisiert die Hebamme die Verlegung und kündigt die Frau in der Klinik an.

Differenzialdiagnose: Postpartale Blutung aus der Gebärmutter (▶ **Kap. 12.10**).

12.12 Geburt eines Kindes mit besonderen Bedürfnissen

>> „Man sieht nur mit dem Herzen gut. Das Wesentliche ist für die Augen unsichtbar." (Antoine Saint-Exupery)

Hat die Frau ein Kind mit besonderen Bedürfnissen auf die Welt gebracht, ist die Beachtung des **ungestörten Kennenlernens** mit Zeit und ohne Hektik von noch größerer Bedeutung, damit die Eltern die Situation in Ruhe realisieren können. Die Hebamme sollte gerade mit „besonderen" Kindern achtsam und respektvoll umgehen und sie nicht anders betrachten, berühren oder ansprechen als die anderen Neugeborenen. Eltern sind in solch einem Moment besonders sensibilisiert und empfinden einen lieblosen oder ablehnenden Umgang mit ihrem Kind im Nachhinein als sehr verletzend.

12.12.1 Frühgeburten

Kommt das Kind zu früh auf die Welt, kann der **Vater** z. B. ermuntert werden, seinem Kind während der intensivmedizinischen Versorgung beizustehen und seiner Frau Informationen weiterzugeben. Während der Vater bei seinem Kind verweilt, kann die Hebamme der Frau, die nach Möglichkeit bequem im Bett liegt, immer wieder den Zustand ihres Kindes beschreiben. Die Minuten des Nichtwissens werden von den Eltern im Nachhinein als extrem belastend beschrieben.

In allen Fällen, in denen der Zustand des Kindes dies erlaubt, sollte die **Mutter** die Möglichkeit bekommen, ggf. auch nur kurz, ihr Kind auf den Arm zu nehmen, es zu spüren und zu riechen. Die Hebamme kann das erste gemeinsame Foto aufnehmen. Auch im Transportinkubator können Mutter und Vater ihr Kind berühren und mit ihm reden.

Die Plazentageburt sollte diskret begleitet und die evtl. Naht von Geburtsverletzungen zeitlich nach hinten verschoben werden, um der Frau die Verabschiedung des Kindes nicht in Steinschnittlage zuzumuten. Die Hebamme erklärt das weitere Vorgehen und ermuntert den Vater, das Kind in die Neonatologie zu begleiten.

12.12.2 Neugeborene mit Fehlbildungen

Im Vorfeld nicht bekannte Fehlbildungen erfordern von den Eltern ein hohes Maß an Anpassung, besonders wenn unauffällige Ultraschallbefunde vorliegen. Entdeckt die Hebamme bei der Entwicklung des Kindes eine Fehlbildung, sollte sie die Eltern **nicht sofort** auf diese hinweisen. Eltern nehmen ihr Kind erstmal als ganze Person wahr und bestaunen es. Durch ein sofortiges Hinweisen auf z. B. einen Klumpfuß oder ein Down-Syndrom nimmt man den Eltern die Chance auf ein unvoreingenommenes Kennenlernen. Die Hebamme kann ggf. das Neugeborene so hinlegen, dass seine Besonderheit nicht so dominiert.

Ein **Gespräch** über die Behinderung oder Fehlbildung kann nach dem ersten Annehmen erfolgen, wobei die meisten Eltern beim Betrachten des Kindes ihre Vermutung von selbst zur Sprache bringen.

Bei Fehlbildungen wie **Lippen-Kiefer-Gaumenspalte** kann es ratsam sein, das Kind so hinzulegen, dass die Eltern erst am Rücken oder an den Füßen des Neugeborenen einiges entdecken können. Währenddessen kann die Hebamme mit Fingerspitzengefühl auf den Anblick des Kindes, der für viele Eltern erschreckend ist, vorbereiten.

Auch hier sollte das **Kennenlernen** nicht durch übereilte Interventionen zur Plazentageburt oder eine schnelle Wundversorgung beeinträchtigt werden.

12.12.3 Totgeborene Kinder

Wird ein Kind tot geboren oder ist sein Sterben abzusehen, z. B. bei einem Kind mit Potter-Syndrom, bekommen die Eltern **Zeit für ein ungestörtes Beisammensein**. Diese sehr kurze gemeinsame

12 Nachgeburtsphase

Zeit als Familie sollte nicht durch unnötige Routinemaßnahmen gestört werden. Die Plazentalösung wird nicht forciert, und eine evtl. Naht kann – ebenso wie die Plazentageburt – auch noch nach Stunden erfolgen.

Wird das Kind ohne Lebenszeichen und unter 500 g geboren, gilt es als Fehlgeburt. Da dies oft vor der 24. SSW der Fall ist, führt dies bei der Mutter häufig zu der zusätzlichen Belastung einer routinemäßigen operativen **Entfernung der Plazenta**. Aus geburtshilflicher Sicht ist dies nicht erforderlich, da auch vor der 24. SSW eine spontane und vollständige Plazentalösung möglich ist. Bei der Inspektion der Plazenta zeigt sich dann eine entsprechend kleine Plazenta mit „unreifer" mütterlicher Seite, die ein wenig an kleine dicht aneinander gereihte Weintrauben erinnert. Durch den meist innerhalb der ersten Stunde nach der Geburt durchgeführten operativen Eingriff wird der Mutter die kurze Zeit mit ihrem Kind genommen. Dies erschwert in der Regel die spätere Verarbeitung des Verlustes.

Die Hebamme sollte das totgeborene Kind wie alle anderen Neugeborenen berühren und ihm erzählen, was sie an ihm vornimmt. Mit diesem selbstverständlichen Umgang kann sie den Eltern die **Kontaktaufnahme** und somit auch das **Verabschieden** erleichtern. Sie ermuntert die Eltern, ihr Kind zu berühren und verlässt den Raum nach Möglichkeit mit angekündigter Rückkehrzeit, damit sich die Eltern trauen, sich unbeobachtet ihrem verstorbenen Kind zu nähern.

Zur Erinnerung können den Eltern Fotos, Hand- und Fußabdrücke oder eine Haarsträhne mitgegeben werden.

12.13

Starke Nachwehen

» „Derselbe Brunnen, aus dem euer Lachen aufsteigt, war oft von euren Tränen erfüllt." (Khalil Gibran)

Nach der Geburt klagen besonders Mehrgebärende häufig über schmerzhafte Nachwehen. Wenn die Hebamme der Frau die Bedeutung der Nachwehen für den Rückbildungsprozess und dessen Dauer erklärt, werden die Schmerzen in der Regel besser toleriert.

12.13.1 Therapiemöglichkeiten

Physikalische Maßnahmen

■ **Wärme**
Eine Wärmflasche oder ein Kirschkernsäckchen werden zur Schmerzlinderung auf das Kreuzbein gelegt. (Eine auf die Gebärmutter gelegte Wärmequelle könnte zu einer Vasodilatation und damit zu einer stärkeren Blutung führen.)

Komplementärmedizinische Methoden

Erfahrungswissen gibt es mit zahlreichen Methoden:

■ **Pflanzliche Präparate**
Gundermannblätter, Katzenminze oder Herzgepann können als Tee, Absud oder Tinktur eingesetzt werden. Eine Alternative stellen pflanzliche Kombi-Präparate dar, z.B. Amnivisnaga comp® (Firma Wala) oder Spascuprel®-Zäpfchen oder -Tabletten (Firma Heel).

■ **Homöopathie**
Mit einer entsprechenden Ausbildung können je nach Beschwerdecharakter die Arzneimittel Kalium carbonicum, Sepia, Pulsatilla, Coffea, Chamonilla, Belladonna, Secale cornutum, Caulophyllum oder Virbunum opulus in der Dosierung C30 eingesetzt werden.

■ **Akupunktur**
Empfohlen wird die Nadelung schmerzlindernder und sedierender Punkte, z.B. Di 4 und Du Mai 20. Eine Ausbildung ist auch hier Voraussetzung.

Spasmolytika und Schmerzmittel

Bei Bedarf können Paracetamol als Suppositorium oder Tablette oder Buscopan®-Zäpfchen verordnet werden.

12.14

Schmerzen im Genitalbereich

> „Euer Schmerz ist das Zerbrechen der Schale, die euer Verstehen umschließt."
> (Khalil Gibran)

Treten Schmerzen nach der Geburt im Genitalbereich auf, wird zunächst durch Inspektion und Anamnese die Ursache abgeklärt, um der Frau angemessene Hilfen zu Erleichterung anzubieten.

12.14.1 Damm- und Labienschmerzen

Damm- oder Labienschmerzen entstehen unabhängig von dem grundsätzlichen Wundschmerz häufig durch Anschwellen des Gewebes, Hämatome infolge verletzter Gefäße besonders nach Episiotomien oder durch eine zu starke Infiltration mit einem Anästhetikum. Auch eine nicht korrekt durchgeführte Naht kann Schmerzen verursachen, z. B. durch Verziehen des Muskelgewebes oder einen zu straff angezogenen Knoten.

Physikalische Maßnahmen

- **Kälte**

> **Tipp**
>
> **Zum Kühlen** eignen sich z. B.
> - mit Olivenöl oder verdünnter Calendula-Essenz benetzte, eingefrorene Vorlagen,
> - mit Quark gefüllte und gekühlte Kondome, die sich gut dem äußeren Genitale anpassen
> - ein in ein Handtuch eingewickelter Beutel mit gefrorenen Erbsen oder ein gefrorenes, mit Wasser gefülltes Kondom,
> - Auflagen mit Retterspitz® äußerlich.

- **Nahtkorrektur**

Einige Stunden nach der Geburt können überzählige Einzelknopfnähte, die Probleme bereiten, gelöst werden. Hierbei sollte jedoch darauf geachtet werden, dass noch ausreichend Fäden vorhanden sind, um die Wundränder gut adaptiert zu halten.

Komplementärmedizinische Methoden

- **Homöopathie**

Je nach Arzneimittelbild kann bei Schwellungen oder Hämatomen z. B. Arnica oder Apis C30 und höher infrage kommen. Nach Dammschnitten sollte Staphysagria C30 und höher in Betracht gezogen werden.

Schmerzmittel

Bei starken Schmerzen stehen Paracetamol 500 mg oder im Notfall Ibuprofen (max. 800 – 1600 mg pro Tag) oral zur Verfügung (7).

12.14.2 Hämorrhoidenschmerz

Hämorrhoidenschmerzen können bei Frauen mit einer entsprechenden Veranlagung geburtsbedingt auftreten, insbesondere nach langen und einseitigen Körperpositionen in der Austreibungsphase, z. B. Rückenlage oder Gebärhocker. Sie werden meist als brennend beschrieben.

Physikalische Maßnahmen

- **Abspülen des Analbereichs**

nach jedem Toilettengang von vorn nach hinten, um Reizungen durch den Stuhl zu vermeiden

- **Kühlung**

Dazu eignen sich z. B. Auflagen mit kaltem Retterspitz® äußerlich oder mit Quark, der in ein Taschentuch gefüllt wurde.

Komplementärmedizinische Methoden

- **Kräutertinktur**

(s. Praxisanleitung, S 286)

- **Pflanzliche Salben**

Erfahrungswissen gibt es mit dem Einsatz von Hametumsalbe, Retterspitzsalbe und Remedy Rescue Salbe. Auch ein eingefrorenes Kondom kann mit diesen Salben benetzt und dann vorgelegt werden.

- **Homöopathie**

Empfohlen werden Hamamelis C6 verkleppert oder C30 als einmalige Gabe.

12 Nachgeburtsphase

> **Praxisanleitung: Kräutertinktur gegen Hämorrhoidenschmerzen**
>
> **Anleitung:**
> - Je ein Esslöffel Mariendistel, Löwenzahnwurzel, Lavendelblüten, Schafgarbenblüten und Eisenkraut auf 2 Liter Wasser aufkochen (mit Deckel).
> - Lange ziehen lassen und abseihen.
> - Die Tinktur in ein Fläschchen füllen und im Kühlschrank aufbewahren.
>
> Diese Kräutertinktur kann nach jedem Stuhlgang zum Abtupfen und als Zusatz für ein Sitzbad verwendet werden.

Bei allen Maßnahmen muss geprüft werden, ob sie ggf. auch bei einer vorliegenden Dammnaht angewandt werden können.

12.14.3 Schmerzhafte Schürfwunden

Schürfwunden an den Labien entstehen oft durch geburtshilfliche Manipulationen und werden als besonders schmerzhaft beim Wasserlassen empfunden.

Physikalische Maßnahmen

■ **Duschen oder Abspülen des Genitalbereichs**
mit Wasser oder physiologischer Kochsalzlösung während der Miktion. Diese Maßnahme mildert erfahrungsgemäß das Brennen beim Wasserlassen.

Komplementärmedizinische Methoden

■ **Phytotherapie**
Spülungen oder Sitzbäder (falls keine frische Dammnaht vorhanden ist) können z.B. mit Tees aus Calendula, Myrrhe, Schafgarbe oder Zaubernuss durchgeführt werden.

■ **Pflanzliche Wund- und Heilsalben**
Die Heilung der Schürfwunden kann durch Salben aus Aloe vera, Silicea, Hamamelis, Calendula oder Beinwell unterstützt werden. Auch Remedy-Rescue-Salbe, Traumeel®- und Panthenol-Salben unterstützen die Wundheilung und lindern das Brennen beim Wasserlassen.

Lokalanästhetikum

Bei sehr schmerzhaften Wunden kann auch ein Lokalanästhetikum, z.B. Xylonest®-Gel, aufgetragen werden.

12.15 Harnverhalt post partum

» „Alles braucht seine Zeit."

12.15.1 Ursachen

Die meisten Frauen können innerhalb der ersten 6–8 Stunden nach der Geburt Spontanurin lassen. Wenige Frauen haben Probleme, ihre Harnblase zu entleeren, und nur selten leiden sie unter völligem Harnverhalt.

Mögliche Ursachen:
- Die veränderten Lageverhältnisse der Blase
- Schwellungen in der Nähe der Urethra
- Zu geringe Flüssigkeitszufuhr
- Eine noch nicht vollständig abgeklungene Periduralanästhesie
- Verkrampfungen der Sphinktermuskulatur aus Angst vor einem eventuellen Brennen bei der Miktion

12.15.2 Therapiemöglichkeiten

Zeit geben

Ist der Uterus gut kontrahiert und die Blutung im Normbereich, kann abgewartet werden. Die Hebamme vermittelt der Frau wieder Ruhe und Geduld. Ein ungeduldiges „Danebenstehen" seitens der Hebamme setzt die Frau unter Druck, verletzt die Intimsphäre und kann die Miktion verhindern.

Physikalische Maßnahmen

- **Getränke anbieten**

Eine ausreichende Flüssigkeitszufuhr bewirkt eine Füllung der Harnblase. Der verspürte Druck erleichtert meist eine Blasenentleerung.

- **Wasser einsetzen**
- Durch das plätschernde Geräusch eines **aufgedrehten Wasserhahns** wird die Miktion angeregt. Zusätzlich können die Hände in warmes Wasser gehalten werden.
- Gleichzeitiges **Abspülen mit warmem Wasser**, z. B. unter der Dusche, verhindert ein Brennen an eventuell vorhandenen Schürfwunden.
- Ein **warmes (Sitz-)Bad** mit ätherischen Ölen (s. u.) kann die Frau entkrampfen und ermöglicht der Frau, die Harnblase direkt ins Badewasser zu entleeren. Dies sollte allerdings nicht bei einer vorliegenden, frischen Naht durchgeführt werden.
- Ein **warmes Fußbad** mit ätherischen Ölen (s. u.) entspannt und fördert so ebenfalls das Wasserlassen.

- **Wärme oder Kälte**
- Kann die Frau aufgrund von Schwellungen nicht Wasser lassen, empfiehlt es sich, zunächst den Genitalbereich zu **kühlen** (z. B. mit eingefrorenen Olivenöl- oder Retterspitz®-Vorlagen).
- **Feucht-warme Wickel** mit ätherischen Ölen (s. u.) auf den Venushügel gelegt, wirken entspannend und entkrampfend.

- **Klopfen auf das Schambein**

Wenn die Frau selbst oberhalb der Symphyse leicht auf ihre Blase klopft, spürt sie ihren Harndrang stärker und kann die Blase leichter entleeren.

Komplementärmedizinische Methoden

- **Aromatherapie**

In Verbindung mit **Wickeln oder Bädern** werden folgende ätherischen Öle empfohlen: Ylang-Ylang, Rosengeranie, Yasmin, Orange, Carcamon, Schafgarbe und Lavendel.

- **Akupunktur**

Die wichtigsten Akupunkturpunkte bei einer Harnverhaltung post partum sind Du Mai 3, 4, 20, Le 3, MP 6, 9, Ma 29, Ni 3, Bl 62 und Ren Mai 2, 3, 4.

- **Homöopathie**

Je nach Arzneimittelbild kommen Aconitum, Arnica, Apis, Arsenicum album, Belladonna, Causticum, Equisetum, Nux vomica, Opium, Pulsatilla, Rhus toxicodendron, Sepia oder Staphisagria infrage. Eine entsprechende Ausbildung ist Voraussetzung.

Katheterisieren

Beim Katheterisieren ist ein steriles Vorgehen wichtig, um einem Harnwegsinfekt vorzubeugen. Jeder Schritt sollte vorher angekündigt werden. Ein Tupfer mit Xylonest®-Gel, vor der Desinfektion 1–2 Minuten auf die Harnröhrenöffnung gelegt, erleichtert das schmerzhafte Gefühl beim Einführen des Katheters. Wenn man die Frau bittet, beim Einführen des Katheters auszuatmen, empfindet sie das Eindringen des starren Schlauchs meist als weniger unangenehm.

12.16
Traumatische Situation

» „Und das, was vorher ein komplettes Ganzes war, wird ja nie wieder ein komplettes Ganzes."

12.16.1 Betreuung nach einer traumatischen Geburt

Psychosoziale Betreuung

- **Empathie**

Ist die Geburtssituation ungünstig verlaufen oder dem Team entglitten, ist es besonders wichtig, dass die Hebamme sich im Nachhinein empathisch und wertschätzend verhält. Wichtig ist auch, in diesem Moment ehrlich zu sein und nicht zu versuchen, das eigene Handeln oder das des Teams medizinisch zu rechtfertigen. Da die von der Gebärenden

12 Nachgeburtsphase

empfundenen Verletzungen häufig auf den Umgang mit ihr zurückzuführen sind, wäre dies ein Wahrnehmen der Bedürfnisse der Gebärenden.

> Auch wenn die Situation nicht rückgängig zu machen ist, ist gerade der nachträgliche empathische Beistand der Hebamme wichtig, damit sich die Frau zumindest im Nachhinein als Person wahrgenommen und verstanden fühlt.

■ Bonding-Förderung

Eine positive Unterstützung erfährt die Mutter auch durch die Förderung des **Mutter-Kind-Kontaktes**, hier besonders durch den Hautkontakt. Hier können sich Mutter und Kind gegenseitig als Ressource erleben (12).

■ Information

Auch Informationen, die helfen können, die traumatische Geburtssituation im Nachhinein zu rekonstruieren, erleichtern die Verarbeitung, z. B. die Mitteilung, wo sich das Kind während der Erstversorgung aufgehalten hat und was genau passiert ist. Eine Kopie des Geburtsberichtes kann ebenfalls zur Rekonstruktion und zum Verstehen der Vorgänge beitragen.

Auch den Hinweis auf **regionale Angebote** für Frauen nach einer belastenden Geburtserfahrung bewerten die Frauen im Nachhinein oft als sehr positiv. Dies kann deutlich machen, dass auch negative Gefühle zu einer Geburt sein dürfen.

■ Nachgespräch

Das grundsätzliche Angebot, die Geburt nachzubesprechen, kann für die Frau/das Paar sehr wohltuend sein. Hier kann die Hebamme der Gebärenden ihre Visitenkarte oder ihre Kreißsaalnummer geben oder sie auf der Wöchnerinnenstation besuchen und sie ermuntern, sie anzurufen, sobald sie Gesprächsbedarf hat.

Bis Frauen nach einer belastenden Geburt allerdings das Bedürfnis haben, sich mitzuteilen, können **Monate** vergehen. Um die Situation bewältigen zu können, in der sie sich befinden, vermeiden sie oft anfangs alles, was mit dem Thema Geburt zu tun hat. Dies ist ein gesunder Schutzmechanismus und sollte respektiert werden.

> Auch die Hebamme sollte nach solch einer Geburt gut für sich sorgen und sich Unterstützung durch Supervision oder andere Schutzmaßnahmen (Gespräche mit Kolleginnen, Freizeitausgleich) suchen.

Komplementärmedizinische Methoden

■ Bachblüten

Unterstützend kann die Hebamme der Gebärenden und auch ihrem Partner Bachblüten-Notfalltropfen in einem Wasserglas auflösen und sie dies schluckweise trinken lassen. Ist auch das Kind betroffen, kann sie diesem einige Tropfen auf der großen Fontanelle verteilen.

■ Homöopathie

Ist die Frau oder das Neugeborene sehr geschockt, kann auch das homöopathische Mittel Aconitum in der Dosierung C30 oder höher angeboten werden. Bei körperlichen Traumata wird Arnika in C30 oder höher empfohlen.

12.17

Verlegung der Mutter oder des Kindes in der außerklinischen Geburtshilfe

> „Es liegt an uns, ob es weint, oder ob sein Eintritt in die Welt eine Freude wird."
> (Frédérick Leboyer)

Hat eine Frau ihr Kind außerklinisch auf die Welt gebracht, ist nur selten eine Verlegung nötig. Als **Gründe** für eine postpartale Verlegung der **Mutter** werden für die Gesamtmenge der erfassten Geburten in der German Out-Of-Hospital-Birth Study (1) aufgeführt:

- Plazentalösungsstörungen: 1,68 %
- Blutverlust über 1000 ml: 1,41 %
- Komplizierte Geburtsverletzungen: 0,76 %

Als Gründe für die 2,4 % in eine Kinderklinik verlegten **Neugeborenen** werden Anpassungsstörungen angegeben.

12.17.1 Vorbereitung der Verlegung

Zur Vorbereitung einer möglichen Verlegung bei einer außerklinisch geplanten Geburt sollte die Hebamme die Eltern bitten, **bereits in der Schwangerschaft** bestimmte Vorkehrungen zu treffen. Dies dient nicht nur einem reibungslosen Ablauf im Akutfall, sondern auch einer Auseinandersetzung des Paares mit der Möglichkeit einer abgebrochenen außerklinischen Geburt:

- Zusammenstellung einer Kliniktasche
- Bereithaltung des Mutterpasses und der Krankenversicherungskarte
- Erstellen einer Telefonliste mit Nummern von Taxiunternehmen (bei fehlendem Privat-Pkw), Krankentransportunternehmen und Feuerwehr.

Die **Hebamme** selbst sollte ebenfalls eine Liste mit den entsprechenden Transportmöglichkeiten besitzen. Zusätzlich empfiehlt es sich, die Nummern der regionalen Kliniken mit Neonatalogie-Abteilung griffbereit zu haben, da bei der Verlegung eines Neugeborenen nur hier sicher davon ausgegangen werden kann, dass auch eine entsprechend ausgebildete Ärztin das Kind weiterversorgt.

12.17.2 Verlegung

■ Ruhe und Besonnenheit

Muss die Hebamme Mutter oder Kind postpartal verlegen, sollte sie besonnen und ruhig vorgehen. Unabhängig von den bereits besprochenen geburtshilflichen Maßnahmen bei auftretenden Komplikationen ist ein überlegtes Vorgehen auch wichtig für die Bewertung/Verarbeitung der Situation durch die Eltern im Nachhinein.

■ Information der Eltern

Gerade in solch einer Akutsituation ist das Informieren und Miteinbeziehen der Eltern von Bedeutung, um diese nicht zusätzlich zu beunruhigen.

■ Information der Klinik

Sinnvoll ist eine Ankündigung in der Klinik, damit dort entsprechende Vorkehrungen (z.B. Zusammenstellen des OP-Teams) getroffen werden können.

■ Transport

Verlegungen nach der Geburt finden in der Regel durch einen Krankentransport oder die Feuerwehr mit oder ohne Notarzt statt – nicht im Privat-Pkw. Dies ergibt sich aus den Verlegungsgründen (Ausnahme: Geburtsverletzungen bei stabiler Kreislaufsituation).

Ein **Notarzt** wird meist dann angefordert, wenn die Hebamme davon ausgeht, dass die Frau für den Transport ärztliche Hilfe benötigt. Liegt z.B. eine Plazentaretention ohne starke Blutung vor, ist ein Krankentransportunternehmen oder ein Rettungswagen der Feuerwehr meist ausreichend und unkompliziert.

> Die Hebamme ist den Rettungsassistenten gegenüber weisungsberechtigt, was für die Auswahl der anvisierten Klinik von Bedeutung sein kann.

Wird das **Neugeborene** verlegt, sollte immer eine in Neonatologie erfahrene Kinderärztin/-arzt hinzugezogen werden. Hier sollte sich die Hebamme vorab über die örtlichen Gegebenheiten und die sinnvollsten Maßnahmen informieren.

Verlegung der Mutter

■ Muss die Hebamme die Mutter verlegen, sollte sie sobald sich eine Verlegung andeutet – neben der geburtshilflichen Versorgung der Mutter – in Erwägung ziehen, das Neugeborene zu untersuchen und zu versorgen, sowie den **Kinder- und Mutterpass** auszustellen. So kann das Kind mit dem Vater als Begleitperson der Mutter in die Klinik folgen.

■ Beim **Eintreffen der Rettungsassistenten** sollte die Frau gut abgedeckt und blutige Unterlagen sollten beseitigt sein, da die Blutmenge geburtshilflich Unerfahrenen oft einen falschen Eindruck von der Situation vermittelt.

Ist der Verlegungsgrund eine Komplikation von Seiten der Gebärmutter, sollte während des Transportes eine eingefrorene Wärmflasche o. Ä. auf dem Unterbauch der Frau belassen werden, um einer Uterusatonie vorzubeugen.

In der Regel – außer ein Notarzt übernimmt die Frau – begleitet die Hebamme die Frau im Rettungswagen oder fährt je nach Situation hinterher. So ist eine **persönliche Übergabe** in der Klinik möglich. Einige Hebammen schreiben zu diesem Zweck Verlegungsprotokolle für die aufnehmende Klinik.

Verlegung des Kindes

■ Muss das Kind verlegt werden, sollte – je nach Akutsituation – die Mutter so weit versorgt werden, dass sie **ihr Kind begleiten** kann. Sollte dies nicht zügig umsetzbar sein, kann der Vater sein Kind begleiten, meist indem er dem Baby-Notarztwagen hinterherfährt.

■ Auch hier sollte vor dem **Eintreffen der Rettungsassistenten** die Frau gut abgedeckt bzw. angemessen bekleidet sein.

■ Nach Möglichkeit kann die Hebamme schon ein Foto von dem Kind oder der Familie machen.

■ Der Mutter sollte die Aufnahme in der Klinik ermöglicht werden, optimal mit Rooming-in-Möglichkeit. Einige Kliniken bieten zu diesem Zweck Familienzimmer an, sodass beide Eltern bei ihrem Kind sein können.

> Eine Verlegung von Mutter oder Kind sollte auf alle Fälle im Wochenbett nachbesprochen werden, sobald sich die Eltern dazu in der Lage fühlen.

Literatur

[1] **Loytved, Ch., Wetzlaff, P:** (2007). German-Out-Of-Hospital Study 2000-2004.: Verlag Hans Huber: Bern.

[2] **Enkin, M., Keirse, M.J.N.C., Neilson, J., Crowther, C., Duley, L., Hodnett, E., Hofmeyr, J.:** (2006). Effektive Betreuung während Schwangerschaft und Geburt. Ein evidenzbasiertes Handbuch für Hebamme und Geburtshelfer. Verlag Hans Huber: Bern.

[3] **WHO:** World Health Organisation-Department of Reproductive Health and Research. (1996). Care in Normal Birth: a practial guide. Genf: WHO. (Deutsche Übersetzung herausgegeben vom Bund Deutscher Hebammen e.V., Österreichisches Hebammengremium, Schweizerischer Hebammenverband.)

[4] **Stoeckel, W.:** (1961). Lehrbuch der Geburtshilfe. Gustav Fischer: Jena.

[5] **Tew, M.:** (2007). Sichere Geburt. Eine kritische Auseinandersetzung mit der Geschichte der Geburtshilfe. Mabuse: Frankfurt a.M.

[6] **Geist, Chr., Harder, U., Stiefel, A.:** (2007). Hebammenkunde, 4. Aufl. Hippokrates: Stuttgart.

[7] **Schäfer, C., Spielmann, H., Vetter, K.:** (2006), Arzneiverordnung in Schwangerschaft und Stillzeit. Elsevier

[8] **Römer, A.:** (2008). Akupunktur für Hebammen, Geburtshelfer und Gynäkologen, 4. Aufl., Hippokrates: Stuttgart.

[9] **Klaus, M.H., Kennell, I.H.:** (1976). Maternal-infant bonding. Mosley: Saint Louis.

[10] **Dudenhausen, J.W., Pschyrembel, W.:** (1994). Praktische Geburtshilfe mit geburtshilflichen Operationen, 18. Aufl., deGreuyter: Berlin.

[11] **Fa. Ethicon,** (2003), Broschüre Nr. 61. Ethicon Products, Norderstedt

13 Umstrittene Interventionen in der Geburtshilfe

Rainhild Schäfers, Sandra Tomaselli und Petra Schönberner

Glossar	
Auskultation	Abhören der fetalen Herztöne mittels Hörrohr, Stethoskop oder Dopton oder auch CTG.
Inzidenz	Häufigkeit einer Neuerkrankung in einem bestimmten Zeitraum. Zahl der neu auftretenden Erkrankungsfälle in einer definierten Gruppe von Personen, die zu Beginn des Beobachtungszeitraumes frei von der Erkrankung waren, Beispiel: die Rate an Neurodermitis-**Neu**erkrankungen bei Einjährigen innerhalb eines Jahres.
Outcome	Ergebnis, das aufgrund einer medizinischen Maßnahme zu erwarten ist. Fetal Outcome = der gesundheitliche Zustand des Kindes nach einem bestimmten Ereignis.
Prospektive Studie	Die Stichprobe wird vor Studienbeginn festgelegt und die Daten entstehen erst im Verlauf einer Studie – im Gegensatz zu retrospektiven Studien, in denen bereits vorhandene Daten wie z. B. aus der Perinatalerhebung analysiert werden.
Randomisiert kontrollierte Studie	Zwei oder mehrere Gruppen werden mit einander verglichen, um Maßnahmen und deren Auswirkungen zu testen. Zuvor wird festgelegt, wer generell an der Studie teilnehmen darf (kontrolliert). Dann erfolgt die zufällige Zuteilung zu einer Gruppe → Gruppe mit eingeführter Maßnahme = Interventionsgruppe, Gruppe ohne eingeführte Maßnahme = Kontrollgruppe.
Setting	Struktur einer Umgebung, in der etwas stattfindet oder erlebt wird.
Signifikant	Signifikant = bedeutsam. Ein aufgrund von statistischen Berechnungen für die Bestätigung einer Behauptung bedeutsames Ergebnis.
Systematische Review	Review = Übersichtsarbeit. Untersuchung mehrerer randomisiert kontrollierter Studien nach einem bestimmten System (aufgrund einer bestimmten Fragestellung).
Zerebralparese	Lähmungen, die auf Schädigungen im Bereich des Großhirns (Zerebrum) zurückzuführen sind.

13.1 CTG (Kardiotokographie)

Rainhild Schäfers

Die **externe Kardiotokographie** (= CTG) bezeichnet die simultane äußere Ableitung der fetalen Herzfrequenz und der Wehentätigkeit. Dabei basiert die Registrierung der kindlichen Herztöne auf der dopplersonographischen Messung der Herzwand- bzw. Herzklappenbewegung, die durch entsprechende elektronische Verfahren in eine Herzfrequenzkurve umgesetzt werden.

Bei der **internen Kardiotokographie** werden die kindlichen Herztöne mittels einer Elektrode, die in der kindlichen Kopfhaut befestigt wird (Skalp- oder Kopfschwartenelektrode), direkt, also ohne Einsatz der Dopplersonographie, abgeleitet. Dieses Verfahren wird empfohlen, wenn eine externe Ableitung nur bedingt möglich ist. Jedoch muss dabei berücksichtigt werden, dass bei schweren mütterlichen Infektionen wie die Infektion mit dem **H**uman **I**mmunodeficiency **V**irus (HIV) oder dem Hepatitis C-Virus das Legen einer Kopfschwartenelektrode (KSE) kontraindiziert ist, da hierfür die Eröffnung der Fruchtblase nötig ist.

Die **Registrierung von Wehen** erfolgt über einen Signalgeber auf der Bauchdecke, der den durch die Wehen ausgelösten Spannungszustand der Bauchdecken in ein Schreibsignal, das Tokogramm, ändert. Bei CTG-Geräten, die Bewegungen des Kindes in ein Schreibsignal umwandeln, werden die Dopplersignale des Herztonsignalgebers mit einer anderen Signalerkennungstechnik gefiltert und in einem dritten Kanal dargestellt (Kineto-Cardiotokogramm = K-CTG).

Die **Beurteilung der fetalen Herztätigkeit sub partu** erfolgt nach der Leitlinie der Arbeitsgemeinschaft der Wissenschaftlich Medizinischen Fachgesellschaften e.V. (AWMF Leitlinie 015/036, Entwicklungsstufe 1, „Anwendung des CTG während Schwangerschaft und Geburt") der DGGG (**D**eutschen **G**esellschaft für **G**ynäkologie und **G**eburtshilfe) (▶ Tab. 13-1). Sie ist an die Leitlinien der Fédération Internationale de Gynécologie et d'Obstétrique (FIGO) und des Royal College of Obstetricians and Gynecologists (RCOG) angelehnt (6).

Der oft im Zusammenhang mit der CTG-Beurteilung erwähnte **Fisher-Score** wurde bezüglich seiner Zuverlässigkeit nur für die antepartale CTG-Beurteilung ausreichend geprüft (5).

▶ **Tab. 13-1** Beurteilung der fetalen Herztöne nach den DGGG-Leitlinien.

Parameter	Normal	Suspekt	Pathologisch
Basislinie der Fetalen Herztonfrequenz (FHF)	110-150 SpM	100–109 SpM* (leichte Bradykardie) 151–170 SpM (leichte Tachykardie)	<100 SpM (schwere Bradykardie) >170 SpM (schwere Tachykardie)
Bandbreite (Oszillationsamplitude)	5-25 SpM	5–10 SpM über einen Zeitraum von mehr als 40 Minuten, aber weniger als 90 Minuten >25 SpM	<5 SpM über einen Zeitraum von mehr als 90 Minuten Verlauf in Wellenform (sinusoidaler Verlauf/„Vogelschwingen")
Akzeleration (Anstieg der FHF >15 SpM oder Hälfte der Bandbreite über einen Zeitraum von mehr als 15 Sekunden)	Zwei Akzelerationen in 20 Minuten	Periodisches Auftreten mit jeder Wehe	Keine Akzeleration über einen Zeitraum von mehr als 40 Minuten
Dezeleration (Abfall der FHF >15 SpM oder Hälfte der Bandbreite über einen Zeitraum von mehr als 15 Sekunden)	Keine	**Frühe Dezeleration** (= uniforme, wehenabhängig periodisch wiederholte Absenkung der FHF, früher Beginn mit der Wehe, Rückkehr zur Grundfrequenz am Ende der Wehe. **Variable Dezeleration** (= variabel in Form, Tiefe, Dauer und zeitlicher Abhängigkeit der Wehen, intermittierend/periodische wiederholte Absenkung der FHF mit raschem Beginn und rascher Erholung. Auch isoliertes Auftreten (in Verbindung mit Kindsbewegungen). **Einzelne verlängerte Dezeleration** über einen Zeitraum von weniger als 3 Minuten	**Atypische, variable Dezeleration** (= variable Dezeleration mit zusätzlichen Merkmalen: Verlust des primären bzw. sekundären FHF Anstieges; Langsame Rückkehr zur Grundfrequenz nach der Wehe; biphasische Dezeleration; Oszillationsverlust während der Dezeleration; Fortsetzung der Grundfrequenz auf niedrigerem Level. **Späte Dezeleration** (= uniforme, wehenabhängig periodisch wiederholte Absenkung der FHF, Beginn zwischen Mitte und Ende der Wehe, Tiefpunkt über 20 Sekunden nach der Wehe. Rückkehr zur Grundfrequenz nach dem Ende der Wehe. **Einzelne verlängerte Dezeleration** über einen Zeitraum von mehr als 3 Minuten

*SpM = Schläge pro Minute
Quelle: modifiziert nach Schneider et al. 2007

Für die **Durchführung** eines CTGs während der Geburt hält die Deutschen Gesellschaft für Gynäkologie und Geburtshilfe (DGGG) Folgendes fest:

„Ein **30-minütiges Aufnahme-CTG** zum Ausschluss einer primären Gefährdung des Feten und zum Nachweis von Kontraktionen wird für sinnvoll gehalten (EL IV). Die subpartuale Überwachung kann bei risikofreien Schwangerschaften und bisher unauffälligem CTG in der frühen Eröffnungsperiode intermittierend alle 30 Minuten bis maximal 2 Stunden elektronisch (mindestens 30 Minuten), bei fehlender Registriermöglichkeit auch durch Auskultation (mindestens 10 Minuten mit strikter Dokumentation) erfolgen. In der späten Eröffnungs- und während der Austreibungsperiode soll das CTG kontinuierlich geschrieben werden." (6).

13.1.1 Studienergebnisse

Die Leitlinie der DGGG spiegelt derzeit vorhandene wissenschaftliche Erkenntnisse nur unzureichend wider. So kamen Gourounti & Sandall (7) in ihrer systematischen Review (einbezogen wurden drei randomisiert kontrollierte Studien aus den Jahren 2001 und 2003 mit insgesamt 11 259 Studienteilnehmerinnen) zu dem Schluss, dass ein routinemäßig durchgeführtes CTG über 20 Minuten bei der Kreißsaalaufnahme sogenannter **low-risk Frauen** in einem statistischen Zusammenhang mit einer erhöhten Kaiserschnittrate und Rate operativer Geburten steht, ohne dass dies zu einem – im Vergleich mit dem intermittierenden Abhören der fetalen Herztöne mittels Pinard Rohr oder Dopton – verbesserten 5-Minuten-Apgar-Wert führt.

Eine **erhöhte Kaiserschnittrate** bei einer kontinuierlichen CTG-Kontrolle im Vergleich zu einer intermittierenden Herztonkontrolle während der gesamten Geburt beschreiben auch Alfirevic et al. (8). Der systematischen Review lagen 11 randomisiert kontrollierte Studien aus den Jahren 1976 bis 1993 mit insgesamt 33 581 Studienteilnehmerinnen zugrunde, die auch größtenteils bei der Entwicklung der deutschen Leitlinie zur Anwendung des CTG-Beachtung fanden. **Ergebnisse der Review** waren: eine erhöhte Sectiorate, eine erhöhte Rate an instrumentellen Entbindungen aufgrund von pathologisch eingestuften Herztonmustern und keine Verbesserung des fetalen Outcomes außer einer niedrigeren Rate an Krämpfen im Neugeborenenalter mit jedoch unbeeinflusster Rate an neurologischen Erkrankungen im Kindesalter in der Gruppe Frauen, denen eine kontinuierliche CTG Kontrolle zuteilwurde. Zu gleichen Ergebnissen kommen auch Graham et al. (9) in ihrer Review von vier Studien aus den Jahren 1966 bis 2006.

Während Alfirevic et al. aus den Erkenntnissen ihrer Arbeit die Empfehlung formulierten, die Frauen/Paare über die Studienlage sowie über den Umstand, dass ein kontinuierliches CTG die Bewegungsfreiheit während der Geburt einschränkt zu informieren (8, 10), bleibt die **DGGG** bei der oben dargestellten Formulierung ihrer Leitlinie. Begründet sein mag dies in der Tatsache, dass in die Entwicklung der deutschen Leitlinie zur Anwendung des CTGs auch Studien einbezogen wurden, die explizit die Problematik der Zerebralparese und ihre Entstehungsgeschichte aufgreifen. Aus methodischen Gründen muss jedoch angezweifelt werden, ob die Ergebnisse dieser Studien die Benachteiligung der intermittierenden Herztonkontrolle gegenüber der kontinuierlichen CTG-Kontrolle bei Frauen mit geringem Geburtsrisiko in der Leitlinie rechtfertigen.

So findet man beispielsweise die Aussage, dass „Nach Vintzileos [...] das CTG zu einer Reduktion der Hypoxiebedingten perinatalen Mortalität [führt]." (6). Diese Ausführungen könnte als verallgemeinernde Aussage interpretiert werden, was jedoch nicht zulässig wäre. Tatsächlich waren in der Studie von Vintzileos **perinatale Todesfälle** in der Gruppe Kinder zu verzeichnen, deren Geburt mittels intermittierender Auskultation überwacht wurde. Um dieses Ergebnis aber als allgemeingültige Aussage formulieren zu können, bedarf es einer großen Anzahl weiterer Studien mit höchsten wissenschaftlichen Anforderungen. Nach Alfirevic et al. ist für die Bestätigung der **Hypothese**, dass die Durchführung eines kontinuierlichen CTG **einen** kindlichen Todesfall auf 1000 Geburten (= Mortalitätsrate 1:1000) verhindert, die Randomisierung (zufällige Zuteilung einer Gebärenden zu der Gruppe kontinuierliches CTG oder intermittierende Herztonkontrolle) von 50 000 Schwangeren nötig (8). Die Stichprobengröße von Vintzileos betrug 1428 und es wurden alle Geburten ab der 26. SSW einbezogen (11).

Nelson et al. (12) und Badawi et al. (65) stellten in ihren Studien fest, dass nur 10–20% der vorkommenden **Zerebralparesen bei Säuglingen** auf eine intrapartale Hypoxie zurückzuführen waren. Nelson et al. konnten 10 Jahre später in einer weiteren Studie (13) einen statistischen Zusammenhang zwischen häufiger vorkommenden späten Dezelerationen sowie eingeschränkter Variabilität im Herztonmuster und der Inzidenz von Zerebalparesen feststellen. Gleichzeitig thematisierten die Autoren aber auch die extrem hohe falsch positive Rate an Befunden. Sie gaben zu bedenken, dass es bei der Nutzung ihres Bewertungsschemas zu einer hohen Anzahl Kaiserschnitte, deren Nutzen eher negativ als positiv zu bewerten wäre, kommen würde.

Eine eingeschränkte Variabilität sowie fehlende Akzelerationen konnten auch Spencer et al. (14) mit einer Häufung von Zerebralparesen in Verbindung bringen. Der statistische Zusammenhang zwischen späten Dezelerationen und Zerebralparesen zeigte sich in ihrer Studie allerdings nicht.

> Um der Unsicherheit in der Diagnosestellung „fetale Hypoxämie" aufgrund des CTG-Verlaufes zu begegnen, besteht in den internationalen Fachgremien Einigkeit darüber, dass diese Diagnose bei einem pathologischen Herztonverlauf durch eine **fetale Mikroblutuntersuchung** überprüft werden muss.

Erstaunlicherweise finden sich keine Studien über die **Wirkung der Ultraschallfrequenz**, die beim Einsatz des CTGs zum Tragen kommt, auf den Feten. Obwohl das CTG seit den 1970er-Jahren routinemäßig bei Geburten eingesetzt wird, wurde bislang scheinbar nicht untersucht, welche Signale der Fetus intrauterin wahrnimmt und ob sie ihn in irgendeiner Form beeinträchtigen.

So lassen sich die **subjektiven Empfindungen von Schwangeren**, z.B. die Zunahme der Kindsbewegungen während der CTG-Kontrollen, auch nicht objektiv bewerten. Auch über das Empfinden der Schwangeren während einer kontinuierlichen CTG-Kontrolle ist wenig bekannt. Zwar empfinden Schwangere es als beruhigend, in der Schwangerschaft die kindlichen Herztöne zu hören (16), ob dies aber auch für einen längeren Zeitraum und vor allem unter Schmerzen zutrifft, ist unbekannt. Ebenso wenig weiß man, welche Form der Herztonkontrolle von den Gebärenden bevorzugt wird und aus welchen Gründen.

Insgesamt kann die Studienlage bezüglich der **Wirksamkeit** von kontinuierlichen CTG-Kontrollen und intermittierenden Herztonkontrollen als ergänzungswürdig eingestuft werden. Es muss vor allem analysiert werden, ob auch in unterschiedlichen Settings die kontinuierliche CTG-Kontrolle die genannten und/oder weitere Nachteile mit sich bringt und welche Faktoren zu der Einstufung „pathologischer Herztonverlauf" und den darauffolgenden Konsequenzen geführt haben. Es besteht **deutlicher Forschungsbedarf**, zumal sich der einst erhoffte Vorteil, nämlich durch den Einsatz des CTGs die Rate die Zerebralparesen und geistigen Retardierungen um 50% zu senken, bislang nicht eingestellt hat, die **mütterliche Morbidität** (erhöhte Sectiorate, erhöhte Rate an instrumentellen Geburten) mit Einsatz des CTGs aber offensichtlich gestiegen ist (17).

13.1.2 Internationale Leitlinien

Die genannten Studienergebnisse können als **Appell für eine kontinuierliche Eins-zu-Eins-Betreuung** verstanden werden, denn die Amerikanische, Kanadische, Australische/Neuseeländische sowie Britische Fachgesellschaft für Gynäkologie und Geburtshilfe sind sich in der Vorgehensweise der intermitterenden Herztonkontrolle, die auch den genannten systematischen Reviews zugrunde lag, einig:

- In der **Eröffnungsperiode** (First stage of labour) erfolgt die Kontrolle der Herztöne mittels Pinardrohr, Dopton oder CTG alle 15–30 Minuten über einen Zeitraum von 30 (18) bzw. 60 Sekunden (10, 19, 20) unmittelbar nach der Wehe.
- Mit Beginn der **Austreibungsperiode** (second stage of labour) verkürzt sich der Intervall der Kontrollen auf 5 Minuten. Die elektronische Kontrolle mittels Dopton oder CTG ist dabei dem Pinardrohr vorzuziehen.

Betont wird, dass die **Festlegung der Intervalle** eher auf einem gemeinsamen Konsens als auf der Basis wissenschaftlicher Untersuchungen beruht (8, 18, 19). Vor dem Hintergrund der Studienlage empfehlen die Society of Obstetricians and Gynecologists of Canada (SOCG) und das National Institute for Health and Clinical Excellence (NICE) in ihren Richtlinien die **intermittierende Herztonkontrolle** zur Überwachung einer Geburt mit einem niedrigen Ausgangsrisiko (low-risk) (10, 19). Das American College of Obstetricians and Gynecologists (ACOG) und das Royal College of Australian and New Zealand Obstetricians and Gynecologists (RANZCOG) halten die intermittierende Herztonkontrolle zur Überwachung einer Geburt mit einem niedrigen Risiko für vertretbar (21) und überlassen die Wahl der Methode der fetalen intrapartalen Überwachung den Geburtshelfern (18).

Aus diesen Richtlinien geht nicht klar hervor, ob die Vorgaben auch für die **Latenzphase** als Teil der Eröffnungsphase gelten, da nur die Formulierung „first stage" gewählt wurde. In der Literatur finden sich unterschiedliche Definitionen, wann die Latenzphase in die zweite Phase der Eröffnungsperiode, der Aktivitätsphase, übergeht (10, 22, 23). Die Autoren der Kanadischen Richtlinie bemerken, dass die Notwendigkeit der fetalen Herztonkontrolle in der Latenzphase (unregelmäßige Wehentätigkeit, die von den Schwangeren als gut beherrschbar empfunden wird, Muttermundseröffnung bis 4 cm) bisher zu wenig beforscht wurde und viele Schwangere diesen Teil der Eröffnungsphase eher im häuslichen Umfeld erleben. In der Kanadischen Richtlinie zur intermittierende Auskultation findet man deshalb wohl die Formulierung „active labour", was darauf schließen lässt, dass die Richtlinie für die Latenzphase keine Gültigkeit hat (19).

13.1.3 Dokumentation

Ganz gleich, welche Form der kindlichen Herztonüberwachung gewählt wird, sind bestimmte Anforderungen an die Dokumentation zu erfüllen. Die Dokumentation der kindlichen Herztöne muss mit den Personalien der Schwangeren, der Schwangerschaftswoche sowie Datum und Uhrzeit der Aufzeichnung versehen sein. Im Fall der Herztonableitung mittels CTG sind diese Angaben auch auf dem Papierstreifen festzuhalten.

> Für die Dokumentation gilt eine Aufbewahrungsfrist von 10 Jahren (6).

13.2 Dammkompressen

Sandra Tomaselli

13.2.1 Studienergebnisse

Warme Kompressen bzw. Hot Packs am Damm werden laut dem Ergebnis einer Studie in 33% aller britischen Kreißsäle angewandt (81). Viele Forschergruppen bringen diese Wärmezufuhr mit einer Senkung des Auftretens und **geringeren Ausprägung von Dammverletzungen** (86) und einer **Steigerung des mütterlichen Wohlbefindens** (87) in Verbindung.

Sowohl die Mütter (alles Erstgebärende), die warme Damm-Kompressen erhielten, als auch die Hebammen, die im Rahmen einer großen australischen Studie warme Kompressen in der Austreibungsperiode aufgelegt haben, äußerten sich positiv zu dieser Intervention (87). Die überwiegende Mehrheit an Müttern und Hebammen hatte das Gefühl, durch die warmen Auflagen den Schmerz im Dammbereich zu verringern, und würde diese Maßnahme bei der nächsten Geburt wieder wählen.

Frauen mit Geburten, in denen die warmen Kompressen zum Einsatz kamen, äußerten in einer randomisierten kontrollierten Studie signifikant **weniger Schmerzen** bei der Geburt und in den darauf folgenden zwei Tagen als die Mütter, die keine angewärmten Vorlagen erhielten (88).

Auch kam es in der Gruppe mit den Kompressen zu signifikant **weniger Dammrissen** III. und IV. Grades, wenn sich auch insgesamt die Rate an Geburtsverletzungen, die einer Naht bedurften, zwischen den Gruppen nicht unterschied.

In einer Studie aus New Mexico wurden die Effekte warmer Kompressen auf den Damm mit anderen Maßnahmen wie der Massage mit Gleitgel verglichen und keine der untersuchten Interventionen schien einer anderen überlegen (89). Leider fand kein Vergleich mit den Dammverletzungen von Frauen statt, die gar keine der Maßnahmen erhielten.

13.2.2 Empfehlungen

> Da keine negativen Wirkungen der warmen Auflagen bekannt sind und die Akzeptanz für diese Intervention sowohl bei den Müttern als auch bei den Hebammen groß ist, gehört diese Maßnahme ins Repertoire für die Geburtsbegleitung.

13.3 Damm-Massage, intrapartal

Sandra Tomaselli

Die Damm-Massage während der Austreibungsphase scheint eine verbreitete Methode zu sein. In einer britischen Erhebung kam diese Intervention in gut der Hälfte (52 %) aller geburtshilflichen Einrichtungen des Landes zum Einsatz (81). Ähnlich wie bei der präpartalen Damm-Massage scheiden sich an der intrapartalen Massage aber auch die Hebammengeister (82).

13.3.1 Studienergebnisse

In Australien untersuchte Georgina Stamp zusammen mit anderen Forscherinnen die **Ansichten von Hebammen** zur Damm-Massage in der Austreibungsphase (82). Ein Drittel der Befragten wandte diese Maßnahme nie an, 43 % äußerten sich unentschlossen bezüglich deren Nutzen und 19 % lehnten diese Praxis ab. Jeweils etwa ein Viertel der befragten Hebammen stimmten der Aussage zu bzw. nicht zu, dass die Damm-Massage bei der Dehnung des Perineums helfe und Rissen vorbeugen könne.

Eine weitere, qualitativ hochwertige Studie der Wissenschaftlerinnen, veröffentlicht im renommierten British Medical Journal (BMJ), kann die Damm-Massage während der Austreibungsphase nicht mit weniger **Verletzungen am Perineum** in Verbindung bringen: Sowohl die Rate an intakten Dämmen als auch die Häufigkeit von Dammrissen I. und II. Grades und Dammschnitten unterschied sich nicht signifikant zwischen den Geburten mit oder ohne intrapartaler Damm-Massage (83).

Ein Schwachpunkt in dieser Erhebung ist sicher die nicht näher bezeichnete **Betreuung der Kontrollgruppe**. Einzig und allein die Tatsache, dass sie keine Dammmassage erhalten haben, ist von diesen Frauen bekannt. Was aber haben sie ansonsten für eine Behandlung erfahren im Vergleich zur Massage-Gruppe, die vielleicht auch schonende Auswirkungen auf den Damm gehabt haben könnte? Und: Ist es nicht auch entscheidend, wie lange und mit welcher Technik die Frauen in der Interventionsgruppe die Massage erhalten haben? Hier werden also vielleicht Gruppen miteinander verglichen, die eventuell beide dammschonende Maßnahmen erhalten und deshalb keine unterschiedlichen Outcomes haben oder die beispielsweise schon innerhalb der Gruppe nicht die gleiche Behandlung erfahren haben. Eins bleibt dennoch festzuhalten: Schaden führt eine Damm-Massage während der Geburt sehr wahrscheinlich nicht zu.

Eine Erhebung aus Brasilien mit erheblichen qualitativen Mängeln im Studiendesign (geringe Teilnehmerinnenzahl, nicht erfolgte Randomisierung und Verblindung u. a.) kann keine Unterschiede in der **Häufigkeit und Schwere der Dammverletzungen** feststellen, unabhängig von der Applikation von flüssiger Vaseline in den Perinealbereich während der Geburt (84).

Eine methodologisch überlegene Studie aus der Schweiz untersucht die Wirkung von **Gel**, das Erstgebärenden ab der frühen Eröffnungsphase (Muttermunderöffnung < 4 cm) intermittierend bei der vaginalen Untersuchung in die Scheide appliziert wurde (85). Als Ergebnis dieser randomisierten kontrollierten Studie wird von einer signifikant verkürzten Austreibungsperiode und signifikant **weniger Dammrissen** bei den Frauen berichtet, die das Gel erhalten haben.

13.3.2 Empfehlungen

> Insgesamt kann von wissenschaftlicher Seite für die Damm-Massage während der Geburt keine routinemäßige Empfehlung ausgesprochen werden, da deren Nutzen nicht bewiesen ist.
> Die Tatsache, dass sie keine negativen Effekte hervorruft, gibt jeder Betreuungsperson einer Gebärenden jedoch die Möglichkeit, diese Maßnahme individuell nach den Wünschen der Frau einzusetzen.

13.4 Damm-Massage, präpartal

Sandra Tomaselli

Damm-Massagen in den letzten Wochen der Schwangerschaft zur Vorbeugung von Dammrissen sind eine weit verbreitete Empfehlung an Schwangere. Die **Befürworterinnen** sehen neben der „Vorbereitung" des Dammgewebes auf die Geburt einen positiven Nebeneffekt in der gesteigerten Auseinandersetzung der Schwangeren mit ihrem eigenen Körper.

Nach der Meinung der **Gegnerinnen** dieser Methode offenbart die Empfehlung zur präpartalen Damm-Massage ein mangelndes Vertrauen in das perfekt für die Geburt angelegte weibliche Gewebe. Sie argumentieren u. a. damit, dass keine andere Spezies eine Damm-Massage zur Vorbereitung auf die Geburt praktiziert (70). Zu dieser Argumentation sei die Anmerkung erlaubt, dass auch andere Präventionsmaßnahmen sinnvoll erscheinen, die ausschließlich von Menschen betrieben werden.

13.4.1 Studienergebnisse

Wissenschaftlich werden die Auswirkungen der präpartalen Damm-Massage seit geraumer Zeit in Studien ganz verschiedener Güte beleuchtet. Je nach Erhebung wurden unterschiedliche Ergebnisse bezüglich der positiven Effekte festgestellt, jedoch kommen alle Studien zu dem Schluss, dass die präpartale Damm-Massage zumindest **keine negative Wirkung** auf das Perineum zu haben scheint (71, 72).

In der Veröffentlichung von Mei-dan et al. fällt die **Rate an Dammschnitten, Dammrissen und intakten Dämmen** sowohl bei den Frauen mit als auch bei den Müttern ohne präpartale Damm-Massage gleich aus. Bei einem genaueren Blick auf die unterschiedlichen Charakteristika der beiden Studiengruppen kann man aber auch zu einem anderen Ergebnis kommen: Die Frauen in der Massagegruppe waren statistisch signifikant älter, ihre Geburten fanden im Durchschnitt in einer signifikant späteren Schwangerschaftswoche statt, sie hatten eine höhere Rate an Vakuumextraktionen und ihre Kinder waren signifikant schwerer. Ziehen wir all diese wichtigen Unterschiede mit in Betracht, so scheint bei gleichem Verletzungsgrad in den Gruppen die Damm-Massage wohl doch einen schützenden Effekt zu haben.

Mehrere Erhebungen messen eine verminderte Rate an Dammrissen I. und II. Grades, Episiotomien und vaginal-operativen Geburten bzw. eine **erhöhte Rate an unverletzten Dämmen**, wenn die Schwangere vor der Geburt Damm-Massage erhalten hat (73–76). Diese positiven Effekte scheinen insbesondere für Frauen mit ihrer ersten vaginalen Geburt (77, 74, 78) und für Schwangere in der Altersgruppe der über Dreißigjährigen zu gelten (73). Ebenso erhöht sich die Wahrscheinlichkeit für einen intakten Damm durch regelmäßige Massage (77). Die geringsten Dammverletzungen erlitten die Frauen, die am häufigsten in der Schwangerschaft massierten.

Zum Thema vorgeburtliche Damm-Massage existiert ein systematischer Übersichtsartikel in der Cochrane Database of Systematic Reviews, der relevante Studienergebnisse aus qualitativ hochwertigen Untersuchungen zusammenträgt (79). Frauen ohne vorausgegangene vaginale Geburt, die mindestens über einen vierwöchigen Zeitraum Damm-Massage praktizierten, erlitten signifikant weniger **Dammschnitte** und insgesamt signifikant weniger **Verletzungen, die einer Naht bedurften**, im Vergleich zu den Frauen ohne Damm-Massage (siehe auch 78). Es konnten jedoch keine Unterschiede bezüglich der Schwere und Häufigkeit von Dammrissen festgestellt werden.

Frauen, die mindestens die zweite vaginale Geburt erlebt hatten, gaben drei Monate postpartal signifikant weniger **Schmerzen im Dammbereich** an.

13.4.2 Empfehlungen

Auf diese relativ gesicherten Ergebnisse sollten Schwangere durch ihre betreuende Hebamme hingewiesen und bei Bedarf auch mit Informationen bezüglich der Massagetechnik versorgt werden.

Die **Akzeptanz** dieser Maßnahme scheint bei Schwangeren insgesamt groß, auch wenn eine signifikante Anzahl an werdenden Müttern die Massage nicht täglich, sondern seltener durchführt. Der weitaus größte Teil der Frauen (ca. 80%), die in zwei Erhebungen eine präpartale Damm-Massage praktiziert hatten, würden diese Maßnahme in einer Folgeschwangerschaft wiederholen und knapp 90 % der Studienteilnehmerinnen würden diese Technik einer Freundin empfehlen (77, 80).

> Die Anwendung dieser einfachen und offenbar nebenwirkungsfreien Methode in den letzten Wochen vor der Geburt scheint wissenschaftlich abgesichert einen positiven Effekt auf das Dammgewebe zu haben.

13.5 Dammschutz: hands off- versus hands on-Technik

Sandra Tomaselli

Die Frage, ob die Hände der Hebamme während der Geburt nur in abwartender Bereitschaft (**hands off**) oder auf Dammgewebe und aufsteigenden Kopf Druck ausübend aufgelegt (**hands on**) sein sollten, wird in Hebammenkreisen regelmäßig diskutiert. Die Bevorzugung der einen Technik über der anderen scheint aber eher aus der geburtshilflichen Philosophie als aus wissenschaftlichen Evidenzen her zu rühren.

13.5.1 Studienergebnisse

Einige Studien stellen unabhängig von der angewandten Technik keine signifikanten Unterschiede in der **Häufigkeit und Schwere der Dammverletzungen** fest (93). In der HOOP-Studie (hands on or poised), einer großen randomisierten kontrollierten Erhebung mit über 5400 Teilnehmerinnen, kam es zu ähnlich ausgeprägten Verletzungen bei beiden Techniken (94). Unterschiede zeigten sich aber darin, dass mit der hands on-Technik geringfügig weniger Dammschmerzen in den ersten 24 Stunden postpartal angegeben wurden und es bei den Geburten mit der hands off-Technik zu signifikant weniger Episiotomien und signifikant mehr manuellen Plazentalösungen kam (94).

In einer anderen großen österreichischen kontrollierten randomisierten Multizenter-Studie erlitten die Frauen, deren Geburten mit der hands off-Technik begleitet wurden, ebenfalls hochsignifikant weniger Dammschnitte und außerdem signifikant **weniger Dammrisse III. Grades** (95).

13.5.2 Empfehlungen

Die vorhandene Datenlage lässt keine Empfehlungen zu, welcher der beiden Techniken der Vorzug zu geben ist, da sich die Häufigkeit und die Schwere der Dammverletzungen bei beiden Techniken ähneln. Allerdings gibt es Hinweise, dass bei der hands off-Technik weniger Episiotomien geschnitten werden.

13.6 Einlauf

Rainhild Schäfers

Der früher zur vorgeburtlichen Darmreinigung durchgeführte Einlauf von **einem Liter warmem Wasser** mittels Irrigator und die heute hierzu verwendeten **Fertigklistiere** mit 100–200 ml hypertoner Natriumlösung wird in Hebammenlehrbüchern als obsolet betrachtet (1, 2). Die **Wirkung** eines Einlaufs oder eines Klistiers ist durch eine Drucksteigerung aufgrund des anfallenden Volumens im Enddarm zu erklären. Die hypertonische Lösung des Klistiers erzeugt ein osmotisches

Druckgefälle zwischen Darmflüssigkeit und Plasma, so dass vermehrt Flüssigkeit in das Darmlumen einströmt und die Darmperistaltik auf physiologische Weise aktiviert wird. Es sind demnach keine speziellen Wirkstoffe, sondern **biophysikalische Vorgänge**, die zur Entleerung des Darms führen.

Durch die Aktivierung der Darmperistaltik ist auch eine **vermehrte Uterustätigkeit** zu beobachten, so dass ein Klistier von Hebammen mitunter auch zur Unterstützung der Wehentätigkeit eingesetzt wird.

13.6.1 Studienergebnisse

Das primäre Ziel des Einlaufs war, das **Risiko einer postpartalen Infektion** für Mutter und Kind zu senken. Studien haben jedoch gezeigt, dass die Risiken für eine Sekundärheilung der Dammnaht, für Infektionen im Urogenitaltrakt der Mutter sowie für Infektionen der Augen, der Atemwege, der Haut oder durch die Nabelschnur des Neugeborenen sich nicht erhöhen, wenn auf einen Einlauf/Klistier bei Geburtsbeginn verzichtet wurde (3).

Die Studien zeigten ebenfalls, dass die Verabreichung eines Einlaufs/Klistiers zwar die Geburtsdauer leicht verkürzte, der Unterschied zur Dauer der Geburten ohne Einlauf/Klistier statistisch aber nicht signifikant war (3).

Kovavisarach et al. (4) wiesen in ihrer randomisiert kontrollierten Studie nach, dass Frauen mit und ohne Klistier sich gleichermaßen **zufrieden mit dem Verlauf der Geburt** ihres Kindes zeigten. Das geburtshilfliche Personal gab jedoch eine signifikant höhere Zufriedenheit mit dem Verlauf der Geburt an, wenn die Frauen in der Eröffnungsperiode einen Einlauf oder ein Klistier erhielten.

13.6.2 Empfehlungen

> Die heutige Empfehlung für einen Einlauf/Klistier geht dahin, ihn/es nur auf Wunsch der Frau zu verabreichen oder aber wenn bei einer vaginalen Untersuchung eine stark gefüllte Rektumampulle ertastet wurde (1, 2).

Oft empfehlen Hebammen der Gebärenden ein Klistier in der frühen Eröffnungsperiode für den Fall, dass die Schwangere sich mit Blick auf das aktive Mitschieben gegen Ende der Geburt vielleicht aus **Sorge vor einer gleichzeitigen Darmentleerung** gehemmt fühlen könnte. Dieses Vorgehen ist durchaus zu hinterfragen. Möglicherweise kommt die Gebärende erst durch die Fragestellung auf die Idee, dass der Abgang von Stuhlgang etwas ist, wofür sie sich genieren müsste.

Das Gefühl, dass sich der Darm während der Geburt entleert (was er auch oft trotz Klistier in Form von Schleimabgang noch tut), bleibt vielen Frauen durch den reflektorischen Pressdrang erhalten. Durch die anfängliche fokussierende Frage nach einem Klistier erhält die Frau dann vielleicht ein beschämendes Gefühl, das ohne die vorherige Fragestellung nicht aufgetreten wäre. Vor dem Hintergrund dieser Studienergebnisse sollten Hebammen reflektieren, inwieweit die Frage nach einem Klistier nicht auch von ihrem eigenen Empfinden beeinflusst wird.

Einzelnen Erfahrungsberichten ist zu entnehmen, dass mitunter den Fertigklistieren **wehenunterstützende Wirkstoffe/Medikamente** vor der Verabreichung hinzugefügt werden. Dieses Vorgehen ist weder in der (populär-)wissenschaftlichen Literatur noch in Lehrbüchern dokumentiert und widerspricht deshalb jeglichen medizinethischen Kriterien.

13.7 Epi-no®

Sandra Tomaselli

Vor einigen Jahren kam ein aufpumpbarer Ballon namens Epi-no® auf den Markt, mit dessen Hilfe die Schwangere vor allem ihr Perineum in den Wochen vor der Geburt auf den Durchtritt des kindlichen Kopfes vorbereiten sollte.

13.7.1 Studienergebnisse

Die **Effektivität dieses Gerätes** wurde leider ausschließlich in Studien mit qualitativ unzureichendem Design untersucht, so dass sich daraus keine gesicherten Erkenntnisse ableiten lassen. Werden die Studienteilnehmerinnen nicht zufällig auf die Gruppen mit oder ohne Epi-no®-Training verteilt (randomisiert), so unterscheiden sich die Gruppen sehr wahrscheinlich in wesentlichen anderen Merkmalen, die ebenfalls einen Einfluss auf die Geburtsverletzung haben, welche fälschlicherweise dem Gerät zugerechnet würden.

In vielen der Studien erlitten die Mütter, die Epi-no® anwandten, signifikant **weniger Dammschnitte und/oder -risse** im Vergleich mit den Frauen ohne vorgeburtliches Training mit dem Gerät (66–68). In einer deutschen Erhebung war außerdem die durchschnittliche **Dauer der Austreibungsphase** bei den Epi-no®-Anwenderinnen signifikant verkürzt (66).

Die Frage nach unerwünschten **Nebenwirkungen** dieser Methode stellt sich spätestens seit der Veröffentlichung einer Fallgeschichte aus dem Jahr 2008, in der die Anwendung von Epi-No® mit einer Luftembolie bei einer Schwangeren in Verbindung gebracht wird (69).

13.7.2 Empfehlungen

Um die Effektivität dieser Art der Damm-Vorbereitung wirklich beurteilen zu können, werden unbedingt **qualitativ bessere Studien** mit einer größeren Teilnehmerinnenzahl, mit randomisiert kontrolliertem Design und verblindeter Beurteilung des Perineums nach der Geburt benötigt. Denn wenn die Personen, die die Verletzung des Damms beurteilen sollen, wissen, ob die Frau mit dem Gerät geübt hat oder nicht, kann ihre Beurteilung leicht von diesem Wissen beeinflusst werden.

13.8 Episiotomie

Sandra Tomaselli

13.8.1 Studienergebnisse

Die Einsicht, den Geburtsweg nicht durch eine Verletzung (= Episiotomie) vor einer (schlimmeren) Verletzung schützen zu können, ist glücklicherweise schon seit geraumer Zeit bekannt (98), denn das Gegenteil trifft zu: Die **Rate an größeren Verletzungen** steigt nachgewiesenermaßen bei Geburten mit Episiotomien (99–104).

Ebenso sind weder kurz- noch langzeitig verbesserte **geburtshilfliche Outcomes** für Mutter und Kind bei Geburten mit Episiotomie im Vergleich zu Geburten ohne Dammschnitt zu verzeichnen (98, 104, 105).

Diese positiven Effekte werden in einem Cochrane Review folgendermaßen zusammengefasst: Ein **restriktiver (zurückhaltender) Einsatz von Episiotomien** führt weniger häufig zu schwerwiegenden Traumen, insgesamt muss seltener genäht werden und es treten weniger Heilungsschwierigkeiten auf, ohne dass unerwünschte Ereignisse wie etwa Urin-Inkontinenz öfter vorkommen (103). Allerdings ist in der Gruppe mit restriktivem Episiotomie-Einsatz die Wahrscheinlichkeit für anteriore Geburtsverletzungen (Labien, Klitoris, Urethra) erhöht.

In einer US-amerikanischen Auswertung über einen Zeitraum der Jahre 1996 bis 2006 wurden für die **Reduzierung schwerer geburtshilflicher Traumen** um 50 % zwei Faktoren ausfindig gemacht: der restriktive Einsatz von Forzeps und der Episiotomien (106).

Die **Wahrscheinlichkeit, bei der Geburt einen Dammschnitt zu erhalten**, scheint zusätzlich von anderen als medizinischen Faktoren beeinflusst, wie etwa der Wahl der Klinik (104). Auch der Versichertenstatus spielt für die Unversehrtheit des Perineums eine Rolle: Privat versicherte Frauen erlitten in einer australischen Untersuchung (in der vorher für andere medizinische Faktoren kontrolliert wurde) wesentlich häufiger Dammschnitte als nichtprivatversicherte Mütter (100). Wahrscheinlich reflektiert dieses Ergebnis einen Unterschied in der Geburtsbegleitung durch

Hebammen im Vergleich zu GynäkologInnen, da Privatversicherte häufiger von ärztlichen Geburtshelfern betreut werden.

Unterschiedliche Episiotomie-Raten **je nach Betreuergruppe** wurden auch in anderen Studien dokumentiert, ohne dass sich das kindliche oder mütterliche Outcome unterschied (105, 107, 108).

13.8.2 Empfehlungen

> Die einzige, seit vielen Jahren unzweifelhaft festgestellte Maßnahme am Perineum, die zu insgesamt weniger Verletzungen führt, ist der **zurückhaltende Einsatz** von Dammschnitten im Vergleich zu einer mehr oder weniger routinemäßigen Episiotomie-Praxis (71, 76, 78, 96, 97).

13.9 Gebärhaltungen: Rückenlage und langes Hocken

Rainhild Schäfers

In geburtshilflichen Lehrbüchern werden die unterschiedlichen Geburtspositionen teilweise sehr ausführlich wissenschaftlich aufbereitet und dargestellt. Die einstige Dominanz der Rückenlage ist zumindest in diesem Zusammenhang nicht mehr zu spüren. Umso erstaunlicher ist es, dass in Ratgebern, bei Kreißsaalführungen wie auch in wissenschaftlichen Studien oftmals von **„alternativen" Gebärhaltungen** gesprochen wird, wenn von anderen Körperhaltungen als der Rückenlage während der Geburt die Rede ist. Der Terminus *alternativ* suggeriert den werdenden Eltern möglicherweise, dass es sich bei ihrem Wunsch, ihr Kind beispielsweise auf einem Hocker zu gebären, um etwas Besonderes handelt. Das zur Geburt in der Mitte des Raumes bereitstehende Kreißbett mit zurückgeschlagener Bettdecke tut dann sein Übriges dazu, damit eine Geburt in liegender Position von werdenden Eltern als die sozial erwünschte Form des Gebärens interpretiert wird und sie diesem Wunsch dann während der Geburt nachkommen.

Diese Annahme wird unterstützt durch die Ergebnisse von De Jonge et al. (55), die gezeigt haben, dass Frauen, die zu Hause gebären, dies signifikant häufiger in einer aufrechten Position tun. Darüber hinaus scheinen eine höhere Schulbildung sowie das Alter der Gebärenden (>35 Jahre) eine Rolle bei der **Wahl einer aufrechten Geburtsposition** zu spielen. De Jonge et al. werfen vor dem Hintergrund dieser Studienergebnisse die Frage auf, ob Frauen mit einer geringeren Schulbildung tatsächlich die Art von Informationen in ihrer Schwangerschaft erhalten, die sie für eine freie Wahl der Position während der Geburt benötigen würden. Eine Problematik, die auch aus dem Bereich Schmerzmanagement bekannt ist (▶ **Kap. 4**). Von einer freien Wahl der Gebärhaltung kann also bereits vor der Geburt keine Rede mehr sein.

Dazu kommen Faktoren wie das knöcherne Becken der Frau, das kindliche Befinden, der Geburtsfortschritt oder auch die Kompetenzen der Hebamme, welche die Wahl auch unmittelbar während der Geburt beeinflussen können – Faktoren, die viele Hebammen aus ihrem praktischen Alltag kennen.

13.9.1 Studienergebnisse

Unterschiedliche Erfahrungen von Praktikerinnen und Praktikern haben dazu geführt, dass man sich den Vor- und Nachteilen unterschiedlicher Geburtspositionen auch auf der Forschungsebene genähert hat.

Rückenlage

> Als recht einheitliches Ergebnis der Studien, in denen die Rückenlage als Gebärhaltung Forschungsgegenstand war, sind **eine erhöhte Rate an Episiotomien** sowie eine erhöhte Rate an instrumentellen Geburten hervorzuheben (57–59).

Zu unterschiedlichen Ergebnissen kommen die Autoren der jeweiligen Studien allerdings bezüglich **auffälliger fetaler Herztonmuster**. Während Gupta et al. (58) als Ergebnis einer Studie mit relativ kleinen Stichproben einen Zusammenhang zwischen auffälligen Herztonmustern und der Rückenlage feststellen konnten, fehlte dieser Zusammenhang bei de Jonge et al. (59). Darüber hinaus haben de Jonge et al. wie auch Mayerhofer et al. (57) keinen Unterschied bei den Nabelschnur-pH- und Apgar-Werten der Neugeborenen feststellen können, die aus unterschiedlichen Geburtspositionen geboren wurden.

Festzuhalten ist, dass in den letztgenannten Studien eine erhöhte Episiotomierate und Rate an instrumentellen Geburten aufgeführt wurde, der kindliche Zustand aber als Indikation hierfür **nicht** in Frage kommen konnte. Als Ursache vermuten die Autoren die einfachere Handhabung der Maßnahmen in Rückenlage der Gebärenden (57).

Als **Nachteile aufrechter Geburtspositionen** werden in der Literatur ein erhöhter Blutverlust bzw. Nachblutungen sowie eine erhöhte Rate an (höhergradigen) Dammrissen vor allem bei Erstgebärenden genannt (58, 60, 61). Ersteres wird mit dem Umstand erklärt, dass es in der aufrechten Position durch Bereitstellung eines Gefäßes leichter gelingt, die Blutmengen zu messen und dass beim Einsetzen des Lösungsmechanismus das Blut durch die aufrechte Position direkt abfließen kann. Die Forschungsergebnisse in diesem Zusammenhang beruhen demnach möglicherweise eher auf **subjektiven Eindrücken**.

Bezüglich der **Weichteilverletzungen** ist die Studienlage aufgrund unterschiedlicher Studiendesigns, mangelnder Differenzierung in Erst- und Mehrgebärende in der Darstellung der Ergebnisse oder auch fehlender Darstellung weiterer, eine Rissverletzung möglicherweise provozierender Faktoren wenig eindeutig. So gibt es neben den genannten Studien auch Studien, die im Ergebnis keinen Zusammenhang zwischen den unterschiedlichen Geburtspositionen und Weichteilverletzungen zeigten (57, 62, 61).

Aufgrund der großen Stichprobe von 12782 Frauen und des dreijährigen Erhebungszeitraumes (2002–2005) erscheinen die Studienergebnisse von Gottvall et al. (60) bezüglich des Zusammenhangs zwischen Geburtsposition und Weichteilverletzungen am aussagekräftigsten. Die Autoren zeigten, dass in **Rückenlage** mit gebeugten Hüft- und Kniegelenken (Steinschnittlage) und in der **Hocke** die höchste Rate an **Dammrissen III. und IV. Grades** zu verzeichnen war, wobei Erstgebärende deutlich häufiger als Mehrgebärende betroffen waren.

Langes Hocken

Besonders deutlich war der Unterschied zwischen Erst- und Mehrgebärenden bei Geburten **in hockender Position** zu erkennen. 12% der Erstgebärenden, die in der Hocke geboren haben, waren von einem **Riss des Sphincter ani** betroffen, im Gegensatz zu 1,6% der Mehrgebärenden, die diese Position wählten. Erfolgte die Geburt auf einem Gebärhocker, erlitten 5,0% der Erstgebärenden, die dort geboren haben, einen Riss des Sphincter ani. Und auch 4,2% der Mehrgebärenden, die auf diese Weise ihr Kind zur Welt brachten, waren von dieser schweren Geburtsverletzung betroffen (60).

Unklar ist, inwieweit eine **Wasseransammlung im Vulvabereich** aufgrund einer hockenden oder sitzenden Position über einen längeren Zeitraum hinweg für die Entstehung eines höhergradigen Dammrisses verantwortlich ist. Ein Problem, das auch die Autoren der englischen Informed Choice Initiative thematisiert haben. Sie sind in ihrer Veröffentlichung zu der abschließenden Empfehlung gekommen, dass Hebammen die Gebärende motivieren sollten, **zwischen den Wehen aufzustehen**, um eine Kompression und ödematöse Veränderungen der Vulva zu vermeiden (63).

13.9.2 Empfehlungen

Bestehende Forschungsergebnisse sollten nicht dazu verleiten, eine bestimmte Gebärhaltung aus der Perspektive der Hebamme zu bevorzugen. Vielmehr geht es darum, dass sich Hebammen der unterschiedlichen Herausforderungen an ihr manuelles wie auch kommunikatives Geschick, die verschiedene Geburtspositionen mit sich bringen, bewusst sind.

> Entscheidend für ein nachhaltiges Wohlbefinden für Mutter und Kind ist vor allem das Gefühl der Frau, während der Geburt aktiv den Geburtsverlauf gestaltet zu haben und an den Entscheidungen, die ihn beeinflusst haben, beteiligt gewesen zu sein (64). Dazu gehört auch die wirklich **freie Wahl der Geburtsposition**.

13.10 Hyaluronidase-Injektion (HAase) in das Perineum

Sandra Tomaselli

13.10.1 Studienergebnisse

Eine randomisierte kontrollierte brasilianische Pilotstudie untersuchte den Zusammenhang zwischen der Injektion von HAase in das Dammgewebe von Erstgebärenden und deren Geburtsverletzungen (92). Die Enzyminjektion wird von dem Forscherteam mit einer **Prävention von Dammverletzungen** in Verbindung gebracht (weniger Dammrisse und geringere Schwere der Risse).

13.10.2 Empfehlungen

Um diese Intervention tatsächlich empfehlen zu können, bedarf es aber einer stabileren wissenschaftlichen Grundlage als die Ergebnisse aus dieser einen Erhebung.

13.11 Kristellerhilfe

Rainhild Schäfers

Der Kristeller-Handgriff wurde nach dem Geburtshelfer Samuel Kristeller (1820–1900) benannt und stellt ein Entbindungsverfahren dar, mit dessen Hilfe nach strenger Indikationsstellung das aktive Mitschieben in der letzten Phase der Austreibungsphase unterstützt wird.

Indikationen für die Anwendung des Kristeller-Handgriff (24) sind:
- „fehlende oder ungenügende Bauchpresse der Mutter, z.B. wegen Rektusdiastase, Periduralanästhesie oder Erschöpfung
- Kopfentwicklung bei Sectio
- Kopfgeburt bei Beckenendlage mit Bracht-Manöver
- Vaginaloperative Geburt
- drohende Hypoxämie bei länger andauernder Bradykardie und sichtbarem Kopf"

Einzelnen Veröffentlichungen und Lehrbüchern ist zu entnehmen, dass die **(unsachgemäße) Anwendung des Handgriffs** zu teilweise schweren mütterlichen und kindlichen Komplikationen, wie Schulterdystokien, vorzeitige Plazentalösung, Fruchtwasserembolien, schwere Weichteilverletzungen, Symphysenruptur oder auch kindliche neurologische Schädigungen (24–29) führen kann.

Bei derart möglichen Komplikationen scheint es unverständlich, dass es offensichtlich **keine standardisierte Anwendung des Handgriffs** gibt, obwohl dieser von seinem erstmaligen Anwender Samuel Kristeller 1867 sehr ausführlich beschrieben wurde (30). Die unter Hebammen sowie Ärztinnen und Ärzten bekannte und praktizierte Nutzung des Unterarms zur Durchführung des Kristeller-Handgriffs wird auch in älteren Lehrbüchern nicht dargestellt (24, 26, 30, 31). Allerdings muss bemerkt werden, dass es auch Lehrbücher gibt, in denen der Handgriff gar nicht erwähnt wird (32, 33) oder in denen auf die Beschreibung der korrekten Durchführung verzichtet wurde (34, 35). Dieser Umstand erklärt sicherlich die „mündliche Überlieferung" der Durchführung mithilfe des Unterarms.

Die **korrekte Durchführung** (▶ Abb. 13-1) erfolgt mit beiden, dem Fundus flach aufgelegten Händen, mit denen wehensynchron und unter Mitarbeit der Gebärenden das Kind in Richtung Beckenausgang gedrückt wird (24, 35).

Kontraindikationen für die Durchführung des Kristeller-Handgiffs (24) sind:

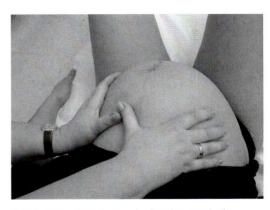

▶ Abb. 13-1 Kristeller-Handgriff, richtige Technik.

- „kindlicher Kopf mit Leitstelle höher als I + 3 cm
- wehenloser Uterus ohne Kontraktion
- Fundusplazenta, da hier die Gefahr einer plazentaren Mangeldurchblutung, einer vorzeitigen Plazentalösung und Expression von Gewebsthromboplastin besteht
- Wehensturm, drohende Uterusruptur
- Zustand nach Uterusoperationen (Sectio, Myom-OP)
- Schulterdystokie, hoher Schultergradstand"

13.11.1 Studienergebnisse

In der Literatur findet man kaum Studien, welche den Nutzen oder auch die Ineffektivität des Kristeller-Handgriff belegen. Schulz-Lobmeyer et al. (29) konnten in ihrer prospektiven Untersuchung zeigen, dass die **Rate an vaginal-operativen Geburten** von der häufigeren Anwendung des Kristeller-Handgriffs nicht beeinflusst wurde. Im Gegenzug stellten sie jedoch eine **erhöhte Rate schwerer Weichteilverletzungen** sowie eine erhöhte Rate fetalen Distress fest. Die Autoren diskutieren jedoch, dass der fetale Distress möglicherweise auch die Indikation für die Anwendung des Kristeller-Handgriffs war, er also nicht als Folge der Intervention gesehen werden kann.

Zur **Sichtweise der Frauen** liegen keine Studien vor, jedoch bieten Internetforen teilweise interessante Einblicke in die Geburtserlebnisse von Frauen, bei denen der Kristeller-Handgriff angewendet wurde.

13.11.2 Empfehlungen

> Die geschilderten Geburtserlebnisse, die sehr dürftige Studienlage sowie die uneinheitliche Darstellung des Kristeller-Handgriffs in den Lehrbüchern sollten Anlass genug sein, den Kristeller-Handgriff **nur nach streng gestellter Indikation und vorheriger Aufklärung** der Frau/des Paares durchzuführen, die Durchführung zu dokumentieren und ein nachgeburtliches Gespräch mit den Eltern zur Notwendigkeit des Handgriffs folgen zu lassen.

In geburtshilflichen Abteilungen muss darüber hinaus sichergestellt sein, dass **innerhalb des geburtshilflichen Teams** ein einheitliches Verständnis über Indikation, Kontraindikation, mögliche Komplikationen und vor allem über die korrekte Durchführung des Kristeller-Handgriffs besteht.

13.12 Lokalanästhesie im Dammbereich

Sandra Tomaselli

13.12.1 Studienergebnisse

Mehrere Forschergruppen sind der Frage nachgegangen, ob lokal applizierte Anästhetika die **Schmerzen im Perineum** während der Geburt verringern und/oder im Zusammenhang mit geringeren Dammverletzungen stehen. Im Vergleich mit einem Placebo konnten in einer randomisiert kontrollierten Studie aus England keine schmerzreduzierenden Effekte durch das Aufsprühen eines Lidocain-Sprays erzielt werden (90). In dieser Untersuchung gab es jedoch Hinweise dafür, dass die Lidocain-Gabe im Zusammenhang mit geringeren Traumata im Genitalbereich verbunden sein könnte, insbesondere mit Dammrissen II. Grades.

Ein Cochrane Review konnte bezüglich der Schmerzen im Genitalbereich nach der Geburt keine Unterschiede zwischen den Frauen feststellen, die entweder ein Anästhetikum oder ein Placebo postpartal erhalten hatten (91).

13.12.2 Empfehlungen

Derzeit gibt es keine ausreichenden Hinweise darauf, dass lokal applizierte Anästhetika im Dammbereich kurz vor oder direkt nach der Geburt zu einer effektiven Schmerzreduzierung führen.

13.13 Vaginale Untersuchungen während der Geburt

Petra Schönberner

Bei der klinischen Untersuchung der Gebärenden wird die äußere (z. B. Leopoldsche Handgriffe) und die innere Untersuchung (vaginal oder rektal) unterschieden. Die vaginale Untersuchung wird sub partu durchgeführt, um anhand der Muttermundseröffnung den Geburtsfortschritt ermitteln zu können. In den meisten aktuellen Lehrbüchern wird ihr eine wesentliche **prognostische Bedeutung** zugesprochen, mit zuverlässiger Auskunft über den Geburtsfortschritt und die Geburtsmechanik.

Die vaginale Untersuchung der Gebärenden sollte „unter Beachtung der notwendigen Asepsis durchgeführt und die **Anzahl auf ein Minimum beschränkt** bleiben." (109). Schneider et al. gehen davon aus, dass eine vaginale Untersuchung bei einem raschen Geburtsfortschritt auf die Aufnahme zur Geburt, den Blasensprung und den beginnenden Pressdrang beschränkt werden kann. In den meisten Fällen bestehe allerdings die Notwendigkeit, mehrere Untersuchungen durchzuführen.

Im Allgemeinen wird eine stetige Eröffnung des Muttermundes von 0–10 cm über einen Zeitraum von 10 Stunden, d. h. 1 cm pro Stunde, als physiologisch betrachtet und eine zweistündliche Untersuchungsfrequenz dementsprechend als sinnvoll erachtet.

13.13.1 Studienergebnisse

Wird die Datenlage zur Bedeutung der vaginalen Untersuchung (VU) während der Geburt betrachtet, gibt es erstaunlich wenig Informationen zu Sinn und Frequenz der VU. In alten Hebammenlehrbüchern wird darauf hingewiesen, dass sie nur in dringenden Fällen durchgeführt werden soll (110).

Die VU steht in engem Zusammenhang mit dem Geburtsfortschritt. Es wurden bisher aber weder die Schwankungen der Befunde zwischen einzelnen Untersucherinnen noch der optimale Untersuchungszeitpunkt in Relation zur Wehe oder eine sinnvolle Frequenz betrachtet (111). Ebenso wenig wurde der genaue Einfluss auf die induzierten Interventionen untersucht.

Während in der gängigen geburtshilflichen Literatur maximal die Infektionsgefahr betrachtet und nicht bestätigt wird (116), fehlen **Studien zu Alternativen**, um den Geburtsfortschritt beurteilen zu können, z. B. mithilfe von Atmung, Aussehen, Tönen, körperlichem Befinden und Bewegen der Gebärenden oder Verhalten der Hebamme als Übertragungsphänomen (117).

Ebenso fehlen Untersuchungen zur **psychologischen Bedeutung** der vaginalen Untersuchung während der Geburt. Welche Bedeutung hat sie für die Wahrnehmung der eigenen Körperlichkeit, die Selbsteinschätzung und die „Rolle" als Patientin?

13.13.2 Empfehlungen

Die WHO empfiehlt die Beschränkung der vaginalen Untersuchung auf ein **notwendiges Mindestmaß**, d. h. während der Eröffnungsperiode auf alle vier Stunden. Sie geht davon aus, dass erfahrene Geburtshelferinnen bei regelrecht verlaufender Wehentätigkeit mit einer einzigen vaginalen Untersuchung auskommen (112).

> Da jede vaginale Untersuchung einen Eingriff darstellt, sollte sie nur dann vorgenommen werden, wenn dadurch wichtige Informationen gewonnen werden können, d. h. nur, wenn eine Indikation vorliegt.

Die Untersuchung sollte stets auf die individuelle Situation der Frau abgestimmt werden (111, 112). Jede vaginale Untersuchung ist nicht nur eine medizinische Maßnahme, sondern immer auch eine Verletzung der Intimsphäre der Gebärenden (113, 114). In diesem Zusammenhang wird darauf hingewiesen, dass besonders für **sexuell traumatisierte Frauen** eine vaginale Untersuchung einen Trigger für das erlebte Trauma darstellen kann (115).

13.14 Wehenmittel

Rainhild Schäfers

Im Jahr 2007 wurden in Deutschland bei 31,1 % aller klinisch stattfindenden Geburten Wehenmittel sub partu verwendet. Darüber hinaus betrug die Rate der primären Sectiones 13,7 % (36). Die Gesamtrate von 44,8 %, allein bei diesen beiden Interventionen, verdeutlicht die Schwierigkeit, in der heutigen Zeit eine Einschätzung des normalen Spektrums der Geburtsdauer bei Erst- und Mehrgebärenden vorzunehmen (s. auch ▶ Kap. 1).

Angaben zur **Durchschnittsdauer** und Höchstgrenze wurden anhand von Geburtsstatistiken berechnet, ohne dass eventuelle, die Geburt beschleunigende oder verlangsamende Interventionen (bis auf die Periduralanästhesie) berücksichtigt wurden (37). In den Lehrbüchern angegebene obere Limits der Gesamtgeburtsdauer von 24 Stunden bei Erstgebärenden und 18 Stunden bei Mehrgebärenden (37) und Erfahrungsberichte einzelner Hebammen, z.B. über die Geburtsarbeit in Intervallen speziell bei Drittgebärenden (38) stehen die jährlichen Auswertungen der Bundesgeschäftsstelle für Qualitätssicherung (BQS) gegenüber, in denen eine Geburtsdauer von über 12 Stunden als Geburtsrisiko gelistet ist (36).

Die Schwierigkeit, den **Zeitpunkt einer Intervention** aufgrund von Unwissen, mangelndem Verständnis für individuelle Geburtsabläufe oder auch einem gewissen Erwartungsdruck seitens der werdenden Eltern richtig einzuschätzen, führt möglicherweise zum vorzeitigen Einschreiten in das Geburtsgeschehen und ist nicht ohne Bedeutung für Mutter und Kind.

In den 1950er-Jahren ist es erstmals gelungen, die chemische Struktur des Hypophysenhinterlappenhormons Oxytocin zu entschlüsseln und synthetisch herzustellen (39). Aus der heutigen Geburtshilfe ist das **synthetische Oxytocin** (Handelsnamen Syntocinon®, Orasthin®) nicht mehr wegzudenken. Es findet seine Anwendung in unterschiedlichen Konzentrationen als Mittel zur Geburtseinleitung, zur Wehenunterstützung und zur Blutungsprophylaxe in der Nachgeburtsphase.

Neben dem synthetischen Oxytocin haben sich speziell zur Einleitung der Geburt auch Prostaglandin E2 und Misoprostol (Cytotec®) etabliert. Während Prostaglandin E2 ausschließlich vaginal/intrazervikal in Form von Gel oder Tabletten verabreicht wird, erfolgt die Applikation von Misoprostol in Tablettenform sowohl oral als auch vaginal oder rektal, Letzteres vornehmlich in der Nachgeburtsphase.

13.14.1 Studienergebnisse

Eine umfassende Beurteilung des Nutzens und Schadens eines einzelnen Mittels, das ausschließlich zur Unterstützung bereits vorhandener Wehen angewendet wurde, ist nahezu unmöglich, da ein Großteil der Studien zum Einsatz von Wehenmitteln in Zusammenhang mit Einleitungen, weiteren Interventionen wie gleichzeitiger Amniotomie, als Vergleichsstudien mit anderen Mitteln durchgeführt wurden oder die Stichprobengröße zu gering für allgemeine Aussagen waren.

Oxytocin

Das **einzige etablierte, medikamentöse Verfahren** zur Wehenunterstützung während der Geburt ist die intravenöse Verabreichung von synthetischem Oxytocin in einer Trägerlösung.

> Es existieren einheitliche Studienergebnisse, die zeigen, dass ein solcher Wehentropf die Dauer der Eröffnungsphase verkürzt, wobei die Wahrscheinlichkeit für eine Sectio caesarea sich nicht erhöht.

Uneinheitlich stellt sich hingegen die Studienlage bezüglich fetaler Herztonveränderung, drohender kindlicher Asphyxie und das Risiko für instrumentelle Geburtsbeendigungen dar (40–43).

Erste vergleichende Studien, die die **Zufriedenheit** und das psychische Wohlbefinden von Frauen nach einer Geburt mit und ohne Oxytocintropf (plus Amniotomie) zum Inhalt haben, weisen in ihren Ergebnissen keine signifikanten Unterschiede auf (44, 45). Jedoch muss angemerkt werden, dass es sich bei den befragten Frauen ausschließlich um Erstgebärende handelte. Die mangelnde Vergleichsmöglichkeit der Frauen relativiert die Studienergebnisse.

Obwohl mittlerweile hinlänglich bekannt ist, dass das Hypophysenhinterlappenhormon **Oxytocin** nicht nur für die Uterusstimulation verantwortlich ist, sondern auch an dem **postpartalen Bindungsaufbau** zwischen Mutter und Kind maßgeblich beteiligt ist, existieren keine Studien zum Einfluss von synthetischem Oxytocin nach der intrapartalen Applikation auf die hormonellen Abläufe, die für den Bindungsaufbau verantwortlich sind.

Auch über die spätere körperliche, soziale und geistige **Entwicklung der Kinder** nach Verabreichung von synthetischem Oxytocin während der Geburt ist nichts bekannt. Diskutiert wird allerdings ein Zusammenhang zwischen Oxytocin allgemein und den verschiedenen Formen von Autismus (46).

Prostaglandine

Gleiches gilt für die Wirkstoffe Prostaglandin E2 und Misoprostol, die zur Einleitung einer Geburt nach vorzeitigem Blasensprung oder auch bei einer Terminüberschreitung gewählt werden. Besonders problematisch scheint hier die **Form der Applikation**, die ein gezieltes, kleinschrittiges, sukzessives Einsetzen des Wirkstoffes nahezu unmöglich macht. Die Entscheidung für oder gegen eine zweite Gabe des Wirkstoffes wird besonders in den Fällen erschwert, in denen die Schwangere subjektiv Veränderung spürt, diese aber objektiv nicht nachzuweisen sind. Hier kann es schnell zur Überstimulation des Uterus kommen, die dann nur durch den Einsatz eines ß-Sympathomimetikums als weiteren systemisch wirkenden Wirkstoff unterbunden werden kann.

Misoprostol (Cytotec®)

Misoprostol ist derzeit weder in Deutschland noch in Großbritannien für den Einsatz in der Geburtshilfe zugelassen, obwohl es weltweit in diesem Fachgebiet eingesetzt wird (47, 48). Es handelt sich um ein **Prostaglandin-E1-Derivat**, das ursprünglich für die Behandlung von Magengeschwüren entwickelt und dessen Uterus-tonisierende Wirkung eher zufällig entdeckt wurde.

In Deutschland ist der Wirkstoff mit dem Handelsnamen Cytotec® nur als Reimport erhältlich. Er wurde im Jahr 2006 hierzulande von der produzierenden Firma vom Markt genommen, da er auch bei unerlaubten Schwangerschaftsabbrüchen eingesetzt wurde. Als Gründe hierfür werden aber auch die erwarteten Profite nach Ablauf des Patentschutzes vermutet. Der sogenannte Off-label-use[1] des Wirkstoffes macht es erforderlich, dass Schwangere entsprechend aufgeklärt werden müssen (47).

Viele Geburtshelfer/-innen stehen der Anwendung von Misoprostol in der Geburtshilfe sehr positiv gegenüber, da es preiswert (auf dem internationalen Markt), leicht, weil oral, zu applizieren ist und die Mobilität der Gebärenden nicht einschränkt. Angeführt werden außerdem zahlreiche **Studienergebnisse**, die eine hohe Wirksamkeit (Wehenbeginn nach Applikation sowie Geburtsdauer) belegen. Die angeführten Studienergebnisse sind jedoch in ihrem Studiendesign sehr unterschiedlich (geringe Stichprobengröße, unterschiedliche Dosierungen und unterschiedliche Applikationsarten sowie unzureichende Aussagen zu den Auswirkungen auf das kindliche Befinden), so dass eine endgültige, wissenschaftlich abgeleitete Empfehlung bislang nicht formuliert werden konnte.

Dies ist auch der Grund, weshalb das National Institute of Clinical Excellence (NICE) in seiner Richtlinie zur Geburtseinleitung die Anwendung von Misoprostol **ausschließlich zur Einleitung der Geburt eines toten Kindes** als mögliche Methode anführt (48).

Die internationale Arzneimittelzulassungsbehörde US Food and Drug Administration (FDA) warnt ausdrücklich vor der **Gefahr der Überstimulation des Uterus** mit all ihren Folgen, vor allem beim Zustand nach Sectio und/oder anderen Uterusoperationen sowie bei Frauen, die bereits über vier Kinder geboren haben. Der Behörde liegen Berichte von schweren Blutungen, Schock, Fruchtwasserembolien, Mekoniumaspirationen sowie kindliche und mütterliche Todesfälle nach Gabe von hohen Dosen Misoprostol vor (49).

---

1 Off-label-use = Ein Medikament wird bei einer bestimmten Erkrankung bzw. in der Geburtshilfe eingesetzt, obwohl eine Zulassung hierfür fehlt das Anwendungsgebiet sozusagen nicht auf dem Etikett (label) der Medikamentenpackung steht

13 Umstrittene Interventionen in der Geburtshilfe

Eine derartige **Überstimulation** ist besonders bei Geburten dramatisch, denen eine Sectio und/oder andere Uterusoperationen vorangegangen sind.

> Für den **Zustand nach Sectio** sieht die deutsche Leitlinie zur Anwendung von Prostaglandinen in der Geburtshilfe und Gynäkologie die intrazervikale Gabe von 0,5 mg PGE2-Gel alle 6 Stunden zur Geburtseinleitung vor und verweist ausdrücklich auf die Kontraindikation von Misoprostol in diesem Fall.

Der **nachgeburtlichen vaginalen bzw. rektalen Applikation von Misoprostol zur Blutungsprophylaxe** wird eine ähnlich effektive Wirkung attestiert wie der postpartalen Gabe von synthetischem Oxytocin. Aufgrund seiner leichten Anwendung und seines relativ günstigen Preises auf dem internationalen Markt wird Misoprostol deshalb auch bei Geburten in ressourcenärmeren Ländern als Mittel der Wahl zur Blutungsprophylaxe gesehen, solange kein synthetisches Oxytocin und die für die Applikation notwendigen Materialier zur Verfügung stehen (50–52).

Nebenwirkungen des Misoprostols wie Übelkeit, Schüttelfrost und Fieber sowie die Tatsache, dass nicht bekannt ist, inwieweit Misoprostol in die Muttermilch übergeht und evtl. bei dem Neugeborenen zu massiven Durchfällen führen könnte (49), verdeutlichen, dass seine postpartale Anwendung nur für die genannten Ausnahmefälle in Erwägung gezogen werden darf.

13.14.2 Empfehlungen

Die derzeitigen **Outcomeparameter** (Sectio, vaginal operative Geburt, fetale Herztonmuster, Apgar-Wert, Nabelschnur-pH, Geburtsdauer) zur Beurteilung von Nutzen oder Schaden des intrapartalen Einsatzes von synthetischem Oxytocin erscheinen sehr einseitig und entsprechen nicht dem holistischen Gedanken, der als Basis für eine gute, qualitativ hochwertige Geburtsbetreuung gesehen werden muss. Studien zum nachhaltigen Wohlbefinden der Mütter sowie Studien zum Bonding und der physischen wie auch psychischen Entwicklung des Kindes nach dem intrapartalen Einsatz der verschiedenen Wehenmittel liegen nicht vor.

Der **verstärkte Einsatz von Wehenmitteln** führt bei Hebammen, Ärztinnen und Ärzten zu einem mangelnden Verständnis für physiologische und individuelle Geburtsverläufe, was wiederum den Einsatz von Wehenmitteln während der Geburt begünstigt und zur „Normalität" werden lässt.

Noch sind die **Ursachen** für einen nachgewiesenen statistischen Zusammenhang zwischen einer Kreißsaalaufnahme in der frühen Eröffnungsperiode (Muttermundsgröße 0–3 cm) und einer signifikanten Zunahme von Kaiserschnittraten sowie der Anwendung von Wehenmitteln (53, 54), ohne dass dabei die Neugeborenen davon profitiert hätten, nicht genau geklärt. Möglicherweise ist dies Ausdruck für ein verändertes Empfinden und für eine veränderte Interpretation der „Normalität" einer Geburt.

> In jedem Fall können die bisherigen Studienergebnisse und die fehlende Kenntnis weiterer Zusammenhänge nur als deutliche Aufforderung an Hebammen, Ärztinnen und Ärzte verstanden werden, den Einsatz von Wehenmitteln aufs Genaueste zu reflektieren.

Literatur

[1] **Harder, U:** (2005). Geburtsleitung und Betreuung der Gebärenden in der Eröffnungsperiode. In C. Geist; U. Harder & A. Stiefel (Ed.), *Hebammenkunde* (pp. 248-262). 3. Aufl. Stuttgart: Hippokrates.

[2] **Mändle, C:** (2007). Betreuung und Leitung der regelrechten Geburt. In C. Mändle & S. Opitz-Kreuter (Ed.), *Das Hebammenbuch* (pp. 322-354). 5. Aufl. Stuttgart, New York: Schattauer.

[3] **Reveiz, L; Gaitan, HG & Cuervo, LG:** (2007). Enemas during labour. *Cochrane Database Syst Rev*, (4): CD000330.

[4] **Kovavisarach, E & Sringamvong, W:** (2005). Enema versus no-enema in pregnant women on admission in labor: a randomized controlled trial. *J Med Assoc Thai*, 88, (12): 1763-1767.

[5] **Gnirs, J:** (2004). Geburtsüberwachung. In H. Schneider; P. Husslein & K. Schneider (Ed.), *Die Geburtshilfe* (pp. 603-644). 2. Aufl. Heidelberg: Springer.

[6] **Schneider, K; Butterwegge, M; Daumer, M; Dudenhausen, J; Gonser, M; Husslein, P; Hecher, K;**

Jensen, A; Rath, W; Schmidt, S; Vetter, K & Zimmermann, R: (2007). *Anwendung des CTG während Schwangerschaft und Geburt*. München: Eigenverlag.

[7] **Gourounti, K & Sandall, J:** (2007). Admission cardiotocography versus intermittent auscultation of fetal heart rate: effects on neonatal Apgar score, on the rate of caesarean sections and on the rate of instrumental delivery – a systematic review. *Int J Nurs Stud*, 44, (6): 1029-1035.

[8] **Alfirevic, Z; Devane, D & Gyte, GML:** (2007). Continuous cardiotocography (CTG) as a form of electronic fetal monitoring (EFM) for fetal assessment during labour. *The Cochrane Library, Update Software*, 1.

[9] **Graham, EM; Petersen, SM; Christo, DK & Fox, HE:** (2006). Intrapartum electronic fetal heart rate monitoring and the prevention of perinatal brain injury. *Obstet Gynecol*, 108, (3 Pt 1): 656-666.

[10] **National Collaborating Centre for Women's and Children's Health:** (2007). *Intrapartum care, care of healthy women and their babies during childbirth. Clinical Guideline. September 2007*. London: RCOG Press at the Royal College of Obstetricians and Gynecologists.

[11] **Vintzileos, AM; Antsaklis, A; Varvarigos, I; Papas, C; Sofatzis, I & Montgomery, JT:** (1993). A randomized trial of intrapartum electronic fetal heart rate monitoring versus intermittent auscultation. *Obstet Gynecol*, 81, (6): 899-907.

[12] **Nelson, KB & Ellenberg, JH:** (1986). Antecedents of cerebral palsy. Multivariate analysis of risk. *N Engl J Med*, 315, (2): 81-86.

[13] **Nelson, KB; Dambrosia, JM; Ting, TY & Grether, JK:** (1996). Uncertain value of electronic fetal monitoring in predicting cerebral palsy. *N Engl J Med*, 334, (10): 613-618.

[14] **Spencer, JA; Badawi, N; Burton, P; Keogh, J; Pemberton, P & Stanley, F:** (1997). The intrapartum CTG prior to neonatal encephalopathy at term: a case-control study. *Br J Obstet Gynaecol*, 104, (1): 25-28.

[15] **Bundesgeschäftsstelle Qualitätssicherung:** (2007). *Qualitätsreport Geburtshilfe*. http://www.bqs-online.de.

[16] **Garcia, J; Corry, M; MacDonald, D; Elbourne, D & Grant, A:** (1985). Mothers' views of continuous electronic fetal heart monitoring and intermittent auscultation in a randomized controlled trial. *Birth*, 12, (2): 79-86.

[17] **Williams, B & Arulkumaran, S:** (2004). Cardiotocography and medicolegal issues. *Best Pract Res Clin Obstet Gynaecol*, 18, (3): 457-466.

[18] **The Royal Australien and New Zealand College of Obstetrics and Gynecology:** (2006). *Intra partum fetal surveillance. Clinical guidelines*. 2. Aufl., Melbourne: Eigenverlag.

[19] **Liston, R; Crane, J; Hamilton, E; Hughes, O; Kuling, S; MacKinnon, C; McNamara, H; Milne, K; Richardson, B & Trepanie, M:** (2002). SOGC clinical practice guidelines. Fetal health surveillance in labour. *J Obstet Gynaecol Can*, 24, (3): 250-262.

[20] **American College of Obstetricians and Gynecologists:** (1995). ACOG technical bulletin. Fetal heart rate patterns: monitoring, interpretation, and management. Number 207 – July 1995 (replaces No. 132, September 1989). *Obstet Gynecol*, 51, (1): 65-74.

[21] **American College of Obstetricians and Gynecologists:** (2005). ACOG Practice Bulletin. Clinical Management Guidelines for Obstetrician-Gynecologists, Number 70, December 2005 (Replaces Practice Bulletin Number 62, May 2005). Intrapartum fetal heart rate monitoring. *Obstet Gynecol*, 106, (6): 1453-1460.

[22] **Greulich, B & Tarrant, B:** (2007). The latent phase of labor: diagnosis and management. *J Midwifery Womens Health*, 52, (3): 190-198.

[23] **Chalubinski, K & Husslein, P:** (2004). Normale Geburt. In H. H. P. Schneider & Schneider KTM (Ed.), *Die Geburtshilfe* (pp. 573-593). 2. Aufl. Heidelberg: Springer.

[24] **Harder, U:** (2005). Erschwerte und forcierte Kopfentwicklung. In C. Geist; U. Harder & A. Stiefel (Ed.), *Hebammenkunde* (pp. 357-380). 3. Aufl. Stuttgart: Hippokrates.

[25] **Gnirs, J:** (2004). Schulterdystokie. In H. Schneider; P. Husslein & K. Schneider (Ed.), *Die Geburtshilfe* (pp. 835-852). 2. Aufl. Heidelberg: Springer.

[26] **Labhart, S:** (2006). Der Kristeller-Handgriff. Nur mit der korrekten Technik. *Hebamme.ch : offizielle Zeitschrift des Schweizerischen Hebammenverbandes*, 3: 4-10.

[27] **Cosner, KR:** (1996). Use of fundal pressure during second-stage labor. A pilot Study. *J Nurse Midwifery*, 41, (4): 334-337.

[28] **Amiel-Tison, C; Sureau, C & Shnider, SM:** (1988). Cerebral handicap in full-term neonates related to the mechanical forces of labour. *Baillieres Clin Obstet Gynaecol*, 2, (1): 145-165.

[29] **Schulz-Lobmeyer, I; Zeisler, H; Pateisky, N; Husslein, P & Joura, E:** (1999). Die Kristellertechnik: Eine prospektive Untersuchung. *Geburtshilfe & Frauenheilkunde*, 59: 558-561.

[30] **Krause, M:** (2004). Ist der Kristeller-Handgriff heute noch aktuell? *Die Hebamme*, 17: 38-41.

[31] **Cavallari, D:** (2008). Fallanalyse: Kristeller-Handgriff zur Vermeidung einer operativen Geburtsbeendigung. *Die Hebamme*, 21: 32-35.

[32] **Schmidt-Matthiesen, H:** (1982). *Gynäkologie und Geburtshilfe. Ein Kurzlehrbuch für Studium und Praxis unter Berücksichtigung des Lernzielkatalogs*. Stuttgart, New York: Schattauer.

[33] **Martius, G:** (1979). *Hebammenlehrbuch*. 3., neu bearb. Aufl., Stuttgart: Thieme.

[34] **Schneider, H; Husslein, P & Schneider, K:** (2004). *Die Geburtshilfe.* 2. Aufl., Heidelberg: Springer.

[35] **Gerhard, I & Feige A (ed):** (2005). *Geburtshilfe integrativ. Konventionelle und komplementäre Therapie.* München, Jena: Urban & Fischer.

[36] **Bundesgeschäftsstelle Qualitätssicherung:** (2008). *BQS-Bundesauswertung 2007 Geburtshilfe.* www.bqs-online.de.

[37] **Drack, G & Schneider H:** (2004). Pathologische Geburt. In H. Schneider; P. Husslein & Schneider KTM (Ed.), *Die Geburtshilfe* (pp. 687-729). 2. Aufl. Heidelberg: Springer.

[38] **Schäfers, R:** (2006). Hebammenwissen salonfähig machen. *Hebammenforum,* 12: 975-979.

[39] **Wagner, H & Kessler, R:** (1958). Ein Vergleich zwischen dem natürlichen und synthetischen Oxytocin an der isolierten Uterusmuskulatur. *Archiv für Gynäkologie,* 190: 267-274.

[40] **Sadler, LC; Davison, T & McCowan, LM:** (2000). A randomised controlled trial and meta-analysis of active management of labour. *BJOG,* 107, (7): 909-915.

[41] **Svardby, K; Nordstrom, L & Sellstrom, E:** (2007). Primiparas with or without oxytocin augmentation: a prospective descriptive study. *J Clin Nurs,* 16, (1): 179-184.

[42] **Hinshaw, K; Simpson, S; Cummings, S; Hildreth, A & Thornton, J:** (2008). A randomised controlled trial of early versus delayed oxytocin augmentation to treat primary dysfunctional labour in nulliparous women. *BJOG,* 115, (10): 1289-1295.

[43] **Verspyck, E & Sentilhes, L:** (2008). Pratiques obstetricales associees aux anomalies du rythme cardiaque foetal (RCF) pendant le travail et mesures correctives a employer en cas d'anomalies du RCF pendant le travail. *J Gynecol Obstet Biol Reprod (Paris),* 37 Suppl 1: S56-64.

[44] **Sadler, LC; Davison, T & McCowan, LM:** (2001). Maternal satisfaction with active management of labor: a randomized controlled trial. *Birth,* 28, (4): 225-235.

[45] **Kjaergaard, H; Foldgast, AM & Dykes, A:** (2007). Experiences of non-progressive and augmented labour among nulliparous women: a qualitative interview study in a Grounded Theory approach. *BMC Pregnancy Childbirth,* 7: 15. http://www.biomedcentral.com/471-2393/7/15

[46] **Bartz, J & Hollander, E:** (2008). Oxytocin and experimental therapeutics in autism spectrum disorders. *Prog Brain Res,* (170): 451-462.

[47] **Deutsche Gesellschaft für Gynäkologie und Geburtshilfe (DGGG); Arbeitsgemeinschaft für maternofetale Medizin (AGMFM):** (2008). Anwendung von Prostaglandinen in Geburtshilfe und Gynäkologie.

[48] **National Collaborating Centre for Women's and Children's Health:** (2008). *Induction of labour. Clinical Guideline July 2008.* London: RCOG press at the royal college of Obstetricians and Gynecologists.

[49] **US Food and Drug Administration:** (2002). *Misoprostol (marketed as Cytotec) Information.* http://www.fda.gov/cder/drug/infopage/misoprostol/default.htm.

[50] **Karkanis, SG; Caloia, D; Salenieks, ME; Kingdom, J; Walker, M; Meffe, F & Windrim, R:** (2002). Randomized controlled trial of rectal misoprostol versus oxytocin in third stage management. *J Obstet Gynaecol Can,* 24, (2): 149-154.

[51] **Parsons, SM; Walley, RL; Crane, JMG; Matthews, K & Hutchens, D:** (2006). Oral misoprostol versus oxytocin in the management of the third stage of labour. *J Obstet Gynaecol Can,* 28, (1): 20-26.

[52] **Parsons, SM; Walley, RL; Crane, JMG; Matthews, K & Hutchens, D:** (2007). Rectal misoprostol versus oxytocin in the management of the third stage of labour. *J Obstet Gynaecol Can,* 29, (9): 711-718.

[53] **Bailit, JL; Dierker, L; Blanchard, MH & Mercer, BM:** (2005). Outcomes of women presenting in active versus latent phase of spontaneous labor. *Obstet Gynecol,* 105, (1): 77-79.

[54] **Holmes, P; Oppenheimer, LW & Wen, SW:** (2001). The relationship between cervical dilatation at initial presentation in labour and subsequent intervention. *BJOG,* 108, (11): 1120-1124.

[55] **De Jonge, A; Rijnders, M; van Diem, M; Scheepers, P & Lagro-Janssen, AL:** (2007). Are there inequalities in choice of birthing position? Sociodemographic and labour factors associated with the supine position during the second stage of labour. *Midwifery,* DOI: 10.1016/j.midw.2007.07.013.

[56] **Hähnlein, K:** (2007). Welche Faktoren beeinflussen die Wahl der intrapartalen mütterlichen Körperpositionen. *Die Hebamme,* 20: 168-173.

[57] **Mayerhofer, K; Bodner-Adler, B; Bodner, K; Joura, E; Kaider, A; Wagenbichler, P & Husslein, P:** (2002). Einfluss der unterschiedlichen Geburtspositionen auf Geburtsverletzungen und kindliche Parameter. *Die Hebamme,* 2: 91-94.

[58] **Gupta, JK & Nikodem, VC:** (2000). Woman's position during second stage of labour. *Cochrane Database Syst Rev,* (2): CD002006.

[59] **De Jonge, A; Teunissen, TAM & Lagro-Janssen, ALM:** (2004). Supine position compared to other positions during the second stage of labor: a meta-analytic review. *J Psychosom Obstet Gynaecol,* 25, (1): 35-45.

[60] **Gottvall, K; Allebeck, P & Ekeus, C:** (2007). Risk factors for anal sphincter tears: the importance of maternal position at birth. *BJOG,* 114, (10): 1266-1272.

[61] **Ragnar, I; Altman, D; Tyden, T & Olsson, S:** (2006). Comparison of the maternal experience and duration of labour in two upright delivery positions – a randomised controlled trial. *BJOG,* 113, (2): 165-170.

[62] **Eason, E; Labrecque, M; Wells, G & Feldman, P:** (2000). Preventing perineal trauma during childbirth: a systematic review. *Obstet Gynecol,* 95, (3): 464-471.

[63] **MIDIRS:** (2007). Positions in labour and delivery. In MIDIRS (Ed.), *The informed choice initiative for professionals* (pp. 26-31). Clifton: Eigenverlag.

[64] **Green, JM & Baston, HA:** (2003). Feeling in control during labor: concepts, correlates, and consequences. *Birth,* 30, (4): 235-247.

[65] **Badawi et al.:** (1998). Intrapartum risk factors for newborn encephalopathy: the Western Australian case-control study. BMJ, 317 (7172): 1554-1558

[66] **Hillebrenner J, Wagenpfeil S, Schuchardt R, Schelling M, Schneider KTM:** Erste klinische Erfahrungen bei Erstgebärenden mit einem neuartigen Geburtstrainer Epi-no®. Z Geburtshilfe Neonatol. 2001;205(1):12-9.

[67] **Kok J, Tan KH, Koh S, Cheng PS, Lim WY, Yew ML, Yeo GS:** Antenatal use of a novel vaginal birth training device by term primiparous women in Singapore. Singapore Med J. 2004;45(7):318-23.

[68] **Kovacs GT, Heath P, Heather C:** First Australian trial of the birth training device Epi-No: a highly significantly increased chance of an intact perineum. Aust N Z J Obstet Gynaecol. 2004;44(4):347-8.

[69] **Nicoll LM, Skupski DW:** Venous air embolism after using a birth-training device. Obstet Gynecol. 2008;111(2 Pt 2):489-91.

[70] **Lemay G:** Midwife's Guide to an Intact Perineum. Midw Today. 2001;(59):30-40.

[71] **Flynn P, Franiek J, Janssen P, Hannah WJ, Klein MC:** How can second-stage management prevent perineal trauma? Critical review. Can Fam Physician. 1997;43:73-84.

[72] **Mei-dan E, Walfisch A, Raz I, Levy A, Hallak M:** Perineal massage during pregnancy: a prospective controlled trial. Isr Med Assoc J. 2008;10(7):499-502.

[73] **Shipman MK, Boniface DR, Tefft ME, McGloghry F:** Antenatal perineal massage and subsequent perineal outcomes: a randomised controlled trial. Br J Obstet Gynaecol. 1997;104(7):787-91.

[74] **Davidson K, Jacoby S, Brown MS:** Prenatal perineal massage: preventing lacerations during delivery. J Obstet Gynecol Neonatal Nurs. 2000;29(5):474-9.

[75] **Vendittelli F, Tabaste JL, Janky E:** Antepartum perineal massage: review of randomized trials. J Gynecol Obstet Biol Reprod (Paris). 2001;30(6):565-71.

[76] **Albers LL:** Borders N. Minimizing genital tract trauma and related pain following spontaneous vaginal birth. J Midwifery Womens Health. 2007;52(3):246-53.

[77] **Labrecque M, Eason E, Marcoux S, Lemieux F, Pinault JJ, Feldman P, Laperrière L:** Randomized controlled trial of prevention of perineal trauma by perineal massage during pregnancy. Am J Obstet Gynecol. 1999;180(3 Pt 1):593-600.

[78] **Eason E, Labrecque M, Wells G, Feldmann P:** Preventing perineal trauma during childbirth: a systematic review. Obstet Gynecol. 2000;95(3):464-71.

[79] **Beckmann MM, Garrett AJ:** Antenatal perineal massage for reducing perineal trauma. Cochrane Database Syst Rev. 2006;1:CD005123

[80] **Labrecque M, Eason E, Marcoux S:** Women's views on the practice of prenatal perineal massage. Br J Obstet Gynaecol. 2001;108:499-504.

[81] **Sanders J, Peters TJ, Campbell R:** Techniques to reduce perineal pain during spontaneous vaginal delivery and perineal suturing: a UK survey of midwifery practice. Midwifery. 2005;21(2):154-60.

[82] **Stamp GE:** Care of the perineum in the second stage of labour: a study of views and practices of Australian midwives. Midwifery. 1997;13(3):100-4.

[83] **Stamp G, Kruzins G, Crowther C:** Perineal massage in labour and prevention of perineal trauma: randomised controlled trial. BMJ. 2001;322(7297):1277-80.

[84] **Araújo NM, Oliveira SM:** The use of liquid petroleum jelly in the prevention of perineal lacerations during birth. Rev Lat Am Enfermagem. 2008;16(3):375-81.

[85] **Schaub AF, Litschgi M, Hoesli I, Holzgreve W, Bleul U, Geissbühler V:** Obstetric gel shortens second stage of labor and prevents perineal trauma in nulliparous women: a randomized controlled trial on labor facilitation. J Perinat Med. 2008;36(2):129-35.

[86] **Hastings-Tolsma M, Vincent D, Emeis C, Francisco T:** Getting through birth in one piece; protecting the perineum. MCN Am J Matern Child Nurs. 2007;32(3):158-64.

[87] **Dahlen HG, Homer CS, Cooke M, Upton AM, Nunn RA, Brodricks BS:** „Soothing the ring of fire": Australian women's and midwives' experiences of using perineal warm packs in the second stage of labour. Midwifery. 2009;25(2):e39-48.

[88] **Dahlen HG, Homer CS, Cooke M, Upton AM, Nunn RA, Brodricks BS:** Perineal outcomes and maternal comfort related to the application of perineal warm packs in the second stage of labor: a randomized controlled trial. Birth. 2007;34(4):282-90.

[89] **Albers LL, Sedler KD, Bedrick EJ, Teaf D, Peralta P:** Midwifery care measures in the second stage of labor and reduction of genital tract trauma at birth: a randomized controlled trial. J Midwifery Womens Health. 2005;50(5):365-72.

[90] **Sanders J, Campbell R, Peters TJ:** Effectiveness and acceptability of lidocaine spray in reducing perineal pain during spontaneous vaginal delivery: randomised controlled trial. BMJ. 2006;333(7559):117.

[91] **Hedayati H, Parsons J, Crowther CA:** Topically applied anaesthetics for treating perineal pain after childbirth. Cochrane Database Syst Rev. 2005;2:CD004223

[92] **Scarabotto LB, Riesco ML:** Use of hyaluronidase to prevent perineal trauma during spontaneous delivery: a pilot study. J Midwifery Womens Health. 2008;53(4):353-61.

[93] **de Souza Caroci da Costa A, Gonzalez Riesco ML:** A comparison of „hands off" versus „hands on" techniques for decreasing perineal lacerations during birth. J Midwifery Womens Health. 2006;51(2):106-11.

[94] **McCandlish R, Bowler U, van Asten H, Berridge G, Winter C, Sames L, Garcia J, Renfrew M, Elbourne D:** A randomised controlled trial of care of the perineum during second stage of normal labour. Br J Obstet Gynaecol. 1998;105(12):1262-72.

[95] **Mayerhofer K, Bodner-Adler B, Bodner K, Rabl M, Kaider A, Wagenbichler P, Joura EA, Husslein P:** Traditional care of the perineum during birth. A prospective, randomized, multicenter study of 1,076 women. J Reprod Med. 2002;47(6):477-82.

[96] **Argentine Episiotomy Trial Collaborative Group:** Routine vs selective episiotomy: a randomised controlled trial. Lancet. 1993;342(8886-8887):1517-8.

[97] **Renfrew MJ, Hannah W, Albers L, Floyd E:** Practices that minimize trauma to the genital tract in childbirth: a systematic review of the literature. Birth. 1998;25(3):143-60.

[98] **Abrahams S et al.:** Recovery after childbirth: a preliminary prospective study. Med J Aust. 1990;152(1):9-12.

[99] **Helwig JT, Thorp JM, Bowes WA:** Does midline episiotomy increase the risk of third- and fourth-degree lacerations in operative vaginal deliveries? Obstet Gynecol. 1993;82(2):276-9.

[100] **Shorten A, Shorten B:** Women's choice? The impact of private health insurance on episiotomy rates in Australian hospitals. Midwifery. 2000;16(3):204-12.

[101] **Riskin-Mashiah S, O'Brian Smith E, Wilkins IA:** Risk factors for severe perineal tear: can we do better? Am J Perinatol. 2002;19(5):225-34.

[102] **Christianson LM, Bovbjerg VE, McDavitt HC, Hallfish KL:** Risk factors for perineal injury during delivery. Am. J Obstet Gynecol 2003;189(1):255-60.

[103] **Carroli G, Mignini L:** Episiotomy for vaginal birth. Cochrane Database Syst Rev. 2009;1:CD000081.

[104] **Räisänen S, Vehviläinen-Julkunen K, Heinonen S:** Need for and consequences of episiotomy in vaginal birth: a critical approach. Midwifery. 2008 Sep 17 (Epub ahead of print)

[105] **Abenhaim HA, Welt M, Sabbah R, Audibert F:** Obstetrician or family physician: are vaginal deliveries managed differently? J Obstet Gynaecol Can. 2007;29(10):801-5.

[106] **Kudish B, Sokol RJ, Kruger M:** Trends in major modifiable risk factors for severe perineal trauma, 1996–2006. Int J Gynaecol Obstet. 2008;102(2):165-70.

[107] **Turnbull D, Holmes A, Shields N, Cheyne H, Twaddle S, Gilmour WH, McGinley M, Reid M, Johnstone I, Geer I, McIlwaine G, Lunan CB:** Randomised, controlled trial of efficacy of midwife-managed care. Lancet. 1996;348(9022):213-8.

[108] **Shorten A, Donsante J, Shorten B:** Birth position, accoucheur, and perineal outcomes: informing women about choices for vaginal birth. Birth. 2002;29(1):18-27.

[109] **Schneider H, Husslein P, Schneider KTM (Hrsg.):** (2003). Geburtshilfe. Berlin: Springer.

[110] **Königlich Preußischer Minister des Inneren (Hrsg.):** (1912). Hebammen-Lehrbuch. Berlin: Springer.

[111] **Enkin M, Keirse MJNC, Neilson J, Crowther C, Duley L, Hodnett E, Hofmeyr J:** (2006). Effektive Betreuung während Schwangerschaft und Geburt. Ein evidenzbasiertes Handbuch für Hebamme und Geburtshelfer. Bern: Hans Huber.

[112] **WHO:** World Health Organisation – Department of Reproductive Health and Research (1996). Care in Normal Birth: a practical guide. Genf: WHO. (Deutsche Übersetzung herausgegeben vom Bund Deutscher Hebammen e. V., Österreichisches Hebammengremium, Schweizerischer Hebammenverband, 2002.)

[113] **Bergstrom L, Roberts J, Skillman L, Seidel J:** (1992). ´You feel me touching you, sweety.` Vaginal examinations during the second stage of labour. Birth,19(1), 10-18.

[114] **Warren C:** (1999). Invadors of privacy. Midwifery matters, 81, 8-9.

[115] **Erfmann A:** (1998). Auswirkungen sexualisierter Gewalt au Schwangerschaft und Geburt. Unveröffentlichte Diplomarbeit. Fachhochschule für Sozialwesen, Kiel.

[116] **Kouam K, Miller EC:** (1981). Beeinflussung der mütterlichen Infektmorbidität durch die geburtshilflichen Manipulationen (Amnioskopie, Amniotomie, vaginale Untersuchung) und durch die Geburtsdauer. Zentralblatt für Gynäkologie 103 (8), 438-446. [DIMDI, 20.02.2009.]

[117] **Michel G:** (2007). Normaler Geburtsverlauf. Rhythmus statt Fortschritt. Hebammeninfo, 5, 20-23.

Anhang

Abbildungsnachweise

Kapitel 3:
Alle Zeichnungen: Christiane von Solodkoff

Kapitel 4:
Abb. 4-1: Modifiziert nach Netter, Atlas der Anatomie des Menschen, Thieme Verlag 2003, aus: Verena Schmid, Der Geburtsschmerz, Hippokrates Verlag 2005
Abb. 4-2 und 4-3: Christiane von Solodkoff

Kapitel 5:
Alle Fotos: Kerstin Steiner

Kapitel 6:
Alle Fotos: Doretta Göbel
Abb. 6-1, 6-8, 6-15, 6-22, 6-24: aus Prometheus, Lernatlas der Anatomie, Band Bewegungsapparat, Thieme Verlag, 1. Auflage 2005
Abb. 6-41 bis 6-69: Christiane von Solodkoff

Kapitel 7:
Alle Fotos: Conny Marx

Kapitel 8 und 9:
Abb. 8-1, 9-1 und 9-2: aus Hanna Fischer, Atlas der Gebärhaltungen, Hippokrates Verlag, 2. Aufl. 2007
Abb. 9-3: aus Verena Schmid, Der Geburtsschmerz, Hippokrates Verlag 2005
Abb. 9-4, 9-8 bis 9-11: Christiane von Solodkoff
Abb. 9-5: Conny Marx
Abb. 9-6: Doretta Göbel
Abb. 9-7 a, b: Ulrike Harder

Kapitel 10:
Abb. 10-1, 10-8, 10-9: Christiane von Solodkoff
Abb. 10-2: aus Ansgar Römer, Akupunktur für Hebammen, Geburtshelfer und Gynäkologen, Hippokrates Verlag, 4. Aufl. 2008
Alle Fotos: Doretta Göbel

Kapitel 11:
Abb. 11-1: aus Geist/Harder/Stiefel, Hebammenkunde, Hippokrates Verlag, 4. Aufl. 2007
Abb. 11-2 bis 11-4: Ulrike Harder
Abb. 11-5: Christiane von Solodkoff

Kapitel 12:
Abb. 12-1: aus Geist/Harder/Stiefel, Hebammenkunde, Hippokrates Verlag, 4. Aufl. 2007
Abb. 12-2: Christiane von Solodkoff

Kapitel 13:
Abb. 13-1: Michael Krause

Aufmacherseiten:
Photo Disc

Die Autorinnen

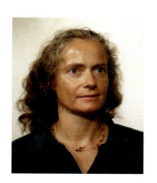

Esther Göbel
Hebamme
1985	Hebammenexamen in Dresden
1985 – 1996	Klinikhebamme im Diakonissenkrankenhaus in Dresden
Seit 1996	Freiberufliche Hebammenarbeit in allen Bereichen, einschließlich außerklinische Geburtshilfe, Gründungsmitglied der Hebammenpraxis Bühlau in Dresden
Seit 1996	Ausbildungen in Homöopathie, Akupunktur, Craniosacraltherapie und Atemtherapie
Seit 1998	Seminartätigkeit für Hebammen

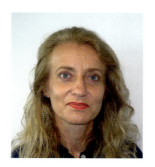

Kirstin Astrid Hähnlein
Hebamme, Lehrerin für Pflegeberufe und Hebammenwesen, Dipl. Pflege- und Gesundheitswissenschaftlerin
1981	Krankenpflegeexamen am Universitätsklinikum Charlottenburg der Freien Universität Berlin
1983	Hebammenexamen, Frauenklinik Finkenau in Hamburg
1983 – 1993	Klinikhebamme in Alfeld und an der Frauenklinik des Universitätsklinikums Freiburg
1989 – 2006	Freiberufliche Hebammenarbeit in der Schwangeren- und Wochenbettbetreuung mit Babyschwimmen, Babymassage, Geburtsvorbereitung, Still- und Frauengruppen in Freiburg
2000 – 2007	Lehrerin für Hebammen und Pflegende an der Akademie für medizinische Berufe im Universitätsklinikum Freiburg
2002 – 2007	Studium der Pflege- und Gesundheitswissenschaften mit Hauptstudienrichtung Pflege- und Gesundheitspädagogik an der Universität Halle/Saale
Seit 2007	Dozentin an der Berner Fachhochschule, Fachbereich Gesundheit, Bachelorstudiengang Hebamme

Die Autorinnen

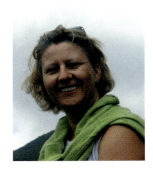

Ursula Jahn-Zöhrens
Freiberufliche Hebamme
1986	Examen an der Hebammenschule der Universitätsfrauenklinik Tübingen
1987 – 1988	Hebamme in Kreiskrankenhaus Bad Soden/Taunus
Seit 1989	Als freiberufliche Hebamme in Bad Wildbad/Nordschwarzwald in allen Bereichen der Hebammenarbeit tätig
1993 – 1997	2. Vorsitzende der Hebammengemeinschaftshilfe e.V.
1998 – 2004	1. Vorsitzende des Hebammenverbandes Baden-Württemberg e.V.

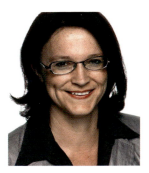

Astrid Krahl
Hebamme und Dipl.-Pflegewirtin
1984	Hebammenexamen in Wuppertal
1984 – 1996	Angestellte Hebamme und Beleghebamme in Ahlen und Münster tätig
1996 – 1998	Geburtshaus Hamburg e.V.
1998 – 1999	Gesundheitsamt Hamburg-Eimsbüttel, Leitung des Projekts Neugeborenenanschlussbetreuung
1999	Auslandsaufenthalt England, Berufserkundung mit dem Schwerpunkt Hebammengeleitete Kreißsäle
1999 – 2002	Klinikhebamme in Lengerich sowie häusliche Schwangeren- und Wochenbettbetreuung
2000 – 2004	Studium der Pflegewissenschaft an der Fachhochschule Osnabrück, Fakultät WiSo, Abschluss Dipl.-Pflegewirtin (FH)
2001	Praktisches Studiensemester an der University of Glamorgan in Großbritannien
2002 – 2006	Beleghebamme in Münster, häusliche Schwangeren- und Wochenbettbetreuung
Seit 2004	Fachhochschule Osnabrück, Verbund Hebammenforschung: Wissenschaftliche Mitarbeiterin in verschiedenen Projekten

Die Autorinnen

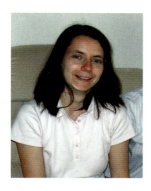

Vera Luft
Hebamme
1999	Hebammenexamen in Ahlen/Westfalen
Seit 1999	Angestellte Hebamme in der Städtischen Frauenklinik Stuttgart sowie freiberufliche Schwangeren- und Wochenbettbetreuung
2001–2002	Leitende Tätigkeit im Kreißsaal der Städtischen Frauenklinik Stuttgart
Seit Ende 2002	Elternzeit
Seit 2007	Freiberufliche Arbeit in der Geburtsvorbereitung und Rückbildungsgymnastik
2008	Mitarbeit im Kreißsaal des Kreiskrankenhauses Bruchsal und Ausbau der freiberuflichen Tätigkeit
Mitte 2008	Gründung einer eigenen Hebammenpraxis in Forst (Baden)

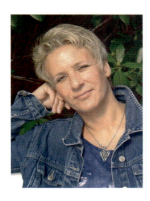

Renate Meyer
Hebamme, Still- und Laktationsberaterin IBCLC
1989	Hebammenexamen in Hamburg
1989–1998	Angestellte Hebamme in Hamburg-Harburg und Henstedt-Ulzburg, davon 5 Jahre gleichzeitig auch als Beleghebamme tätig.
Seit 1989	Freiberufliche Arbeit in der Schwangeren- und Wochenbettbetreuung. Kurse für Geburtsvorbereitung und Säuglingspflege
Seit 2000	Leitende Kreißsaalhebamme in der Asklepios Klinik Hamburg-Harburg
2002	IBCLC-Examen
Seit 2003	Leitende Hebamme des Gesamtbereiches Geburtshilfe in Hamburg-Harburg (zusätzlich Übernahme der Leitung der Geburtshilflichen Station)
2004	Die geburtshilfliche Klinik wird ausgezeichnet als „Babyfreundliches Krankenhaus" nach den Kriterien der WHO/UNICEF-Initiative
2004	Eröffnung des 2. Hebammenkreißsaales in Deutschland
Seit 2004	2. Vorsitzende des Vereins zur Unterstützung der Initiative „Babyfreundliches Krankenhaus" nach den Kriterien der WHO/UNICEF

Die Autorinnen

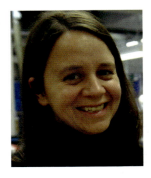

Andrea Mora
Hebamme, Heilpraktikerin und MH Kinaestheticstrainerin

1995 – 1996	Freiwilliges Soziales Jahr in verschiedenen geburtshilflichen Abteilungen in Brasilien
1999	Hebammenexamen in Leipzig
Seit 1999	Angestellte Hebamme an der Frauenklinik mit Perinatalzentrum in Stuttgart
Seit 2002	zusätzlich freiberufliche Hebammentätigkeit
2000 – 2002	Ausbildung zur Heilpraktikerin
2000 – 2002	Ausbildung zur Grundkurstrainerin „Kinästhetik Infant Handling"
2003	Akupunkturausbildung nach Thews
Seit 2004	Zusammenarbeit mit Dr. L. Maietta und Dr. F. Hatch zur Entwicklung von „MH Kinaesthetics in der Geburtshilfe"
2007 – 2009	Ausbildung in „Basics of MH Kinaesthetics" und zur Aufbaukurstrainerin

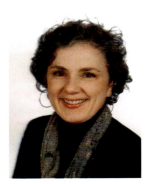

Astrid Olshausen
Hebamme, Still- und Laktationsberaterin IBCLC

1988	Hebammenexamen in Hamburg
1988 – 1990	Angestellte Hebamme im Allgemeinen Krankenhaus Altona und im Jerusalem Krankenhaus in Hamburg
Seit 1990	Klinikhebamme in der Asklepios Klinik Hamburg-Harburg und freiberufliche Arbeit in der Geburtsvorbereitung und der Wochenbettbetreuung
2001	IBCLC-Examen
2007 – 2008	Stillbeauftragte des Hamburger Hebammenverbandes

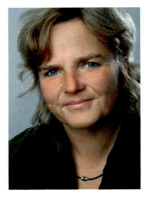

Rainhild Schäfers
Hebamme und Dipl.-Pflegewirtin (FH)

1984	Hebammenexamen in Marburg
1984 – 2005	Arbeit als Hebamme in der klinischen und außerklinischen Geburtshilfe und freiberufliche Hebammenarbeit in Münster
1996 – 2003	Leitung einer Hebammenpraxis als eine von zwei Gesellschafterinnen
2000 – 2004	Studium der Pflegewissenschaften an der Fachhochschule Osnabrück, Fakultät Wirtschafts- und Sozialwissenschaften mit Themenschwerpunkt Schwangerenvorsorge
Seit 2004	Mitarbeit im Verbund Hebammenforschung an der Fachhochschule Osnabrück
Seit 2008	Lehrauftrag an der Fachhochschule Osnabrück, Fakultät Wirtschafts- und Sozialwissenschaften, im Studiengang Bachelor of Science Midwifery

Die Autorinnen

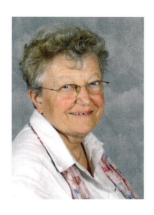

Gerlinde Schmidt
Hebamme

1964	Krankenpflegeexamen in den Städtischen Krankenanstalten Cuxhaven
1966	Hebammenexamen in Berlin-Neukölln
1967–1969	Klinikhebamme im Allgemeinen Krankenhaus Heidberg in Hamburg
1969–1979	Angestellte Hebamme in kleinen Kliniken in der deutschsprachigen Schweiz
1979–1980	Fortbildung zur Familienhebamme an der Medizinischen Hochschule Hannover
1980–1985	Arbeit im Modellversuch „Familien-Hebammen" in Bremen
1985–1986	Familienhebamme am Gesundheitsamt Bremen
1986–2005	Angestellte Hebamme im Krankenhaus Bremen-Nord sowie freiberufliche Schwangeren- und Wochenbettbetreuung

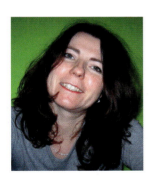

Petra Schönberner
Hebamme und Dipl.-Psychologin

1985–1989	Studium der Europäischen Ethnologie, Theologie und Medizingeschichte in Marburg und Berlin, Schwerpunkt: Frauengesundheit und Ethnomedizin
1989–1992	Hebammenausbildung in Kiel
1992–1994	Kreißsaaltätigkeit in Nordrhein-Westfalen (u.a. Bensberg)
1994–2008	Freiberufliche Hebammentätigkeit einschließlich Hausgeburtshilfe und berufspolitische Arbeit in Berlin
Seit 1998	In der Aus- und Weiterbildung von Hebammen tätig
2002–2008	Studium der Psychologie an der F.U. Berlin, Diplomarbeit über traumatisches Geburtserleben von Frauen.
Seit 2005	Trainerin für das S.I.G.N.A.L.-Interventionsprogramm gegen Häusliche Gewalt.
Seit 2007	Weiterbildung in interaktionell-psychodynamischer Beratung von Eltern mit Säuglingen/Kleinkindern (Cierpka/Heidelberg)
Seit 2009	Ausbildung zur tiefenpsychologisch fundierten Psychotherapeutin in Berlin, praktische Tätigkeit in der Psychiatrie und Psychosomatik, freiberufliche Arbeit als Diplom-Psychologin in der Beratung/Therapie von Frauen/Familien mit psychischen Krisen rund um die Geburt einschl. frühkindlicher Regulationsstörungen

Die Autorinnen

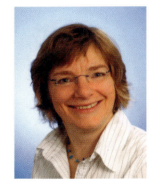

Elisabeth Schmidt-Bäumler
Hebamme, MSc Midwifery
1991	Hebammenexamen in Paderborn
1991–1995	Angestellte Hebamme in Ansbach und Trier
1995–1997	Auslandsaufenthalte in Holland, Pakistan und Uganda
1997–2000	freiberufliche Hebammenarbeit in allen Bereichen
2000–2003	Arbeit in Uganda, danach Vollzeitstudium an der University of Surrey in Guildford/Großbritannien, Abschluss: Master of Science (Midwifery)
Seit 2003	freiberufliche Hebammenarbeit mit Beleg- und Hausgeburten in Trier

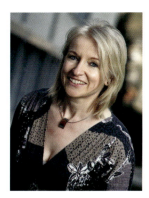

Henriette Thomas
Hebamme
1989	Hebammenexamen in Karlsruhe
1989–1990	Klinikhebamme in Karlsruhe
1990–1995	Klinikhebamme in Malsch sowie freiberufliche Schwangeren- und Wochenbettbetreuung
Seit 1995	Hebamme in der Geschäftsstelle des Deutschen Hebammenverbandes

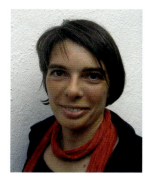

Sandra Tomaselli
Hebamme
1998	Hebammenexamen in Mainz
1999–2002	Klinikhebamme im Kreiskrankenhaus Langenau, zusätzlich freiberufliche Arbeit in der Wochenbettbetreuung und Geburtsvorbereitung
2003–2005	Forschungsassistentin an der University of British Columbia, Vancouver, Kanada
2005/2006	freiberufliche Hebammenarbeit in der Wochenbettbetreuung und Geburtsvorbereitung
Seit 2007	Klinikhebamme in Bad Homburg

Die Autorinnen

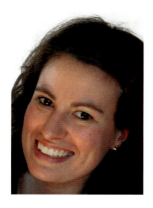

Viola Weiss
Hebamme

1999	Hebammenexamen in Stuttgart
1999–2001	Klinikhebamme in der Städtischen Frauenklinik Stuttgart
2002–2005	Leitende Hebamme im Kreißsaal der Städtischen Frauenklinik Stuttgart
Seit Mitte 2005	Elternzeit, freiberufliche Hebammenarbeit und Urlaubsvertretung in der Schwangerenambulanz und im Kreißsaal der Frauenklinik des Klinikums Stuttgart

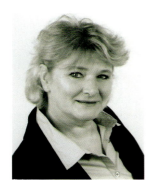

Projektleitung
Antje Kehrbach
Hebamme, Krankenschwester und Dipl.-Berufspädagogin Pflegewissenschaft

1979	Krankenpflegeexamen
1979–1983	Arbeit als Krankenschwester in Neuss und Düsseldorf
1983–1985	Hebammenausbildung
1985–1992	Klinikhebamme an der Universitätsfrauenklinik Düsseldorf
1992–1994	Schulassistentin und kommissarische Leitung der Hebammenschule in Bensberg
1994–1995	Klinikhebamme am Allgemeinen Krankenhaus Barmbek in Hamburg
1994–2000	Lehramtsstudiengang Sekundarstufe II an der Universität Bremen
2000	1. Staatsexamen als Dipl.-Berufspädagogin Pflegewissenschaft
2000–2004	Beirätin für den Bildungsbereich im Präsidium des Bundes Deutscher Hebammen
2001–2003	Lehrerin an der Hebammenschule Bremerhaven
2002–2003	Projektleitung des Modellversuchs Hebammenkreißsaal beim Senator für Frauen und Gesundheit in Bremen
2003–2007	Wissenschaftliche Mitarbeiterin im Verbund Hebammenforschung an der Fachhochschule Osnabrück
Seit 2006	1. Vorsitzende der Hebammengemeinschaftshilfe e.V.
Seit 2007	Referentin der Senatorin für Arbeit, Frauen, Gesundheit, Jugend und Soziales in Bremen

Sachregister

A

Ablenkung 157
Abnabelung 269
Akupressur 43
Akupunktur 7, 39, 42
Amniotomie 166
Angst 188
- die Scham loszulassen 262ff
- der Betreuer 213, 264
- vor Dehnungsschmerz 260
- vor der Geburt 174ff
- vor Kontrollverlust
- vor Unbekanntem 242
Angstmanagement 215
Anordnungen, telefonische 11
Anpassungsstörung
  des Neugeborenen 268
Aromaöle als Badezusatz 187
Aromaölmischungen, bewährte 187
Aromatherapie 43
Arzt, unerfahrener 11
- Unerreichbarkeit 10
- Untätigkeit 12
Atemschiffchen 190
Aufklärungspflicht 10
Ausländische Frauen 149
Austreibungsphase 246ff

B

Bach-Blütentherapie 44
Bad, warmes 9, 44
Ballottement 96, 98
Bandelsche Furche 71, 180
Basaltonus, uterinen beurteilen 65
Bauchmuskulatur und Bindegewebe
  beurteilen 62
Bauer-Reaktion 122
Beckenbodenmuskulatur 117
Beckenendlage 10
Beckenmobilisation nach
  Ulrike Harder 250
Beckenschaukeln im Tuch 207
Belastungsstörung 17
Belegarzt 12
Beteiligung an Entscheidungen 30
Betreuung, kontinuierliche 41
Beziehungsaufbau während der
  Geburt 22
Blasensprung vor Beginn
  regelmäßiger Wehen 160

Blutung, pathologische 173
- postpartale 272, 276
Brustwarzenstimulation 196

C

Cord-traction 275
Cranio-Sakral-Therapie 40, 238
Credéscher Handgriff 275
CTG 291ff
- pathologisches 10

D

Dammbereich, Lokalanästhesie 304
Dammkompressen 295ff
Damm-Massage, intrapartal 296
- präpartal 297
Dammriss 280, 282
- drohender 263
Dammschmerz 285
Dammschutz: hands of- versus
  hands on-Technik 298
Deflexionshaltungen 210ff
Dokumentation 13
Drucktest nach Penny Simkin 237

E

Einlauf 298
Einleitung auf Wunsch 161
Einstellungsanomalien 144, 152,
  172, 212, 256
Entscheidungsfindung 26ff
Entspannungsbad 9, 44
Epi-no® 299
Episiotomie 300
Ergotamin 279
Eröffnungsphase, aktive 5, 180ff
- frühe 156ff
Erschöpfung der Gebärenden 142,
  252
Erstkontakt mit dem
  Neugeborenen 267
Evidenzbasierte Hebammenarbeit 28
- Medizin (EBM) 28

F

Frauen, angespannte 140, 142
- Angst, die Scham loszulassen 262ff
- ausländische 149

- erschöpfte 142
- psychologische Probleme 233
- Todesangst 243
Fruchttod, intrauteriner 186
Fruchtwasser, grünes 173
Frühgeburt 283
Fußmassage, metamorphische 221

G

Gate-Control-Theory 41
Gebärhaltungen 100ff
- Auswirkung auf die
  Beckenräume 101
- die Autonomie, Schutz und Kraft
  ermöglichen 241
- die den Kontakt zum Kind
  fördern 121
- die die Reflexe des Kindes
  fördern 122
- die Intimität vermitteln 121
- dynamikbremsende 226
- für nichtaktive
  Geburtsphasen 120
- günstige, in speziellen
  Situationen 127ff
Geburt 246ff
- Angst vor der 174ff
- Beziehungsaufbau während der 22
- eines Kindes mit
  besonderen Bedürfnissen 283
- Kommunikation während der 22ff
- Manualdiagnostik während
  der 57ff
- normale, Definition 2
- traumatische 287
- Traumatisierung während der 31
- vaginale Untersuchungen während
  der 305
- zu schnelle 186
Geburtsbeginn 156ff
Geburtsfortschritt, geringer 198ff
- Beurteilung 4
- stagnierender 170ff
Geburtshindernis 200
Geburtsphasen 4
Geburtsprozess, Beziehungsarbeit 20
Geburtsraum 26
Geburtsschmerz, Funktion 38
- psychosomatische Aspekte 41
- Ursachen 37

Sachregister

Geburtsstillstand 198ff
- destruktiver 199, 237
- konstruktiver 199
Geburtsverlauf, Normkurve 4
Geburtsverletzungen 280ff
- Blutungen 282
- Versorgung 280
Geburtsvorbereitungskurse 40
Genitalbereich, Schmerzen 285
Gesichtshaltung 210
Gradient, dreifach absteigender 67
Greifreflex, palmarer 124

H

Haltungsanomalien 144, 199
Hämorrhoidenschmerz 285
- Kräutertinktur 286
Haptonomie 40, 197
Harnblase, Palpation der 61
Harnverhalt post partum 286
Hebammenkreißsaal 11
Herpes labialis, Vater 9
Herztöne, kindliche, suspekte 146, 172, 192, 258
--- ab der 1. Presswehe 236
Hintere Hinterhauptshaltung 205
Hirtenposition 240
Hocken, langes 302
Hoher Geradstand 211, 256
Homöopathie 7, 45
Hyaluronidase-Injektion (HAase) in das Perineum 303
Hypnose 46

I

Iliosakralgelenk 100
- Blockade 105
- Prüfung der Beweglichkeit 237
Indische Brücke 211
Informed choice 27
Informed consent 27
Interventionen, geburtshilfliche 32
- umstrittene 291

K

Kardiotokographie 291ff
Katheterisieren 287
Kinästhetik 138ff
Kindsteil, vorangehender, Bewegungsfähigkeit 97
-- identifizieren 88
Kleidung 181
Klitorisriss 282
Knebelzeichen 97
Kommunikation während der Geburt 22 ff

Kommunikationsmodell nach Schulz von Thun 23
Kontraktionen, funktionelle, tasten 65
-- Uterusmuskulatur 69
- hypotone 70
Kontraktionstypen 69
Kontrollverlust, Angst vor 30
Köpfchen, fehlendes Tiefertreten 248
Kopfgefühl 97
Kraniosakraltherapie 40, 238
Kreißsaalteam, ungeduldiges 217
Kristellerhilfe 303

L

Labienriss 280
Labienschmerz 285
Labienverletzung 282
Labyrinthreflex, tonischer 122, 124
Lachgas 48
Lagerungsregel 172
Latenzphase 5, 156ff
Leopoldscher Handgriff, I. 72ff
Leopoldscher Handgriff, II. 77ff
Leopoldscher Handgriff, III. 85ff
Leopoldscher Handgriff, IV. 88ff
Lösungszeichen der Plazenta 271

M

M. longissimus dorsi 115
M. pectoralis major 116
M. piriformis 105, 239
M. psoas major 110, 239
M. rectus abdominis 115
Manualdiagnostik während der Geburt 57ff
Massagen 46
Metamorphische Fußmassage 221
MH Kinaesthetics 138ff
Mikroblutuntersuchung (MBU) 192
Milchprobe 274
Misoprostol 307
Muttermund, Lösen des 203
- nicht vollständig und massives Druckgefühl 220
Muttermundsdystokie 146, 200ff

N

Nabelschnur, Abriss 279
Nachblutung, atonische 17
Nachgeburtsphase 266ff
Nachwehen, starke 284
Nackenreflex, asymmetrischer tonischer 122, 124
- symmetrischer tonischer 122
Nahtmaterial 281

Nahttechnik 281
Nelkenöl-Tampons 162
Neugeborenes mit Fehlbildungen 283
Noreia-Essenzen 229

O

Opioide 48
Oxytocin 306

P

Partner, ungeduldiger 178, 215ff
Pathologie, drohende 204ff
Periduralanästhesie (PDA) 23, 50
Plazenta, Inspektion 273
- Lösung 271
-- verzögerte 274
- unvollständige 279
Plazentaretention ertasten 72
Plazentarperiode 266ff
Polaritätsbehandlung 189
Polysystolie 147, 203ff
Posttraumatische Belastungsstörung 17
Pressdrang, vorzeitiger 146
Prostaglandine 307
Pudendusanästhesie 52

Q

Quaddeln 47

R

Rechtsfragen 7ff
Ressourcen mobilisieren 17, 175, 238
Retraktionsring tasten 70
Rizinus-Cocktail 162
Roederer-Kopfhaltung 152, 212
Rückenlage 301
Rückenschonendes Arbeiten 152

S

Sanduhrkontraktion 70
Scheidenriss 280, 282
Scheitelbeineinstellung 95, 152, 212
Schieben versus Pressen 259
Schmerzen im Genitalbereich 285
- starke 184ff, 255ff
- ohne erkennbare Ursache 256
Schmerzmanagement 36ff
Schocksymptomatik 279
Schulterdystokie 9f
Schürfwunde, schmerzhafte 286
Schutzreaktion, dissoziative 33
Sectioindikation 10

Sachregister

Seitenlage, asymmetrische 202
Selbstbestimmung, psychologische
   Bedeutung 16
Selbstbestimmungsrecht der Frau 13
Shared decision making 27
Sims-Lage 202
Sorgfaltspflicht 8
Spasmolytika 47
Sphinkterverletzung 282
Spinalanästhesie 52
Stillen, erstes 270
Stirnhaltung 210

T

Tätigkeiten, vorbehaltene 7
Terminüberschreitung 159
Tiefenentspannung 195
Todesangst der Gebärenden 243
Tokolyse 188
Totgeborenes Kind 283
Transaktionale Analyse 24

Traumatisierung, sexuelle 31
Traumatische Geburt 31, 287

U

Übergangsphase 219ff
Übertragung 159
Ungeduld des Kreißsaalteams 217
– des Partners 178, 215ff
Uterusmuskulatur beurteilen 65
Uterusruptur 71

V

Vaginale Untersuchung 305
Verlegung der Mutter 289
– des Kindes 290
Vertrauensaufbau 21
Visualisierung 228
Vorangehender Teil,
   Nichttiefertreten 231
Vorderhauptshaltung 210

W

Wehen, schnell aufeinander
   folgende 193, 225
– schwer aushaltbare 223f
Wehenanbetreuung zu Hause 158
Wehenmittel 306ff
Wehenpause, physiologische 199
Wehenschwäche 142, 163ff, 194ff,
   229f, 253ff
Wehensturm 168ff, 203ff
Wehentee nach
   Ingeborg Stadelmann 162
Wunsch-Sectio 15

Z

Zangemeister-Handgriff 93
Zeichenblutung 156, 173
Zervixriss 280
Zilgreiübungen 208, 257
Zusammenarbeit zwischen
   Hebamme und Arzt 11

Hebammenwissen zur Unterstützung der physiologischen Geburt

Die Antwort der Hebammen auf die steigende Sectiorate

Dieses Praxisbuch zeigt die vielfältigen Möglichkeiten, wie Hebammen eine physiologische Geburt fördern und unterstützen können. Dabei wurden sowohl die vorhandenen Studienergebnisse als auch das immense Erfahrungswissen von vielen Hebammen in der klinischen und der außerklinischen Geburtshilfe aufgenommen.

Der Schwerpunkt liegt auf konkreten Hilfestellungen, Therapieempfehlungen und Praxistipps für die besonderen Herausforderungen in den einzelnen Phasen der Geburt. Dazu gehört auch die kritische Auseinandersetzung mit umstrittenen Interventionen in der Geburtshilfe. Selbst erfahrene Hebammen werden in diesem vom Deutschen Hebammenverband herausgegebenen Praxisbuch noch zusätzliche Anregungen und Tipps für die Begleitung einer physiologischen Geburt finden.

Konzept für eine zeitgemäße, interventionsarme und frauenzentrierte Geburtshilfe

ISBN 978-3-8304-5399-4

www.hippokrates.de